AF565098

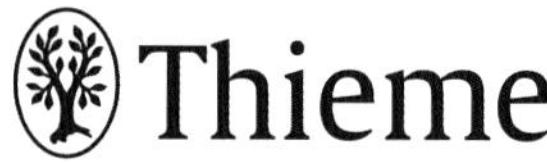

Diagnostik und Therapie bei Bandscheibenschäden

Neurologie und Physiotherapie

Doris Brötz, Michael Weller

4. Auflage

245 Abbildungen

Georg Thieme Verlag
Stuttgart • New York

Doris **Brötz**, Physiotherapie
Nürtinger Str. 36
72074 Tübingen

Prof. Dr. med. Michael **Weller**
Universitätsspital Zürich
Klinik für Neurologie
Frauenklinikstrasse 24
8091 Zürich
Schweiz

Bibliografische Information
der Deutschen Nationalbibliothek
Die Deutsche Nationalbibliothek verzeichnet diese Publikation in der Deutschen Nationalbibliografie; detaillierte bibliografische Daten sind im Internet über http://dnb.d-nb.de abrufbar.

Ihre Meinung ist uns wichtig! Bitte schreiben Sie uns unter

www.thieme.de/service/feedback.html

1. Auflage 2004
2. Auflage 2006
3. Auflage 2008
1. engl. Auflage 2016

Rüdigerstr. 14
70469 Stuttgart
Deutschland
www.thieme.de

Printed in Germany

Zeichnungen: Karin Baum, Paphos, Zypern
Umschlaggestaltung: Thieme Gruppe
Umschlaggrafik: © Sebastian Kaulitzki – Fotolia.com
Umschlagfoto: Dr. med. Matthias Gass, Konstanz
Fotos: Dr. med. Matthias Gass, Konstanz
Satz: SOMMER media GmbH & Co. KG, Feuchtwangen
gesetzt in Arbortext APP-Desktop 9.1 Unicode M180
Druck: Westermann Druck Zwickau GmbH, Zwickau

DOI 10.1055/b-004-140 278

ISBN 978-3-13-240188-4 1 2 3 4 5 6

Auch erhältlich als E-Book:
eISBN (PDF) 978-3-13-240189-1
eISBN (epub) 978-3-13-240190-7

Geleitwort

▸ **Statt eines Vorworts.** Früher, ja da war ich ein sportlicher Typ mit mehreren Auszeichnungen. Mit dem Beruf haben allerdings die sportlichen Aktivitäten nachgelassen. Es ging ja auch so ganz gut – jahrzehntelang – und ich habe nebenbei immer noch geglaubt, dass ich durchtrainiert wäre. Ich muss sagen, ich habe mich nicht sonderlich um meinen Körper gekümmert; er gab mir auch keine Veranlassung dazu.

Doch dann, nach einer vergleichsweise gut verlaufenen Bandscheibenoperation und anschließend 4 Wochen Rehabilitation merkte ich, dass manche Bewegungen eingerostet waren. Dann fiel ich der Physiotherapeutin Doris Brötz in die Hände, die den nunmehr für mich entscheidenden Satz sprach: „Was man nicht fortgesetzt benützt: Gelenk, Muskel und auch Hirn, schwindet, verkümmert."

Daraufhin erinnerte ich mich an längst vergessene Bewegungen, die ich offensichtlich schon geraume Zeit nicht mehr ausübte. Dabei denke ich nicht mal an Übungen wie Kniebeugen oder Liegestütz – nein, ganz normal: bücken, aufstehen aus einem Sessel, Treppen steigen und hinuntergehen. Ich war offensichtlich dazu übergegangen, Bewegungen zwar rationeller, aber eingeschränkter auszuführen.

Nun die Frage: Hätte es eine Turn- und Gymnastikanleitung allein nicht auch getan? Heute weiß ich – nein. Selbst wenn ich mich bemühe, die angewiesenen Übungen regelgerecht auszuführen, man lässt nach, schlampt, vereinfacht die Übungen oder lässt sie ganz weg. Für mich ist es wichtig, nach ein paar Monaten der Selbstkontrolle wieder den Rat bzw. die kritischen Augen der Therapeutin zu bemühen und neue Übungen zu akzeptieren. Sie rügt Nachlässigkeiten und belohnt auch mit der knappen Bemerkung: Das war perfekt. Es kommt zu einem Erfolgserlebnis, wenn man Fortschritte bemerkt und erkennt, wie wichtig das für das eigene Image sein kann. Das heißt aber nicht, dass man auf die schriftliche Anleitung verzichten kann. Zunächst erfährt man aus kundiger Feder, wie die Wirbelsäule gebaut ist, wie sie bei verschiedenen Bewegungen funktioniert. Außerdem wird in ansprechenden Bildern gezeigt, wie man sich richtig hält, Fehlhaltungen vermeidet und wie man Muskeln, Nerven und Gelenke schont bzw. wie man sie trainiert. Zweckmäßig sind das schrittweise Vorgehen und die Hinweise zur Selbstkontrolle.

Nun ist es 12 Jahre her, dass ich über meine Erfahrung schrieb. Seither befolge ich weiterhin die damaligen Empfehlungen zu verschiedenen Körperbewegungen.

Es beginnt morgens mit 10 Minuten Bodenturnen. Wenn ich heute mit 90 Jahren noch Spaziergänge machen, schwimmen und Ball spielen kann, so bin ich überzeugt, dass dies zum großen Teil der Physiotherapie zu verdanken ist.

Prof. Dr. Dr. h. c. Erich Körber, ein Patient

Autorenvorstellung

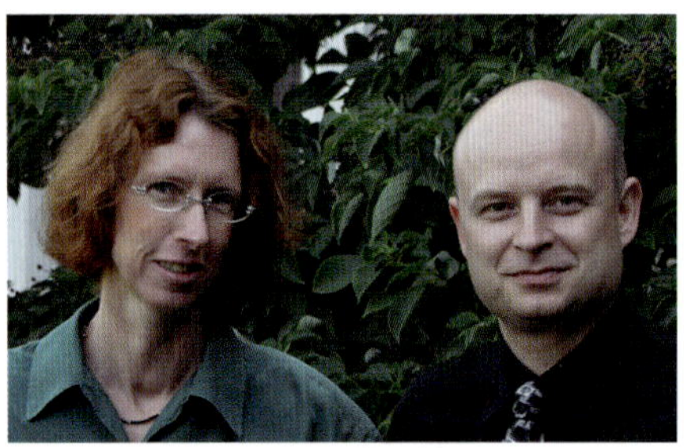

Doris Brötz wurde 1958 in Ulm geboren, ist verheiratet und hat zwei Kinder. Nach der Hochschulreife (1978) absolvierte sie die Berufsausbildung als Physiotherapeutin in Berlin und Tübingen (1978–1982). Von 1982–1986 war sie als Physiotherapeutin an der Berufsgenossenschaftlichen Unfallklinik Tübingen tätig. Nach dem Erziehungsurlaub arbeitete sie zunächst an der Chirurgischen Universitätsklinik Tübingen und wechselte 1993 an die Neurologische Universitätsklinik Tübingen. Von April 2001 bis September 2007 war sie dort Leitende Physiotherapeutin (Ärztlicher Direktor: Prof. Dr. Johannes Dichgans und später Prof. Dr. Michael Weller). Seit Oktober 2007 ist sie im Rahmen von Lernstudien im Institut für Medizinische Psychologie und Verhaltensneurobiologie (Leiter: Prof. Dr. Niels Birbaumer) und in eigener Praxis tätig.

Seit 1996 hat Doris Brötz mehrere Studien zur physiotherapeutischen Diagnostik und Therapie bei Patienten mit lumbalen Bandscheibenvorfällen in Zusammenarbeit mit Prof. Dr. Michael Weller geplant und durchgeführt. Ziel der Studien sind Untersuchungen zur Wirksamkeit und Qualitätsoptimierung der Therapie. Darauf basierend wurde ein eigenes Behandlungskonzept für Patienten mit Bandscheibenleiden entwickelt. Außerdem wurden die Bedeutung der medikamentösen Therapie mit Muskelrelaxanzien bei der physiotherapeutischen Behandlung von Patienten mit lumbalen Bandscheibenvorfällen und Veränderungen des kernspintomografischen Erscheinungsbilds lumbaler Bandscheibenvorfälle während der Physiotherapie untersucht.

Weitere Interessensgebiete von Doris Brötz liegen in der Analyse und Physiotherapie von Patienten mit neurologischen Erkrankungen, Hintergründen zu motorischem Lernen und zu Motivation. Sie entwickelte diagnostische Tests und physiotherapeutische Behandlungskonzepte für Patienten mit Ataxie, für Patienten mit Pusher-Symptomatik und für die Verbesserung der sensomotorischen Selbstkontrolle von Patienten mit Hemiparese.

Prof. Dr. Michael Weller wurde 1962 in Rheinbach geboren, ist verheiratet und hat vier Kinder. Er studierte Medizin in Köln (1982–1989), arbeitete zunächst als Arzt im Praktikum an der Neurologischen Klinik in Tübingen (1989–1990) und war dann in der Psychiatrischen Klinik in Würzburg tätig (1991). Er wechselte zu Forschungsaufenthalten an das National Institute of Mental Health in Bethesda, Maryland, USA (1992) und an das Universitätsspital Zürich, Abteilung für Klinische Immunologie (1993–1994). Dort beschäftigte er sich mit Untersuchungen zu Zelltodprozessen im Gehirn und speziell mit der experimentellen Therapie maligner Hirntumoren. Er kehrte 1995 an die Neurologische Klinik nach Tübingen zurück, 1997 erfolgte die Habilitation auf dem Gebiet der Neuro-Onkologie, seit 2001 war er Leitender Oberarzt und Stellvertretender Ärztlicher Direktor, ab Oktober 2005 Ärztlicher Direktor der Neurologischen Klinik. Neben dem wissenschaftlichen und klinischen Schwerpunkt der Neuro-Onkologie betreute er oberärztlich die Schmerzambulanz der Neurologischen Klinik. In Zusammenarbeit mit der Abteilung für Physiotherapie der Neurologischen Klinik hat er den Schwerpunkt der konservativen physiotherapeutischen Behandlung von Bandscheibenleiden in Tübingen etabliert und dort die klinischen Studien zu dieser Thematik geleitet. Seit Januar 2008 ist er Direktor der Klinik für Neurologie am Universitätsspital Zürich.

Inhaltsverzeichnis

1 Einleitung ... 11

2 Allgemeine Grundlagen ... 13

2.1 **Anatomie von Wirbelsäule und Nervensystem** ... 14

2.1.1 Muskulatur ... 14
2.1.2 Knöcherne Wirbelsäule und Ligamente ... 16
2.1.3 Bandscheiben ... 17
2.1.4 Nervensystem ... 19
2.1.5 Biomechanik von Nervensystem und Wirbelsäule ... 26

2.2 **Pathophysiologie des Bandscheibenschadens** ... 30

2.2.1 Mechanik eines Bandscheibenvorfalls ... 30
2.2.2 Klassifikation von Bandscheibenschäden ... 33
2.2.3 Bandscheibenschaden und Muskelspannung ... 34
2.2.4 Nervenschädigung im Zusammenhang mit einem Bandscheibenvorfall ... 34
2.2.5 Regenerationsprozesse und Erholung von Bandscheibe und Nerv ... 38

2.3 **Schmerz** ... 40

2.3.1 Schmerzlokalisation ... 40
2.3.2 Schmerzmessung ... 42
2.3.3 Zeitlicher Verlauf der Schmerzen ... 42
2.3.4 Physiologie des Schmerzes ... 43
2.3.5 Pathophysiologie des Schmerzes – Chronifizierung ... 44

2.4 **Funktionseinschränkung: objektive und subjektive Gesichtspunkte, Fragebögen** ... 45

2.4.1 Objektivierbare Gesichtspunkte ... 45
2.4.2 Subjektive Gesichtspunkte; Fragebögen ... 45

2.5 **Epidemiologie, Risikofaktoren** ... 49

2.6 **Verhalten, Aktivität und Selbstbestimmtheit** ... 52

2.6.1 Selbstbestimmungstheorie ... 52
2.6.2 Locus of control ... 54

3 Ärztliche Diagnostik und Therapie bei Bandscheibenvorfällen ... 55

3.1 **Anamnese und klinische Untersuchung** ... 56

3.1.1 Anamnese ... 56
3.1.2 Klinisch-neurologische Untersuchung ... 57

3.2 **Apparative Diagnostik** ... 59

3.2.1 Elektromyografie ... 59
3.2.2 Elektroneurografie ... 59
3.2.3 Evozierte Potenziale ... 60
3.2.4 Liquoruntersuchung ... 61
3.2.5 Radiologische Diagnostik ... 61

3.3 **Medikamentöse Therapie** ... 65

4 Physiotherapeutische Diagnostik ... 69

4.1 **Anamnese** ... 69

4.2 **Sichtbefund** ... 71

4.3 **Körperliche Untersuchung** ... 72

4.3.1 Sensibilitätstests ... 72
4.3.2 Muskelfunktionstests ... 72
4.3.3 Untersuchung der Nervengleitfähigkeit ... 72

4.4 Erste physiotherapeutische Verdachtsdiagnose 73

4.5 Bewegungstests der Wirbelsäule 74

4.5.1 Reihenfolge der Testbewegungen . 74
4.5.2 Intensität der Bewegungstests 75
4.5.3 Änderungen der Symptome durch die Testbewegungen 75

4.6 Allgemeine Anleitung zum Ausfüllen der Befundbögen..... 75

4.7 Diagnose....................... 78

4.7.1 Typische Veränderungen der Symptome bei Bandscheibenschäden... 80
4.7.2 Herleiten der Diagnose 80

5 Therapieablauf bei der Diagnose Bandscheibenschaden.............. 84

5.1 Bestandsaufnahme 84

5.2 Verlauf der Behandlung........ 88

5.2.1 Psychosoziale Aspekte........... 88
5.2.2 Funktionelle Aspekte............ 89
5.2.3 Zeitliche Aspekte 90
5.2.4 Dosierungsaspekte.............. 91

5.3 Grundsätzliches Vorgehen bei der Physiotherapie von Patienten mit Bandscheibenschäden...... 91

5.3.1 Befunderhebung und Dokumentation........................... 92
5.3.2 Prüfen und Üben der Therapiebewegungen 92
5.3.3 Instruktion und Information der Patienten 94

5.4 Mechanischer Einfluss der Therapie auf die Bandscheibenverletzung 95

5.5 Mechanischer Einfluss der Therapie auf das Nervensystem. 96

5.6 Tipps für alltägliches Verhalten . 97

5.7 Beurteilung des Therapieerfolgs und Abwägen einer Änderung der Behandlungsstrategie...... 100

5.8 Operationsindikationen........ 101

5.9 Postoperative Therapie 102

6 LWS 104

6.1 Befunderhebung LWS.......... 104

6.1.1 Sichtbefund..................... 104
6.1.2 Diagnostische Tests 104

6.2 Herleiten der Diagnose......... 118

6.3 Therapieablauf bei der Diagnose Bandscheibenschaden 120

6.3.1 Bewegungen der Wirbelsäule..... 121
6.3.2 Vom Therapeuten passiv durchgeführte Bewegungen der Wirbelsäule des Patienten.............. 122
6.3.3 Bewegungen zur Mobilisation des Nervensystems................. 123
6.3.4 Bewegungsverhalten in der akuten Phase 125
6.3.5 Stabilisierungsphase 126
6.3.6 Wiederherstellung der ursprünglichen Belastbarkeit 126
6.3.7 Rehabilitation, Alltag und Prophylaxe..................... 132

6.4 Wenn eine Operation notwendig war................ 133

6.5 Fallbeispiel.................... 135

7 Brustwirbelsäule ... 141

7.1 Befunderhebung BWS ... 142

7.1.1 Sichtbefund ... 142
7.1.2 Diagnostische Tests ... 142

7.2 Herleiten der Diagnose ... 149

7.3 Therapieablauf bei der Diagnose Bandscheibenschaden ... 150

7.3.1 Bewegungen der Wirbelsäule ... 150
7.3.2 Bewegungen zur Mobilisation des Nervensystems ... 152
7.3.3 Bewegungsverhalten in der akuten Phase ... 154
7.3.4 Stabilisierungsphase ... 155
7.3.5 Wiederherstellung der ursprünglichen Belastbarkeit ... 155
7.3.6 Rehabilitation, Alltag und Prophylaxe ... 157

7.4 Wenn eine Operation notwendig war ... 157

7.5 Fallbeispiel ... 159

8 HWS ... 163

8.1 Befunderhebung HWS ... 163

8.1.1 Sichtbefund ... 163
8.1.2 Diagnostische Tests ... 163

8.2 Herleiten der Diagnose ... 172

8.3 Therapieablauf bei der Diagnose Bandscheibenschaden ... 174

8.3.1 Bewegungen der Wirbelsäule ... 174
8.3.2 Vom Therapeuten passiv durchgeführte Bewegungen der Wirbelsäule des Patienten ... 175
8.3.3 Bewegungen zur Mobilisation des Nervensystems ... 176
8.3.4 Bewegungsverhalten in der akuten Phase ... 177
8.3.5 Stabilisierungsphase ... 178
8.3.6 Wiederherstellung der ursprünglichen Belastbarkeit ... 179
8.3.7 Rehabilitation, Alltag und Prophylaxe ... 183

8.4 Wenn eine Operation notwendig war ... 184

8.5 Fallbeispiel ... 185

9 Rehabilitation und Prävention ... 194

9.1 Haltungsschulung ... 196

9.1.1 Haltung im Stehen und Gehen ... 196
9.1.2 Haltung im Sitzen ... 200
9.1.3 Liegen ... 203

9.2 Stabilität ... 203

9.2.1 Willentliche Aktivierung der stabilisierenden Muskulatur ... 205
9.2.2 Reaktive Aktivierung der stabilisierenden Muskulatur ... 206
9.2.3 Jonglieren ... 209

9.3 Kraft ... 211

9.4 Beweglichkeit ... 217

9.5 Koordination, Gleichgewicht und Vernachlässigung ... 218

9.6 Kondition ... 218

9.7 Individuelle Ausgleichsbewegungen ... 219

10 Mit Bandscheibenschäden häufig kombiniert auftretende Erkrankungen 222

10.1 Mechanisch wirkende Zusatzerkrankungen 222

10.1.1 Instabilität und Facettenschmerz .. 222
10.1.2 Spinale oder foraminale Enge 224
10.1.3 Entzündete oder fibrosierte Nervenwurzel 225

10.2 Nicht mechanische Zusatzerkrankungen 225

11 Psychosoziale Risikofaktoren 227

12 Ausgewählte Studien zum Thema 232

12.1 Biomechanik beim Nervendehnungstest 233

12.2 CT-Verlaufskontrolle bei Bandscheibenvorfällen der HWS 234

12.3 Zentralisierung ausstrahlender Schmerzen 235

12.4 Mechanische Physiotherapie bei lumbalen Bandscheibenvorfällen 237

12.5 Operative versus konservative Therapie beim lumbalen Bandscheibenvorfall 239

12.6 MRT-Untersuchung in verschiedenen Wirbelsäulen-positionen 241

13 Glossar 246

14 Literaturverzeichnis 249

Sachverzeichnis 258

1 Einleitung

„Kopf hoch“ ist ein nützliches Motto für Menschen mit Bandscheibenleiden. Wie in diesen zwei Worten zieht sich Optimismus, gepaart mit konkreten Handlungsanweisungen zur Selbsthilfe als roter Faden durch dieses Buch. Grundlage beider Aspekte sind wissenschaftliche Erkenntnisse und jahrelange Erfahrung in der Untersuchung und Behandlung von Patienten mit Wirbelsäulenleiden.

Was ist neu im Vergleich zu der 2003 erstmals erschienenen und 2008 überarbeiteten Version unseres Buches?

- Aktuelle wissenschaftliche Erkenntnisse zur Diagnostik und Therapie bei unspezifischem Rückenschmerz, chronischem Rückenschmerz, Bandscheibenvorfall, postoperativer Behandlung nach Bandscheibenvorfall, spinaler Enge, Instabilität und eingeschränkter Nervengleitfähigkeit einschließlich eigener, bisher unveröffentlichter Studien,
- psychologische Modelle zur internen und externen Kontrollüberzeugung, Salutogenese („Was macht uns gesund?“) und Konditionierung,
- Hinweise auf die Internationale Klassifizierung von Funktion, Behinderung und Gesundheit (International Classification of Functioning, Disability and Health: ICF),
- ausführlichere Darstellung der Pflege der Facettengelenke in der Folge einer Bandscheibenverletzung und nach einer Bandscheibenoperation,
- breiterer Raum für die physiotherapeutische Diagnostik und Therapie von kombinierten Wirbelsäulenerkrankungen,
- zahlreiche Beispiele radiologischer Befunde für ein vertieftes pathophysiologisches Verständnis,
- funktionelles Training und Beispiele für gesundheitsförderliches Verhalten im Berufsalltag mit Fallbeispielen im Kapitel „Rehabilitation und Prävention“,
- kritische Diskussion aktueller populärer (populistischer) Rückentrainingsprogramme,
- eine ansprechende Gestaltung mit mehr Farbe und vielen Fotos.

Rückenschmerzen erleiden 80–90 % der Bevölkerung mindestens einmal in ihrem Leben (Loeser, 1991a; Waddell, 1998), Nackenschmerzen etwa 66 % (Rao, 2002). Mit diesem Satz begann die Einleitung unseres Buches 2003, und an dieser Tatsache hat sich bis heute nichts geändert. Nun kann man sagen, dass wahrscheinlich jeder Mensch einmal im Leben Schmerzen in verschiedenen Gelenken seines Körpers hat. Das ist nicht weiter bemerkenswert oder belastend. In der „Global Burden of Disease Study 2010“ wurde allerdings festgestellt, dass weltweit im Jahr 2010 ebenso wie im Jahr 1990 Rückenschmerz zu den Hauptgründen für Behinderung zählt (Vos, 2012). In Deutschland ist Rückenschmerz für Frauen der häufigste und für Männer nach Herzerkrankungen der zweithäufigste Grund für Behinderung (Plass, 2014). Dies ist bedeutend für die Lebensqualität der Betroffenen und für die Kosten durch Inanspruchnahme des Gesundheitswesens und durch Arbeitsausfälle. Aber warum hat sich die Belastung durch Rückenschmerzen trotz gewachsener Erkenntnisse in den letzten Jahrzehnten nicht verbessert? Drei Gesichtspunkte erscheinen hier wesentlich: Erstens sind viele Studien schlecht gemacht und erbringen dadurch keine eindeutigen Handlungshinweise (siehe Kap. 12); zweitens werden von Ärzten und Physiotherapeuten zu oft passive Maßnahmen ohne Lerneffekt für das tägliche Leben eingesetzt; drittens sieht das Gesundheitswesen zu geringe Zeiteinheiten für die sorgfältige Diagnostik und Therapie von Wirbelsäulenleiden vor. Der Wirtschaftszweig „Gesundheitswesen“ ist primär darauf ausgelegt, große Gewinne zu erzielen. Das Wohlbefinden der Patienten ist nachrangig. So fühlen sich konservativ behandelnde Abteilungen in Großkliniken unter Druck, mehr Patienten in die operierenden Abteilungen zu überweisen, weil diese mehr Geld einbringen. Täglich kann man lesen, dass viel mehr Patienten an der Wirbelsäule operiert werden, als medizinisch sinnvoll ist (AOK-Krankenhausreport, 2012). Das änderte an der Handlungsweise der verantwortlichen Ärzte und der Patienten wenig. Die Patienten übernehmen nur sehr langsam mehr Verantwortung für ihre Gesundheit, indem sie sich aus fundierten Quellen informieren und selbstbestimmte Übungen und Ratschläge für alltägliche Verhaltensweisen einfordern. Massage, Fango, Spritzen, Medikamente, Rüttelbett, Streckbank, manuelle Therapie und Osteopathie sind bequem und bei Patienten wie Therapeuten beliebt.

Nun widerspricht es aber der Logik, dass ein mechanisches Wirbelsäulenproblem, das durch alltägliches Verhalten ausgelöst wurde, mit passiven Maßnahmen langfristig heilbar sein könne. Vielmehr müssen die Betroffenen lernen, ihr Bewegungsverhalten zu ändern und ihre Bandscheiben und Wirbelgelenke zu pflegen. Dazu sind eine sorgfältige ärztliche und physiotherapeutische Diagnostik, anatomisch und pathophysiologisch korrekte Erklärungen für den Patienten und selbstbestimmte Übungen notwendig. Das bringt für Therapeuten und Patienten Anstrengung, Erfolg und Zufriedenheit. Auch die Bereitschaft vieler Patienten, sich im Krafttraining an Geräten zu engagieren, trifft die Punkte Alltagsrelevanz von Bewegungsabläufen und selbstbestimmtes Üben nicht.

Der physiotherapeutischen Diagnostik sind mechanisch bedingte Störungen der Wirbelsäulenfunktion sehr gut zugänglich. Hier sind Bandscheibenschädigung und Bandscheibenvorfall die häufigsten Ursachen, gefolgt von Facettenschmerz, Instabilität und spinaler/foraminaler Enge. Eingeschränkte Nervengleitfähigkeit kann die Folge dieser Erkrankungen sein. Als Differenzialdiagnosen müssen insbesondere Störungen der Hüftgelenke, der Iliosakralgelenke und, im Nackenbereich, der Schultergelenke abgegrenzt werden. Nicht mechanisch bedingte Störungen wie Somatisierung eines psychosozialen Problems und chronische Schmerzen sind auf Grundlage spezifischer Merkmale erkennbar. Während der Anamneseerhebung müssen Risikofaktoren wie Fraktur, bakterielle Entzündung oder Tumor, die eine mechanische Untersuchung verbieten würden, erkannt werden.

Auf die ausführliche Befragung des Patienten über Art, Dauer und Auslöser seiner Beschwerden folgt der Sichtbefund und ggf. die Untersuchung von Sensibilität und Kraft bestimmter Kennmuskeln. Diese Informationen führen zu einer ersten Hypothese über die Beschwerdeursachen. Nach Ausschluss von Risikofaktoren wird dann der Patient zu bestimmten Bewegungen oder muskulären Aktivitäten aufgefordert, und die Beeinflussbarkeit der Beschwerden wird erfasst. Daraus folgt die physiotherapeutische Diagnose, auf Grundlage derer die erste therapeutische Bewegung oder Haltung zum Einsatz kommt. Die Behandlung ist strukturiert und aktiv. Der Patient erhält als Hausaufgabe zunächst eine Bewegung oder Haltung und den Auftrag, seine Beschwerden genau zu beobachten. Alle Therapiebewegungen sind sehr einfach und von den meisten Patienten gut durchführbar. Im Verlauf wird ein Übungsprogramm aufgebaut, das die Beschwerden lindern und eliminieren soll. Der Patient wird zu normaler Belastbarkeit geführt und kann, wenn er das wünscht, über einen längeren Zeitraum im Sinne eines Coachings begleitet werden.

Die Autoren haben an der Neurologischen Universitätsklinik Tübingen seit 1996 die Möglichkeiten und Ergebnisse der Physiotherapie bei Patienten mit lumbalen Bandscheibenvorfällen wissenschaftlich untersucht. Dabei wurden auch Patienten mit neurologischen Defiziten aufgrund von Bandscheibenvorfällen in Studien zur Physiotherapie eingeschlossen. Im Verlauf der letzten Jahre wurde das ursprüngliche Konzept weiterentwickelt. Die mechanischen Hintergründe der Entstehung und Behandlung von Bandscheibenvorfällen wurden weiter untersucht, außerdem wurden die Aspekte der Verhaltensänderung und Selbstbestimmtheit auf der Grundlage von psychologischen Studien und Erfahrungen genauer beschrieben. Die Eckpunkte des Konzeptes: verhaltensorientiert (*b*ehavioral), aktiv (*a*ctive), selbstbestimmt (*s*elf-determined), evidenzbasiert (*e*vidence based) finden sich im neuen Konzeptnamen *BASE PT* wieder.

2 Allgemeine Grundlagen

Verhaltensorientierte, aktive, selbstbestimmte und evidenzbasierte Therapie (BASE PT) setzt Grundkenntnisse und Fähigkeiten in verschiedenen Bereichen der Anatomie, Pathophysiologie und Psychologie voraus. Die meisten Wirbelsäulenleiden sind mechanisch bedingt. Kenntnisse der mechanischen Vorgänge in der Wirbelsäule helfen, die Symptome von Patienten mit Nacken- und Rückenschmerzen zu interpretieren und eine zielführende Therapie durchzuführen. Zu diesem Zweck werden hier die Grundlagen der *funktionellen Anatomie* der Wirbelsäule und des Nervensystems, die *Pathophysiologie von Bandscheibenschäden* sowie die damit verbundenen Einflüsse auf die Nervenwurzeln und die Vorgänge bei der *Heilung* zusammengefasst. *Schmerz und Funktionseinschränkungen* in Aktivitäten des täglichen Lebens sind die Hauptprobleme bei einer Bandscheibenschädigung. Zur Beurteilung des Behandlungseffekts und des Verlaufs der Erkrankung ist deshalb die Dokumentation der Schmerzintensität, Schmerzlokalisation und der Behinderung notwendig. Verschiedene Messskalen werden vorgestellt. Im Rahmen der Prophylaxe sind die prädisponierenden Faktoren interessant. Im Abschnitt *Epidemiologie und Risikofaktoren* werden die kontroversen Fragen beleuchtet, ob bestimmte Tätigkeiten besonders häufig zu Bandscheibenschäden führen und welche körperlichen Bedingungen, individuellen Verhaltensweisen oder gesellschaftlichen Umstände diese Probleme begünstigen. Im Kap. 10 (Kombinierte Erkrankungen) wird die Pathophysiologie anderer Wirbelsäulenleiden, wie Facettenschmerz und spinale Enge, erläutert.

Internationale Klassifizierung von Funktion, Behinderung und Gesundheit (International Classification of Functioning, Disability and Health: ICF)

Die Weltgesundheitsorganisation (World Health Organization, WHO) hat 2001 das System der ICF eingeführt. Danach soll Gesundheit und deren Einschränkung grob nach zwei Kategorien betrachtet werden:

- Funktion und Behinderung mit den Komponenten
  - Körperfunktion und Strukturen sowie
  - Aktivitäten und Teilhabe.
- Faktoren der Lebensumstände mit den Komponenten
  - Umgebung und
  - persönliche Faktoren.

Gesundheit ist also abhängig von der Heilung einer Struktur, hier der Bandscheibe, zusammen mit der Funktion, hier Bewegung und Belastbarkeit der Wirbelsäule, der Aktivität, z. B. Sport, Arbeit, Haushalt, und der Teilhabe am sozialen Leben, z. B. andere Menschen treffen. Zusätzlich beeinflussen Umweltfaktoren, z. B. die Möglichkeit, am Arbeitsplatz zu stehen, statt zu sitzen, und persönliche Faktoren wie die Anpassung des Bewegungsverhaltens dauerhafte Gesundheit. Das hier beschriebene Konzept der Physiotherapie bei Bandscheibenleiden geht auf alle ICF-Komponenten ein und begleitet den Patienten von der Phase akuter Beschwerden bis zu normaler Belastbarkeit und Teilhabe.

Im letzten Abschnitt dieses Kapitels werden wissenschaftliche Erkenntnisse aus den Bereichen *Aktivität*, *Selbstregulierung* und *Verhalten* dargestellt. Sie sind in das hier beschriebene Behandlungskonzept integriert.

2.1 Anatomie von Wirbelsäule und Nervensystem

Die Wirbelsäule erfüllt sehr unterschiedliche Aufgaben. Sie trägt Kopf und Brustkorb und schützt das Rückenmark. Gleichzeitig ist ein hoher Grad an Beweglichkeit notwendig. Die Anforderungen an Stabilität und Beweglichkeit stehen in ständigem Konflikt. Um beiden Aufgaben gerecht zu werden, ist ein gutes Zusammenspiel zwischen den tragenden und bewegenden Strukturen der Wirbelsäule nötig.

Der passive Halteapparat ist aus den Wirbelkörpern, Bandscheiben, Wirbelgelenken, Gelenkkapseln und Bändern zusammengesetzt. Der aktive Halteapparat besteht aus Muskeln und Sehnen. Das Nervensystem registriert die Position, Belastung und Anforderungen an die Wirbelsäule und steuert das aktive System, um die Anforderungen an Stabilität und Bewegung zu erfüllen (Waddell, 1998). Fehlfunktionen in einem dieser drei Systeme führen zu einer Reaktion in den anderen beiden Systemen. Anpassung, Fehlbelastung, Schmerzen oder Einbußen in der Funktion können die Folgen sein.

2.1.1 Muskulatur

Der aktive Halteapparat besteht aus zahlreichen Muskeln und Sehnen. Die Muskulatur, die die Wirbelsäule bewegt und aktiv stabilisiert, kann grob in Rücken-, Bauch-, Nacken- und vordere Halsmuskulatur eingeteilt werden. Hier werden nur die größten und wichtigsten Muskeln aufgeführt (▶ Tab. 2.1). Nähere Einzelheiten zu einzelnen Muskeln sind in Lehrbüchern zum Bewegungsapparat zu finden (Schünke, 2014).

Tab. 2.1 Die wichtigsten Muskelgruppen zur Stabilisierung und Bewegung der Wirbelsäule.

Muskel	Ursprung	Ansatz	Funktion	Innervation
Halsmuskulatur				
kurze kraniale Nackenmuskulatur Mm. recti capites posterior und lateralis, M. obliquus capitis	Atlas, Axis	Linea nuchae, Querfortsatz des Atlas, Processus jugularis ossis occipitalis	Extension, Rotation und Lateralflexion des Kopfes	N. suboccipitalis (C 1)
kurze kaudale und mittlere Nackenmuskulatur Mm. multifidi	Querfortsätze der kaudalen Halswirbel (aller Brust- und Lendenwirbel, Hinterkante des Sakrums)	Dornfortsätze aller Lenden-, Brust- und Halswirbel bis zum Axis	Stabilisierung der Wirbelsäule, unterstützen Streckung, Seitneigung und Drehung	Rr. dorsales der Spinalnerven (C 2–L 4)
Mm. rotatores	Querfortsätze aller Lenden-, Brust- und Halswirbel	Wurzeln der Dornfortsätze der nächst- oder übernächsthöheren Wirbel	Stabilisierung der Wirbelsäule, unterstützen Streckung, Seitneigung und Drehung	Rr. dorsales der Spinalnerven (C 2–L 4)
laterale tiefe Halsmuskulatur Mm. scaleni	Querfortsätze der Halswirbel	1.–2. Rippe	Lateralflexion der HWS; bei fixiertem Kopf: Elevation der Rippen 1–2	Plexus cervicalis und Plexus brachialis (C 3–C 8)
prävertebrale Muskelgruppe M. longus colli M. longus capitis M. rectus capitis anterior	ventral an allen Halswirbelkörpern und den obersten Brustwirbelkörpern, Querfortsätze der Halswirbel	Atlas, ventral an allen Halswirbelkörpern, Querfortsatz der kaudalen Halswirbel, Os occipitale	Flexion, Rotation und Lateralflexion zur ipsilateralen Seite der HWS	Plexus cervicalis (C 1–C 6)

Tab. 2.1 Fortsetzung

Muskel	Ursprung	Ansatz	Funktion	Innervation
M. sternocleidomastoideus	Sternum, Klavikula	Processus mastoideus ossis temporalis, Linea nuchae	Flexion der kaudalen und Extension der kranialen Halswirbel und der Kopfgelenke (Protraktion), Rotation des Kopfes zur kontralateralen Seite, bei fixiertem Kopf: Hilfe bei der Inspiration	N. accessorius, Plexus cervicalis (C 1–C 3)
Rückenmuskulatur				
kurze Rückenmuskulatur Mm. multifidi	Hinterkante des Sakrums, Querfortsätze aller Lenden-, Brust- und kaudalen Halswirbel	Dornfortsätze aller Lenden-, Brust- und Halswirbel bis zum Axis	Stabilisierung der Wirbelsäule, unterstützen Streckung, Seitneigung und Drehung	Rr. dorsales der Spinalnerven (C 2–L 4)
Mm. rotatores	Querfortsätze aller Lenden-, Brust und Halswirbel	Wurzeln der Dornfortsätze der nächst- oder übernächsthöheren Wirbel	Stabilisierung der Wirbelsäule, unterstützen Streckung, Seitneigung und Drehung	Rr. dorsales der Spinalnerven (C 2–L 4)
autochtone Rückenmuskulatur M. erector spinae; dieser Muskel besteht aus vielen kleinen Muskelgruppen, die Querfortsätze, Dornfortsätze und Rippen verbinden	Os sacrum, Crista iliaca	Os occipitale	Extension, Rotation, Lateralflexion in einzelnen Abschnitten und in der gesamten Wirbelsäule; Sicherung der aufrechten Haltung	Rr. dorsales der Spinalnerven (C 2–L 4)
M. trapezius	Linea nuchae, Dornfortsätze der Hals- und Brustwirbel	Klavikula, Acromion, Spina scapulae	kraniale Fasern: Elevation des Schulterblatts, Rotation des Kopfs zur kontralateralen Seite mediale Fasern: Retraktion des Schulterblattes kaudale Fasern: Depression des Schulterblattes	N. accessorius, Plexus cervicalis (C 2–C 4)
M. latissimus dorsi	Dornfortsätze von Th 7 bis zum Os sacrum; Rippen 8–12, Crista iliaca	Crista tuberculi minoris (Humerus)	Innenrotation, Adduktion, Extension im Schultergelenk; bei fixiertem Arm (Stützen): Elevation des Beckens	N. thoracodorsalis (C 6–C 8)
M. quadratus lumborum	Crista iliaca, Lig. iliolumbale	12. Rippe, Lendenwirbel 1–4	zieht 12. Rippe kaudalwärts (Exspiration), Lateralflexion der LWS; bei fixiertem Brustkorb: Elevation des Beckens	Rr. musculares, Plexus lumbalis; N. intercostalis XII (Th 12–L 3)

Tab. 2.1 Fortsetzung

Muskel	Ursprung	Ansatz	Funktion	Innervation
Bauchmuskulatur				
M. rectus abdominis	Rippen 5–7, Processus xiphoideus	kranialer Rand des Schambeins	zieht den Thorax in Richtung Becken, Beugung im Rumpf bzw. Hebung des Beckens. Antagonist des langen Rückenstreckers	mittlere und kaudale Interkostalnerven (Th 5–12)
M. obliquus externus	Außenflächen der 5.–12. Rippe	Crista iliaca, Lig. inguinale, Rektusscheide	Bauchpresse, Beugung im Rumpf, Elevation des Beckens, Drehung des Rumpfes zur kontralateralen Seite	kaudale Interkostalnerven, Äste des Plexus lumbalis (Th 5–Th 12)
M. obliquus internus	Crista iliaca, Fascia thoracolumbalis, Lig. inguinale	9.–12. Rippe, Linea alba	Bauchpresse, Beugung im Rumpf, Hebung des Beckens, Drehung des Rumpfes zur ipsilateralen Seite, Lateralflexion des Rumpfes	kaudale Interkostalnerven, Äste des Plexus lumbalis (Th 10–L 2)
M. transversus abdominis	7.–12. Rippe, Fascia thoracolumbalis der Querfortsätze der Lendenwirbel, Crista iliaca, Lig. inguinale	Vagina, Mm. recti abdomines	Einziehung und Spannung der Bauchwand, Bauchpresse	kaudale Interkostalnerven, Äste des Plexus lumbalis (Th 5–L 2)

2.1.2 Knöcherne Wirbelsäule und Ligamente

Die Wirbelsäule ist aus 7 Halswirbeln, 12 Brustwirbeln, 5 Lendenwirbeln und dem Kreuzbein aufgebaut. Der oberste Halswirbel heißt Atlas, er hat im Gegensatz zu den anderen Wirbeln keinen Wirbelkörper. Der zweite Wirbel heißt Axis und besitzt einen Vorsprung (Dens axis), der eine gelenkige Verbindung mit dem Atlas bildet. ▸ Abb. 2.1 zeigt als Modell die knöcherne Wirbelsäule eines Wildschweins, die ähnlich aufgebaut ist wie die menschliche. Dieser Aufbau hat sich seit dem Erdmittelalter kaum verändert. Der Wirbel eines Plateosaurus engelhardti, der vor 206 Millionen Jahren in Baden-Württemberg lebte, ist vergleichbar konstruiert wie ein Wildschweinwirbel (▸ Abb. 2.2: Wirbel eines Dinosauriers und Wirbel eines Wildschweins).

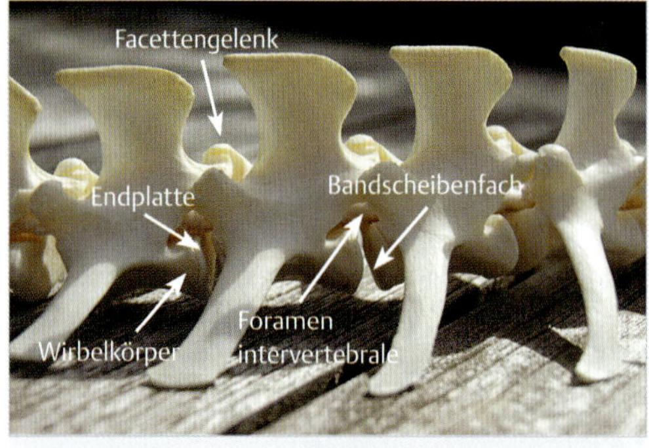

Abb. 2.1 Knöcherne Wirbelsäule, Wildschweinmodell.

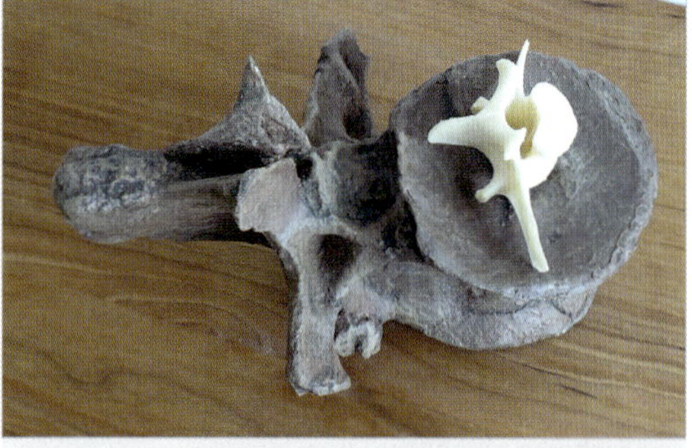

Abb. 2.2 Wirbel eines Dinosauriers (braun) und Wirbel eines Wildschweins (weiß).

Tipp für den Therapeuten

Von einem Jäger oder Metzger kann man ein Stück Wirbelsäule erhalten und sich die Knochen selbst präparieren. Dabei erhält man vertiefte Einsicht in die Anatomie und in die Festigkeit der Strukturen der Wirbelsäule. Am Ende hat man mit zwei sauber präparierten Wirbeln ein optimales Modell, um Patienten mechanische Vorgänge zu erklären.

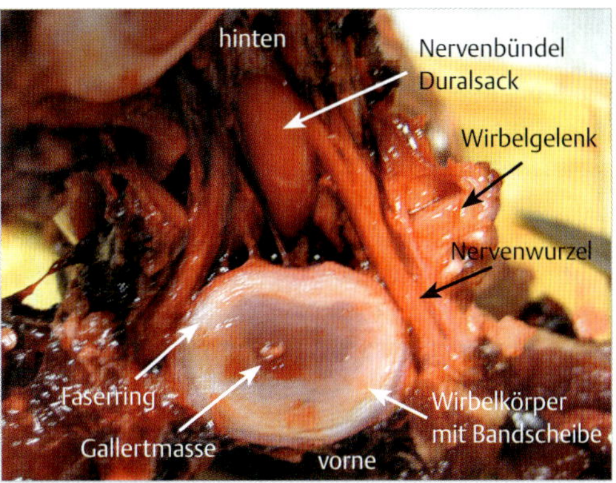

Abb. 2.3 Lendenwirbel mit Bandscheibe, Wildschweinmodell.

Die Wirbelkörper mit den Bandscheiben bilden den vorderen Anteil der Wirbelsäule. Die Wirbelbögen mit den Querfortsätzen und Dornfortsätzen umschließen und schützen das Rückenmark seitlich und von hinten und bilden den hinteren Anteil der Wirbelsäule. Die gelenkigen Verbindungen zwischen den Wirbeln sind vorne die Bandscheiben und hinten die kleinen Wirbelgelenke (Facettengelenke). Die Endplatten der Wirbelkörper bilden die Kontaktfläche zu den Bandscheiben. Zwischen den Wirbelkörpern und den kleinen Wirbelgelenken finden sich Zwischenräume, die Neuroforamina (Foramina intervertebralia), durch die die Nervenwurzeln aus dem Rückenmark austreten, um von der Halswirbelsäule (HWS) zu den Armen, von der Brustwirbelsäule (BWS) zum Rumpf und von der Lendenwirbelsäule (LWS) zu den Beinen zu ziehen. Das Kreuzbein stellt die Verbindung zwischen der Wirbelsäule und dem Becken her. Die Wirbelsäule wird durch drei längs verlaufende Bänder stabilisiert. Das Lig. longitudinale anterius verläuft vorne und das Lig. longitudinale posterius hinten über die Wirbelkörper und Bandscheiben. Das Lig. flava verbindet jeweils die Wirbelbögen zweier aufeinanderfolgender Wirbel.

2.1.3 Bandscheiben

Bandscheiben befinden sich zwischen allen Wirbelkörpern von den Halswirbelkörpern (HWK) 2 bis zum Übergang zwischen dem untersten Lendenwirbelkörper (LWK) 5 und dem ersten Sakralwirbel (SWK) 1.

Jeder Wirbelkörper wird von einer Endplatte abgedeckt, die aus hyalinem Knorpel und Faserknorpel besteht. Insertionen kollagener Fasern aus der Bandscheibe bilden die Verbindung zwischen Endplatte und Bandscheibe. Diese Verbindung ist stabiler als die Verbindung zwischen Endplatte und Wirbelkörper. Die Bandscheiben stellen die Verbindung zwischen den Endplatten zweier benachbarter Wirbelkörper dar. Sie bestehen aus zwei Anteilen, dem äußeren Faserring (Anulus fibrosus) und dem inneren Gallertkern (Nucleus pulposus) (▶ Abb. 2.3). Die beiden Anteile sind strukturell nicht scharf abgrenzbar. Die äußeren Bereiche des Nucleus pulposus gehen fließend in die inneren Bereiche des Anulus fibrosus über (Bogduk, 2000). Mit zunehmendem Alter nimmt die Differenzierung der verschiedenen Bereiche der Bandscheibe bezüglich Aufbau und Funktion ab. Beide Anteile bestehen aus Wasser, Kollagen und Proteoglykanen, unterschiedlich ist nur die Konzentration dieser Bestandteile. Der Anulus fibrosus besteht zu 60 % aus Bindegewebe (Kollagen Typ 1), das schräg ringförmig angeordnet ist. Er stellt die feste Verbindung zwischen den Wirbelkörpern her, hält die Gallertmasse zwischen den Wirbelkörpern und kann Zugbelastungen wie axiale Rotation der Wirbelsäule abfedern (Hadjipavlou, 1999). Der Gallertkern besteht größtenteils aus Proteoglykanen und Glykosaminoglykanen, die Wasser aufnehmen und wie ein Polster Gewicht tragen und Stöße abpuffern können.

▶ **Physiologische Druckbelastung der Bandscheibe.** Bei Bewegungen der Wirbelsäule verändert der Nucleus pulposus seine Form und verteilt den Druck auf die Endplatten und den Anulus fibrosus. Durch Belastung wird der Nucleus pulposus wie ein Schwamm ausgedrückt und saugt sich beim Nachlassen des Drucks wieder mit Wasser voll (McMillan, 1996; Wilke, 1999; Race, 2000). Wilke et al. (Wilke, 1999) führten an einem gesunden

45-jährigen Probanden in der Mitte der Bandscheibe zwischen LWK4 und LWK5 eine Druckmessung über nahezu 24 Stunden durch. Der Proband übte dabei verschiedene Tätigkeiten aus und nahm verschiedene Positionen ein. Während einer 7-stündigen Schlafperiode wurde eine Druckzunahme von 1 auf 24 bar gemessen. Diese Beobachtung wurde mit einer regenerierenden Wasseraufnahme der Bandscheiben erklärt. Die Zunahme von Schmerzen und Bewegungseinschränkungen der Wirbelsäule über Nacht, wie sie häufig von Patienten mit Bandscheibenschäden berichtet wird, könnte mit dieser Druckzunahme und dem größeren Volumen, das die wassergefüllte Bandscheibe einnimmt, zusammenhängen. In der Schwerelosigkeit waren Astronauten wegen der Druckentlastung bis zu 5 cm größer als unter normalen Druckverhältnissen (Urban, 1988).

Nachemson et al. (Nachemson, 1970) untersuchten die Druckbelastung der Bandscheiben in verschiedenen Körperpositionen an 9 Probanden. In der Vergangenheit hatten 6 dieser Personen keine Rückenschmerzen gehabt, 2 Personen hatten Rückenschmerzen gehabt, eine Person litt unter einer Skoliose. In der Mitte der Bandscheibe zwischen LWK3 und LWK4 wurde jeweils eine Messsonde positioniert. Die Ergebnisse von Wilke et al. (Wilke, 1999) deckten sich bezüglich vieler Gesichtspunkte mit denen von Nachemson (Nachemson, 1970). Übereinstimmend wurden im Liegen der niedrigste und beim Heben von Lasten mit gestreckten Knien und gebeugter Wirbelsäule der höchste Druck in der Bandscheibe gemessen. Aktivität der Rückenmuskulatur ist in allen Positionen mit einer Drucksteigerung verbunden (Nachemson, 1970; Wilke, 1999). Auch bei der Applikation von Traktion steigt der intradiskale Druck an, wenn gleichzeitig die Rückenmuskulatur kompensatorisch aktiviert wird (Andersson, 1983). Wilke et al. (Wilke, 1999) fanden, im Gegensatz zu Nachemson (Nachemson, 1970), im aufrechten Sitz keine Druckerhöhung im Vergleich zum aufrechten Stand. Im entspannten, nach dorsal flektiert angelehnten Sitz beobachteten Wilke et al. (Wilke, 1999) sogar einen erheblich niedrigeren Druck als im aufrechten Stand und im nicht angelehnten aufrechten Sitz. Diese Erkenntnis führte zu einer breiten Diskussion über die von Physiotherapeuten und in „Rückenschulen" propagierte aufrechte Sitzhaltung (Reinhardt, 1992; Brügger, 1997; Nentwig, 1997). Da der operierte Proband derartige Rückenschmerzen hatte, dass er die Wirbelsäule nicht beugte und die Messung die Richtung des Drucks nicht berücksichtigte, sind die Messungen von fraglichem Wert. Klinisch hat es sich bei Patienten mit Bandscheibenleiden bewährt, auf das Sitzen so weit wie möglich zu verzichten und die Wirbelsäule gerade zu halten (s. a. Kap. 9.4).

► **Stoffwechsel der Bandscheibe.** Der Austausch von Nährstoffen und Stoffwechselprodukten in der Bandscheibe geschieht passiv durch Diffusion und Osmose über die Blutgefäße der Endplatten und der Ligg. longitudinalia anterius und posterius (Holm, 1981; Van den Berg, 1999). Bandscheiben sind die größten avaskulären Strukturen im Körper und zeichnen sich durch einen niedrigen Stoffwechsel aus. Wiederholte Bewegungen der Wirbelsäule sollen den Austausch von Nährstoffen und Stoffwechselprodukten in der Bandscheibe verbessern (Holm, 1983). Diese Hypothese gründet sich auf ein Tierexperiment, bei dem die Ergebnisse einer Gruppe von Hunden, die während eines kontrollierten Trainingsprogramms wiederholte aktive Bewegungen der Wirbelsäule ausführten, mit den Ergebnissen einer Kontrollgruppe verglichen wurden. In der Gruppe, die wiederholte Bewegungen der Wirbelsäule ausführte, zeigten sich im äußeren Teil des Anulus fibrosus und im Nucleus pulposus eine gesteigerte Sauerstoffversorgung und ein niedrigerer Laktatgehalt als in der Kontrollgruppe.

► **Innervation der Bandscheibe.** Die Frage, ob die Bandscheibe sensibel innerviert wird, war lange Zeit umstritten. Freie Nervenendigungen, die die Wahrnehmung von Schmerz ermöglichen, wurden zunächst nur in der Haut, den Facettengelenken, dem Iliosakralgelenk, den Ligg. longitudinalia anterius und posterius, dem Lig. flavum, dem Periost der Wirbelkörper und -bögen, den Faszien und Sehnen, der Dura mater und den duralen Hüllen der Nervenwurzeln gefunden. Bogduk et al. (Bogduk, 1981; Bogduk, 1983; Bogduk, 1988) beschrieben auch im Anulus fibrosus eine sensible Versorgung. Der hintere Anteil wird durch die Sinuvertebralnerven, die seitlichen Bereiche durch die Rr. communicantes grisei der Rr. ventrales der Spinalnerven versorgt. Palmgren et al. (Palmgren, 1996) beschrieben sowohl sensible als auch autonome Nervenendigungen in operativ entferntem Bandscheibengewebe. Die Erkenntnis, dass der Anulus fibrosus Schmerzrezeptoren enthält, lässt die Interpretation zu, dass Rückenschmerzen durch Verletzungen des Anulus fibrosus ausgelöst werden könnten.

Indahl et al. (Indahl, 1997) lösten durch lokale elektrische Reize am posterolateralen Anulus fibrosus bei 23 narkotisierten Schweinen Aktionspotenziale im M. longissimus und im M. multifidus aus. Nach lokaler Reizung der kleinen Wirbelgelenke durch Injektion von physiologischer Kochsalzlösung waren bei elektrischer Reizung des Anulus fibrosus die Aktionspotenziale abgeschwächt. Es besteht demnach ein Reflexmechanismus zwischen dem Anulus fibrosus, der Rückenmuskulatur und den Facettengelenken in dem Sinne, dass die Reizung der kleinen Wirbelgelenke den Muskeltonus eher erniedrigt als erhöht. Auf die mögliche Bedeutung dieses Mechanismus für die Interpretation und Behandlung von Rückenschmerzen wird weiter unten eingegangen (s. Abschnitt Kap. 2.2.3).

Den Bandscheiben kann somit folgende Bedeutung zugeschrieben werden:

- Verbindung zweier Wirbelkörper,
- Ermöglichung von Bewegung,
- Tragen des Gewichtes, das von dem darüberliegenden Wirbel weitergegeben wird,
- Abfedern von Stößen.

2.1.4 Nervensystem

Das Nervensystem wird nach seiner Lokalisation und Funktion in das *zentrale* und das *periphere Nervensystem* unterteilt. Zum zentralen Nervensystem gehören Gehirn und Rückenmark. Das Zentralnervensystem dient der Aufnahme und Verarbeitung von Informationen und der Initiierung von adäquaten Reaktionen auf diese Informationen. Ab dem Austritt aus dem Rückenmark werden die Strukturen des Nervensystems zum peripheren Nervensystem gezählt. Das periphere Nervensystem dient der Leitung von sensiblen Impulsen von der Peripherie zum Zentralnervensystem und von motorischen Impulsen aus dem Zentralnervensystem in die Peripherie.

Nach der Funktion unterscheidet man zudem das *somatische* Nervensystem und das *vegetative* Nervensystem. Diese Unterteilung gilt sowohl für das zentrale als vor allem auch für das periphere Nervensystem. Das somatische Nervensystem dient der Steuerung von Willkürmotorik und bewusster Wahrnehmung sensibler Reize. Das vegetative (= autonome, viszerale) Nervensystem setzt sich aus dem Sympathikus und dem Parasympathikus zusammen und dient der (unbewussten) Steuerung von Vorgängen in den inneren Organen (Atmung, Verdauung, Blutdruck). Es spielt im Zusammenhang mit Bandscheibenvorfällen nur eine untergeordnete Rolle und wird hier nicht näher erläutert.

▸ Rückenmark, Cauda equina, Nervenwurzeln. Das Rückenmark gehört zum Zentralnervensystem und liegt im Wirbelkanal. Es schließt sich in Höhe des Foramen magnum des Okzipitalknochens an das Gehirn, speziell die Medulla oblongata, an und reicht bis etwa in Höhe des ersten Lendenwirbels. Unterhalb des ersten Lendenwirbels verlaufen innerhalb des Wirbelkanals die Nervenwurzeln, die erst in tiefer gelegenen Segmenten durch die Foramina intervertebralia austreten. Sie erinnern in ihrer äußeren Erscheinung an einen Pferdeschwanz und werden daher als Cauda equina bezeichnet.

Zwischen Vorder- und Seitenstrang treten die Vorderwurzeln (motorisch) und zwischen Seiten- und Hinterstrang die Hinterwurzeln (sensibel) aus dem Rückenmark aus. Sie vereinigen sich in der Höhe der Zwischenwirbellöcher zu den Spinalnerven. Das zu jedem Spinalnerv gehörende sensible Spinalganglion liegt im jeweils zugehörigen Foramen intervertebrale.

Die Nervenwurzeln werden im Zervikalbereich nach dem Wirbel benannt, der das Zwischenwirbelloch von unten begrenzt. Die Wurzel zwischen dem 5. und 6. Halswirbel heißt somit C 6 (C für cervikal). Die Wurzel, die zwischen dem 7. Halswirbel und dem 1. Brustwirbel austritt, wird mit C 8 bezeichnet. Ab dem ersten Brustwirbel werden die Nervenwurzeln folglich nach dem das Zwischenwirbelloch von oben begrenzenden Wirbel benannt. Die Wurzel zwischen LWK5 und SWK1 heißt L 5.

▸ Spinalnerven und peripheres Nervensystem. Aus den verschiedenen Rückenmarksabschnitten treten jeweils zu beiden Seiten 8 zervikale, 12 thorakale, 5 lumbale und 5 sakrale Spinalnerven aus. Die thorakalen Nerven ziehen im Segment um den Thorax herum und versorgen Rücken, Brust und Bauch sensibel und motorisch. Die Spinalnerven aus der HWS und LWS sowie aus den Sakralsegmenten vereinigen sich zu den paravertebral gelegenen Nervengeflechten (Plexus), die sich im weiteren Verlauf in einzelne periphere Nerven aufteilen. Das von den Fasern einer bestimmten Nervenwurzel versorgte Hautareal wird als Dermatom bezeichnet. Aufgrund der Verschaltung der Fasern

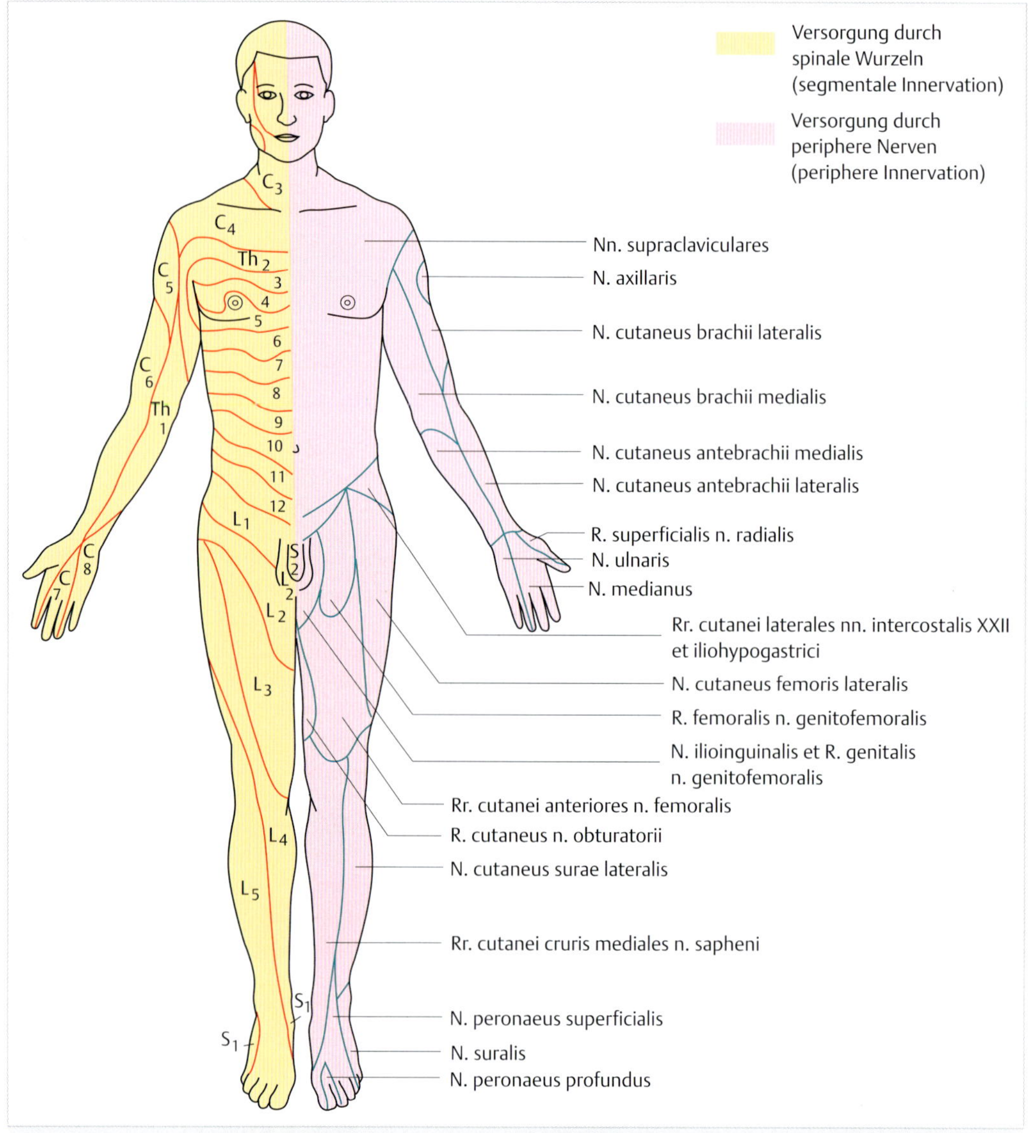

Abb. 2.4 Sensible Versorgung der Haut. Die Versorgung der Haut erfolgt durch Nervenwurzeln und durch periphere Nerven, die aus verschiedenen Nervenwurzeln entspringen. Vorderseite. (Bilder aus Thieme 2002 „Neurologie und Psychiatrie für Pflegeberufe" S.48 und 49)

der Nervenwurzeln in den Plexus mit der Formierung peripherer Nerven lassen sich bei Störungen der Sensibilität Areale unterscheiden, die eher einer Wurzelläsion (segmentale Innervation) oder eher dem Versorgungsgebiet eines peripheren Nervs entsprechen (periphere Innervation) (s. a. ▸ Abb. 2.4). Die meisten Muskeln werden aus Fasern mehrerer Nervenwurzeln versorgt. Gelegentlich überwiegt eine einzelne Nervenwurzel so stark, dass ihr ein *Kennmuskel* zugeordnet werden kann (s. a. ▸ Tab. 2.2).

Jeweils in Gelb ist die sensible Versorgung durch Nervenwurzeln (segmentale Innervation) dargestellt. Jeweils in Rosa ist die sensible Versorgung durch periphere Nerven dargestellt (periphere Innervation).

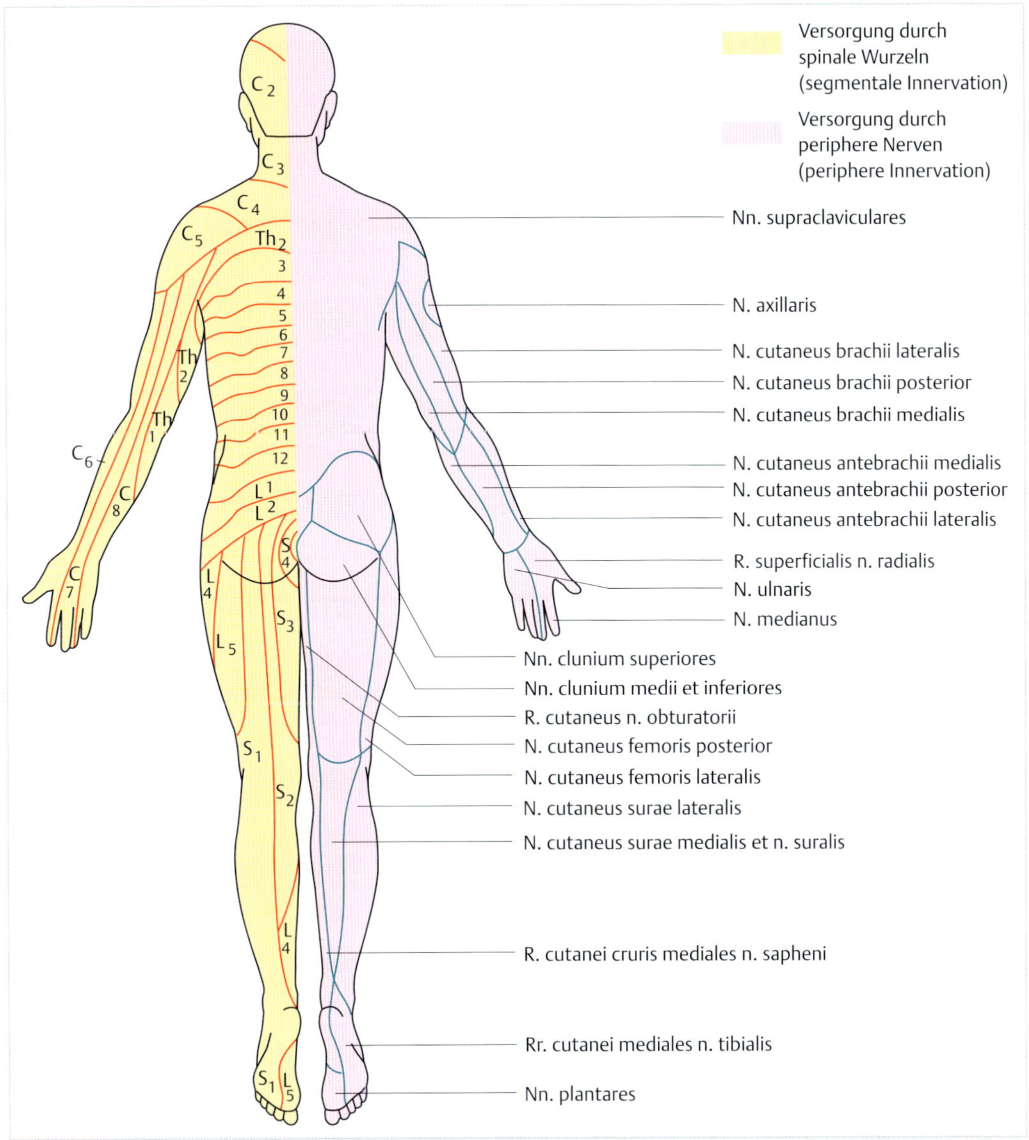

Sensible Versorgung der Haut. Die Versorgung der Haut erfolgt durch Nervenwurzeln und durch periphere Nerven, die aus verschiedenen Nervenwurzeln entspringen. Rückseite. (Bilder aus Thieme 2002 „Neurologie und Psychiatrie für Pflegeberufe“ S.48 und 49)

Tab. 2.2 Kennmuskeln.

Kennmuskeln	Segmente
M. deltoideus	C 5
M. biceps brachii M. brachioradialis	(C 5) C 6
M. triceps brachii	C 7
Kleinfingerballenmuskeln Mm. interossei	C 8
M. iliopsoas	L 2
M. quadriceps femoris M. tibialis anterior	(L 3) L 4
M. extensor hallucis longus; (Abduktoren: M. gluteus medius, M. gluteus minimus, M. piriformis)	L 5
M. triceps surae, (Abduktoren: M. gluteus medius, M. gluteus minimus, M. piriformis)	S 1

Bei einem Nervenwurzelsyndrom finden sich entsprechend Schmerzen und Sensibilitätsstörungen im Bereich des Dermatoms, das von der betroffenen Nervenwurzel versorgt wird, sowie Paresen und Reflexminderung der entsprechenden Kennmuskeln (siehe ► Tab. 2.2). Schmerzen und Sensibilitätsstörungen können sich vom entsprechenden Wirbelsäulensegment nach lateral über den Nacken bzw. den Rücken erstrecken.

Alle Wurzelsyndrome der Wurzeln C 5 bis Th 5 können Schmerzen im Bereich zwischen den Schulterblättern verursachen. Alle Wurzelsyndrome der Wurzeln L 1 bis S 1 können Schmerzen im Bereich der LWS, seitlich am Rücken und im Bereich des Gesäßes verursachen. In ► Tab. 2.3 werden als Übersicht nur die distalen Schmerz- und Hypästhesiebereiche aufgeführt, die typisch für einzelne Nervenwurzelsyndrome sind.

Tab. 2.3 Symptome und Zeichen bei Wurzelsyndromen. Die jeweils überwiegenden Paresen und gestörten Funktionen sind kursiv geschrieben.

Wurzel	Schmerz- und Hypästhesiebereich	Parese	Funktionsminderung	Reflex
C 2–C 4	zwischen den Schulterblättern, Nacken	*M. trapezius*	*Elevation* und Retraktion des Schulterblattes	
C 5	Außenseite des Oberarmes (oberes Drittel)	*M. deltoideus* M. biceps brachii	*Abduktion im Schultergelenk über 30°* Flexion im Ellenbogengelenk	*Deltoideus-Reflex* Bizepssehnenreflex
C 6	Schulter, Arm bis radiale Unterarmseite, Finger I und II	*M. biceps brachii* *M. brachioradialis*	*Flexion im Ellenbogengelenk*	Bizepssehnenreflex Brachioradialisreflex
C 7	Schulter, Arm bis Finger II–IV volar und dorsal, insbesondere Finger III	M. pectoralis major *M. triceps brachii* M. opponens pollicis	Adduktion im Schultergelenk *Extension im Ellenbogengelenk* Opposition des Daumens	Trizepssehnenreflex
C 8	Schulter, Arm, Unterarm ulnar, Finger IV–V	M. flexor carpi ulnaris M. abductor digiti minimi *Mm. interossei dorsales*	Volarflexion mit ulnarer Abduktion im Handgelenk Abduktion des Kleinfingers *Fingerspreizung*	Fingerflexorenreflex
Th 1	Innenseite des Oberarms und des Unterarms	–	–	–
Th 2–Th 12	in entsprechender Höhe im Bereich des Rumpfes	–	–	–
L 1	Leistenbereich	*M. iliopsoas*	*Flexion im Hüftgelenk*	
L 2	Leistenbereich	*M. iliopsoas* Mm. adductores magnus, longus et brevis	*Flexion im Hüftgelenk* Adduktion im Hüftgelenk	Adduktorenreflex

Tab. 2.3 Fortsetzung

Wurzel	Schmerz- und Hypästhesie-bereich	Parese	Funktionsminderung	Reflex
L3	Oberschenkelvorderseite bis Knie	M. iliopsoas Mm. adductores magnus, longus et brevis *M. quadriceps femoris*	Flexion im Hüftgelenk Adduktion im Hüftgelenk *Kniestreckung*	Adduktorenreflex Patellarsehnen-reflex
L4	Oberschenkelvorderseite, Knie, Innenseite des Unterschenkels, Innenknöchel, medialer Fuß-rand	M. quadriceps femoris *M. tibialis anterior*	Kniestreckung *Dorsalextension im Sprunggelenk*	Patellarsehnen-reflex
L5	Oberschenkel-Hinteraußensei-te, Unterschenkelaußenseite, medialer Fußrücken, Zehen I–II	*M. extensor hallucis longus* M. tibialis poste-rior, M. tibialis ante-rior M. gluteus maxi-mus, *M. gluteus medius, M. glu-teus minimus, M. piriformis*	*Dorsalextension der Großzehe* Plantarflexion, Supination im Sprunggelenk Dorsalextension im Sprung-gelenk *Abduktion* und Extension *im Hüftgelenk*	Tibialis-posterior-Reflex
S1	Oberschenkelrückseite, Unter-schenkelrückseite, Ferse, Fuß-sohle, Fußaußenrand bis III–V	M. gluteus maxi-mus, *M. gluteus medius, M. glu-teus minimus, M. piriformis* M. peronaei *M. triceps surae*	*Abduktion* und Extension *im Hüftgelenk* Pronation und Plantarflexion im Sprunggelenk *Supination Plantarflexion im Sprunggelenk*	Achillessehnen-reflex

▶ **Gewebe des Nervensystems.** Nervengewebe ist aus Nervenzellen (Neuronen) und Gliazellen aufgebaut. Neuronen dienen der Erregungsleitung und -verarbeitung. Zu diesem Zweck besitzen sie spezielle Fortsätze, die sich nicht an anderen Zelltypen finden. Jedes Neuron hat einen Neurit (Axon) und mehrere Dendriten. Die Neuriten leiten Signale der jeweiligen Zelle weiter (Efferenz), die Dendriten empfangen Signale anderer Zellen (Afferenz). Gliazellen haben eine strukturgebende Stützfunktion und sind am Austausch von Nährstoffen zwischen Neuronen und Blut sowie an der Reizleitung beteiligt. Eine spezialisierte Form von Gliazellen, die Oligodendrozyten des Zentralnervensystems und die Schwann-Zellen des peripheren Nervensystems, umhüllen die Axone und bilden Markscheiden. Die inneren Liquorräume werden durch eine spezialisierte Zellgruppe, die Ependymzellen, ausgekleidet. Die Muskulatur wird durch die Motoneuronen des Rückenmarks versorgt. Die Neuriten dieser Motoneuronen bilden die motorischen Vorderwurzeln (s. a. ▶ Abb. 2.5).

Periphere Nerven werden aus Nervenfasern und dem sie umgebenden Bindegewebe gebildet. Mehrere Axone und Dendriten, die von Markscheiden umhüllt sind, werden als Nervenfaser (Faszikel) bezeichnet und sind in das Endoneurium eingebettet. Nervenfaserbündel werden durch das Perineurium zusammengefasst. Mehrere Nervenfaserbündel sind im Epineurium eingebettet und bilden den peripheren Nerv (s. a. ▶ Abb. 2.6).

Die *Elastizität und Dehnbarkeit* der Nerven beruhen auf den Hüllgeweben der Faszikel, während das Epineurium wie ein Polster gegen *Kompression* schützt. Jeder Nerv enthält mehrere Bündel von Faszikeln, die jeweils einen bestimmten Bereich in der Peripherie sensibel oder motorisch versorgen. Die einzelnen Axone verlaufen wellenförmig in den Faszikeln, die Faszikel verlaufen wellenförmig im Epineurium und die Nerven verlaufen wellenförmig in ihren Hüllen (Sunderland, 1990). Dies ermöglicht die Anpassung bei Dehnung im Rahmen physiologischer Bewegungsabläufe.

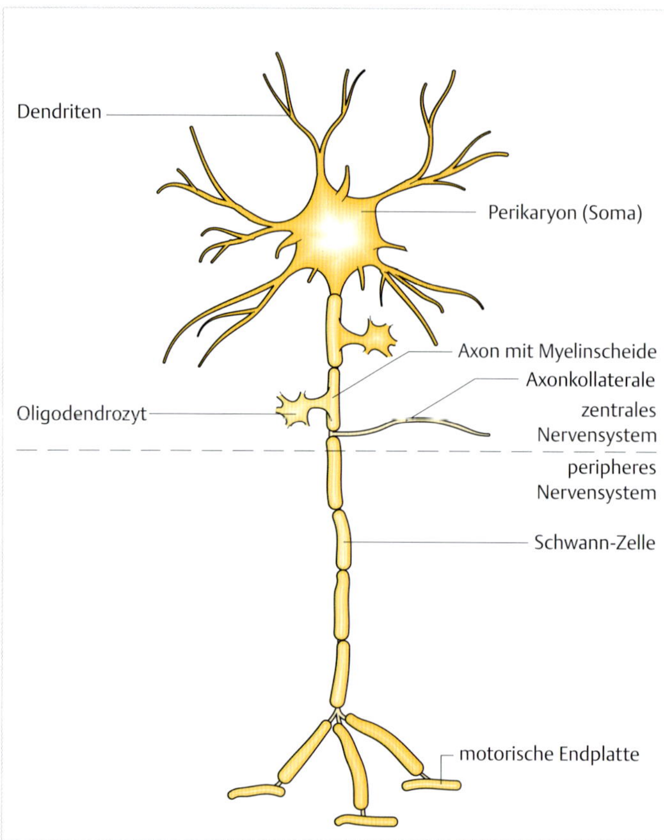

Abb. 2.5 Motorisches Neuron aus dem Vorderhorn des Rückenmarks. Die gestrichelte Linie markiert die Grenze zwischen zentralem und peripherem Nervensystem.

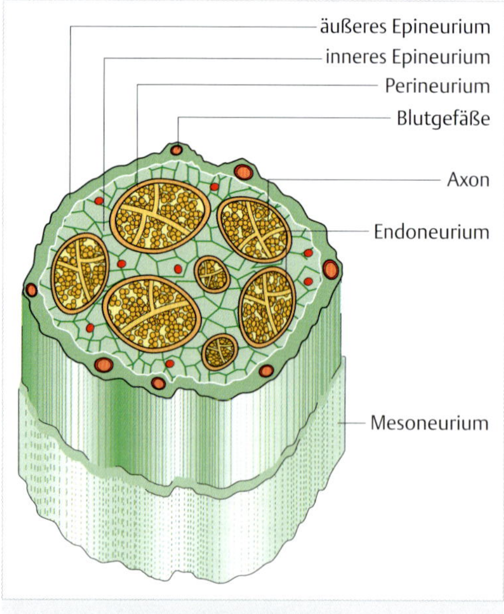

Abb. 2.6 Bindegewebe eines Nervs.

Das Epineurium ist im Verlauf der verschiedenen Nerven unterschiedlich dicht ausgeprägt. Nerven mit wenigen Faszikeln und umfangreichem Epineurium, wie z. B. der N. tibialis, sind besser gegenüber Druck und mechanischer Beanspruchung geschützt als Nerven mit vielen Faszikeln und geringem Epineurium wie z. B. der N. peroneus. Nervenwurzeln besitzen gering ausgeprägte epineurale und perineurale Gewebsstrukturen, die Nervenfasern sind parallel angeordnet, und das Endoneurium ist feiner als im Verlauf der Nerven. Diese strukturellen Bedingungen bedingen, dass Nervenwurzeln sowohl auf Kompression als auch auf Dehnung besonders empfindlich reagieren.

Im Spinalkanal ist das Nervensystem von der harten Hirnhaut, der Dura mater, umgeben. Sie ist kranial am Foramen magnum und kaudal durch das Filum terminale am Steißbein befestigt. Mithilfe von Bändern ist die Dura nach innen über Arachnoidea und weiche Hirnhaut (Pia mater) mit dem Rückenmark, nach außen mit der knöchernen Umgebung verbunden (s. a. ► Abb. 2.7). Auf diese

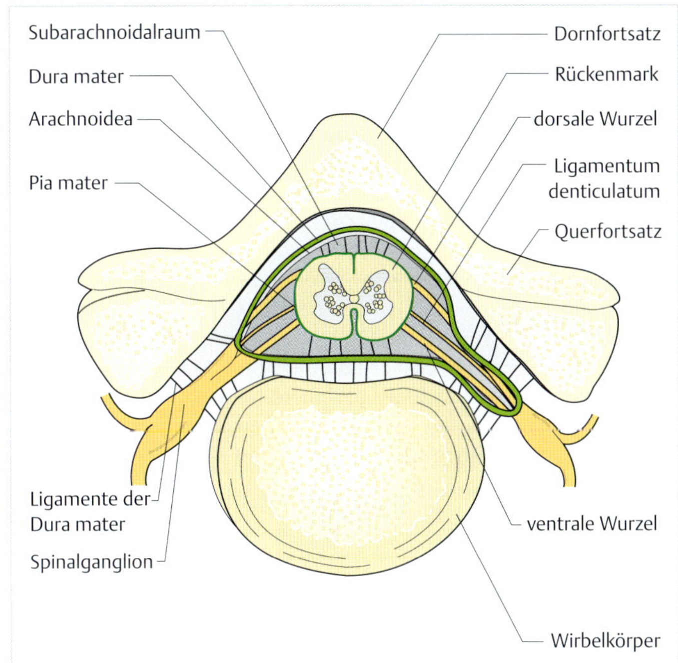

Abb. 2.7 Querschnitt durch den Spinalkanal zur Darstellung der Dura mater (harte Hirnhaut), Arachnoidea und Pia mater (weiche Hirnhaut) sowie der Ligamente zur Aufhängung von Rückenmark und Nervenwurzeln.

Weise ist das Rückenmark geschützt im Spinalkanal aufgehängt und wird durch Ligamente und die Dura mater vor Dehnungsstress bewahrt. Der Liquor im Subarachnoidalraum dient als flexibles Schutzpolster für das Nervensystem. Nach vorne ist die Dura mater mit dem Lig. longitudinale posterius, nach hinten mit dem Lig. flavum verbunden.

▸ **Reizleitung.** Wesentliche Funktion von Nervenzellen sind der Empfang, die Verarbeitung und die Weiterleitung von Signalen aus der Peripherie (Afferenz) sowie die Aussendung von Signalen, die in Gehirn und Rückenmark generiert werden, in die Peripherie (Efferenz). Periphere Nervenendigungen registrieren u. a. Berührung, Temperatur, Druck, Schmerz und die Position von Körperteilen. Die Signale werden elektrisch in Form von Potenzialveränderungen an der Membran der Nervenzellfortsätze (Dendriten, Axone) fortgeleitet. Die Kommunikation zwischen Nervenzellen wird dadurch gewährleistet, dass die Veränderungen dieser elektrischen Potenziale zur Freisetzung von Überträgerstoffen (Botenstoffen, Neurotransmitter) führen, die wiederum eine Potenzialveränderung an einer nachgeschalteten Nervenzelle verursachen. Nervenzellen zeichnen sich gegenüber anderen Körperzellen durch ihre z. T. sehr langen Zellfortsätze aus, die z. B. für die Motoneurone des N. ischiadicus der Länge des Beines bis zu den distalsten von diesem Nerv innervierten Muskeln entsprechen. Der Stoffwechsel dieser Zellfortsätze wird u. a. durch anterograde und retrograde Transportsysteme gewährleistet, die für den Transport verschiedener Moleküle durch die Zellfortsätze verantwortlich sind. Wachstumsfaktoren, wie etwa der Nervenwachstumsfaktor NGF, werden in der Peripherie von den Zielstrukturen der Nerven ausgeschüttet und retrograd über lange Strecken bis in die Zellkerne der Nervenzellen transportiert. Die Vermutung liegt nahe, dass mechanische Beeinträchtigungen von Nerven und Nervenwurzeln, z. B. durch einen Bandscheibenvorfall, über Druckwirkung mit solchen Transportprozessen interferieren.

▸ **Blutversorgung des Nervensystems.** Das Nervensystem verbraucht 20 % des Sauerstoffs, der im Körper durch Blutzirkulation zur Verfügung gestellt wird. Der Anteil des Nervensystems an der Gesamtkörpermasse beträgt demgegenüber nur 2 % (Dommisse, 1986). Die Blutversorgung der Nervenwurzeln und der peripheren Nerven wird durch ein spezielles Gefäßsystem, die Vasa nervorum, gewährleistet. Von den parallel zu den Nerven verlaufenden Hauptgefäßen führen spiralige

Versorgungsgefäße in den Nerv hinein. Zusätzliche kollaterale Sicherheitssysteme gewährleisten die Sauerstoffversorgung bei Störungen in einzelnen Gefäßen (Lundborg, 1975; Bell, 1984). Eine gitterartige Kollagenstruktur schützt die Blutgefäße vor Schädigung durch Dehnung und Kompression (Breig, 1978). Die Blutzufuhr zu den in den Nerven verlaufenden Axonen und Dendriten sowie den zellulären Bestandteilen wie den Schwann-Zellen ist auf diese Weise bei jeder Bewegung und gehaltenen Position gewährleistet. Bei Untersuchungen am Ischiasnerv des Kaninchens wurde bei 8 % Dehnung eine Verlangsamung und bei 15 % Dehnung eine Unterbrechung des Blutflusses beobachtet (Lundborg, 1973). Eine solche Dehnung kommt unter physiologischen Bedingungen vermutlich nicht vor. Liegt aber ein Bewegungshindernis des Nervs vor, z. B. in Form einer fibrosierten Nervenwurzel nach einem Bandscheibenvorfall, ist eine Dehnung mit Beeinträchtigung des Blutflusses denkbar. Dies könnte z. B. das Auftreten von Sensibilitätsstörungen bei Nervendehnungstests erklären.

▶ **Innervation des Nervensystems.** Die bindegewebigen Hüllen des Nervensystems sind innerviert und können Ursache für Schmerzen sein (Hall, 1999). Ein feines Nervengeflecht (Sinuvertebralnerven) versorgt die Dura mater, die Wurzeltaschendura, das Lig. longitudinale posterius, das Periost, Blutgefäße und den Anulus fibrosus (Bogduk, 2000). Freie Nervenendigungen wurden 1884 von Horsley auch im Bindegewebe peripherer Nerven entdeckt und als Nn. nervorum bezeichnet. Marshall (Marshall, 1983) nahm schon 1883 an, dass solche Nerven existieren, und stellte die Hypothese auf, dass Stoffe, die bei einer Entzündung ausgeschüttet werden, diese Nerven irritieren und damit eine Neuralgie auslösen (Sugar, 1990). Diese Hypothese wird durch Hinweise auf Entzündungsprozesse und Schmerzmediatoren in den Nn. nervorum gestützt (Zochodne, 1993; Sauer, 1999). Die Bedeutung der Innervation der Nerven und ihrer Hüllen bei der Entstehung von neurologischen Symptomen, insbesondere von ausstrahlenden Schmerzen, ist noch immer unklar.

2.1.5 Biomechanik von Nervensystem und Wirbelsäule

▶ **Bewegungen des Nervensystems.** Bei Bewegung gleiten die einzelnen Gewebsschichten eines Nervs gegeneinander (Elvey, 1997). Gleichzeitig werden Nervenwurzeln, Nervengeflechte und das Rückenmark entfaltet oder gefaltet (Breig, 1978, s. a. ▶ Abb. 2.8 und ▶ Abb. 2.9).

Bei Bewegungen der Extremitäten glätten sich zunächst die Wellen in den Nerven, nicht aber in den Faszikeln, sodass diese vor Überdehnung geschützt sind. Nervenwurzeln und periphere Nerven des Menschen kompensieren Dehnung um 6–20 %, bevor sie reißen. Das Maß der Elastizität hängt unter anderem von der Stärke, der Dauer und der Geschwindigkeit der Krafteinwirkung ab (Sunderland, 1990). In Ultraschalluntersuchungen des N. tibialis im Bereich der Kniekehle sahen wir, dass sich der periphere Nerv bei Dehnung bezüglich des umliegenden Gewebes in Richtung Körperoberfläche bewegt und von einer runden zu

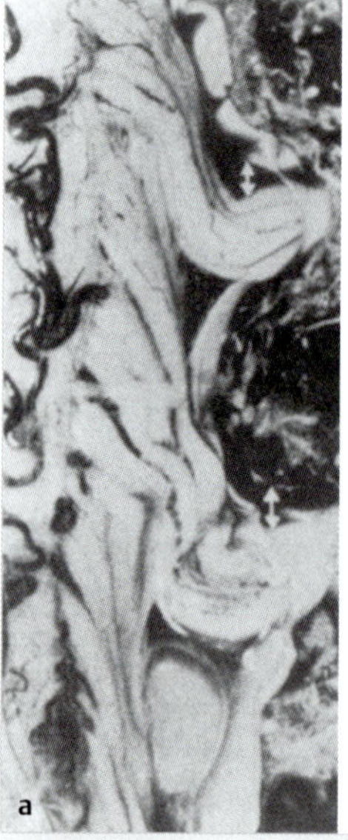

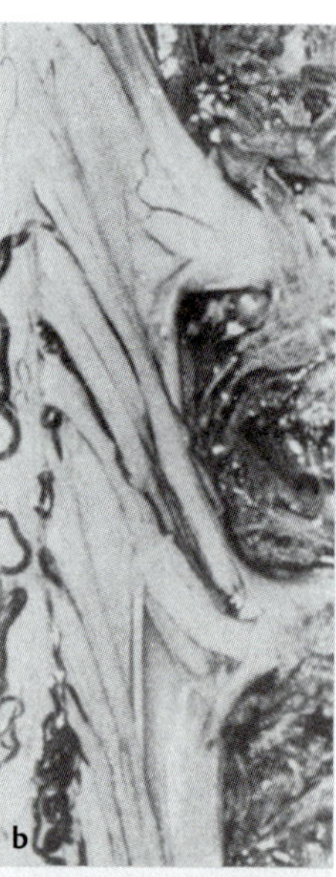

Abb. 2.8 Veränderungen im Nervensystem bei Bewegung an Nervenwurzeln, Dura mater und Rückenmark (Ausschnitt des zervikalen Spinalkanals). (aus: Breig A. Adverse mechanical tension in the central nervous system. Stockholm: Almqvist and Wiksell; 1978)

a Bei voller Extension der Wirbelsäule sind die Dura mater, die Nervenwurzeln und das Rückenmark entspannt. Die Nervenwurzeln haben keinen Kontakt mit den Wurzeltaschen (unterer Pfeil), und die Wurzeltaschen haben keinen Kontakt mit den Wirbelbögen (oberer Pfeil).

b Bei voller Flexion der Wirbelsäule sind die Dura mater, die Nervenwurzeln und das Rückenmark gespannt. Die Nervenwurzeln haben Kontakt mit den Wurzeltaschen und die Wurzeltaschen haben Kontakt mit den Wirbelbögen.

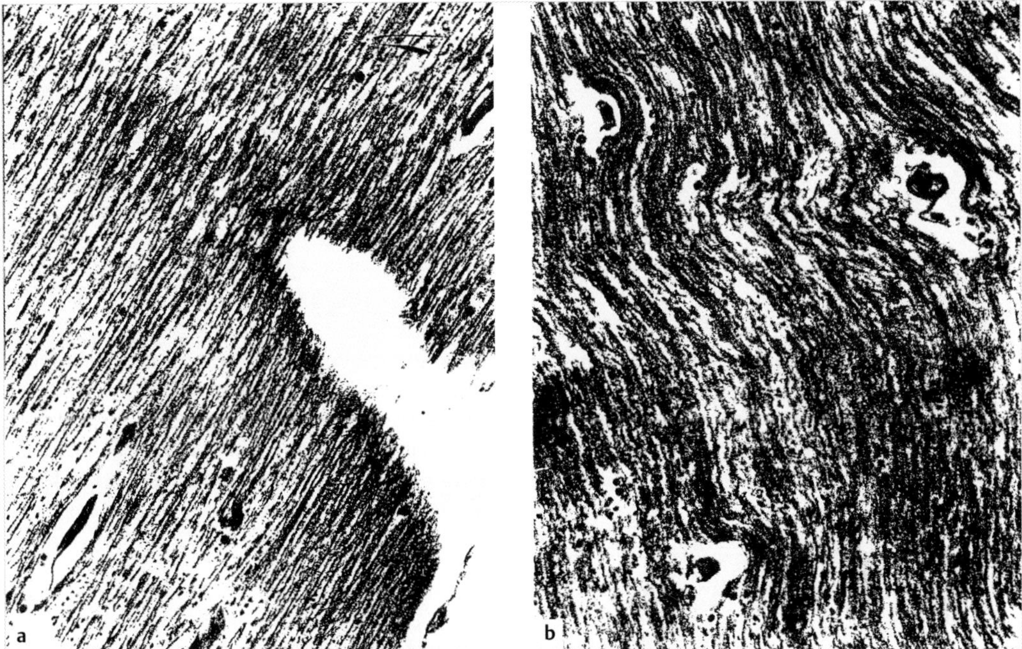

Abb. 2.9 Veränderungen im Nervensystem bei Bewegung im Rückenmark. (aus: Breig A. Adverse mechanical tension in the central nervous system. Stockholm: Almqvist and Wiksell; 1978)
a Verlängerung des Rückenmarks bei Flexion der Wirbelsäule.
b Verkürzung des Rückenmarks bei Extension der Wirbelsäule.

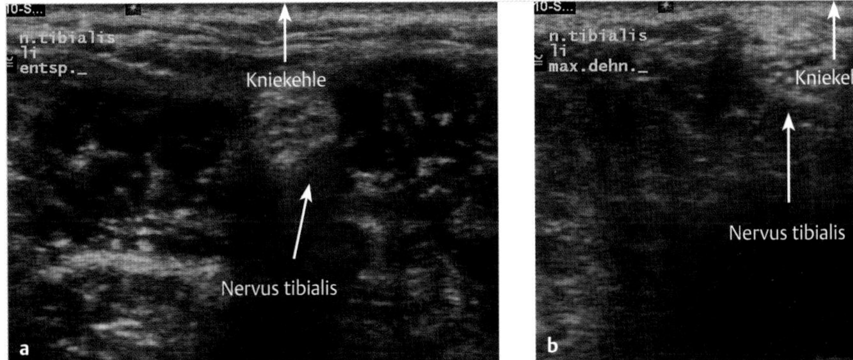

Abb. 2.10 Ultraschallaufnahmen des N. tibialis im Bereich der Kniekehle. Veränderung des Querschnitts und der Position bei Bewegung des Fußes. (Abbildung: Prof. Dr. P. Haber, Kinderklinik, Universitätsklinikum Tübingen)
a Entspannt.
b Bei Dehnung.

einer ovalen Struktur verformt wird (▶ Abb. 2.10). Im Längsschnitt sahen wir, dass sich der Nerv gegenüber dem umliegenden Gewebe bewegt und bei Dehnung dünner erscheint (▶ Abb. 2.11). Im Vergleich zwischen schmerzfreier Seite und durch eine Wurzelkompression bei Bandscheibenvorfall schmerzhafter Seite beobachteten wir, dass die Beweglichkeit des Nervs im umliegenden Gewebe sichtbar eingeschränkt war.

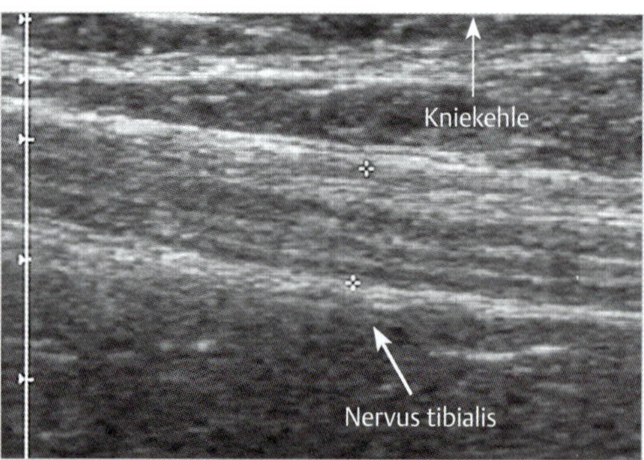

Abb. 2.11 Ultraschallaufnahmen, Längsschnitt des N. tibialis im Bereich der Kniekehle. (Abbildung: Prof. Dr. P. Haber, Kinderklinik, Universitätsklinikum Tübingen)

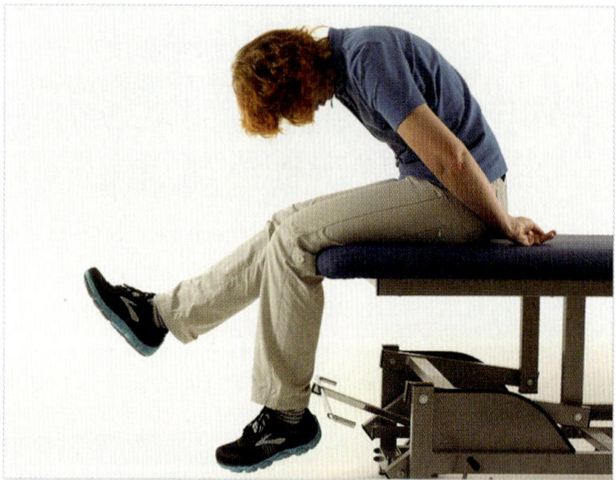

Abb. 2.12 Maximale Spannung auf dem Nervensystem.

Bewegungen der Extremitäten verursachen Spannungsänderungen in den peripheren Nerven. Diese werden über die Nervenwurzeln auch an das Zentralnervensystem weitergeleitet. Ebenso verursachen Bewegungen der Wirbelsäule Spannungsänderungen im zentralen und peripheren Nervensystem (s. a. ▶ Abb. 2.12). Bei Dehnung werden die Nervenfasern entfaltet und somit länger und dünner. Der Druck innerhalb der Nervenfasern steigt an, die Blutzirkulation wird reduziert (Sunderland, 1990). Die kollagenen Bindegewebe und die Gliazellen begrenzen die Beweglichkeit des Nervensystems bei Annäherung (Breig, 1978). Aufgrund der dreidimensionalen Faltenbildung der Nervenfasern bei Annäherung ist ihr Durchmesser bei Extension der Wirbelsäule größer als bei Flexion der Wirbelsäule.

Bei Flexion der Wirbelsäule und gleichzeitiger Hüftflexion mit Knieextension kommt das gesamte Nervensystem unter Spannung. An den Spannungspunkten C 6, Th 6, L 4 und in der Kniekehle entsteht besonders ausgeprägte Spannung (Butler, 1998). Die Flexibilität des Nervensystems wird durch verschiedene anatomische Gegebenheiten von außen beeinflusst. Knöcherne Strukturen begrenzen das Nervensystem z. B. in Schädel, Spinalkanal, Foramina intervertebralia, Sulcus ulnaris und im Bereich der Fibulaköpfchen. Die das Nervensystem umgebenden Bindegewebe stellen Berührungsflächen dar, die unter physiologischen Bedingungen die Bewegung nervöser Strukturen zulassen.

Die Ligg. denticulata verbinden die Nervenwurzeln mit der Dura mater und geben dadurch Zug von den Nervenwurzeln an das Rückenmark weiter. Über sie wird bei Bewegung vermehrte Spannung auf ihre Ansatzpunkte übertragen und sie schützen gleichzeitig die Nervenwurzeln vor Überdehnung.

Butler (Butler, 1998) beobachtete, dass Patienten bei Nervendehnungstests regelmäßig an bestimmten Punkten Symptome reproduzierten, nämlich im Bereich der Rückenmarksegmente C 6, Th 6 und L 4, in der Kniekehle und in der Ellenbeuge. Er stellte die Hypothese auf, dass in diesen Bereichen besonders wenig Bewegung für das Nervensystem möglich sei und dass dies zu einer empfindlichen Reaktion auf Spannung führe. Anatomisch könne dies in den Bereichen C 6, Th 6 und L 4 dadurch erklärt werden, dass die Räume zwischen Rückenmark und Wirbelkanal besonders eng sind. Neuere computertomografische und kernspintomografische Daten zu dieser Fragestellung fehlen jedoch. Im Bereich der Kniekehle und der Ellenbeuge führen besonders feste Verbindungen der neuralen Strukturen zu den umliegenden Strukturen durch Nervenverzweigungen und durch eintretende Blutgefäße zu erhöhter Spannung bei Bewegung.

▶ **Bewegungen der Wirbelsäule.** Bewegungen der Wirbelsäule verlaufen in komplexen Kombinationen einzelner Bewegungskomponenten. Flexion, Extension, Rotation und Lateralflexion sind die wesentlichen Komponenten. Die Bewegungsmuster sind sowohl in verschiedenen Segmenten der Wirbelsäule als auch interindividuell verschieden. Sie können unter Entlastung anders verlaufen als unter Belastung (Bogduk, 2000).

▶ **Bewegungen der LWS.** Bei der *Flexion* wird die Lendenlordose aufgehoben. Dabei verändern die Wirbel ihre Stellung zueinander, sodass die Wirbelkörper parallel zueinander liegen. Eine weitere Annäherung der Vorderkanten der Wirbelkörper über die Parallele hinaus und damit eine weitere Flexion ist nur in der oberen LWS möglich (Bogduk, 2000). Als gleichzeitige Komponente findet eine Translation der Wirbel nach vorne statt. Bei der Flexion entstehen eine anteriore Kompression der Bandscheiben und eine Druckentlastung der Facettengelenke.

Die *Extension* ist der Flexion entgegengesetzt. Es findet eine Annäherung der Hinterkanten der Wirbelkörper, kombiniert mit einer Translation der Wirbel nach hinten statt. Die Bandscheiben werden dorsal komprimiert und die Facettengelenke werden druckbelastet. Das Bewegungsausmaß wird durch die Dornfortsätze und die Bandscheiben begrenzt. Ein Extensionstrauma führt in der Regel zuerst zu einer Verletzung der Dornfortsätze, bevor die Bandscheiben verletzt werden. Eine Bandscheibenverletzung ohne Verletzung der Dornfortsätze ist somit unwahrscheinlich (Adams, 1988).

Bei der *Rotation* werden die Bandscheiben einer Torsionsbelastung ausgesetzt und die Facettengelenke ineinandergeschoben. Die maximale Rotationsbelastbarkeit einer Bandscheibe, ohne dass eine Verletzung auftritt, liegt bei 3°. Die Facettengelenke lassen nur einen geringen Bewegungsspielraum (1–2° pro Segment) zu und schützen dadurch die Bandscheiben vor Überlastung durch Rotationsbewegung. Die Rotation der oberen drei Lendenwirbelsegmente ist mit Lateralflexion zur Gegenseite verbunden. Im Segment LWK4/5 wurde keine stereotype Bewegungskombination gefunden. Die Rotation im Gelenk zwischen LWK5 und SWK1 ist mit einer Lateralflexion zur gleichen Seite verbunden.

Bei der *Lateralflexion* laufen komplexe Kombinationen von Bewegungen ab, die bisher nicht detailliert untersucht wurden. Die Lateralflexion der oberen Lendenwirbelsäulensegmente ist mit einer Rotation zur Gegenseite verbunden. Im Segment LWK4/5 wurde keine stereotype Bewegungskombination gefunden. Die Lateralflexion zwischen LWK5/SWK1 wird von einer Rotation zur gleichen Seite begleitet (Bogduk, 2000).

▶ **Bewegungen der BWS.** Die BWS ist aufgrund der Verbindung mit den Rippen wesentlich weniger beweglich als LWS und HWS. Eine leichte Flexion, die Brustkyphose, stellt die natürliche Position der BWS dar. Die Beweglichkeit in *Extension* wird durch die Dornfortsätze begrenzt, die in diesem Bereich länger sind als in der LWS und HWS und dadurch ein größeres mechanisches Hindernis für die Extension darstellen. Die *Lateralflexion* wird vor allem durch die Rippen begrenzt. Der größte Bewegungsspielraum besteht in *Rotation*.

▶ **Bewegungen der HWS.** Wegen unterschiedlicher anatomischer Gegebenheiten und verschiedener Haltungs- und Bewegungsmuster ist eine Unterscheidung in obere (HWK1–2) und untere (HWK3–7) HWS sinnvoll.

Im Atlantookzipitalgelenk finden *Flexion* und *Extension* statt. *Rotation* ist in diesem Gelenk kaum möglich. Auf der Höhe HWK2/3 ist die Beweglichkeit in *Rotation* größer als in den unteren Segmenten. *Lateralflexion* findet hauptsächlich in den unteren Segmenten der HWS statt, während dort weniger Rotation möglich ist als in der oberen HWS. Wie in der LWS sind Rotation und Lateralflexion komplexe Bewegungsabläufe, die jeweils miteinander verbunden sind. Klinisch relevante Kombinationsbewegungen der HWS sind Retraktion und Protraktion. Bei der *Retraktion* wird der Hinterkopf nach dorsal bewegt, während das Kinn nach kaudal bewegt wird. Diese Bewegung ist mit einer Flexion der oberen und einer Extension der unteren HWS verbunden. Bei der *Protraktion* wird das Gesicht nach ventral bewegt. Diese Bewegung ist mit einer Extension der oberen und einer Flexion der unteren HWS verbunden. Bei Flexion der gesamten HWS findet mehr Flexion in der unteren HWS statt als bei Protraktion. Bei Extension der gesamten HWS findet mehr Extension in der unteren HWS statt als bei Retraktion (Ordway, 1999).

▶ **Zusammenhänge zwischen Bewegungen der Wirbelsäule und dem Nervensystem**

▶ **Flexion der Wirbelsäule**

- Rückenmark, Hirnhäute und Nervenwurzeln werden entfaltet und kommen unter Spannung (s. a. ▶ Abb. 2.8 und ▶ Abb. 2.9, Veränderungen im Nervensystem bei Bewegung).
- Die Nervenwurzeln kommen in Kontakt mit den Wirbelbögen (s. a. ▶ Abb. 2.8, Veränderungen im Nervensystem bei Bewegung).
- Das Rückenmark wird im Spinalkanal nach ventral bewegt.
- Der Querschnitt des Spinalkanals wird vergrößert.
- Die Foramina intervertebralia werden um 30 % vergrößert (Butler, 1998).

▸ **Extension der Wirbelsäule**

- Rückenmark, Hirnhäute und Nervenwurzeln werden angenähert, gefaltet und entspannt (s. a. ▸ Abb. 2.8 und ▸ Abb. 2.9, Veränderungen im Nervensystem bei Bewegung).
- Die Nervenwurzeln sind nicht in Kontakt mit den Wirbelbögen (s. a. ▸ Abb. 2.8, Veränderungen im Nervensystem bei Bewegung).
- Das Rückenmark wird im Spinalkanal nach posterior bewegt.
- Der Querschnitt des Spinalkanals wird verkleinert.
- Die Foramina intervertebralia werden um 20 % verkleinert.
- Von maximaler Wirbelsäulenextension zu -flexion verlängert sich der Wirbelkanal um 5–9 cm (Breig, 1978).

▸ **Lateralflexion der Wirbelsäule**

- Rückenmark, Hirnhäute und Nervenwurzeln werden im Spinalkanal auf der konkaven (flektierten) Seite angenähert und auf der konvexen Seite gedehnt.
- Die Foramina intervertebralia werden auf der konkaven Seite enger, auf der konvexen Seite weiter.

▸ **Rotation der Wirbelsäule.** Die Auswirkung rotatorischer Bewegungen auf den Spinalkanal ist noch wenig untersucht. Die mit der Rotation der Wirbelsäule einhergehenden Bewegungen in Flexion, Extension und Lateralflexion beeinflussen entscheidend den Effekt der Rotation auf das Nervensystem.

2.2 Pathophysiologie des Bandscheibenschadens

Die degenerativen Prozesse der Bandscheiben entwickeln sich in der Regel im Verlauf vieler Jahre (Weber, 1994; Waddell, 1998; Strempel, 2001). Patienten mit Bandscheibenvorfällen können sich meistens daran erinnern, in den vergangenen Jahren zahlreiche Episoden von Rücken- oder Nackenschmerzen und plötzlichen Bewegungseinschränkungen erlebt zu haben. Traumatische Bandscheibenschäden stellen eine Ausnahme dar.

Bandscheibenvorfälle können von der Jugend an bis ins hohe Alter auftreten, treten aber fast nie, es sei denn traumatisch, im Kindesalter auf. Am häufigsten treten Bandscheibenvorfälle im mittleren Lebensalter, zwischen dem 30. und 50. Lebensjahr auf (McKenzie, 1981; McKenzie, 1986; McKenzie, 1990; Weber, 1994; Strempel, 2001). Dies wird dadurch begründet, dass der degenerative Prozess in jüngerem Alter (unter 30) in der Regel noch nicht ausgeprägt ist und dass mit zunehmendem Alter (über 50) die Elastizität der Bandscheiben so sehr nachlässt, dass eine Verlagerung des Nucleus pulposus seltener zustande kommt. Zudem lässt möglicherweise, je nach Kulturkreis, auch die Belastung der Wirbelsäule ab dem 50. Lebensjahr nach.

Frakturen der Endplatten können die Ursache für degenerative Prozesse innerhalb der Bandscheiben sein. Die Endplatte hält axialen Druckbelastungen weniger stand als der Anulus fibrosus. Frakturen der Endplatte führen zu einem Höhenverlust der Bandscheibe und zu einer Spannungszunahme im hinteren Bereich des Anulus fibrosus. Dadurch wird die Widerstandskraft dieses ohnehin im Alltag besonders stark belasteten Bereiches des Anulus fibrosus erheblich gemindert (Adams, 2000a; Bogduk, 2000).

Die Pufferfunktion der Bandscheibe hängt von ihrem Wassergehalt ab. Durch Druckbelastung, z. B. im Stand, nimmt der Wassergehalt im Nucleus pulposus um 13–36 % ab. Dadurch wird die Druckbelastung vom Nucleus pulposus auf den Anulus fibrosus verschoben. Das kann akut und chronisch zu Schmerzen und längerfristig zu degenerativen Prozessen im Bereich der Bandscheibe führen (Adams, 1996). Deshalb begünstigt auch ein niedriger Gehalt der Bandscheibe an Proteoglykanen – und damit verbunden der Wasseraufnahmekapazität – degenerative Prozesse (Pearce, 1987).

Die mechanisch am meisten belasteten Bereiche der Wirbelsäule sind die Übergänge von mobilen zu stabilen Segmenten. Dadurch ist begründet, dass Bandscheibenvorfälle in den Höhen LWK5/SWK1 und HWK6/7 am häufigsten sind (Mundt, 1993; Witt, 1998).

2.2.1 Mechanik eines Bandscheibenvorfalls

Wenn man sich bewegt, bewegen sich die Bandscheiben passiv mit. Bewegt man sich wiederholt einseitig oder hält sich über längere Zeit in einer Position, so weicht der Gallertkern dem einseitigen Druck aus und wandert in die Gegenrichtung (Adams, 1985; Fennell, 1996). Bei gebeugten Tätigkeiten wie Sitzen, Heben oder Gartenarbeit entsteht ventral kontinuierlicher Druck auf die Bandscheiben. Die Gallertmasse weicht nach hinten aus und drückt auf den empfindlichen Faserring (s. a. ▶ Abb. 2.13 und ▶ Abb. 2.14). Gleichzeitig wird der Faserring hinten überdehnt (Adams, 1994). Diese Wirkung auf den Faserring ist vermutlich wesentlich für die Entstehung von Rückenschmerzen nach längerer Belastung verantwortlich.

Bei wiederholter Fehlbelastung können die Faserringe Risse bekommen. Beugt man sich weiter, wandert der Gallertkern eventuell so stark nach hinten, dass er bei Aufrichtung zwischen den Hinterkanten der Wirbelkörper eingeklemmt wird. Es entsteht eine Streckhemmung. Man fühlt sich in

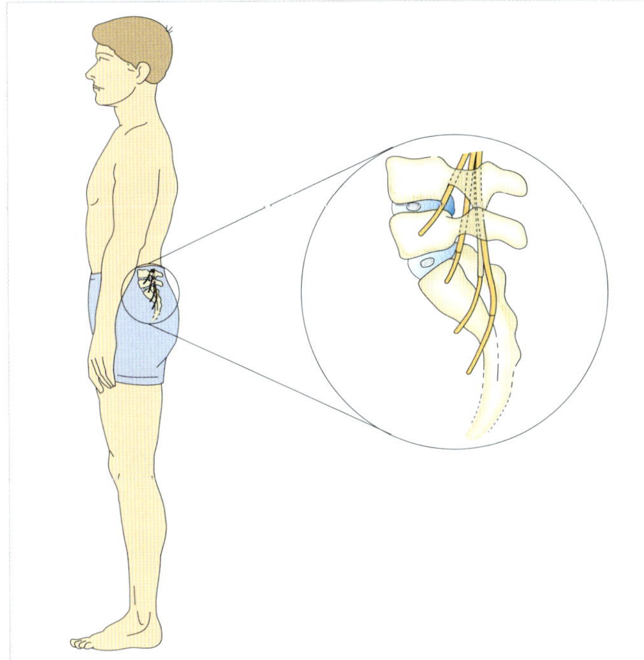

Abb. 2.13 Aufrechte Haltung. Bei der aufrechten Haltung ist die LWS leicht nach vorne gewölbt, die Hinterkanten der Wirbelkörper sind angenähert – die Gallertkerne befinden sich in der Mitte zwischen Vorder- und Hinterkante des Wirbelkörpers.

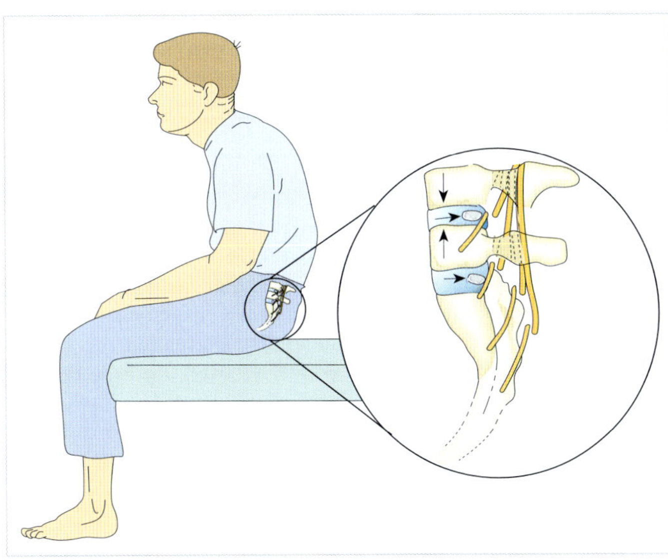

Abb. 2.14 Gebeugte Haltung. Bei der gebeugten Haltung sind die Wirbelkörper parallel zueinander – die Gallertkerne weichen nach hinten aus.

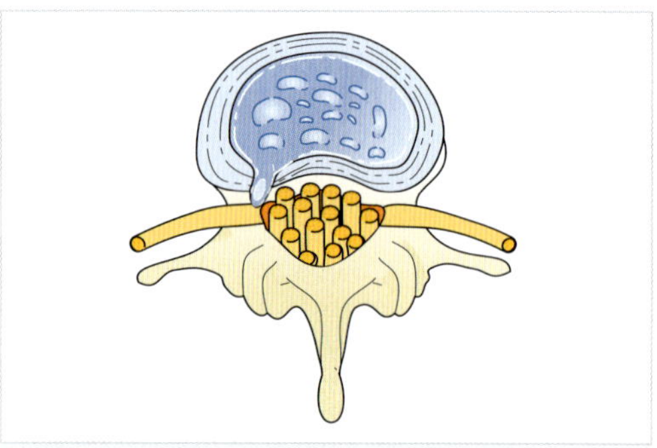

Abb. 2.15 Bandscheibenvorfall. Der Anulus fibrosus ist eingerissen. Der Nucleus pulposus ist nach hinten verlagert und drückt auf die Nervenwurzel.

eine gebeugte Körperhaltung gezwungen, die man wegen Schmerzen beim Aufrichten nicht aufgibt. Durch die anhaltende Beugung kann der Gallertkern auch so weit nach hinten verschoben werden, dass der Faserring schließlich reißt (Adams, 1985). Die gallertartige Masse der Bandscheibe tritt teilweise durch diesen Riss aus, und es kommt zum Bandscheibenvorfall, je nach Lokalisation und Größe ohne oder mit Kompression einer benachbarten Nervenwurzel (▶ Abb. 2.15). Auch ▶ Abb. 2.3 zeigt die Lagebeziehung der Bandscheibe zur Nervenwurzel.

Tipp für den Therapeuten

Die Anatomie und den Mechanismus einer Bandscheibenverletzung kann man dem Patienten kurz skizzieren (▶ Abb. 2.16). So wird sowohl das Verständnis für die vorliegende Verletzung mit dem Bedarf an Schonung als auch die Notwendigkeit von gezielter wiederholter Bewegung vertieft. Insbesondere der Rat, sich während der Zeit der Wundheilung nicht zu beugen, wird nach dieser bildlichen Darstellung besonders gut umgesetzt.

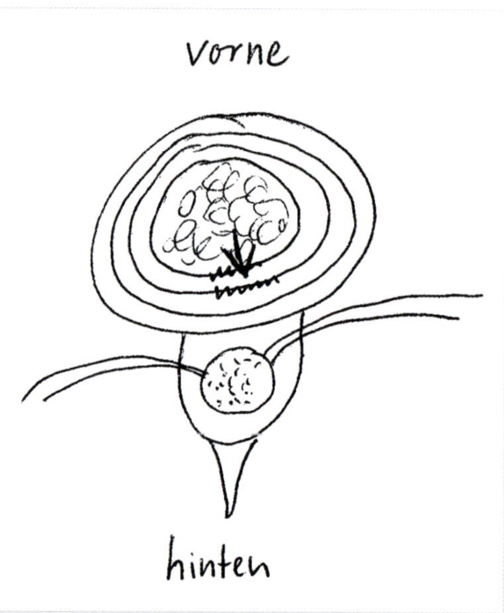

Abb. 2.16 Skizze einer Bandscheibenschädigung zur Erklärung für den Patienten.

Hamburger-Effekt

Eine Bandscheibenverletzung entsteht fast immer durch a) lang anhaltende, b) häufig wiederholte, c) mit großer Gewichtsbelastung ausgeführte Beugung der Wirbelsäule. Der mechanische Vorgang kann mit dem Biss in einen Hamburger verglichen werden. Jeder kennt folgende Situation: Man möchte in einen Hamburger beißen. Um ihn in eine mundgerechte Dicke zu bringen, drückt man ihn auf einer Seite zusammen. Das Fleischstück wird auf der anderen Seite herausgepresst (s. a. ▶ Abb. 2.17).

Im Falle der Nervenwurzelkompression entwickeln sich oft ausstrahlende Schmerzen, die von der LWS ausgehend über das Gesäß in den Oberschenkel ziehen, entsprechend dem Dermatom, das die betroffene Nervenwurzel versorgt, im Falle der L5-Wurzel z. B. typischerweise mit Ausstrahlung in die Großzehe. Von der HWS ausgehend, zieht der Schmerz vom Nacken über das Schulterblatt in den Oberarm und eventuell bis in die Finger. Bei starkem Druck auf die Nervenwurzel treten Gefühlsstörungen im peripheren Versorgungsgebiet

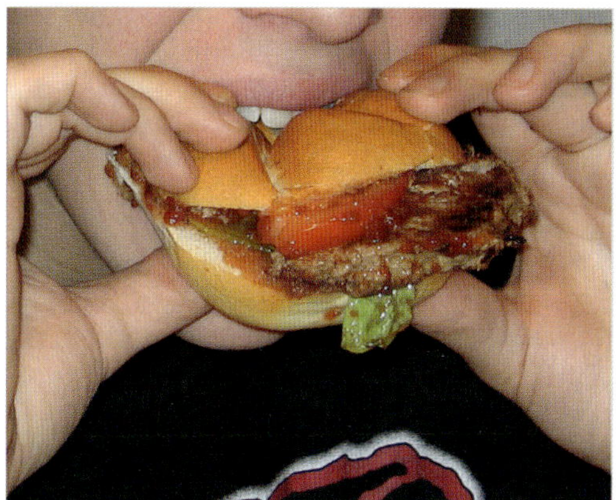

Abb. 2.17 Der Hamburger-Effekt. Die Bandscheibe weicht wie der Hamburger dem einseitigen Druck aus und wird auf die Gegenseite verlagert.

der Nervenwurzel auf, zudem kann es zu einer Schwäche der von der Nervenwurzel versorgten Muskulatur kommen. Manchmal hört dann der Rückenschmerz auf. Ein Bandscheibenvorfall in Höhe der BWS verursacht ausstrahlende Schmerzen im Verlauf der Rippen. Bandscheibenvorfälle, die auf das Rückenmark oder die Cauda equina drücken, sind selten (s. a. Kap. 2.2.4). In diesem Fall entwickelt sich ein Querschnittsyndrom auf der entsprechenden Höhe, das in aller Regel inkomplett bleibt.

Nur bei hoher Druckbelastung und gleichzeitiger Hyperextension der Wirbelsäule entwickelt sich ein Bandscheibenvorfall nach ventral. Hier handelt es sich um ein sehr seltenes Ereignis (Adams, 1988).

Im Alltag wird die Wirbelsäule überwiegend im Sinne der Beugung belastet. Morgens steht man auf, setzt sich an den Frühstückstisch, putzt die Zähne und setzt sich ins Auto, um bei der Arbeit zu sitzen oder in gebeugter Haltung körperlich zu arbeiten. Am Abend setzt man sich ins Auto, fährt nach Hause, sitzt beim Abendessen und zuletzt zur Entspannung vor dem Fernseher. Bis hierhin hat man sich unter Umständen kein einziges Mal gestreckt. Die Wirbelsäule verliert ihre Beweglichkeit in Streckung. Die Bandscheiben werden ständig nach hinten gedrückt (McKenzie, 1986). Diese typische Alltagsbelastung bringt es mit sich, dass die Streckung der Wirbelsäule eine der wichtigsten Übungen und die schmerzfreie Beweglichkeit in Streckung ein zentrales Behandlungsziel ist.

2.2.2 Klassifikation von Bandscheibenschäden

Bandscheibenschäden werden nach zwei Gesichtspunkten klassifiziert.

► **Nach dem Ausprägungsgrad**

- Fissur: Einriss im Anulus fibrosus. Er lässt sich nur diskografisch darstellen.
- Protrusion (engl. bulge): geringe Vorwölbung von Bandscheibengewebe weniger als 3 mm Verlagerung über den Rand des Wirbelkörpers, die sich durch Computertomografie (CT) oder Magnetresonanztomografie (MRT) darstellen lässt. Aufgrund der Größe der Störung nimmt man an, dass die äußerste Schicht des Anulus fibrosus in der Regel intakt ist (Milette, 1999; Fardon, 2014). Der Übergang zum Prolaps ist fließend, sodass diese Klassifizierung Anlass für Unstimmigkeiten unter den Beurteilenden ist (Li, 2015).
- Prolaps: starke Vorwölbung von Bandscheibengewebe. Aufgrund der Größe der Störung wird in der Regel angenommen, dass der Anulus fibrosus gerissen ist.
- Sequester: Das Bandscheibengewebe wird über die Kante des Wirbelkörpers nach oben oder unten hinaus verlagert und hat den Zusammenhalt mit der übrigen Bandscheibe verloren. In diesem Fall muss der Anulus fibrosus gerissen sein.

Diese im deutschsprachigen Raum üblichen Bezeichnungen entsprechen der von der *North American Spine Society* empfohlenen Klassifizierung. Protrusion fasst dabei die amerikanischen Begriffe *bulging disc, annular tear* und *protrusion* zusammen. Ein Prolaps entspricht im Amerikanischen der *extrusion bzw. disc herniation*. Der Begriff Sequester entspricht der amerikanischen Bezeichnung *sequestration*. In dieser Klassifikation finden andere, für die Beurteilung des Schweregrades der Erkrankung und die Prognose wichtige Parameter wie die Höhenminderung des Zwischenwirbelraums und die Signalintensität bei der MRT (s. a. Kap. 3.2.5) keine Berücksichtigung (Krappel, 2001; Fardon, 2014).

► **Nach der Lage des verlagerten Bandscheibengewebes**

- Median: zur Mitte des Spinalkanals hin; Nervenwurzeln auf beiden Seiten können komprimiert werden, in Abhängigkeit von der Größe auch das Rückenmark oder die Cauda equina.

- Mediolateral: zu einer Seite des Spinalkanals hin; häufigste Lage; eine oder mehrere Nervenwurzeln auf einer Seite können komprimiert werden, in seltenen Fällen auch das Rückenmark oder die Cauda equina.
- Foraminal: in das Foramen intervertebrale reichend; die Nervenwurzel, die in der betroffenen Höhe austritt, wird getroffen.
- Extraforaminal: über das Foramen intervertebrale hinaus zur Seite verlagert; die Nervenwurzel, die in der betroffenen Höhe austritt, wird getroffen.

2.2.3 Bandscheibenschaden und Muskelspannung

Bei Patienten mit Bandscheibenvorfällen ist in aller Regel ein erhöhter Tonus der lumbalen Rückenstreckermuskulatur zu beobachten. Typisch für Patienten mit diskogenen Beschwerden ist eine Fehlhaltung der Wirbelsäule mit einer Reduktion der physiologischen Lordose, oft gekoppelt mit einer lateralen Verschiebung (*Shift*) der Wirbelsäule (McKenzie, 1986; Maitland, 1994; Waddell, 1998), s. a. Kap. 4.2). Indahl et al. (Indahl, 1997) wiesen Aktionspotenziale in der paravertebralen Muskulatur und im M. latissimus dorsi nach lokaler elektrischer Stimulation des posterolateralen Anulus fibrosus nach. In einer retrospektiven MRT-Untersuchung an Patienten, die wegen eines Bandscheibenvorfalls operiert wurden, zeigte sich eine zunehmende Dicke der Mm. multifidi auf der Seite des Bandscheibenvorfalls mit zunehmender Dauer der Beschwerden (Altinkaya, 2016). Dies könnte ein Hinweis darauf sein, dass die Anspannung der paravertebralen Muskulatur ein physiologischer Schutzmechanismus bei Schädigung des Anulus fibrosus ist. Die Muskelspannung dorsal der Wirbelsäule verhindert Bewegungen, die den Bandscheibenvorfall vergrößern würden, in der Regel die Beugung, teilweise kombiniert mit einer seitlichen Verschiebung der Wirbelsäule. Der Patient wird durch den erhöhten Muskeltonus also nicht in eine Fehlhaltung gezogen, sondern davor geschützt, sich weiter in die schädigende Richtung zu bewegen. McKenzie (McKenzie, 1986) hielt die Fehlhaltung der Wirbelsäule bei Patienten mit Bandscheibenvorfall für eine mechanische Deformierung. Durch die Verlagerung des Gallertkerns entsteht nach dieser Annahme eine Bewegungshemmung in Richtung der Massenverschiebung. Das bedeutet, dass z. B. durch wiederholte Beugung der Wirbelsäule der Gallertkern nach hinten verlagert und dadurch die Extension der Wirbelsäule mechanisch behindert wird.

Waddell (Waddell, 1998) interpretierte die Entlordosierung und die laterale Verschiebung der Wirbelsäule als Wirkung eines „Muskelspasmus“. Es fragt sich jedoch, wie ein erhöhter Tonus der Rückenstrecker eine Entlordosierung der Wirbelsäule bewirken kann, da Lordosierung in dieser Situation eigentlich begünstigt werden sollte. Die Pathogenese und die Bedeutung des erhöhten paravertebralen Muskeltonus bei Patienten mit Bandscheibenvorfällen bleiben somit umstritten. Da überzeugende Erklärungsmodelle für die Muskulatur als Ursache bei Rücken- und Nackenschmerzen fehlen (Bogduk, 2000; Rao, 2002), ist bei der Behandlung dieser Patienten kritisch zu prüfen, ob muskelentspannende Maßnahmen wie Muskelrelaxanzien, Massage und Fango hilfreich oder eher schädlich sind.

2.2.4 Nervenschädigung im Zusammenhang mit einem Bandscheibenvorfall

► **Art der Symptomatik**

► **Querschnittlähmung.** Nach dorsal werden die Bandscheiben durch das Lig. longitudinale posterius gesichert. Deshalb sind Bandscheibenvorfälle direkt nach hinten (nach median) mit daraus resultierender Kompression des Rückenmarks oder der Cauda equina selten. Eine aus einem medianen Bandscheibenvorfall resultierende Querschnittlähmung oberhalb LWK1 führt zu einer zentralen Lähmung, weil etwa auf dieser Höhe mit dem Rückenmark das zentrale Nervensystem endet und mit der Cauda equina (formal) das periphere Nervensystem beginnt. Die zentrale Querschnittlähmung ist nach der akuten Phase des spinalen Schocks durch Tonuserhöhung und Reflexsteigerung der betroffenen Muskulatur gekennzeichnet. Akut tritt eine Blasenstörung mit Harnverhalt und hohen Restharnmengen auf, später entwickelt sich eine spastische Blase, die sich bereits bei kleinen Füllungsmengen spontan entleert, mit dem klinischen Bild der Dranginkontinenz. Bei einer Läsion unterhalb LWK1 entsteht eine periphere Lähmung mit Tonusminderung und Reflexabschwächung der betroffenen Muskulatur. Hier findet sich eine Blasenstörung in Form von Restharnbildung und Überlaufblase mit Inkontinenz.

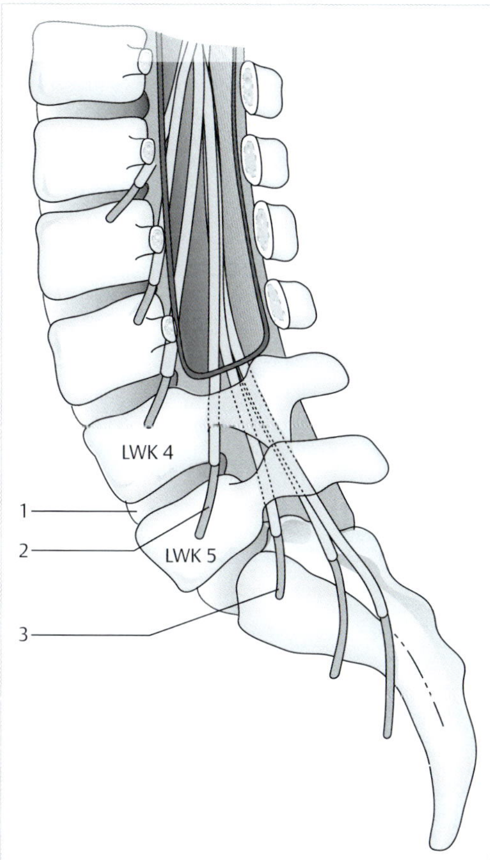

Abb. 2.18 Die seitliche Ansicht der Lendenwirbelsäule zeigt die Lagebeziehung zwischen den Bandscheiben und den Nervenwurzeln. 1: Bandscheibe zwischen 4. und 5. Lendenwirbel (LWK4/5). 2: Nervenwurzel L4, seitlich von der Bandscheibe (LWK4/5). 3: Nervenwurzel L5, hinter der Bandscheibe (LWK 4/5).

▶ **Nervenwurzelkompression.** Sehr viel häufiger als klinisch relevante mediane Bandscheibenvorfälle sind mediolaterale oder foraminale Bandscheibenvorfälle, die zu einer Reizung oder Schädigung spezifischer Nervenwurzeln führen. Im Bereich der LWS verlaufen die Nervenwurzeln weit lateral hinten an der Bandscheibe vorbei, bevor sie über das Foramen intervertebrale den Spinalkanal ein Segment tiefer verlassen (s. a. ▶ Abb. 2.19). Diese anatomischen Gegebenheiten bedingen, dass durch einen lumbalen Bandscheibenvorfall in den meisten Fällen die Nervenwurzel getroffen wird, die ein Segment tiefer austritt. Ein Bandscheibenvorfall in Höhe LWK4/5 führt in etwa 80 % zu einer Kompression der Wurzel L5. Die Wurzel L4 wird nur dann erreicht, wenn der Bandscheibenvorfall lateral bzw. foraminal liegt. Im Bereich der BWS und der HWS wird bei einem Bandscheibenvorfall in der Regel die Nervenwurzel getroffen, die im selben Segment austritt. So führen ein Bandscheibenvorfall HWK5/6 zur Wurzelkompression C6 und ein Bandscheibenvorfall BWK1/2 zur Wurzelkompression Th 1.

Die seitliche Ansicht der LWS zeigt die Lagebeziehung zwischen Bandscheiben und Nervenwurzeln. 1: Bandscheibe zwischen 4. und 5. Lendenwirbel (LWK4/5). 2: Nervenwurzel L4, seitlich von der Bandscheibe (LWK4/5). 3: Nervenwurzel L5, hinter der Bandscheibe (LWK 4/5). Die Nervenwurzeln Th 12–L4 führen in den Plexus lumbalis (blau), und die Wurzeln L4 bis S3 führen in den Plexus sacralis (gelb/rot) (▶ Abb. 2.19). Beide sind über die Wurzel L4 verbunden und werden als Plexus lumbosacralis zusammengefasst. Die Fasern des Plexus lumbalis verlaufen ventral im Becken und entlang des Oberschenkels, die des Plexus sacralis verlaufen dorsal im Becken und entlang des gesamten Beines. Der Ischiasnerv geht in Beckenhöhe aus dem Plexus sacralis hervor, während der N. femoralis aus dem Plexus lumbalis hervorgeht.

Auch von medizinischem Fachpersonal (z. B. McKenzie, 2015; S. 34) kann man immer wieder lesen oder hören: „Der Bandscheibenvorfall drückt auf den Ischiasnerv." Diese Aussage ist falsch.

Merke

Ein Bandscheibenvorfall kann auf eine Nervenwurzel drücken, aber nicht auf den Ischiasnerv.

▶ **Knöcherne anatomische Gegebenheiten.** Die Ausprägung der Symptome und die Prognose für eine erfolgversprechende konservative Therapie stehen in engem Zusammenhang mit der Einengung, welche die betroffene Nervenwurzel zusätzlich durch knöcherne Strukturen erfährt. Bei einem Bandscheibenvorfall wird die aufgrund der Kompression geschwollene Nervenwurzel durch die knöcherne Begrenzung im Foramen intervertebrale zusätzlich mechanisch beeinträchtigt. Bei einem ungünstigen Verhältnis zwischen Ausprägung der Schwellung und Weite des Foramen intervertebrale kommt es auch hier zur Nervenwurzelkompression und potenziell zu einer permanenten Schädigung. Insbesondere, wenn der Bandscheibenvorfall foraminal liegt, ist eine Schä-

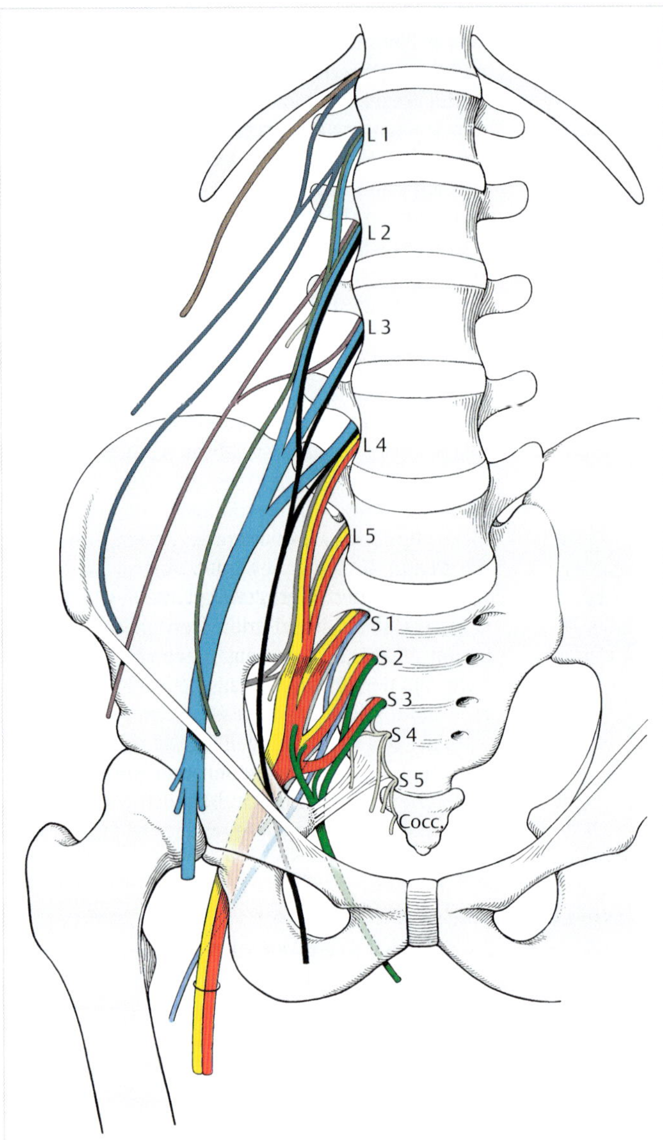

Abb. 2.19 Die Nervenwurzeln Th 12–L 4 führen in den Plexus lumbalis (blau) und die Wurzeln L 4 bis S 3 führen in den Plexus sacralis (gelb/rot). Beide sind über die Wurzel L 4 verbunden und werden als Plexus lumbosacralis zusammengefasst. Die Fasern des Plexus lumbalis verlaufen ventral im Becken und entlang des Oberschenkels, die des Plexus sacralis verlaufen dorsal im Becken und entlang des gesamten Beines. Der Nervus ischiadicus geht in Beckenhöhe aus dem Plexus sacralis hervor, während der Nervus femoralis aus dem Plexus lumbalis hervorgeht. (aus Kahle, Taschenatlas der Anatomie, Band 3, Nervensystem und Sinnesorgane, 8. Auflage. Stuttgart: Thieme; 2002)

digung der Nervenwurzel wahrscheinlich (Aota, 2001). Auch ein enger Spinalkanal bringt eine relativ ungünstige Prognose mit sich, weil die Ausweichmöglichkeiten für die Nervenwurzeln im Falle einer zusätzlichen Raumforderung durch einen Bandscheibenvorfall limitiert sind (Saal, 1989).

▸ **Pathophysiologie der Nervenschädigung**

▸ **Verlauf der Nervenschädigung.** Sunderland (Sunderland, 1976) beschrieb drei Stadien der Nervenschädigung bei andauerndem Druck. Zunächst entsteht ein Stau des venösen Rückflusses. Hypoxie des Axons und Entwicklung eines Ödems sind die Folge. Die dadurch verstärkte Behinderung des venöses Rückflusses führt zur Zerstörung des kapillaren Endothels. Der daraus resultierende Anstieg des intrafaszikulären Drucks führt zur Aktivierung von Fibroblasten und zur Narbenbildung. Schmerzen, Sensibilitätsstörungen, Paresen sowie schmerzhafte Bewegungseinschränkung können die Folge sein. Ultraschalluntersuchungen des Ischiasnervs zeigten Schwellungen bei Patienten mit Wurzelkompressionssyndrom (Frost, 2016). Veränderungen setzen sich also von der komprimierten Nervenwurzel in den aus ihr hervorgehenden peripheren Nerv fort.

▶ **Auswirkung von Kompression und Dehnung.** Breig (Breig, 1978) interpretierte die Schädigung des Rückenmarks oder einer Nervenwurzel durch Kompression als Folge einer Dehnung. Durch Druck, etwa bei einem Bandscheibenvorfall, entsteht Spannung in der unmittelbaren Umgebung. Die Blutgefäße und Nervenfasern werden nicht zusammengedrückt, sondern gedehnt und können reißen. Dehnung ist also die entscheidende schädigende Kraft. Sie kann in Form lokaler Belastung und Verformung, Einklemmung oder Raumforderung entstehen. Die aus der Dehnung resultieren de Schädigung hängt von ihrem Ausmaß und ihrer Dauer ab. Bei einer akuten Druckbelastung sollte das Nervensystem nicht durch zusätzliche Dehnung belastet werden. Die Flexion der Wirbelsäule ist in diesem Fall zu vermeiden und die Extension der Wirbelsäule anzustreben (Breig, 1978). Die Dehnung durch Verlängerung um 20 % des N. ischiadicus bei Ratten führte zu einer Reduktion des retrograden Transports um 43 % und des Blutflusses in den Vasa nervorum um 50 %. Die Dehnung eines peripheren Nervs scheint also den retrograden axonalen Transport zu hemmen. Die Behinderung der Durchblutung scheint der Hauptgrund dafür zu sein (Tanou, 1996). Bereits nach einer 3-stündigen Kompression (50 mmHg) mittels eines auf der freigelegten Cauda equina fixierten aufblasbaren Ballons entstanden im Tierversuch bei Schweinen eine Schädigung der Schwann-Zellen, eine Hyperämie und Blutungen. Im epineuralen Gewebe entwickelte sich eine Entzündungsreaktion mit Einwanderung von Mastzellen und Leukozyten. Die Funktion der motorischen Fasern der entsprechenden Nervenwurzeln wurde in Form von muskulären Aktionspotenzialen gemessen und war nach 3 Stunden Kompression noch ungestört (Byröd, 1998). Nach einer Nervenschädigung werden die zerstörten Teile des Axons und des Myelins durch Makrophagen und Schwann-Zellen abgebaut. Dadurch sinkt die Spannung innerhalb der endoneuralen Hülle. Der Nerv zieht sich zusammen, er wird kürzer und dünner. Dieser Vorgang vollzieht sich innerhalb von 3 Monaten (Sunderland, 1990). Breig et al. (Breig, 1960; Breig, 1963; Breig, 1978; Breig, 1979) untersuchten an frischen Leichen die Auswirkung von Bewegungen auf die Dura mater und die Sakralnerven. Bei Hüft- und Kniebeugung blieb der Plexus sacralis entspannt, bei Kniestreckung jedoch wurden Plexus und Nervenwurzeln gespannt, und die Faszie, die die Nervenwurzeln umgibt, wurde nach kaudal gezogen. Bei Simulation eines Bandscheibenvorfalls wurde die Nervenwurzel zusammen mit der sie umgebenden Faszie durch das Foramen intervertebrale nach oben gezogen. Fibrosierung und Schrumpfung der Wurzeltasche sowie lokale Adhäsionen könnten deshalb *in vivo* die Folge von Bandscheibenvorfällen sein (s. a. Kap. 12.1).

Klinisch zeigen sich diese Veränderungen durch positive Nervendehnungszeichen. Dabei werden durch passive Bewegungen der Extremitäten und der Wirbelsäule die dem Patienten bekannten Schmerzen ausgelöst oder verstärkt. Gleichzeitig können auch Sensibilitätsstörungen ausgelöst oder verstärkt werden.

▶ **Chemische Nervenreizung, Entzündung.** Im Rahmen der Schädigung durch Kompression werden im Bandscheibengewebe Zytokine mit proinflammatorischer (Interleukin-6) und antiinflammatorischer (transforming growth factor-β) Wirkung gebildet (Specchina, 2002). Aufgrund der schlechten Wundheilungskapazität des Bandscheibengewebes im Tiermodell wurde postuliert, dass lösliche Mediatoren aus dem verletzten Gewebe chronische Schmerzen begünstigen könnten (Hampton, 1989). Ob die Kompression oder die Reizung durch Entzündungsmediatoren der dominante Schmerzauslöser ist, wird kontrovers diskutiert (Hampton, 1989; Saal, 1990; Vucetic, 1995; Kayama, 1996; Olmarker, 1996; Zwart, 1998; Furusawa, 2001; Specchina, 2002). Im M. multifidus wurden morphologische Veränderungen in Form einer Atrophie von Typ-1- und Typ-2-Fasern bei Patienten mit lumbalen Bandscheibenvorfällen gefunden (Yoshihara, 2001). Der Zusammenhang zwischen Muskelschwäche, positivem Straight-Leg-raise-Test (SLR) und inflammatorischen Zellen bei Patienten mit Bandscheibenvorfällen wurde mehrfach untersucht. Das Vorhandensein von Makrophagen, T- und B-Lymphozyten und aktivierten T-Lymphozyten im resezierten Bandscheibengewebe von 96 Patienten korrelierte nicht mit Nervendehnungsschmerz (SLR) und Muskelschwäche (Gronblad, 2000; Brisby, 2002).

Da der Nucleus pulposus nicht über Blutgefäße verfügt, bleibt er in der Regel von immunologischen Prozessen ausgespart. Einige Autoren vermuten, dass ein Bandscheibenvorfall diese Situation ändert, weil das Bandscheibengewebe nun über die Entzündungsreaktion mit dem Immunsystem in Kontakt kommt, und es könnte sich eine Autoimmunreaktion gegen das Bandscheibengewebe entwickeln (Gertzbein, 1977; Satoh, 1999). Bei Autoimmunreaktionen kommt es zum Verlust der Toleranz von Immunzellen gegenüber körpereigenem Gewebe, wie etwa bei der multiplen Sklerose. Ikeda et al. (Ikeda, 1996) bezweifelten diese Theorie jedoch, da Entzündungszeichen in Form von Makrophagen- und Lymphozyteninfiltration schon bei der ersten Episode einer Diskusverletzung, d. h. ohne vorhergehende Immunisierung gefunden wurden.

2.2.5 Regenerationsprozesse und Erholung von Bandscheibe und Nerv

Die Wundheilungsprozesse, die sofort mit einer Verletzung in Gang gebracht werden, können in drei Phasen eingeteilt werden:

- Entzündungsphase
- Übergangsphase
- Stabilisierungsphase

▸ **Entzündungsphase.** Gewebsverletzungen gehen immer mit einer Entzündungsreaktion einher. Mediatorstoffe aus dem zerstörten Gewebe führen zu einer lokalen Veränderung der Gefäßpermeabilität und zur Invasion von Leukozyten und Makrophagen. Diese Zellen, wie auch das geschädigte Gewebe selbst, setzen u. a. Prostaglandine, Bradykinin und proinflammatorische Zytokine wie Interleukine und Tumornekrosefaktor-α frei. Aus den peripheren Nozizeptoren werden Neuropeptide wie Substanz P, Neurokinin A und *Calcitonin Gene-related Peptide* freigesetzt. Diese Mediatoren vermitteln einerseits den subjektiv wahrgenommenen Schmerzreiz, andererseits die präkapilläre Vasodilatation und die postkapilläre Plasmaextravasion, die die Entzündung unterhalten und zur Gewebsschwellung führen. Die aktivierten Makrophagen resorbieren verletztes Bandscheibengewebe und vermitteln die Rekrutierung und Aktivierung von Fibroblasten, die den Wundheilungsprozess durch Narbenbildung abschließen. Zunächst wird Kollagen Typ 3 gebildet, das die Wunde schnell schließt, aber wenig belastbar ist. Nach 5 Tagen ist die Entzündungsreaktion bei normalem Verlauf der Heilung und ohne weitere Schädigung abgeschlossen.

▸ **Übergangsphase.** Fünf Tage nach einer akuten Verletzung nimmt die Anzahl der Monozyten, Leukozyten, Lymphozyten und Makrophagen ab, während die Anzahl der Fibroblasten und Myofibroblasten im verletzten Gewebe zunimmt. Es wird dann in großen Mengen Kollagen synthetisiert. Die Organisation und Ausrichtung des neu gebildeten Gewebes hängt von Belastungsreizen ab (Van den Berg, 1999; Schünke, 2000). Nach 21 Tagen ist diese Übergangsphase bei normalem Verlauf der Wundheilung abgeschlossen.

▸ **Stabilisierungsphase.** In zunehmendem Maß werden Kollagen sowie Glykosaminoglykane und Proteoglykane synthetisiert. Fibroblasten bauen Kollagen Typ 3 in Kollagen Typ 1 um. Dies führt zu steigender Belastbarkeit sowohl für Zug- als auch für Druckbelastungen. Nach 60–360 Tagen ist die Heilung normalerweise abgeschlossen und die Belastbarkeit des Gewebes weitgehend wiederhergestellt.

▸ **Spezielle Vorgänge bei der Heilung von Bandscheibengewebe.** Aus den spezifischen Charakteristika des Bandscheibengewebes ergeben sich gewisse Besonderheiten für die Regenerationsvorgänge nach einer mechanischen Verletzung. Hampton et al. (Hampton, 1989) untersuchten die Regeneration des Anulus fibrosus im Tierexperiment. Verletzungen der Bandscheibe wurden chirurgisch gesetzt und die Heilungsvorgänge nach 3, 6, 9 und 12 Wochen beobachtet. Große Wunden, durch die gesamte Dicke des Anulus fibrosus bis zum Nucleus pulposus reichend, zeigten eine gute Heilungstendenz. Die Defekte wurden durch fibröses Gewebe verschlossen. Kleinere Stichwunden durch den Anulus fibrosus, in etwa vergleichbar mit natürlich vorkommenden Einrissen, zeigten eine wesentlich schlechtere bis keine Heilungstendenz. Nur im äußeren Bereich des Anulus fibrosus zeigte sich eine geringe Bildung von fibrösem Gewebe. Die Autoren vermuten, dass durch diese dünne Schicht chemische Stoffe aus dem Nucleus pulposus nach außen dringen und zu Nervenwurzelirritationen führen könnten. Experimentelle Daten zur Stützung dieser Hypothese fehlen jedoch.

In operativ entferntem Bandscheibengewebe fanden sich Makrophagen, Neovaskularisation und Granulationsgewebe als Zeichen der Entzündung. Der Nucleus pulposus war stärker durch Makrophagen infiltriert als der Anulus fibrosus. Bandscheibenvorfälle werden demnach durch phagozytierende Zellen, insbesondere Makrophagen, resorbiert (Ikeda, 1996).

▸ **Spezielle Vorgänge bei der Heilung von Nervengewebe.** Bei der Heilung eines peripheren Nervs sind die Regeneration des Axons und die Wiederherstellung der Funktion getrennt zu betrachten. Selbst wenn die Struktur des Axons wiederhergestellt ist, kann die Reinnervation des von ihm versorgten Bereiches gestört bleiben. Nervengewebe ist im Heilungsprozess besonderen Schwierigkeiten ausgesetzt. Die Schwellung, die mit der Entzündungsphase verbunden ist, kann die Nervenkompression verstärken. Das Wachstum von Axonen verläuft langsam und ist auf eine intakte bindegewebige Leitstruktur angewiesen, die nicht durch Narbenbildung zerstört werden darf. Ein Axon wächst nicht mehr als 2–31 mm pro Tag. Dementsprechend kann die Regeneration nach einer Nervenschädigung viele Monate bis Jahre dauern.

▸ **Fibrosierung.** Alle das Nervensystem umgebenden Bindegewebe stellen Berührungsflächen dar, die bei Bewegung eine Rolle spielen und bei pathologischen Vorgängen, z. B. bei Narbenbildung, für Symptome verantwortlich sein können (Butler, 1998; Bogduk, 2000). Am Ende des Bewegungsumfangs oder bei Behinderungen der physiologischen Gleitvorgänge durch angrenzende Strukturen gerät das Nervensystem unter Spannung. Dabei verringert sich der Querschnitt der Nerven und der intraneurale Druck wird erhöht (Breig, 1978; Sunderland, 1990). Schmerz und eventuell neurologische Defizite sind die Folge. Die „Fibrosierung" der Nervenwurzel wird in der Literatur überwiegend im Zusammenhang mit einer Operation diskutiert (Saal, 1990; Jönsson, 1996; Devulder, 1998; BenDebba, 1999; Brotchi, 1999; Ross, 1999; Spencer, 1999; Vogelsang, 1999; Krappel, 2001). Die Einführung moderner Operationstechniken, insbesondere des mikroskopischen Operierens, hat zu einem Rückgang narbenbedingter chronischer postoperativer Lumbalgien und Lumboischialgien geführt. Narben am Nerv können jedoch auch durch chronische mechanische Beeinträchtigung entstehen (Butler, 1998). Durch Reibung und Entzündung der Nervenwurzel im Bereich eines Bandscheibenvorfalls kann die Bildung von fibrösem Gewebe angeregt werden. Ebenso wie nach einer Operation kann sich das Narbengewebe zu einer Raumforderung entwickeln, die den Nerv komprimiert. Vor allem werden die natürlichen Gleitvorgänge der einzelnen Gewebsschichten derart behindert, dass bei Bewegung Spannung auf das Nervensystem ausgeübt wird.

▸ **Regeneration von Nervengewebe.** Die Regenerationskapazität des Nervengewebes ist im Vergleich zu anderen Geweben des Körpers sehr begrenzt. Dies gilt nicht nur für das zentrale, sondern auch für das periphere Nervensystem. Wie und unter welchen Bedingungen es dazu kommt, dass ein regenerierendes Axon wieder in seine ursprünglichen Hüllstrukturen hineinwächst und damit in der Lage ist, sein ursprüngliches Zielorgan zu erreichen, bleibt rätselhaft. Einige Beobachtungen sprechen gegen ein grundsätzlich zielgerichtetes Wachstum, denn regenerierende Axone wachsen auch außerhalb faszikulärer Strukturen. Motorische Axone wachsen in das Endoneurium sensibler Fasern hinein und *vice versa*. Ob ein regenerierendes Axon das distale Ende seiner endoneuralen Hülle erreicht, könnte somit auch dem Zufall überlassen sein. Ein zusätzlicher Grund dafür, dass die Reinnervation häufig unvollständig bleibt, sind irreversible endoneuriale Schrumpfungen infolge Narbenbildung. Dadurch können die Nervenfasern nicht bis zu ihrem ursprünglichen Umfang und Grad an Myelinisierung heranwachsen (Sunderland, 1990). Auch auf biochemischer Ebene ist die Regulation der Nervenregeneration nur in Ansätzen verstanden. Einige Befunde weisen darauf hin, dass die Vorgänge, die bei der Entwicklung des Nervensystems das Überleben und die Zielfindung von Nervenzellfortsätzen ermöglichen, auch bei der Erholung von Läsionen des ausgereiften Nervensystems eine Rolle spielen. Der Nervenwachstumsfaktor NGF z. B. ist ein neurotropher Faktor, der für die Entwicklung des Nervensystems eine sichere und für die Regeneration eine fragliche Bedeutung besitzt. Vermutlich spielt auch der Vascular endothelial Growth Factor (VEGF), der auch in den spinalen Dorsalganglien gebildet wird, eine Rolle bei der Reparatur von Nervenverletzungen. Er stimuliert axonales Wachstum, Schwann-Zell-Proliferation und die Bildung von Blutgefäßen (Sondell, 1999).

Die von einer Nervenverletzung im Sinne einer *Denervierung*, d. h. Abkopplung vom Nervensystem betroffene Muskulatur bleibt bis zu einem Jahr lang vital (Sunderland, 1979) und erholt sich bei befriedigender Reinnervation auch im Sinne der funktionellen Restauration. Paresen, die durch einen Bandscheibenvorfall ausgelöst werden, bilden sich sowohl bei konservativer als auch bei operativer Behandlung meist gut zurück (Weber, 1983; Weber, 1993; Brötz, 2001; Brötz, 2003; Broetz, 2010b). In einer nicht randomisierten Studie (Dubourg, 2002) verbesserten sich die Paresen (Kraftgrad 3 und schlechter) innerhalb von 6 Monaten in einer operierten Patientengruppe bei 53 % der Patienten, einschließlich 25 % vollkommener Erholung (Kraftgrad 5). In einer konservativ behandelten Patientengruppe verbesserten sich die Paresen (Kraftgrad 3 und schlechter) innerhalb von 6 Monaten bei 56 % der Patienten, einschließlich 40 % vollkommener Erholung (Kraftgrad 5).

2.3 Schmerz

Schmerz ist ein unangenehmes Sinnes- oder Gefühlserlebnis, das mit tatsächlicher oder potenzieller Gewebsschädigung verbunden ist und die gravierendste Beeinträchtigung des Wohlbefindens darstellt, die mit einem Bandscheibenschaden einhergeht. Sensibilitätsstörungen, Muskelschwäche und Bewegungseinschränkungen werden im Vergleich dazu von den Patienten häufig nur als geringe Störung wahrgenommen. Schmerz kann unterschiedliche Qualitäten haben. Er kann als tief oder oberflächlich, brennend, schneidend, ziehend, stechend, drückend oder dumpf wahrgenommen werden, unterschiedlich stark ausgeprägt und kontinuierlich oder fluktuierend vorhanden sein. Schmerz ist ein subjektives Erlebnis, dessen Wahrnehmung und Bewältigung von verschiedenen Faktoren wie Persönlichkeit, Bildung und früheren Erkrankungen geprägt wird.

Physiologische Basis des Schmerzes ist die Erregung von Nozizeptoren durch mechanische oder chemische Stimuli im Rahmen von Gewebsverletzungen (Loeser, 1999; Loeser, 2000). Schmerz ist in erster Linie die Wahrnehmung, die aufgrund der Erregung von Nozizeptoren empfunden wird. Schmerz kann aber auch ohne Gewebsverletzung verspürt werden, z. B. als zentraler Schmerz nach Durchblutungsstörungen im Thalamus oder im Sonderfall des Phantomschmerzes, der in ein verlorenes (amputiertes) Glied projiziert wird. Demgegenüber werden als *Leiden* die emotionale Antwort auf einen Schmerzreiz und andere emotionale Reize zusammengefasst. Leiden ist nicht nur mit nozizeptiven Schmerzreizen verbunden, sondern kann auch durch Stress, Trauer, Angst oder Depression ausgelöst werden. *Schmerzverhalten* schließlich schließt alle Handlungen ein, die demonstrieren, dass Schmerz empfunden wird. Schmerzverhalten kann durch Sprechen, Seufzen, Stöhnen, den Gesichtsausdruck, Hinken, die Einnahme von Schmerzmitteln, häufige Arztbesuche und Unfähigkeit zum Arbeiten ausgedrückt werden. In diesem Sinne ist Schmerzverhalten Teilaspekt des gesamten Krankheitsverhaltens.

2.3.1 Schmerzlokalisation

Bei Bandscheibenerkrankungen kann der Schmerz zentral im Bereich der Wirbelsäule oder radikulär ausstrahlend empfunden werden. Nach klinischer Erfahrung korreliert der Schweregrad eines Bandscheibenschadens oder einer begleitenden Wurzelkompression mit dem topografischen Ausmaß des projizierten Schmerzes, d. h. eine Ausdehnung des projizierten Schmerzes nach distal wird als Exazerbation der Erkrankung verstanden. Die Pathophysiologie des ausstrahlenden Schmerzes ist bisher kaum verstanden. Dass der Schmerz umso weiter ausstrahlt, je stärker der mutmaßliche Druck auf die Nervenwurzel ist, wird oft vorausgesetzt, ist aber experimentell nicht belegt. Hinzu kommt die Beobachtung, dass sich die topografische Veränderung der Sensibilitätsstörungen genau reziprok verhält, d. h. während die Zentralisierung des Schmerzes innerhalb des betroffenen Dermatoms die Rückbildung des Krankheitsbildes ankündigt, ziehen sich die Sensibilitätsstörungen gleichzeitig im Sinne einer Peripheralisierung zurück.

Eine Klassifizierung sollte physiologisch plausibel, reliabel, klinisch nützlich und einfach sein. Außerdem sollten möglichst alle Patienten mit einem gemeinsamen Symptomenkomplex darin erfasst werden können. Die Notwendigkeit teurer oder invasiver Untersuchungen, die Intensität der medizinischen Betreuung, die Prognose und die Arbeitsfähigkeit können aufgrund einer solchen Klassifizierung prospektiv besser beurteilt werden. Die *Quebec Task Force* schlägt eine Klassifizierung für Wirbelsäulen- bzw. Rückenmarkserkrankungen in 11 Kategorien vor (McKenzie, 1990; Kongsted, 2013). Die ersten 4 Kategorien basieren überwiegend auf der Schmerzlokalisation:

- Schmerz im lumbalen, dorsalen oder zervikalen Bereich; keine Ausstrahlung unter die Glutealfalte oder über das Schulterblatt hinaus; keine neurologischen Befunde

- Schmerz im lumbalen, dorsalen oder zervikalen Bereich; mit Ausstrahlung unter die Glutealfalte oder über das Schulterblatt hinaus, aber nicht unterhalb des Knies oder des Ellenbogens; keine neurologischen Befunde
- Schmerz im lumbalen, dorsalen oder zervikalen Bereich; mit Ausstrahlung bis unterhalb des Knies oder des Ellenbogens; keine neurologischen Befunde
- Schmerz im lumbalen, dorsalen oder zervikalen Bereich; mit Ausstrahlung bis unterhalb des Knies oder des Ellenbogens; zusätzliche neurologische Befunde (Parese, Asymmetrie von Reflexen, dermatombezogene Sensibilitätsstörungen, Blasen- oder Mastdarmstörungen)

Kongsted et al. (Kongsted, 2013) fanden bei der Untersuchung von 1752 Patienten, dass Schmerzlokalisation und neurologische Defizite mit Einschränkungen in Aktivitäten und Krankheitstagen assoziiert waren. Neurologische Defizite und Schmerz im Bein hatten eine prognostische Bedeutung. Ohne neurologisches Defizit war die Differenzierung in Beinschmerz oberhalb oder unterhalb des Knies ohne prognostische Bedeutung.

Selim et al. (Selim, 1998) wählten eine Einteilung lumbaler Schmerzsyndrome in vier Schweregrade:
- nur Rückenschmerz (ohne Ausstrahlung in ein Bein)
- Rückenschmerz, der bis zum Oberschenkel ausstrahlt
- Rückenschmerz, der bis unterhalb des Kniegelenkes ausstrahlt; negativer SLR
- Rückenschmerz, der bis unterhalb des Kniegelenkes ausstrahlt; positiver SLR

Auf der Grundlage dieser Einteilung wurde das prognostische Gewicht von ausstrahlenden Schmerzen untersucht. Die Intensität der Rückenschmerzen stieg von Gruppe 1 bis Gruppe 4 ebenso an wie der Grad der Behinderung und die Anzahl der Krankheitstage. Die Validität dieser Klassifizierung wurde zusätzlich dadurch erhärtet, dass höhere Schweregrade mit einer stärkeren Inanspruchnahme von Medikamenten, CT, MRT und Operation assoziiert waren.

McKenzie (McKenzie, 1986; McKenzie, 1990) definierte eine Klassifizierung in 6 Schweregrade (*Derangement* 1–6) für Bandscheibenschäden mit Verletzungen des posterioren Anulus fibrosus. Als seltenen Sonderfall beschrieb er die Bandscheibenverlagerung nach anterior (*Derangement* 7).

- Derangement 1: zentraler oder symmetrischer Schmerz im Bereich der Wirbelsäule, selten bis Oberschenkel oder Ellenbogen ausstrahlend, ohne Deformierung der Wirbelsäule.
- Derangement 2: zentraler oder symmetrischer Schmerz im Bereich der Wirbelsäule, selten bis Oberschenkel oder Ellenbogen ausstrahlend, mit zusätzlicher Deformierung in Entlordosierung.
- Derangement 3: einseitiger Schmerz im Bereich der Wirbelsäule, höchstens bis oberhalb des Kniegelenks oder Ellenbogens ausstrahlend, ohne Deformierung der Wirbelsäule.
- Derangement 4: einseitiger ausstrahlender Schmerz im Bereich der Wirbelsäule, höchstens bis oberhalb des Kniegelenks oder Ellenbogens ausstrahlend, mit zusätzlicher seitlicher Deformierung (*Shift*).
- Derangement 5: einseitiger ausstrahlender Schmerz im Bereich der Wirbelsäule, mit oder ohne Oberschenkelschmerz oder Oberarmschmerz, mit Schmerzen distal des Kniegelenks oder Ellenbogens, ohne Deformierung der Wirbelsäule.
- Derangement 6: einseitiger, ausstrahlender Schmerz im Bereich der Wirbelsäule, mit oder ohne Oberschenkelschmerz oder Oberarmschmerz, mit Schmerzen distal des Kniegelenks oder Ellenbogens mit zusätzlicher seitlicher Deformierung der Wirbelsäule (*Shift*).

Die drei hier vorgestellten Klassifikationen berücksichtigen die Schmerzlokalisation (zentral – ausstrahlend bis zum Ellenbogen oder Kniegelenk – ausstrahlend über den Ellenbogen oder das Kniegelenk hinaus). Es wird jeweils ein anderer zusätzlicher Befund gewertet, neurologisches Defizit, Nervendehnungszeichen, Deformierung in Entlordosierung oder *Shift*. Alle drei Zusatzbefunde sind gleichermaßen von Bedeutung und sollten berücksichtigt werden. Da sie nicht stereotyp mit bestimmten Schmerzmustern verbunden sind, sollten sie unabhängig von der Schmerzklassifikation gewertet werden.

Derartige Klassifikationen sollten nach Möglichkeit die Zuordnung aller klinisch relevanten, d. h. mit gewisser Häufigkeit auftretenden Syndrome ermöglichen. Keine der Klassifikationen beschreibt jedoch eine Schmerzsymptomatik mit reinen ausstrahlenden Schmerzen ohne Schmerzen im Bereich der Wirbelsäule. Diese Situation ist bei Patienten mit Bandscheibenvorfällen jedoch häufig zu beobachten und sollte in einer Klassifikation berücksichtigt werden. Deshalb erscheint folgende

Einteilung der Schmerzlokalisation, die wir in aktuellen Studien nutzen, sinnvoll:

- zentraler symmetrischer Schmerz im Bereich der Wirbelsäule
- von der Wirbelsäule (in der Regel nur in eine Extremität) bis maximal zum Knie oder Ellenbogen ausstrahlender Schmerz
- von der Wirbelsäule (in der Regel nur in eine Extremität) bis über Kniegelenk oder Ellenbogengelenk hinaus ausstrahlender Schmerz
- nur distaler Schmerz, in der Regel nur in einer Extremität, ohne Schmerz im Bereich der Wirbelsäule

Bei Wurzelkompressionssyndromen im Bereich der oberen HWS (C3–C5) und der oberen LWS (L1–L3) entfällt die Kategorie 3, da die maximale Schmerzausstrahlung aufgrund des peripheren Versorgungsgebiets dieser Wurzeln nur bis zum Knie- bzw. Ellenbogengelenk reichen kann. Gibt ein Patient ausschließlich distale Schmerzen an (Kategorie 4) muss differenzialdiagnostisch eine Plexusläsion abgeklärt werden. Da diese im Plexus lumbosacralis selten sind, werden betroffene Patienten häufig zunächst fälschlich im Bereich der Wirbelsäule behandelt (Van Alfen, 1997). Die zusätzliche Bedeutung, die eine Veränderung der Schmerzlokalisation für die mechanische Diagnostik und Therapie hat, wird in Kap. 5 ausführlich erläutert.

2.3.2 Schmerzmessung

Hier werden verschiedene Methoden zur Erfassung der Schmerzwahrnehmung vorgestellt. Auf experimentelle Stimulationsmethoden, die auf dem Einsatz definierter elektrischer, mechanischer, thermischer oder chemischer Reize beruhen, wird hier nicht eingegangen.

Als numerische Analogskala (NAS) hat sich ein Zahlenbereich von 0–10 bewährt. Der Patient wird gebeten, die Intensität seines Schmerzes einzustufen. Dabei bedeutet 0 „kein Schmerz" und 10 „größter vorstellbarer Schmerz". Diese Skala ist ohne speziellen Befundbogen einfach zu nutzen. In der Regel sind die Patienten gut in der Lage, die von ihnen empfundenen Schmerzen in Zahlen auszudrücken. Bietet man dem Patienten eine entsprechende sichtbare Skala, auf der er die von ihm empfundene Schmerzintensität eintragen kann, so spricht man von einer visuellen Analogskala (VAS). Üblicherweise ist die visuelle Analogskala genau 10 cm lang. Sie kann mit und ohne Unterteilung genutzt werden. Diese beiden Skalen werden häufig für klinische Studien genutzt (Melzack, 1987; Selim, 1996; Brötz, 2001; Brötz, 2003; Brötz, 2010a; Brötz, 2010b; Brisby, 2002).

Die Veränderung der Schmerzintensität kann auch in Prozent angegeben werden. Dabei wird der Patient aufgefordert, seinen momentanen Schmerz in ein Verhältnis zu dem zu Beginn oder am Höhepunkt der Erkrankung empfundenen Schmerz zu setzen.

Sensorische und emotionale Adjektive können ebenfalls zur Schmerzdokumentation genutzt werden. Roland et al. (Roland, 1983) zeichneten eine Art Thermometer, das in 6 „Schmerzeinheiten" eingeteilt war: kein Schmerz, wenig Schmerz, mäßiger Schmerz, ziemlich starker Schmerz, sehr starker Schmerz, der Schmerz ist unerträglich. Der Patient wurde aufgefordert, ein Kreuz in Höhe des für ihn im Moment zutreffenden Schmerzausmaßes zu machen.

Der McGill-Schmerzfragebogen (Melzack, 1987) besteht aus einer Tabelle (s. a. ▶ Tab. 2.4), in der der Ausprägungsgrad erfasst wird, mit dem sensorische und emotionale Adjektive auf den Patienten zutreffen. Die Ausprägungsgrade sind: nicht, wenig, mäßig und stark.

2.3.3 Zeitlicher Verlauf der Schmerzen

Die Zeitspanne, über die der Schmerz anamnestisch bereits besteht, ist für die Auswahl der Behandlungsstrategien und für die Prognose von erheblicher Bedeutung (Van Tulder, 1997; Cherkin, 1998a; Waddell, 1998). Bei der Auswertung klinischer Studien, in denen der Verlauf von schmerzhaften Erkrankungen untersucht wird, muss daher die Dauer der Erkrankung vor Beginn der Behandlung berücksichtigt werden.

Tab. 2.4 Sensorische und emotionale Adjektive zur Graduierung der Schmerzwahrnehmung (aus dem McGill-Schmerzfragebogen).

sensorische Adjektive	emotionale Adjektive
• pochend • einschießend • stechend • scharf • krampfartig • heiß und brennend • wund • schwer • empfindlich • reißend	• anstrengend, ermüdend • strapaziös, erschöpfend • krank machend • beängstigend • quälend • grausam

Darüber, welche Zeitspanne als *akut, subakut* oder *chronisch* bezeichnet wird, herrscht in der Literatur keine Einigkeit. Waddell (Waddell, 1998) beschreibt als traditionelle klinische Klassifikation für den Schmerz die folgende Einteilung, die auf anamnestischen Kriterien beruht:

- akut: Dauer der aktuellen Episode weniger als 3 Monate
- wiederkehrend: Dauer der aktuellen Episode weniger als 3 Monate, aber ähnliche Episoden in der Vorgeschichte
- chronisch: Dauer der aktuellen Episode länger als 3 Monate

Üblich ist auch folgende Einteilung (Faas, 1996; Van Tulder, 1997; Selim, 1998):

- akut: Dauer der aktuellen Episode weniger als 6 Wochen
- subakut: Dauer der aktuellen Episode zwischen 6 und 12 Wochen
- chronisch: Dauer der aktuellen Episode über 12 Wochen

Die Quebec Task Force empfiehlt:

- akut: Schmerz spürbar für weniger als 7 Tage
- subakut: Schmerz spürbar für 7 Tage bis 7 Wochen
- chronisch: Schmerz spürbar für mehr als 7 Wochen

Schmerz, der länger als 3 Monate lang ununterbrochen besteht, wird nahezu einheitlich als chronisch bezeichnet (Nachemson, 1994; Faas, 1996; Van Tulder, 1997; Selim, 1998; Waddell, 1998). Klinisch erscheint es sinnvoll, zwischen chronischem (Zeitdauer 3 Monate und länger) und chronifiziertem Schmerz (Beurteilung der klinischen Zeichen) zu unterscheiden (s. u. Kap. 2.3.5).

Zur Beurteilung des Krankheitsverlaufs sind zusätzlich die Dokumentation des Schmerzes im Verlauf von 24 Stunden – wie viele Stunden, mit welcher Intensität – und die Häufigkeit von Schmerzzuständen im Verlauf der vergangenen Wochen, Monate und Jahre von Bedeutung (Maitland, 1994; Selim, 1998; Waddell, 1998). Außerdem kann nach der durchschnittlichen Schmerzintensität und nach der höchsten Schmerzintensität in einem bestimmten Zeitabschnitt gefragt werden.

2.3.4 Physiologie des Schmerzes

Schmerz ist ein lebenswichtiges Warnsignal. Bei drohender oder erfolgter Gewebsverletzung sowie bei Entzündungen wird durch den Schmerz unmittelbar eine schützende Reaktion ausgelöst. Wenn die Schutzmechanismen eingesetzt haben, klingt der Schmerz normalerweise wieder ab.

Nozizeptoren sind Endverzweigungen der Dendriten peripherer Nerven, die bei mechanischer, thermischer oder chemischer Reizung Schmerz signalisieren. Sie sind im ganzen Körper zahlreich vorhanden. Ihre afferenten Fasern sind nicht oder schwach myelinisiert und haben eine Leitgeschwindigkeit von 1–15 m/s. Sie sind damit deutlich langsamer als z. B. die Mechanorezeptoren des Tastsinnes (60 m/s). Das erste afferente Neuron der Schmerzwahrnehmung befindet sich in den Dorsalganglien der dorsalen Nervenwurzeln. Die Schmerzerregung wird im Hinterhorn des Rückenmarks vom ersten auf das zweite Neuron umgeschaltet. Der Großteil der schmerzleitenden Bahnen kreuzt beim Eintritt in das Rückenmark auf die kontralaterale Seite und zieht über den Hirnstamm zum Thalamus und schließlich über ein drittes Neuron zur Hirnrinde (Cortex). Vermutlich nach Verarbeitung der Information in somatosensorischen Cortexarealen, u. a. Gyrus postcentralis und parietales Operculum, wird Schmerz mit seiner Lokalisation bewusst wahrgenommen. Im limbischen System findet vermutlich die emotionale Verarbeitung statt. Im Rückenmark wird Information der nozizeptiven Bahnen auch an Neuronen weitergeleitet, die in somatomotorische und vegetative Reflexbögen eingebunden sind. Hier werden z. B. Fluchtreflexe und Schweißsekretion gebahnt. Über den Hirnstamm verlaufen deszendierende inhibitorische Bahnen, die nozizeptive Reize im Hinterhorn kontrollieren und spinale vegetative und somatomotorische Reflexkreise beeinflussen.

Schmerzzustände sind häufig mit einer Entzündung verbunden. Diese kann traumatisch, infektiös oder immunologisch bedingt sein. Im Verlauf von Entzündungen wird die Reizschwelle der Nozizeptoren durch die Ausschüttung von hyperalgetischen endogenen chemischen Mediatoren herabgesetzt. Hier spielen u. a. Peptide wie Substanz P, Neurokinin A und *Calcitonin Gene-related Peptide,* die aus den Nozizeptoren selbst stammen, sowie Prostaglandine, Bradykinin und proinflammatorische Zytokine wie Interleukin-1α und -1β eine Rolle. Im Zentralnervensystem und in peripherem

Gewebe existieren zudem auch schmerzhemmende Systeme, die die Empfindlichkeit dieses Warnsystems negativ kontrollieren. Interleukin-1, Corticotropin-releasing Factor und Stress induzieren die Freisetzung von Endorphinen u. a. aus der Hypophyse. Endocannaboide sowie GABA-erge (gamma-Aminobutyric acid – y-Aminobuttersäure) und katecholaminerge neuronale Projektionssysteme hemmen ebenfalls die Aktivität in schmerzverarbeitenden Systemen. Bei einer Entzündung spielen Immunzellen nicht nur die aktivierende Schrittmacherfunktion, sondern wirken auch gegenregulierend an der Schmerz- und Entzündungslinderung mit. Es werden nicht nur inhibitorische Zytokine wie Interleukin-4, -10 und -13 gebildet, sondern von Immunzellen selbst auch Opioid-Peptide gebildet (Endorphine, Enkephaline), die agonistisch und damit schmerzhemmend auf Opioidrezeptoren wirken. So vermindern Opioide die Erregbarkeit von peripheren nozizeptiven Nervenendigungen und die Weiterleitung von Aktionspotenzialen zum Rückenmark hin (Rittner, 2002).

2.3.5 Pathophysiologie des Schmerzes – Chronifizierung

Schädigende Reize wie Gewebsverletzungen und Entzündungen können vermutlich die Funktion und die Struktur des peripheren und zentralen Nervensystems verändern. Dies zeigt sich daran, dass Schmerz oder Schmerzüberempfindlichkeit bestehen bleiben können, auch wenn die schädigenden Mechanismen behoben sind. In das momentane Schmerzempfinden fließen also Empfindungen aus der Vergangenheit mit ein. Ein chronifiziertes Schmerzsyndrom, mit Veränderungen auf neuronaler Ebene, muss von chronischem Schmerz, der sich nur aus der Zeitdauer von mehr als 3 Monaten definiert, unterschieden werden (Loeser, 1999). Die Neigung zu solchen Chronifizierungsmechanismen ist individuell verschieden (Loeser, 1991a; Loeser, 1999).

Das Nervensystem ist plastisch. Schon nach wenigen Minuten nozizeptiver Reizung ändert sich die Aktivität der Nervenzellen im Rückenmark. Bei anhaltender Reizung können innerhalb weniger Tage strukturelle Veränderungen einzelner Nervenzellen ausgelöst werden. Es kommt zum Aussprossen neuer Dendriten und damit zum Aufbau neuer Verschaltungen zwischen Projektionsbahnen. Diese strukturellen Veränderungen finden sich vor allem im Hinterhorn des Rückenmarks und im Thalamus. Sie können eine Überaktivität in den Bahnen bewirken, die nozizeptive Reize verarbeiten, oder deszendierende hemmende Mechanismen stören. Auf diese Weise entsteht ein von einer mechanischen oder chemischen Reizung unabhängiges Schmerzerlebnis (Loeser, 1985; Loeser, 1991a; Diener, 1998; Tölle, 2001). Mithilfe bildgebender Verfahren wie funktioneller Kernspintomografie (fMRT) oder Positronen-Emissionstomografie (PET) können Überaktivitäten schmerzverarbeitender Areale im Gehirn sichtbar gemacht werden. Diese repräsentieren vermutlich das Ergebnis vielschichtiger sensorischer, kognitiver und emotionaler Verarbeitungsvorgänge.

Durch diese physiologischen Vorgänge können verschiedene klinische Befunde erklärt werden. Bei peripheren Nerven- bzw. Wurzelläsionen kann sich der ursprünglich umschriebene Schmerz auf ein größeres Areal ausbreiten, das nicht mehr dem peripheren Versorgungsgebiet eines Nervs oder einem Dermatom zugeordnet werden kann (Tölle, 2001, S. 90). Nach wiederholten Operationen oder Injektionen kann der Schmerz durch Summation der Reize und Entzündungsreaktionen verstärkt werden. Auch nach operativer Ausschaltung des afferenten Neurons bleibt der chronifizierte Schmerz erhalten, wenn plastische Veränderungen im Hinterhorn oder Thalamus zu einem „Schmerzgedächtnis" geführt haben (Diener, 1998; Tölle, 2001). Auf psychosoziale Aspekte des Schmerzes, die häufig mit chronischen Schmerzzuständen in Zusammenhang stehen, wird in Kapitel 11 eingegangen.

Um strukturelle Veränderungen im Nervensystem und damit die Chronifizierung des Schmerzes zu vermeiden, sollte bei Patienten frühzeitig eine weitgehende Schmerzlinderung, im Idealfall Schmerzfreiheit durch ausreichend dosierte Schmerzmedikation unter Einsatz peripher und zentral wirkender Analgetika angestrebt werden. Auch für die Physiotherapie sind die hier beschriebenen Erkenntnisse von großer Bedeutung. Die schnelle und anhaltende Reduktion akuter Schmerzen ist als primäres Ziel zu betrachten (siehe Kapitel 4). Als Therapie für chronifizierte Schmerzsyndrome sind vielseitige Aktivitäten, bei denen die Schmerzen möglichst ausgeblendet werden sollen, und Verhaltenstherapie erfolgversprechend (Basler, 1997; Pfingsten, 1997; Diener, 1998; Loeser, 1999). Solche Therapieansätze streben an, durch afferente Reize und positive Erlebnisse das „Schmerzgedächtnis" wieder zu löschen.

2.4 Funktionseinschränkung: objektive und subjektive Gesichtspunkte, Fragebögen

Funktionseinschränkungen und damit verbundene Behinderung sind vom Schmerz getrennt zu betrachten. Erstens können zusätzliche Beeinträchtigungen wie Paresen und Sensibilitätsstörungen zu Funktionseinschränkungen führen. Zweitens spielen die Anforderungen, die im täglichen Leben an den Patienten gestellt werden, und seine Persönlichkeit eine entscheidende Rolle. Ein Mensch, der am Schreibtisch arbeitet und in seiner Freizeit gerne liest, wird durch eine Sensibilitätsstörung im Bereich der Fußsohle keine Beeinträchtigung erleben. Ein Dachdecker, der eine gute Balance braucht, kann aufgrund der gleichen Störung jedoch unfähig sein, seinen Beruf auszuüben. Das Erreichen der Arbeitsfähigkeit in möglichst kurzer Zeit ist, nicht nur volkswirtschaftlich betrachtet, das wichtigste Therapieziel. Die Einschätzung der Arbeitsfähigkeit kann mithilfe von objektivierbaren und subjektiven Gesichtspunkten sowie von Fragebögen erleichtert und von dem klinischen Eindruck des Untersuchers unabhängig gemacht werden.

Die *World Health Organization* (WHO) hat 1980 Behinderung folgendermaßen definiert (zitiert nach Waddell [Waddell, 1998]): „Eine Behinderung ist jede Beeinträchtigung oder ein Fehlen (als Folge einer Schädigung) der Fähigkeit, eine Aktivität in der Form oder in dem Ausmaß zu unternehmen, wie es für einen Menschen als normal empfunden wird." Diese Definition ist problematisch. Sie verbindet Behinderung auf jeden Fall mit einem gesundheitlichen Defizit. Dieses ist im Fall von Schmerzen aber nicht unbedingt vorhanden und vor allem durch die bisher zur Verfügung stehenden Methoden nicht objektivierbar. Außerdem umfasst das „Normale" eine große Bandbreite und ist somit für eine solche Definition ein problematischer Terminus. Um den Grad der Funktionseinschränkung zu erfassen, ist es sinnvoll, sowohl objektive Gesichtspunkte als auch die subjektive Einschätzung des Patienten zu berücksichtigen.

2.4.1 Objektivierbare Gesichtspunkte

Bei der Untersuchung der Behinderung des Patienten ist der Schmerz nur *ein* Gesichtspunkt unter vielen. Obwohl auch objektivierbare Gesichtspunkte von der Mitarbeit des Patienten abhängen, bieten sie dennoch gute Informationen über die Ausprägung der Funktionseinschränkung. Da mehrere Parameter zur Verfügung stehen, die eng miteinander zusammenhängen, lässt sich die tatsächliche Behinderung gut beurteilen. Auf psychosozial zu deutende Verhaltensweisen, die die tatsächliche Funktionsfähigkeit des Patienten verschleiern könnten, wird im Kapitel 11 eingegangen. Einige objektive Befunde, die nicht oder nur unwesentlich von der Mitarbeit des Patienten abhängen, wie neuroradiologische Befunde und Untersuchungen der Nervenleitgeschwindigkeit und der Aktivität im Muskel, werden im Kapitel 3 erläutert.

Als potenziell objektivierbare Parameter können folgende gewertet werden:

- Muskelfunktion
- Nervendehnungszeichen
- Beweglichkeit
- spontane Haltungs- und Bewegungsmuster

2.4.2 Subjektive Gesichtspunkte; Fragebögen

Die Befragung von Patienten bezüglich ihrer Behinderung konzentriert sich mehr auf Einschränkungen in Handlungen des täglichen Lebens als auf den Schmerz. Interessant in diesem Zusammenhang ist in erster Linie, welchen Aktivitäten der Patient nachgehen kann und erst in zweiter Linie, ob er dabei Schmerzen entwickelt. Die am häufigsten benutzten Fragebögen (Deyo, 1996; Waddell, 1998) sind der Roland-Morris-Fragebogen (Roland, 1983, s. a. ▶ Abb. 2.20) und der Oswestry-Fragebogen (Fairbank, 1980, s. a. ▶ Abb. 2.21). Beide Fragebögen wurden daraufhin untersucht, ob die Ergebnisse, die sie erbringen, mit objektivierbaren klinischen Ergebnissen übereinstimmen (Validität). Außerdem wurde in einem Test-Retest-Verfahren die Zuverlässigkeit (Reliabilität) überprüft. Beide Fragebögen sind nach diesen Untersuchungen valide und reliabel (Fairbank, 1980; Roland, 1983). Dies trifft auch für die deutsche Übersetzung des Roland-Morris-Fragebogens zu (Wiesinger, 1999). Beide Fragebögen wurden speziell für Patienten mit Rückenschmerzen entwickelt.

Der Roland-Morris-Fragebogen nutzt 24 Aussagen von Patienten mit Rückenschmerzen über ihre Funktionseinschränkungen. Der Befragte wird aufgefordert, die für ihn zutreffenden Sätze anzukreuzen. Jedes Kreuz wird als ein Punkt gewertet, nicht angekreuzte Sätze werden mit 0 gewertet. So

Fragebogen zur Funktionseinschränkung bei Kreuzschmerzen

Name: ____

Datum: ____

Arbeitunfähigkeit: □ ja □ nein (bitte ankreuzen)

Wenn Ihnen das Kreuz weh tut, kann es für Sie schwierig sein, gewisse alltägliche Tätigkeiten auszuführen. Die unten stehende Liste mit Fragen enthält Aussagen von Leuten, die unter Rückenschmerzen gelitten haben. Falls Sie unter ausstrahlenden Schmerzen ins Gesäß oder ins Bein leiden, beziehen Sie bitte die Fragen nach dem Kreuzschmerz auch auf diesen ausstrahlenden Schmerz. Wenn Sie die Liste durchgehen, stoßen Sie vielleicht auf Sätze, die für Sie am ***heutigen Tag*** Geltung haben. Denken Sie beim Lesen an die Beobachtungen, die Sie ***heute*** selbst machten. Wenn Sie eine bestimmte Aussage lesen, die für Sie am heutigen Tag zutrifft, dann setzen Sie einen Haken (✓) ***vor*** die Zahl der entsprechenden Frage. Trifft die Aussage jedoch nicht zu, so lassen Sie den entsprechenden Platz frei.

Und nochmals: Nur abhaken, wenn der Satz für Sie zutrifft!

1. Wegen meiner Kreuzschmerzen verbringe ich die meiste Zeit im Hause.
2. Ich ändere meine Körperhaltung häufig, um meinen Rücken zu entlasten.
3. Ich gehe wegen meines Rückens langsamer als sonst.
4. Wegen meines Rückens verzichte ich auf meine gewohnten Tätigkeiten zu Hause.
5. Aufgrund meiner Rückenschmerzen halte ich mich beim Treppensteigen stets am Geländer fest.
6. Wegen meines Rückens lege ich mich öfters hin als früher.
7. Beim Aufstehen von einem Stuhl stütze ich mich wegen meiner Kreuzschmerzen mit den Händen ab.
8. Wegen meiner Kreuzschmerzen bitte ich andere Personen, etwas für mich zu tun.
9. Wegen meines Rückens benötige ich mehr Zeit zum Ankleiden als sonst.
10. Auf Grund meiner Rückenschmerzen achte ich darauf, nie zu lange Zeit stehen zu müssen.
11. Wegen meines Rückens vermeide ich Bücken und Niederknien.
12. Ich habe wegen meines Rückens Mühe, mich von einem Stuhl zu erheben.
13. Mein Rücken schmerzt fast die ganze Zeit über.
14. Ich habe wegen meines Rückens Mühe, mich im Bett zu drehen.
15. Wegen meiner Kreuzschmerzen ist mein Appetit nicht sonderlich gut.
16. Wegen meines Rückens macht es mir Mühe, Socken und Strümpfe anzuziehen.
17. Ich gehe wegen meiner Kreuzschmerzen nur kurze Strecken.
18. Ich schlafe wegen meines Rückens weniger gut als gewohnt.
19. Wegen meines Rückens muss mir jemand beim Ankleiden behilflich sein.
20. Tagsüber muss ich wegen meines Rückens die meiste Zeit sitzen.
21. Schwere Arbeit zu Hause lasse ich wegen meiner Kreuzschmerzen bleiben.
22. Wegen meines Rückens bin ich schlecht gelaunt und im Umgang mit anderen Leuten gereizter als sonst.
23. Wegen meines Rückens steige ich langsamer treppauf als sonst.
24. Wegen meines Rückens verbringe ich die meiste Zeit im Bett.

Herzlichen Dank für Ihre Bemühungen!

Abb. 2.20 Modifizierter Roland-Morris-Fragebogen.

Orthopädisches Krankenhaus Robert Jones und Agnes Hunt
Oswestry, Shropshire
Abteilung für Wirbelsäulenprobleme

Name: ______________________ Adresse: ______________________ Datum: ______________

Geburtsdatum: ______________________ Alter: ________

Beruf: ______________________ Krankenhaus-Nr.: ______________________

Wie lange haben Sie schon Rückenschmerzen? Jahre Monate Wochen

Wie lange haben Sie Schmerzen in den Beinen? Jahre Monate Wochen

Bitte lesen Sie zuerst folgenden Text durch:
Dieser Fragebogen wurde entworfen, um dem Arzt Aufschluss darüber zu geben, inwiefern sich Ihre Rückenschmerzen auf Ihre Fähigkeit auswirken, im Alltag zurechtzukommen. Bitte beantworten Sie jeden Abschnitt und kreuzen Sie in jedem Abschnitt nur die ***eine*** Möglichkeit an, die für Sie zutrifft. Vielleicht finden Sie, dass in einem Abschnitt zwei Aussagen auf Sie zutreffen; kreuzen Sie aber bitte trotzdem ***nur die eine Möglichkeit an, die Ihr Problem am genauesten beschreibt.***

Abschnitt 1: Schmerzintensität
☐ Ich kann meine Schmerzen aushalten, ohne Schmerzmittel nehmen zu müssen.
☐ Die Schmerzen sind schlimm, aber ich komme ohne Schmerzmittel zurecht.
☐ Schmerzmittel machen mich völlig schmerzfrei.
☐ Schmerzmittel lindern den Schmerz einigermaßen.
☐ Schmerzmittel lindern den Schmerz sehr wenig.
☐ Schmerzmittel haben überhaupt keine Wirkung, und ich nehme keine.

Abschnitt 2: Selbstständigkeit (waschen, anziehen, usw.)
☐ Ich kann mich normalerweise ohne zusätzliche Schmerzen um mich selbst kümmern.
☐ Ich kann mich normalerweise um mich selbst kümmern, aber es verursacht mir zusätzliche Schmerzen.
☐ Die alltägliche Versorgung bereitet mir Schmerzen und ich bin dabei langsam und vorsichtig.
☐ Ich brauche etwas Hilfe bei der alltäglichen Versorgung, aber das meiste kann ich alleine.
☐ Ich brauche jeden Tag Hilfe bei den meisten Dingen der alltäglichen Versorgung.
☐ Ich ziehe mich nicht an, wasche mich nur mit Mühe und bleibe im Bett.

Abschnitt 3: Heben
☐ Ich kann ohne zusätzliche Schmerzen Schweres heben.
☐ Ich kann Schweres heben, aber es verursacht mir zusätzliche Schmerzen.
☐ Ich kann nichts Schweres vom Boden aufheben, weil das so schmerzhaft ist, aber wenn etwas Schweres günstig platziert ist, etwa auf dem Tisch, kann ich es heben.
☐ Ich kann nichts Schweres heben, weil das so schmerzhaft ist, aber etwas Leichtes oder Mittelschweres, das günstig platziert ist, kann ich heben.
☐ Ich kann nur sehr leichte Dinge heben.
☐ Ich kann überhaupt nichts heben oder tragen.

Abschnitt 4: Gehen
☐ Schmerzen hindern mich nicht daran, beliebige Strecken zu gehen.
☐ Schmerzen hindern mich daran, mehr als 2 km zu gehen.
☐ Schmerzen hindern mich daran, mehr als 1 km zu gehen.
☐ Schmerzen hindern mich daran, mehr als 500 m zu gehen.
☐ Ich kann nur mit einem Stock oder Krücken gehen.
☐ Ich bin die meiste Zeit im Bett und muss zur Toilette kriechen.

Abb. 2.21 Oswestry-Fragebogen.

Orthopädisches Krankenhaus Robert Jones und Agnes Hunt
Oswestry, Shropshire
Abteilung für Wirbelsäulenprobleme

Fortsetzung

Abschnitt 5: Sitzen
- ☐ Ich kann auf jedem Stuhl so lange ich will sitzen.
- ☐ Ich kann nur auf meinem Lieblingsstuhl so lange sitzen wie ich will.
- ☐ Schmerzen hindern mich daran, länger als 1 Stunde zu sitzen.
- ☐ Schmerzen hindern mich daran, länger als 30 Minuten zu sitzen.
- ☐ Schmerzen hindern mich daran, länger als 10 Minuten zu sitzen.
- ☐ Schmerzen hindern mich daran, überhaupt zu sitzen.

Abschnitt 6: Stehen
- ☐ Ich kann ohne zusätzliche Schmerzen so lange stehen, wie ich will.
- ☐ Ich kann so lange stehen, wie ich will, aber es verursacht mir zusätzliche Schmerzen.
- ☐ Schmerzen hindern mich daran, länger als 1 Stunde zu stehen.
- ☐ Schmerzen hindern mich daran, länger als 30 Minuten zu stehen.
- ☐ Schmerzen hindern mich daran, länger als 10 Minuten zu stehen.
- ☐ Ich kann vor Schmerzen überhaupt nicht stehen.

Abschnitt 7: Schlafen
- ☐ Schmerzen hindern mich nicht daran, gut zu schlafen.
- ☐ Ich kann nur gut schlafen, wenn ich Tabletten nehme.
- ☐ Selbst wenn ich Tabletten nehme, schlafe ich weniger als 6 Stunden.
- ☐ Selbst wenn ich Tabletten nehme, schlafe ich weniger als 4 Stunden.
- ☐ Selbst wenn ich Tabletten nehme, schlafe ich weniger als 2 Stunden.
- ☐ Ich kann vor Schmerzen überhaupt nicht schlafen.

Abschnitt 8: Sexualleben
- ☐ Mein Sexualleben ist normal und verursacht mir keine zusätzlichen Schmerzen.
- ☐ Mein Sexualleben ist normal, verursacht mir aber einige zusätzliche Schmerzen.
- ☐ Mein Sexualleben ist fast normal, aber sehr schmerzhaft.
- ☐ Mein Sexualleben ist durch Schmerzen sehr stark eingeschränkt.
- ☐ Wegen Schmerzen habe ich fast kein Sexualleben.
- ☐ Wegen Schmerzen habe ich überhaupt kein Sexualleben.

Abschnitt 9: soziales Leben
- ☐ Mein soziales Leben ist normal und verursacht mir keine zusätzlichen Schmerzen.
- ☐ Mein soziales Leben ist normal, verstärkt aber meine Schmerzen.
- ☐ Schmerzen beeinflussen mein soziales Leben nicht entscheidend, außer dass sie mich in meinen körperlich aktiveren Interessen einschränken, z. B. beim Tanzen.
- ☐ Schmerzen schränken mein soziales Leben ein, und ich gehe nicht so oft aus.
- ☐ Schmerzen beschränken mein soziales Leben auf zu Hause.
- ☐ Ich habe wegen Schmerzen kein soziales Leben.

Anschnitt 10: Reisen
- ☐ Ich kann ohne zusätzliche Schmerzen überall hinfahren.
- ☐ Ich kann überall hinreisen, aber es verursacht mir zusätzliche Schmerzen.
- ☐ Die Schmerzen sind schlimm, aber es gelingt mir trotzdem, 2 Stunden lang unterwegs zu sein.
- ☐ Wegen Schmerzen bin ich im Höchstfall weniger als 1 Stunde unterwegs.
- ☐ Wegen Schmerzen bin ich höchstens kurz zu notwendigen Erledigungen und weniger als 30 Minuten unterwegs.
- ☐ Wegen Schmerzen bin ich nicht unterwegs, außer zum Arzt und zum Krankenhaus.

Kommentare: ____

Abb. 2.21 (Fortsetzung).

Bewertung (sehen die Patienten nicht)

Für jeden Abschnitt ist die höchstmögliche Punktzahl 5. Wird die erste Aussage angekreuzt, so ergibt das 0 Punkte, die letzte Aussage ergibt 5 Punkte. Wenn alle 10 Abschnitte beantwortet sind, errechnet sich der Gesamtwert folgendermaßen:

Beispiel: $$\frac{\text{16 (erzielte Punkte)}}{\text{50 (insgesamt mögliche Punktzahl)}} \times 100 = 32\,\%$$

Wurde ein Abschnitt nicht ausgefüllt oder kann nicht gewertet werden, errechnet sich der Gesamtwert folgendermaßen:

Beispiel: $$\frac{\text{16 (erzielte Punkte)}}{\text{45 (insgesamt mögliche Punktzahl)}} \times 100 = 35{,}5\,\%$$

Abb. 2.21 (Fortsetzung).

ergibt sich für die Auswertung, dass 0 Punkte keiner Behinderung und 24 Punkte stärkster Behinderung entsprechen. Für Patienten, die an einem Bandscheibenvorfall leiden, der keine Rückenschmerzen, sondern nur Beinschmerzen verursacht, kann es schwierig sein, die Sätze so zu interpretieren, dass Rückenschmerz und Beinschmerz gleichermaßen gewertet werden (s. a. ▸ Abb. 2.20, Roland-Morris-Fragebogen). Zudem ist es für Patienten, die aufgrund ihrer Schmerzen nicht gehen können, nicht eindeutig verständlich, ob sie Aussagen über Tätigkeiten, die momentan gar nicht möglich sind, ankreuzen sollen oder nicht. Satz Nr. 5 lautet zum Beispiel: „Aufgrund meiner Rückenschmerzen halte ich mich beim Treppensteigen stets am Geländer fest." Ein Patient, der nicht in der Lage ist, Treppen zu steigen, kann nur mutmaßen, dass er sich wohl festhalten würde, wenn er es versuchen würde, Treppen zu steigen. Kreuzt er den Satz aber nicht an, weil er nicht auf ihn zutrifft, so ergibt sich aus dem Fragebogen ein falsches, zu gutes Ergebnis. Bei derart betroffenen Patienten ist also eine zusätzliche Erklärung notwendig. Außerdem ist der Fragebogen für Patienten mit Beschwerden, die von der BWS und HWS ausgehen, nicht geeignet.

Der Oswestry-Fragebogen beinhaltet Aussagen über 10 Aktivitäten des täglichen Lebens, die der Patient in jeweils 6 Kategorien beurteilt. Die erste Aussage wird jeweils mit 0 bewertet und bedeutet keine Behinderung. Die 6. Aussage wird mit 5 bewertet und bedeutet starke Behinderung. Mithilfe dieses Fragebogens kann die Ausprägung der Behinderung auch bei Patienten mit Beschwerden, die von der BWS und HWS ausgehen, erfasst werden.

2.5 Epidemiologie, Risikofaktoren

Die Epidemiologie befasst sich mit der Verteilung von übertragbaren und nicht übertragbaren Krankheiten in der Bevölkerung. Die physikalischen, chemischen, psychischen und sozialen Zusammenhänge der Entstehung von Krankheiten und deren Folgen für die Bevölkerung werden untersucht.

▸ **Häufigkeit von Bandscheibenschäden in der Bevölkerung.** Die relative Anzahl von Personen innerhalb einer Bevölkerungsgruppe, die an einer Erkrankung oder einem Symptom leiden, wird Prävalenz genannt und in Prozent (%) ausgedrückt. Die Prävalenz ist ein Maß der Häufigkeit einer Erkrankung. Unter Inzidenz versteht man die Anzahl der Neuerkrankungsfälle einer bestimmten Krankheit innerhalb eines bestimmten Zeitraumes, meist eines Jahres, innerhalb einer bestimmten Population. Etwa 80–90 % der Bevölkerung westlicher Industrienationen erleiden mindestens einmal in ihrem Leben akute Rückenschmerzen. Dies verursacht erhebliche Kosten durch Inanspruchnahme des Gesundheitssystems und durch Arbeitsausfall (Loeser, 1991a; Waddell, 1998). Strukturelle, degenerative oder entzündliche Erkrankungen im Bereich der Wirbelsäule sind die häufigsten Ursachen für diese Beschwerden. In Deutschland wird die Prävalenz für Schmerzsyndrome auf 40 %, die Prävalenz für starke, anhaltende Schmerzen auf 10 % geschätzt. Nacken-, Schulter- und Rückenschmerzen sind die häufigsten

Schmerzsyndrome (Chrubasik, 1998; Vos, 2012; Plass, 2014).

► **Soziale Zusammenhänge.** Es besteht eine hohe Korrelation zwischen der Häufigkeit von Rücken- und Nackenschmerzen und der Sozialisierung und dem Ausbau des Gesundheitssystems (Loeser, 1991a; Carragee, 1996; Volinn, 1997; Waddell, 1998; Rasmussen, 2001; Hee, 2002). Sowohl historische Rückblicke als auch moderne epidemiologische Studien kommen zu dem Ergebnis, dass Rückenschmerzen nicht häufiger und nicht stärker geworden sind und dass sich die pathophysiologische Basis nicht verändert hat (Leino, 1994; Leboef-Yde, 1995). Bei einem Vergleich der Arbeitsunfähigkeit aufgrund von Rückenschmerzen von 1978/1979 zu 1991/1992 in England zeigt sich dagegen eine Steigerung von 340 % (Leino, 1994). Somit liegt die Schlussfolgerung nahe, dass psychosoziale Faktoren zu diesem epidemischen Anstieg beigetragen haben. Unzufriedenheit mit dem Arbeitsplatz, niedriges Einkommen, niedriger sozialer Status, Verlust des Arbeitsplatzes und Unzufriedenheit in der Familie scheinen das Auftreten von Rücken- und Nackenschmerzen zu begünstigen (Boos, 1995; Pope, 1998; Waddell, 1998; Borenstein, 1999; Thomas, 1999; Lutza, 2000; Hasenbring, 2001). Auf der anderen Seite begünstigt der Ausbau des Gesundheitswesens die Häufigkeit von gemeldeter Arbeitsunfähigkeit infolge solcher Beschwerden. Die Entscheidung, der Arbeit fernzubleiben, hängt naturgemäß wesentlich von den sozialen Konsequenzen des Fernbleibens von der Arbeit ab (Waddell, 1998).

► **Geschlecht.** Früher war Behinderung durch Rückenschmerzen vorrangig ein Problem des männlichen Geschlechts. In den letzten Jahren hat sich die Situation jedoch geändert (Waddell, 1998). Eine Untersuchung der Arbeitsunfähigkeit aufgrund von Rückenschmerzen in Norwegen zeigte eine signifikant höhere Ein-Jahres-Inzidenz für Frauen (2,7 %) als für Männer (1,9 %) (Hagen, 1998). Eine Untersuchung von Schmerzleiden in Deutschland zeigte, dass Frauen häufiger, stärker und länger an Schmerzen leiden als Männer. Dabei wurden Rücken-, Kopf-, Nacken- und Schulterschmerzen am meisten beklagt (Chrubasik, 1998; Plass, 2014). Unter neuroradiologisch nachgewiesenen Bandscheibenvorfällen leiden Männer jedoch vermutlich häufiger als Frauen (Weber, 1983; Zitting, 1998).

► **Alter.** Am häufigsten treten Bandscheibenvorfälle im mittleren Lebensabschnitt, zwischen dem 30. und 50. Lebensjahr auf (Weber, 1994; Strempel, 2001). Dies wird dadurch begründet, dass der degenerative Prozess in jüngerem Alter (unter 30) in der Regel noch nicht sehr ausgeprägt ist und dass mit zunehmendem Alter (über 50) die Elastizität der Bandscheiben so sehr nachlässt, dass eine Verlagerung des Nucleus pulposus seltener zustande kommt und die mechanische Belastung der Wirbelsäule im Alltag nachlässt. In den meisten Studien zum Thema Bandscheibenvorfall liegt das mediane Lebensalter der betroffenen Patienten um das 40. Lebensjahr (Cherkin, 1998a; ten-Brinke, 1999; Brötz, 2001; Brötz, 2003; Brötz, 2010a; Brötz, 2010b).

► **Beruf, Hobbys (Flexionshäufigkeit, Sitzen, Heben).** Bei der Suche nach prädisponierenden Faktoren für die Entwicklung von Bandscheibenschäden in Bezug auf Aktivitäten des täglichen Lebens müssen berufliche und Freizeitaktivitäten gleichermaßen betrachtet werden. Die mechanischen Belastungen, die Bandscheibenschäden verursachen, wurden oben unter Kapitel 2.2 ausgeführt. Häufige oder anhaltende Beugung der Wirbelsäule, Beugen kombiniert mit Drehen sowie schweres Heben wurden in vielen Untersuchungen als auslösende Faktoren für Bandscheibenschäden identifiziert (Adams, 1982; Adams 1985; Adams, 1996; Adams, 2000; Bogduk, 2000). Plötzliche ungewohnte körperliche Belastung kann ebenfalls zu Bandscheibenschäden führen (Adams, 1997; Bogduk, 2000). Über die Druckbelastung in der Bandscheibe beim Sitzen sind unterschiedliche Untersuchungsergebnisse bekannt (Nachemson, 1970; Wilke, 1999). Eventuell ist nicht die Druckbelastung, sondern die Flexion der Wirbelsäule, die mit dem Sitzen verbunden ist, als auslösender Faktor für Beschwerden relevant. Klinisch lässt sich beobachten, dass Patienten mit Bandscheibenschäden, die unter Rücken-, Nacken- oder ausstrahlenden Schmerzen leiden, eine Zunahme ihrer Beschwerden beim Sitzen oder beim Aufstehen vom Sitzen empfinden. Umgekehrt erfahren diese Patienten häufig eine deutliche Besserung ihrer Beschwerden, sobald sie das Sitzen unterlassen.

Die Fortbewegung in Fahrzeugen aller Art kann eine Ursache für Rücken- und Nackenschmerzen sein sowie lumbale und zervikale Bandscheibenvorfälle begünstigen. Vibrationen des ganzen Körpers, die zu der ohnehin schon ungünstigen Sitzposition hinzukommen, werden dafür verantwortlich gemacht. Die Vibrationen führen zur Ermüdung der Muskulatur, die auf eine plötzliche Gewichtsexposition nur verlangsamt reagieren kann. Auf diese Weise ist die Wirbelsäule vor übermäßiger Druckbelastung ungenügend geschützt. Lastwagenfahrer, die nach dem Fahren schwere Gewichte tragen, sind dementsprechend stärker als Busfahrer gefährdet, die Wirbelsäule zu schädigen. Zusätzlich wurde unter Vibration eine größere Höhenminderung der Bandscheiben gemessen als im Sitzen ohne Vibrationen (Pope, 1998).

Ob schwere körperliche Arbeit zu mehr Rückenschmerzen und Bandscheibenschäden führt, wird kontrovers diskutiert. Personen, die schwere körperliche Arbeit ausüben, sind häufiger krankgeschrieben und länger arbeitsunfähig als Personen mit anderer Arbeit (Waddell, 1998).

▸ **Körpergewicht.** Obwohl in vielen Studien der Zusammenhang zwischen Körpergewicht und Rückenschmerzen untersucht wurde, wurde nicht bewiesen, dass Übergewicht Rückenschmerzen verursacht (Leboeuf-Yde, 2000). Auch der Zusammenhang zwischen Bandscheibenvorfällen und Körpergewicht ist unklar. Adipöse Personen neigen aufgrund des Bauchgewichtes zu einer ausgeprägten Lendenlordose. Zusätzlich schränkt das Volumen des Bauches die Flexionsfähigkeit der LWS ein. Aufgrund dieser Gegebenheiten ist es denkbar, dass korpulente Personen weniger zu lumbalen Bandscheibenvorfällen neigen als schlanke Personen.

▸ **Beinlängendifferenz.** Beinlängendifferenzen sind häufig. Die mittlere Beinlängendifferenz einer gesunden Population beträgt 5,5 mm (Grundy, 1984). Die Genauigkeit der Messungen ist zwar umstritten, aber welches Bein kürzer und welches länger ist, kann gut unterschieden werden (Friberg, 1988). Ten-Brinke et al. (ten-Brinke, 1999) untersuchten Patienten, die sich einer lumbalen Bandscheibenoperation unterzogen, und stellten fest, dass der Schmerz bei nahezu 60 % aller Patienten in das kürzere Bein ausstrahlte. Nur bei Patienten ab einem Beinlängenunterschied von 1 cm oder mehr war dieser Zusammenhang statistisch signifikant.

Biomechanisch ist vorstellbar, dass beim Stehen und Gehen auf der Seite des längeren Beines eine Seitneigung mit Drucksteigerung in der Bandscheibe entsteht. Daraus resultiert ein Ausweichen des Nucleus pulposus zur Seite des kürzeren Beines und gegebenenfalls ein Bandscheibenvorfall zu dieser Seite.

▸ **Rauchen.** Rauchen ist ein Risikofaktor für die Entwicklung von Rückenschmerzen und Bandscheibenvorfällen (Waddell, 1987; Scott, 1999). Einerseits begünstigt vermutlich das Rauchen selbst die Degeneration der Bandscheiben durch Reduktion des Stoffwechsels, andererseits führt der Raucherhusten zu einer vermehrten mechanischen Belastung. In einem Tierversuch mit Schweinen wurde gezeigt, dass die Diffusion von Sulfaten, Sauerstoff und Methylglukose in der Bandscheibe nach zweistündiger Zigarettenrauchexposition um 50 % reduziert war (Holm, 1988).

▸ **Körperliche Fitness.** Bei einem Belastungstest der Bandscheiben junger Männer, die durch einen Unfall ums Leben gekommen waren, zeigten sich bei den Personen, die in ihrem täglichen Leben körperlich aktiv gewesen waren, erst bei größerer Belastung Risse im Anulus fibrosus als bei weniger aktiven Personen (Porter, 1989). Eine epidemiologische Untersuchung von Patienten mit lumbalen und zervikalen Bandscheibenvorfällen ergab, dass Personen, die regelmäßig Freizeitsport trieben, seltener von Bandscheibenvorfällen betroffen waren als Personen, die keinen Sport trieben (Mundt, 1993). Der Stoffwechsel der Bandscheibe (s. Kap. 2.1.3) wird durch Bewegungen der Wirbelsäule im Tiermodell aktiviert (Holm, 1983). Solche Befunde lassen vermuten, dass körperliche Aktivität degenerativen Veränderungen des Bandscheibengewebes vorbeugen könnte.

▸ **Vererbung, familiäre Häufung.** Bei der Untersuchung enger Verwandter von Patienten, die an einem Bandscheibenvorfall operiert worden waren, wurden signifikant mehr Hinweise auf degenerative Bandscheibenveränderungen gefunden als bei Menschen ohne Bandscheibenoperationen in der Familie (Matsui, 1998). Aufgrund einer kernspintomografischen Untersuchung der HWS und LWS von 172 eineiigen und 154 zweieiigen Zwillingen wurde postuliert, dass hereditäre Faktoren zu über 70 % für radiologisch fassbare degenerative Veränderungen der Wirbelsäule verantwortlich sind (Sambrook, 1999).

2.6 Verhalten, Aktivität und Selbstbestimmtheit

Mechanische Wirbelsäulenleiden wie der Bandscheibenvorfall oder der Facettenschmerz werden durch das alltägliche Verhalten wesentlich beeinflusst. Also muss das alltägliche Verhalten geändert werden, um dauerhafte Schmerzfreiheit zu erreichen. Krankheit und Physiotherapie haben außerdem immer neben mechanischen auch psychosoziale Effekte (Ramond-Roquin, 2015; Respizzi, 2016). Diese sollten strukturiert in jeder Behandlung berücksichtigt und gesteuert werden. In diesem Abschnitt werden die Aspekte „verhaltensorientiert" (behavioral), „aktiv" (active) und „selbstbestimmt" (self-determined), die das hier beschriebene Konzept wesentlich beeinflussen, näher beleuchtet und der wissenschaftliche Hintergrund dargestellt.

2.6.1 Selbstbestimmungstheorie

Ryan und Deci (Ryan, Deci 2002) gehen in der Selbstbestimmungstheorie (self-determination theory) von drei wesentlichen psychologischen Bedürfnissen aus: Selbstständigkeit, Kompetenz (zusammengesetzt aus Wissen und Können) und Beziehungen zu anderen Menschen. Diese Faktoren treiben die Motivation zu handeln an. Hier geht es nicht um hohe oder niedrige Motivation, sondern um die Qualität der Motivation. Was treibt ein Individuum zu einem bestimmten Verhalten an? Betrachtet als Kontinuum, werden die beiden Extreme als extrinsische, fremdbestimmte Motivation und als intrinsische, selbstbestimmte Motivation bezeichnet. Spaß, Interesse und Herausforderung treiben die intrinsische Motivation an, während die extrinsische Motivation durch Belohnung und Bestrafung gesteuert wird. Das extrinsisch motivierte Individuum fühlt sich unter Druck, ein bestimmtes Verhalten anzunehmen, während das intrinsisch motivierte Individuum Freude erlebt durch ein bestimmtes Verhalten. Intrinsische Motivation führt zu besseren Leistungen und Wohlbefinden (Deci, 2008). Für die aktive Teilnahme an einem Genesungsprozess ist die nahezu autonome Motivation, bei der die persönlichen Werte eine wichtige Rolle spielen, oft erster Antrieb. Man kann nicht immer erwarten, dass die Arbeit an Genesung Freude macht, sie sollte aber mit den persönlichen Wertvorstellungen übereinstimmen. Information z. B. über gesund und krank machende Mechanismen und Verhaltensweisen unterstützen diese identifizierte Motivation. Ed Deci schlägt Lehrenden vor, sich die Frage „Wie kann man die Bedingungen schaffen, dass der andere sich selbst motivieren kann?" zu stellen statt der Frage „Wie kann ich den anderen motivieren?" (siehe auch Ed Deci in TED Talks, www.youtube.com/watch?v=VGrcetsOE6I).

Für die Physiotherapie, die Patienten zur aktiven Teilnahme an ihrem Genesungsprozess motivieren will, haben diese Erkenntnisse eine große Bedeutung. Die Therapeuten sind herausgefordert, zunächst die Perspektive des Patienten kennenzulernen. Danach müssen Informationen zu gesundheitsförderndem Verhalten folgen und das Interesse der Patienten an den Übungen geweckt werden. Für den Patienten sollte spürbar werden, dass Übungen und Verhaltensänderungen ihm guttun und im Idealfall Spaß machen. Gleichzeitig sollte dem Patienten stets klar sein, dass er frei ist, sich für oder gegen ein bestimmtes Verhalten zu entscheiden. Er trägt dann entsprechend auch die Verantwortung für die Folgen seines Verhaltens – bei Besserung seines Gesundheitszustands ebenso wie bei Verschlechterung. Kommt der Patient wiederholt zur Behandlung und berichtet, ein schlechtes Gewissen zu haben, weil er nicht geübt hat, ist er auf einer ungünstigen, fremdbestimmten Motivationsschiene. Da selbstbestimmte Zielsetzung und selbstbestimmtes Üben besser zum Beibehalten der Übungen sowie zu besserer körperlicher und psychischer Gesundheit als von außen angetriebene Motivation führen (Teixeira, 2012), sollte das Verhalten des Therapeuten den Patienten entsprechend begleiten. ▶ Tab. 2.5 stellt das Kontinuum zwischen Fremdbestimmung und Selbstbestimmung entsprechend der Self-Determination Theory von Ryan und Deci dar.

Das Thema wurde in der Studie CONNECT (communication style and exercise compliance in physiotherapy) aufgenommen. Hier soll untersucht werden, ob Patienten mit chronischen Rückenschmerzen, die von speziell in diesen Prinzipien geschulten Physiotherapeuten behandelt wurden, besser den Empfehlungen für Aktivität folgen (Lonsdale, 2012). Allerdings gingen die Planer der Studie davon aus, dass eine Stunde Unterricht zur Auffrischung der aktuellen Erkenntnisse zur Physiotherapie von chronischen Rückenschmerzen ausreichen, um alle Behandler und damit deren Behandlungen auf dasselbe Niveau zu bringen. Das wäre in Deutschland unrealistisch, wo die Behand-

Tab. 2.5 Kontinuum zwischen Fremdbestimmung und Selbstbestimmung entsprechend der Self-Determination Theory von Ryan und Deci.

Fremdbestimmung und Selbstbestimmung				
Motivation	fremdbestimmt	eher fremdbestimmt	eher autonom	autonom
Regulierung	extern	introjiziert	identifiziert	integriert
Steuerungsprozess	Belohnung und Strafe	Selbstwertgefühl, Stolz und Schuldgefühle, Angst	persönliche Wertvorstellung	intrinsische Motivation, die Aktion selbst bereitet Freude
Motto	„Weil ich von anderen unter Druck gesetzt werde“	„Weil es mir peinlich wäre, wenn ich es nicht tue“	„Weil ich glaube, dass es gut für mich ist“	„Weil es mir Spaß macht“, „Weil es mir guttut“

In Anlehnung an Wikipedia „Selbstbestimmungstheorie“ und Figur 1 aus Lonsdale et al. 2012

lungsstrategien von Training an unterschiedlichen Geräten über manuelles Geraderücken der Wirbelsäule, manuelle Therapie, Aktivieren von Energieströmen, funktionellem Training bis hin zu spezifischen Übungen mit Bewegungen und Stabilisierung der Wirbelsäule reichen. Auch wurden nur 8 Stunden Unterricht zur Verbesserung der Kommunikation der Physiotherapeuten, die in dem entsprechenden Studienarm behandelten, hin zu mehr Unterstützung der Selbstbestimmung vorgesehen. Angesichts der schwierigen Aufgabe für die Physiotherapeuten scheint die Schulung einen zu geringen Umfang zu haben. Schließlich muss man nicht nur Wissen zu Motivation und Selbstbestimmung erlangen, sondern auch das entsprechende Können erwerben, die Prinzipien zur Unterstützung der Patienten umzusetzen. Der Studienplan weist hier Mängel auf, die zum Scheitern führen könnten. Ob so eine aussagekräftige und umsetzbare Erkenntnis zum Nutzen einer Kommunikation entsprechend der Selbstbestimmungstheorie zu gewinnen ist? In Übersichtsarbeiten zur Umsetzung von Übungsempfehlungen werden zwar Hinweise gefunden, dass Selbstmanagement-Techniken hilfreich sein können. Die Qualität der Studien ist aber zu gering, um klare Empfehlungen auszusprechen (Jordan, 2010).

Estabrooks et al. (Estabrooks, 2003) schlugen folgendes Vorgehen für die Implementierung aktiver Therapie vor:

- Untersuche den momentanen Stand körperlicher Aktivität, die Möglichkeiten, Einstellungen und das Wissen.
- Gib Informationen zu Gesundheitsrisiken, Vorteilen von Veränderung, weise angemessene Aktivität an.
- Stimme einen persönlichen Plan ab mit angemessenen Zielen.
- Hilf, Hindernisse zu erkennen und zu überwinden.
- Organisiere Nachuntersuchungen per Telefon oder Brief.

Dieser Struktur folgt auch das hier beschriebene Konzept von BASE PT. Die Untersuchungsverfahren werden in Kapitel 3 und Kapitel 4 erläutert. Erklärungen für den Patienten werden im aktuellen Kapitel und immer wieder im Buch vorgeschlagen. Der Aufbau des Übungsplans findet sich in den Kapiteln zur Therapie und zur Rehabilitation und Prävention. Bezüglich der Zielsetzung ist bei Wirbelsäulenleiden die Schmerzfreiheit als oberstes Ziel selbstverständlich. Nach einem Bandscheibenvorfall kann in der Regel auch normale Belastbarkeit erreicht werden. Reduktion von Lähmungen und Sensibilitätsstörungen können weitere Ziele sein. In dieser Kategorie muss auch erörtert werden, welche Wege zur Zielerreichung sich der Patient vorstellt. Möchte er durch die heilenden Hände des Physiotherapeuten, durch eine schnelle Spritze, das operative Geschick eines Chirurgen oder durch eigene Aktivität wieder schmerzfrei und belastbar werden? Hier liegt der direkte Übergang zu Kategorie 4: Hindernisse. Eine passive, ohnmächtige Einstellung kann ein Hindernis vor der unbedingt notwendigen aktiven Teilnahme am Heilungsprozess bei Wirbelsäulenleiden sein. Weitere Hindernisse können die Gestaltung des Arbeitsplatzes, zu kurze Arbeitsunfähigkeit durch Angst vor Arbeitsplatzverlust oder übermäßiger Arbeitseifer sein. Auch Unlust, zur Arbeit zu gehen, und übersteigerte Angst vor Schmerzen behindern den Heilungsverlauf. Die hier empfohlene Begleitung der Patienten bis zu normaler Belastbarkeit kann als Nachuntersuchung angesehen werden. Der Patient erreicht im Idealfall unter Anleitung des Physiotherapeuten eine Verhaltensänderung im Alltag, die ungünstige Belastungen verringert und ausgleicht. Ein kleines Übungsprogramm, das der Patient als tägliche Routine übernimmt, führt zusätzlich zur Belastungssteigerung und Kräftigung.

2.6.2 Locus of control

Ein weiteres wesentliches psychologisches Modell beschäftigt sich mit der Kontrollüberzeugung (locus of control). Die interne und externe Kontrollüberzeugung stehen hier in Form eines Kontinuums im Gegensatz zueinander. Eine Person mit interner Kontrollüberzeugung geht davon aus, dass sie den Verlauf ihres Lebens überwiegend selbst kontrolliert, während eine Person mit externer Kontrollüberzeugung davon ausgeht, dass ihr Leben überwiegend durch das Schicksal oder durch andere Personen bestimmt wird (Rotter, 1966; Hill, 2011, Zusammenfassung unter www.teachinternalcontrol.com). Auf die Frage „Warum hast du eine schlechte Note in der Mathematikarbeit erhalten?" wird derjenige mit interner Kontrollüberzeugung antworten: „Weil ich zu wenig konnte", während der mit externer Kontrollüberzeugung z. B. antworten würde: „Weil der Lehrer mich nicht leiden kann." Die Einstellung hat einen Effekt auf das Verhalten. In diesem Beispiel wird derjenige mit interner Kontrollüberzeugung mehr lernen, um das nächste Mal eine bessere Note zu erlangen. Derjenige mit externer Kontrollüberzeugung fühlt sich dem böse gesinnten Lehrer hilflos ausgeliefert, bleibt passiv und erfolglos. Ein Individuum mit interner Kontrollüberzeugung übernimmt mehr Verantwortung, lernt mehr aus Erlebnissen und arbeitet intensiver an Problemlösungen. Interne Kontrollüberzeugung korreliert mit besseren Schulnoten, höherem akademischem Niveau, höherem Einkommen und besserer Teilnahme an Gesundheitsfürsorge (Hill, 2011).

Bezogen auf den Rückenschmerz führt die Annahme eines schicksalhaften Auftretens („Ich habe nichts Besonderes gemacht, da ist es mir reingefahren") zu einer eher passiven Heilungsvorstellung („Machen Sie was, damit der Schmerz weggeht"). Oft kann nur der geschulte Therapeut den Zusammenhang des Auftretens von Rückenschmerzen mit einem bestimmten Verhalten des Patienten erkennen – z. B. zu häufiges Beugen der Wirbelsäule. Daraus ergibt sich für den Therapeuten die Aufgabe, den mechanischen Zusammenhang zwischen Verhalten und Schmerz zu erkennen, zu erklären und ein gezieltes schmerzlinderndes Verhalten vorzuschlagen. Interne Kontrollüberzeugung kann man lernen, Hilflosigkeit auch. BASE PT fördert die Selbstkontrolle und aktive Teilhabe am Genesungsprozess.

3 Ärztliche Diagnostik und Therapie bei Bandscheibenvorfällen

Die zweifelsfreie Zuordnung von Nacken- und Rückenschmerzen zu einem Krankheitsbegriff ist häufig nicht möglich. Muskeln, Sehnen, Bänder, Knochen, Gelenke, Bandscheiben und Nervenwurzeln werden für die Entstehung solcher Schmerzen verantwortlich gemacht. Die große Mehrheit der Patienten mit Rückenschmerzen erhält unspezifische Diagnosen. Nur selten werden Bandscheibenvorfälle, Spinalkanalstenose oder andere zugrunde liegende Erkrankungen wie Aortenaneurysma oder Tumoren diagnostiziert. Als Diagnosen werden ansonsten häufig Symptom- oder Syndrombezeichnungen benutzt, die keinen Rückschluss auf die mutmaßliche Ursache erlauben. Zervikalsyndrom, Schulter-Nacken-Syndrom oder Zervikalgie sind Diagnosen für Störungen im Bereich der HWS. Lumbalgie, Lumboischialgie oder Ischiasschmerz sind Diagnosen für Störungen im Bereich der LWS. Polytopes Schmerzsyndrom, Fibromyalgie oder chronisches Schmerzsyndrom sind Diagnosen, die für Schmerzen im Bereich des ganzen Körpers stehen können. Neben strukturellen Veränderungen im Bereich der Wirbelsäule wird auch die Somatisierung psychosozialer Probleme oft für Schmerzen, insbesondere Rückenschmerzen, verantwortlich gemacht (Waddell, 1980; Waddell, 1987; Waddell, 1998; Boos, 1995; Hildebrand, 1996; Hasenbring, 1999; Shmagel, 2016) (s. a. Kapitel 11). Viele Diagnosen bleiben somit hypothetisch und erlauben keine spezifische krankheitsorientierte Therapie. An dieser Situation haben auch die modernen Methoden der Schnittbildgebung wie CT und Kernspintomografie (Magnetresonanztomografie, MRT) wenig geändert.

Bei der Computertomografie (CT) handelt es sich um ein computergestütztes röntgenologisches Verfahren, das auf der Tatsache basiert, dass Röntgenstrahlen durch verschiedene Gewebe unterschiedlich stark abgeschwächt werden. Durch Aufsummierung solcher Abschwächungseffekte lassen sich verschiedene Gewebe in einer Art und Weise abgrenzen, die weit über die Möglichkeiten der konventionellen Röntgendiagnostik hinausgeht. Die MRT beruht nicht auf dem Einsatz von Röntgenstrahlen, sondern ist ein elektromagnetisches Verfahren, das darauf beruht, dass Veränderungen der Ausrichtung von Wasserstoffkernen im Körper, die sich nach Einwirkung eines starken äußeren Magnetfeldes ergeben, durch die Aussendung elektromagnetischer Wellen erfasst werden können. Bei beiden Verfahren kann Kontrastmittel eingesetzt werden, das den Informationsgehalt dieser Untersuchungstechniken deutlich verbessert, z. B. wenn es um den Nachweis von Entzündungen oder Tumoren geht. Bei der MRT kommen verschiedene Abbildungsformen zum Einsatz, die z. B. als T 1-gewichtete oder T 2-gewichtete Sequenzen bezeichnet werden. T 1-gewichtete Sequenzen werden vor allem benutzt, wenn Kontrastmittelaufnahme nachgewiesen werden soll, T 2-gewichtete Sequenzen sind geeignet, um Veränderungen des Wassergehalts von Geweben bzw. der Binnenstruktur von Geweben zu beurteilen. Laien auf dem Gebiet der Radiologie, wie z. B. die meisten Physiotherapeuten und Patienten, können auf T 2-gewichteten sagittalen Sequenzen Bandscheibenverlagerungen gut erkennen.

CT und MRT haben neue Dimensionen für die Diagnostik vieler neurologischer Krankheitsbilder eröffnet. Die Aussagekraft dieser neuroradiologischen Untersuchungen ist jedoch begrenzt, wenn kein klarer Bezug zwischen den klinischen Beschwerden und dem bildgebenden Befund hergestellt werden kann. Auch CTs und MRTs asymptomatischer Personen zeigen Bandscheibenvorwölbungen und degenerative Veränderungen der Facettengelenke, insbesondere bei älteren Patienten. Bei über 60-jährigen Personen ohne anamnestische Hinweise auf Symptome vonseiten der lumbalen Wirbelsäule fanden sich in 36 % der Fälle Bandscheibenvorfälle und eine Spinalkanalstenose in 21 % (Boden, 1990). Eine ähnliche kernspintomografische Untersuchung von 60 asymptomatischen Personen im Alter von 20–50 Jahren zeigte, dass Bandscheibenprotrusionen und T 2-Signalveränderungen der Zwischenwirbelräume so häufig waren, dass sie als Korrelat klinischer Beschwerden ungeeignet sind. Demgegenüber fanden sich bei den asymptomatischen Personen dieser Altersgruppe nur selten Bandscheibenvorfälle mit Sequestrierung und Wurzelkompression sowie Veränderungen der Endplatten (Weishaupt, 1998). Auch im Bereich der HWS zeigen sich bei jungen asymptomatischen Personen oft Veränderungen, und nur Bandscheibenvorfälle, nicht aber Protrusionen oder degenerative Veränderungen korrelierten mit der anamnestischen Angabe von Nackenbeschwerden (Siivola, 2002). Somit kann bei Patienten mit neuroradiologisch nachgewiesener Bandscheibenprotrusion oder degenerativen Veränderungen der Facettengelenke nicht immer davon ausgegangen werden, dass diese Befunde auch für die Symptome verantwortlich sind. Deshalb stehen sorgfältige Anamneseerhebung und klinisch-neurologische Untersuchung bei der Abklärung von Wirbelsäulensyndromen nach wie vor an erster Stelle, und die Möglichkeiten der physiotherapeutischen mechanischen Diagnostik könnten, wenn sie mehr genutzt würden, einen wesentlichen Beitrag leisten.

3.1 Anamnese und klinische Untersuchung

3.1.1 Anamnese

Die sorgfältige Anamneseerhebung erlaubt in aller Regel, die Diagnose eines Bandscheibenvorfalls zu stellen und die wichtigsten Differenzialdiagnosen abzugrenzen. Liegt kein Vorfall, sondern nur eine Protrusion oder ein Bandscheibenschaden vor, der fluktuierende Beschwerden in Form von Lumbalgie oder Lumboischialgie verursacht, kann die Diagnose schwieriger sein. Der Beginn der Beschwerdesymptomatik lässt erkennen, ob ein klassisches Beugetrauma vorliegt, d. h. Tragen von Getränkekisten, Helfen beim Umzug, langes Sitzen etc. Die Verstärkung lumboischialgiformer Beschwerden durch Husten, Niesen oder Pressen gilt als charakteristischer Hinweis auf das Vorliegen eines Bandscheibenvorfalls. Diesem Phänomen liegt vermutlich eine lokale intraspinale Druckerhöhung durch venösen Rückstau zugrunde, der wiederum durch den erhöhten intraabdominellen Druck erklärt werden kann, der diesen Manövern gemeinsam ist. Andererseits kommt es vermutlich bei vielen Patienten bei Husten, Niesen oder Pressen auch zur Flexion der Wirbelsäule und dadurch zu einer Verstärkung der Symptomatik. Lange anhaltender Husten kann das Auftreten von Bandscheibenvorfällen begünstigen.

Die differenzielle Ausprägung der Beschwerden in Abhängigkeit von der Körperposition und von körperlicher Belastung liefert wertvolle Informationen über die Ursache. Patienten mit lumbalen und zervikalen Bandscheibenvorfällen erfahren im Liegen bzw. in Ruhe eher eine Linderung der Schmerzen, Patienten mit lumbalen Bandscheibenvorfällen berichten von einer Schmerzzunahme beim Sitzen und beim Aufstehen vom Sitzen. Langes Sitzen ist auch für Patienten mit Gleitwirbelbildung (Spondylolisthese), bei denen es durch Lockerung und Gefügeveränderung im Bereich der kleinen Wirbelgelenke zu einem Verrutschen eines Wirbels über den anderen kommt, in der Regel des vierten über den fünften Lendenwirbelkörper oder des fünften Lendenwirbelkörpers über den ersten Sakralwirbelkörper, meist eine unangenehme Position. Diese Patienten berichten zudem oft über eine Zunahme der Beschwerden bei längerem Stehen und Bergabgehen, also bei jeder statischen Belastung und bei Streckung der Wirbelsäule. Eine deutliche Belastungsabhängigkeit von Lumboischialgien mit nahezu Beschwerdefreiheit im Liegen und im Sitzen und Zunahme von Schmerzen vor allem beim Stehen und längeren Gehen ist charakteristisch für Patienten mit lumbaler Spinalkanalstenose. Limitierend für die Gehstrecke sind entweder Schmerzen oder ein Schwächegefühl. Beim Sitzen oder z. B. an einem Geländer nach vorne angelehntem Stehen können diese Patienten eine Linderung ihrer Beschwerden erfahren, bevorzugt wird jedoch das Liegen. Treten vor allem Schmerzen auf, so ist differenzialdiagnostisch an eine periphere arterielle Verschlusskrankheit der Beine zu denken. Lassen sich anamnestisch weder der Beginn der Symptomatik noch ein wesentlich fluktuierender Verlauf erfragen, so liegt einer Schmerzsymptomatik eher ein chronisch degeneratives Leiden des Bewegungsapparats oder ein Tumorleiden zugrunde. Bei unerwünschtem Gewichtsverlust, allgemeinem Unwohlsein, allgemeinem Schwächegefühl und einer Tumorerkrankung in der Vorgeschichte sollte der Verdacht auf eine Manifestation eines Tumorleidens ausgeräumt werden. Bei anamnestischen Hinweisen auf einen Sturz oder eine andersartige Verletzung muss röntgenologisch eine Fraktur ausgeschlossen werden. Treten zusätzlich zu Beschwerden vonseiten der zervikalen Wirbelsäule bei Kopfbewegungen neurologische Symptome wie Schwindel und in Einzelfällen Sehstörungen auf, so kann (selten) eine knöchern-mechanische Beeinträchtigung des Blutflusses in der A. vertebralis bzw. A. basilaris durch degenerative Veränderungen der HWS die Ursache sein. Ist die Anamneseschilderung ausgesprochen inkonsistent oder wenig präzise, so sollte an psychosoziale Faktoren gedacht werden, die zu der Schmerzsymptomatik beitragen oder diese unterhalten. Je länger eine Schmerzsymptomatik besteht, desto mehr hat sich in der Regel die Umwelt des Patienten auf sie eingestellt (primärer und sekundärer Krankheitsgewinn), und desto eingreifender sind die Konsequenzen einer erfolgreichen Behandlung der Schmerzen. Steht z. B. die Berentung aufgrund von Rückenschmerzen im Raum und wird vom Patienten gewünscht, so ist jegliche Therapie der die Berentung begründenden Symptomatik wenig erfolgversprechend.

3.1.2 Klinisch-neurologische Untersuchung

Alle Patienten mit Schmerzen im Bereich der Wirbelsäule sollten zumindest einmal komplett klinisch-neurologisch untersucht werden, auch wenn sich aus der Anamnese bereits die dringende Verdachtsdiagnose auf ein definiertes Krankheitsbild ergeben hat. Die umfassende neurologische Untersuchung schließt aus, dass zusätzliche neurologische Defizite übersehen werden, die dem Patienten bisher nicht selbst bewusst geworden sind.

Bei Patienten mit isolierten Bandscheibenleiden ist der Hirnnervenstatus regelrecht. Die Analyse von Stand und Gang gibt Aufschluss über den Grad der Schmerzsymptomatik und eventuell unbewusst eingenommene Schonhaltungen. Sie kann auch differenzialdiagnostische Hinweise auf andere Erkrankungen, z. B. Hüftleiden, geben. Neben der Untersuchung des normalen Stands und Ganges werden erschwerte Stand- und Gangproben durchgeführt. Zehen- und Fersengang lassen u. a. ausgeprägte Paresen der L 5- und S 1-versorgten Muskulatur erkennen (s. a. Kap. Muskelfunktionstests). Der Seiltänzergang, bei dem auf möglichst gerader Linie wechselweise Ferse an Zeh gesetzt wird, ist ein globaler Test der Koordination, der vor allem bei Polyneuropathien und Kleinhirnerkrankungen auffällige Befunde erbringt. Beim Romberg-Versuch werden die Füße parallel nebeneinander gestellt und die Augen geschlossen. Unsicherheiten hier deuten auf eine primäre Störung der sensiblen (afferenten) Information über die Position der unteren Extremitäten im Raum hin, z. B. aufgrund einer peripheren Neuropathie bei Diabetes mellitus oder chronischer Alkoholkrankheit. Zudem führen Erkrankungen im Kleinhirn zu einer Koordinationsstörung von Stand und Gang. Der Romberg-Stehversuch sollte bei Patienten mit Bandscheibenleiden normal verlaufen, allenfalls kann die Beweglichkeit schmerzhaft eingeschränkt sein, sodass der Patient die Durchführung des Tests verweigert.

Als Maß der Wirbelsäulenbeweglichkeit wird bei der neurologischen Untersuchung meist der Finger-Boden-Abstand bestimmt. Dieser ist – in Abhängigkeit von Alter und anderen mechanischen Faktoren wie Adipositas – in der Regel null oder beträgt nicht mehr als 20 cm, und es sollte durch diesen Test kein Schmerz im Bereich der Wirbelsäule oder der Beine ausgelöst werden. Auf die diagnostische Bedeutung der Nervendehnungszeichen wird in vielen anderen Kapiteln eingegangen. Im Liegen werden das Anheben des gestreckten Beines (SLR- oder Lasègue-Test) und das Beugen des Knies in Bauchlage (Prone-Knee-bend-Test, PKB oder „umgekehrter Lasègue") durchgeführt (s. a. Kap. Nervendehnungstests der unteren Extremität). Bei diesem Untersuchungsgang sollte auch die schmerzfreie Beweglichkeit im Hüftgelenk getestet werden, um ein Hüftleiden nicht zu übersehen. Differenzialdiagnostisch kann bei ausstrahlenden Schmerzen im Bereich von Hüfte und Beinen auch ein schmerzhaftes Iliosakralgelenk vorliegen. Da keine der ärztlichen und physiotherapeutischen diagnostischen Untersuchungsmethoden die Diagnose eines Schmerzsyndroms des Iliosakralgelenks zuverlässig erlaubt (Dreyfuss, 1996; Hansen, 2007; Hansen, 2012), muss ggf. zur Abklärung eine diagnostische Schmerzblockade des Iliosakralgelenks durchgeführt werden.

Tab. 3.1 Klassifikation der Kraftgrade.

Kraftgrad	Definition
5	5-mal volles Bewegungsausmaß gegen kräftigen Widerstand auf dem Weg und am Ende
4	volles Bewegungsausmaß gegen mäßigen Widerstand auf dem Weg und am Ende
3	volles Bewegungsausmaß gegen die Schwerkraft
2	volles Bewegungsausmaß ohne Schwerkraft
1	sichtbare oder spürbare Muskelspannung ohne Bewegungseffekt
0	keine sichtbare oder spürbare Muskelspannung

Besondere Bedeutung für die neurologische Untersuchung von Patienten mit Verdacht auf Bandscheibenleiden besitzt die Prüfung der groben Kraft in den Kennmuskeln (s. a. Kap. 2.1.4, Kap. Muskelfunktionstests und Kap. 8.3.1). Die Beurteilung der Kraft folgt folgender Einteilung:

Im Zweifelsfall, vor allem bei leichtgradigen Paresen, sollte dokumentiert werden, was der Patient konnte und wozu er nicht in der Lage war. Subeinteilungen wie Paresen der Kraftgrade 5–, 4– oder 4 + sind nicht standardisiert und weniger hilfreich als die präzise Dokumentation des Defizits, d. h. in welchem Ausmaß der Patient bei welcher Bewegung welches Defizit zeigte. Die Kompression einer Nervenwurzel führt zu einer peripheren Lähmung, die durch schlaffen Muskeltonus, Reduktion oder Verlust des Muskeleigenreflexes und im längeren Verlauf Atrophie der Muskulatur gekennzeichnet ist. Ein thorakaler oder zervikaler Bandscheibenvorfall kann jedoch nicht nur zur peripheren Lähmung in Höhe des betroffenen Segments, sondern durch mediane Kompression des Rückenmarks zu einer Querschnittsymptomatik unterhalb des betroffenen Niveaus führen. Hier handelt es sich um eine zentrale Lähmung, meist symmetrisch ausgeprägt, beider Beine, die nach Abklingen der akuten Phase durch Muskeltonuserhöhung, Steigerung des Reflexniveaus unterhalb der Läsionshöhe und Auftreten pathologischer Reflexe (Pyramidenbahnzeichen) gekennzeichnet ist.

Bei der Testung der Sensibilität werden in der Regel die folgenden Qualitäten untersucht:

- Berührung,
- Schmerz (und Temperatur),
- Lagesinn,
- Vibrationsempfinden (Pallästhesie).

Bei der Prüfung der Berührungsempfindlichkeit (Ästhesie) wird die Haut mit einem definierten Stimulus, meist den eigenen Fingerkuppen, berührt, an den Extremitäten jeweils im direkten Seitenvergleich. Das Berührungsempfinden kann reduziert (Hypästhesie) oder aufgehoben (Anästhesie) sein. Gelegentlich werden spontan oder bei dieser Testung unangenehme Missempfindungen berichtet (Dysästhesie). Als Allodynie wird die Wahrnehmung von Schmerzen bei Reizen bezeichnet, die normalerweise keinen Schmerz auslösen. Das Schmerzempfinden wird mit einem spitzen Gegenstand, z. B. einer aufgeklappten Büroklammer, im Seitenvergleich getestet. Zur Testung des Temperaturempfindens stehen spezifische Testgeräte mit den Qualitäten heiß und kalt zur Verfügung, die jedoch in der klinischen Routine entbehrlich sind, weil in aller Regel die Schmerztestung ausreichend ist. Berührungsempfindlichkeit und Schmerz bzw. Temperatur werden an den Extremitäten von distal nach proximal getestet und dann gezielt an Hautarealen, die der Patient als sensibilitätsgestört angibt. Dieses Areal wird durch Festlegung der Grenzen von innen nach außen sowie von außen nach innen in alle Richtungen abgegrenzt.

Lagesinn (Bewegungssinn) und Vibrationsempfinden erfordern vermutlich weitestgehend dieselben Strukturen des Nervensystems. Die Überprüfung des Vibrationsempfindens ist hier der deutlich sensitivere Test, d. h. Patienten mit intaktem Lagesinn können durchaus Defizite bei der Prüfung des Vibrationsempfindens (Pallästhesie) aufweisen, kaum aber *vice versa*, zumindest nicht bei peripheren Läsionen des Nervensystems. Die Untersuchung beginnt distal an den Zehen- oder Fingerendgelenken. Der Lagesinn wird dadurch geprüft, dass die Gelenkstellung passiv ohne Sichtmöglichkeit verändert wird (nach oben oder nach unten) und dass der Patient die Richtung der Auslenkung erkennen muss. Bei intaktem Lagesinn werden auch minimale Änderungen der Gelenkposition wahrgenommen.

Die Pallästhesie wird mit einer Stimmgabel getestet, auf der mittels einer in Achtel aufgeteilten Skala geprüft werden kann, bei welcher Intensität der Schwingung die Vibration noch wahrgenommen wird. Ein gesunder jüngerer Proband erreicht 8/8, bei älteren Patienten (> 60 Jahre) findet sich oft eine Reduktion des Vibrationsempfindens (Pallhypästhesie) ohne Krankheitswert. Der Verlust des Vibrationsempfindens wird als Pallanästhesie bezeichnet.

Symmetrische Störungen der Sensibilität, die distal betont sind und an den Zehen und Füßen beginnen, finden sich vor allem bei Patienten mit Polyneuropathien. Bei Bandscheibenvorfällen mit Wurzelkompressionssyndromen hingegen zeigen sich typischerweise umschriebene Areale reduzierter Sensibilität (Berührung, Schmerz, Temperatur), die einem bestimmten Dermatom zuzuordnen sind, während Lagesinn und Vibrationsempfinden intakt sind. Ein besonderes Syndrom im Zusammenhang mit Bandscheibenleiden ist die oft symmetrische Sensibilitätsstörung der sakralen Segmente, das wegen seiner Topografie als *Reithose* bezeichnet wird (s. a. ▸ Abb. 2.4). Eine Reithosenanästhesie ist ein wichtiges Symptom, das auf die Kompression der Cauda equina, meist durch einen großen lumbalen Bandscheibenvorfall, hinweist und deshalb eine umgehende weitere Abklärung erfordert. Bei Myelonkompression durch zervikale oder thorakale Bandscheibenvorfälle können symmetrische Störungen aller Qualitäten der Sensibilität unterhalb der Läsionshöhe auftreten. Diese beginnen in aller Regel distal und steigen keinesfalls immer bis zur Läsionshöhe auf. Da vor allem bei großen medianen Bandscheibenvorfällen die Gefahr der Beeinträchtigung von Blasen- und Mastdarmfunktion besteht, sollte anamnestisch nach solchen Störungen spezifisch gefragt werden. Da Harnverhalt bei solchen Patienten als akutes Symptom früher auftritt und häufiger als Harninkontinenz ist, jedoch oft nicht wahrgenommen wird, sollte durch Einmalkatheterismus oder Sonografie nach dem willkürlichen Versuch der maximalen Blasenentleerung sichergestellt werden, dass eine vollständige Blasenentleerung möglich ist und keine Restharnbildung besteht. Gesunde Menschen zeigen keinen Restharn, Restharnmengen über 100 ml sollten nicht dauerhaft toleriert werden. Die Mastdarmfunktion kann im Rahmen der klinisch-neurologischen Untersuchung durch Prüfung des Analsphinktertonus und durch Auslösung des Analreflexes überprüft werden. Da der Analreflex inkonsistent ausgeprägt ist, ist seine Untersuchung weniger hilfreich als die Prüfung des Sphinktertonus, und man wird sich im Zweifelsfall vor allem an den Angaben des Patienten zur Stuhlentleerung orientieren.

3.2 Apparative Diagnostik

3.2.1 Elektromyografie

Die elektrophysiologische Zusatzdiagnostik spielt gegenüber Anamnese, klinisch-neurologischer Untersuchung und bildgebenden Verfahren in der Diagnostik von Bandscheibenvorfällen eine untergeordnete Rolle, hat jedoch einen Stellenwert. Bei der Elektromyografie (EMG) wird eine dünne Nadelelektrode in den Muskel eingeführt und die elektrische Aktivität in Ruhe und bei willkürlicher Muskelanspannung beurteilt. Das Einführen der Nadel in den Muskel kann als schmerzhaft empfunden werden. Nach der Untersuchung können für 1–2 Tage Schmerzen im Bereich der untersuchten Muskeln empfunden werden. Der gesunde Muskel ist bei Entspannung elektrisch ruhig, ab einem bestimmten Ausmaß der Schädigung motorischer Nerven oder Nervenwurzeln lässt sich jedoch pathologische Spontanaktivität als floride *Denervierung* nachweisen. Da sich dieses pathologische Muster erst entwickelt, wenn es zu einer strukturellen Degeneration von Axonen bis nach distal gekommen ist, dauert es etwa 10 Tage nach der Ausbildung einer Parese, bis das Elektromyogramm einen entsprechenden Befund zeigt. Zur Beurteilung des Ausmaßes einer akut aufgetretenen Parese ist das Elektromyogramm deshalb ungeeignet. Hilfreich kann diese Untersuchung jedoch zur Beurteilung des Ausmaßes chronischer Vorschädigung und zur Abgrenzung von motorischem Faserverlust gegenüber reiner Dysfunktion (Leitungsblock) und von Nervenwurzelläsionen gegenüber einer Schädigung von Nerven im peripheren Verlauf sein. Bei einer länger bestehenden Neuropathie würde die Elektromyografie Veränderungen zeigen, die dem Verteilungsmuster peripherer Nerven folgen, außerdem Veränderungen in der Elektroneurografie.

3.2.2 Elektroneurografie

Die differenzialdiagnostische Abgrenzung von Wurzelkompression bei Bandscheibenleiden gegenüber einer Polyneuropathie gelingt besser durch die Elektroneurografie als durch die Elektromyografie. Bei der Elektroneurografie werden die Leitgeschwindigkeit der Nerven und die Höhe (Amplitude) der sensiblen Nervenaktionspotenziale oder der Muskelsummenaktionspotenziale bei peripherer Nervenstimulation untersucht. Der periphere Nerv wird über geeigneten Hautstellen elektrisch gereizt, und die Reizantwort an anderer Stelle wird über dem Verlauf der entsprechenden Nerven oder über dem Zielmuskel registriert. Eine Reduktion der Nervenleitgeschwindigkeit findet sich bei einer demyelinisierenden Neuropathie, weil die Myelinscheiden für die hohe Leitungsgeschwindigkeit myelinisierter peripherer Axone verantwortlich sind. Solange die Axone jedoch in ihrer Integrität nicht beeinträchtigt sind, bleibt die Höhe (Amplitude) des Nervenaktionspotenzials normal. Betrifft eine Neuropathie hingegen primär die Axone, so reduziert sich das sensible Nervenaktionspotenzial oder Muskelsummenaktionspotenzial, ohne dass sich die Nervenleitgeschwindigkeit ändert. Bei akuter Wurzelkompression sind Nervenleitgeschwindigkeit und Amplitude der Nerven, die diese Wurzel mitversorgen, unverändert, da die Stimulation und Messung bei dieser Methode in der Peripherie, deutlich distal der Wurzel, erfolgen. Wenn im Rahmen der chronischen Wurzelkompression jedoch Axone zugrunde gehen, kann es auch nach Bandscheibenvorfällen zu einer Reduktion der motorischen Amplituden kommen. Die sensiblen Amplituden sind in diesem Fall in aller Regel nicht betroffen, weil die ersten Nervenzellkörper der sensiblen (afferenten) Leitungsbahn in den extraforaminal gelegenen Hinterwurzelganglien liegen. Aufgrund dieser Lage werden die afferenten Fasern, die bei der Neurografie gemessen werden, nicht von der Kompression betroffen. Besonders wertvoll ist die Neurografie, wenn trotz sorgfältiger klinischer Untersuchung offen bleibt, ob (vor allem) eine Großzehenheberparese auf eine periphere Läsion des N. peroneus oder eine Kompression der L5-Wurzel zurückzuführen ist.

3.2.3 Evozierte Potenziale

Die Bestimmung der evozierten Potenziale lässt erkennen, ob irgendwo innerhalb des peripheren oder zentralen Nervensystems eine Leitungsverzögerung auftritt. Da die zentrale Leitung nicht ohne Weiteres direkt gemessen werden kann, wird sie indirekt durch Bestimmung der Gesamtleitungszeit und dann Subtraktion der peripheren Leitungszeit bestimmt. Die periphere Leitungszeit wird in der Regel mithilfe der F-Wellen-Untersuchung festgelegt, die die retrograde Leitungszeit bei peripherer Stimulation bis in das Rückenmark und wieder zurück in die Peripherie ergibt. Dann kann die zentralmotorische Leitungszeit mittels Magnetstimulation gemessen werden (motorisch evozierte Potenziale, MEP). Hier wird über der motorischen Hirnrinde von außen über dem Knochen mit einer Magnetspule stimuliert und distal an Hand oder Fuß abgeleitet. Zieht man die periphere motorische Leitungszeit ab, so erhält man die Zeit der Leitung von der motorischen Rinde bis zu den motorischen Vorderhornzellen des Rückenmarks. Diese Zeit kann verlängert sein, wenn ein zervikaler oder thorakaler Bandscheibenvorfall zu einer Rückenmarkkompression führt.

Entsprechend kann die Messung sensibel evozierter Potenziale (SEP) bei peripherer Stimulation über den N. tibialis, N. ulnaris oder N. medianus genutzt werden, um bei fraktionierter Ableitung vor Eintritt in das Rückenmark und auf verschiedenen Höhen des Rückenmarks sowie auf Höhe der Hirnrinde eine Leitungsverzögerung der sensiblen Bahnen im Rahmen der Rückenmarkkompression nachzuweisen.

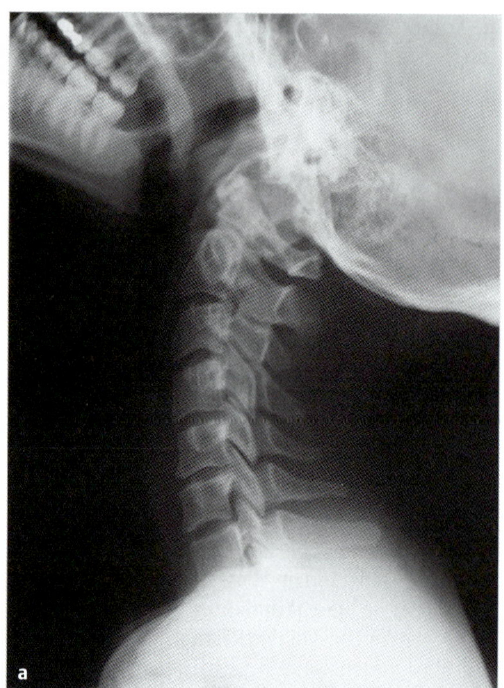

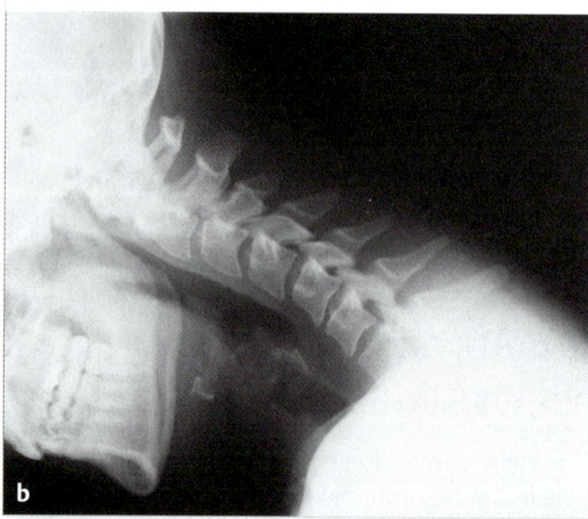

Abb. 3.1 Funktionsaufnahmen einer 25-jährigen Patientin mit einem Flexionstrauma vom Trampolinspringen. Die konventionellen Röntgenaufnahmen zeigen eine deutliche Bewegungseinschränkung, aber erst in der Magnetresonanztomografie wurde ein großer Bandscheibenvorfall diagnostiziert. (Abbildung: PD Dr. W. Küker, Abteilung für Neuroradiologie, Universitätsklinikum Tübingen)

a Extension, deutliches Bewegungsdefizit bei Reklination.

b Flexion, Steilstellung der unteren HWS und anguläre Kyphose HWK3/4. Kein Nachweis einer Instabilität.

3.2.4 Liquoruntersuchung

Der Liquor cerebrospinalis umgibt Gehirn und Rückenmark und schützt diese Strukturen u. a. vor mechanischer Beeinträchtigung bei Bewegung und besonders äußerer Gewalteinwirkung. Die Blut-Liquor- und Blut-Hirn-Schranke bezeichnet eine spezielle Zell- bzw. Gewebeschicht, die den ungebremsten Übertritt von Proteinen, aber auch von kleineren Molekülen wie Medikamenten, vom Blut in Gehirn und Liquor verhindert. Die Untersuchung des Liquors ergibt bei Patienten mit Bandscheibenleiden meist einen Normalbefund oder eine leichte Erhöhung der Eiweißkonzentration, die auf die Störung der Blut-Liquor-Schranke im Bereich der Wurzelkompression zurückzuführen ist. Die Zellzahl ist normal. Die Liquoruntersuchung erfolgt meist als Routine dann, wenn zur Operationsplanung ohnehin eine Myelografie (s. Kap. Myelografie) durchgeführt wird. In jedem Fall ist die Liquoruntersuchung empfehlenswert, wenn klinische und bildgebende Befunde nicht gut zueinander passen oder wenn klinisch mehrere Wurzeln betroffen sind. Bei solchen Patienten kann eine Polyradikulitis vorliegen, etwa im Rahmen einer Borreliose.

3.2.5 Radiologische Diagnostik

Konventionelle Röntgendiagnostik

Konventionelle Röntgenaufnahmen der Wirbelsäule haben seit der Einführung der schnittbildgebenden Verfahren CT und MRT an Bedeutung verloren. Sie dienen dem Nachweis von Verletzungen, von Instabilitäten und von degenerativen arthrotischen Veränderungen der Wirbelsäule. Funktionsaufnahmen der LWS in Flexion und Extension sind erforderlich, um eine Gleitwirbelbildung (Spondylolisthese) nachzuweisen. Funktionsaufnahmen (s. a. ▸ Abb. 3.1a und b) der HWS dienen z. B. nach einem Beschleunigungstrauma dem Nachweis einer Instabilität. Ein Bandscheibenvorfall kann mit konventionellen Röntgenaufnahmen nicht diagnostiziert werden.

Computertomografie (CT)

Die CT ist ein rasch verfügbares Schnittbildverfahren, das bei axialer Schnittebene Bandscheibenvorfälle sehr gut zur Darstellung bringt (s. a. ▸ Abb. 3.2a und b und ▸ Abb. 3.3). Voraussetzung für den sinnvollen Einsatz der CT ist die Eingrenzung der zu untersuchenden Höhen aufgrund der klinischen Untersuchung, da die CT gegenüber der

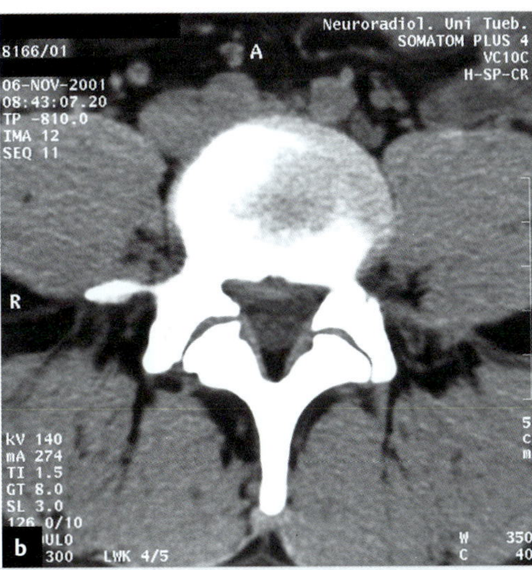

Abb. 3.2 Aufnahmebefund eines 37-jährigen Patienten mit einem Kompressionssyndrom der Wurzel L5 rechts mit einer Fußheberschwäche vom Kraftgrad 2 und einer Zehenheberschwäche vom Kraftgrad 4. (Abbildung: PD Dr. W. Küker, Abteilung für Neuroradiologie, Universitätsklinikum Tübingen)

a Die CT zeigt einen nach kaudal sequestrierten Bandscheibenvorfall LWK4/5 rechts mit Kompression der Wurzel L5 im lateralen Rezessus.

b Befund nach 10 Monaten bei vollständiger Rückbildung aller Symptome.

MRT (s. Kap. Magnetresonanztomografie (MRT)) den Nachteil hat, dass keine Bilder in der sagittalen Ebene angefertigt werden können. Im Knochenfenster erlaubt die CT besonders gut die Darstellung knöcherner Einengungen im Bereich der Neuroforamina. Schließlich wird die CT nach der Myelografie (s. Kap. Myelografie) eingesetzt (Myelo-CT), um nach Einbringen von Kontrastmittel in den Subarachnoidalraum die Kompression von Rückenmark oder Nervenwurzeln darzustellen.

Magnetresonanztomografie (MRT)

Die MRT besitzt den Vorteil höherer Detaildarstellung und der Darstellung pathologischer Veränderungen in allen Raumebenen (s. a. ▶ Abb. 3.4 und ▶ Abb. 3.5). Nachteile sind die höheren Kosten und eine Neigung zu Artefakten bei der Analyse knöcherner Strukturen, z. B. im Rahmen der Abklärung foraminaler Engen.

Myelografie

Bei der Myelografie wird über den Zugang einer Lumbalpunktion Kontrastmittel in den Subarachnoidalraum (Liquorraum) eingebracht. Wenn sich dieses Kontrastmittel im Liquorraum verteilt hat, kann die Kompression des Duralsacks oder der im Duralsack verlaufenden Nervenwurzeln dargestellt werden. Besonderer Vorteil der Myelografie ist die Möglichkeit, eine dynamische Untersuchung des Patienten nicht nur im Liegen (wie bei CT und MRT), sondern auch im Sitzen und Stehen durchzuführen. Aus dieser Eigenschaft der Myelografie ergeben sich auch die wichtigsten Indikationen zur Durchführung dieser Untersuchung, wie Ver-

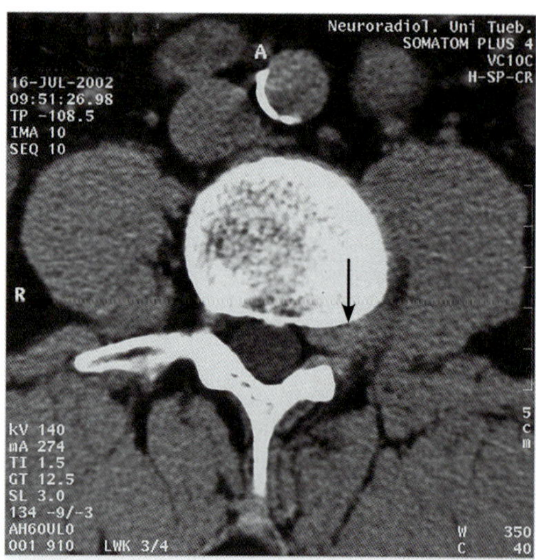

Abb. 3.3 Aufnahmebefund eines 59-jährigen Patienten mit einem Wurzelkompressionssyndrom L 3 links mit einer Adduktorenparese vom Kraftgrad 3 und Sensibilitätsstörungen sowie Schmerzen im Dermatom L 3 links. Die CT zeigt einen großen, in das Foramen intervertebrale und über das Foramen hinausragenden Bandscheibenvorfall in der Höhe LWK3/4 links. (Abbildung: PD Dr. W. Küker, Abteilung für Neuroradiologie, Universitätsklinikum Tübingen)

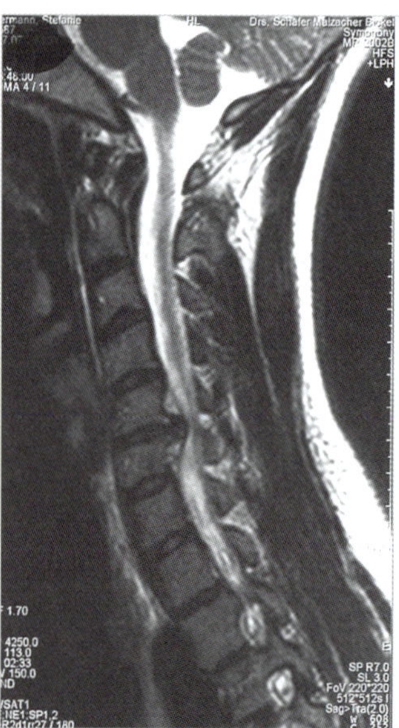

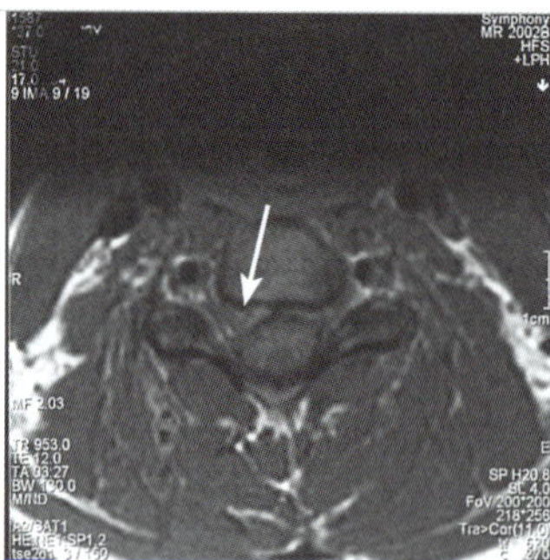

Abb. 3.4 Die sagittale und die axiale MRT der oben beschriebenen 25-jährigen Patientin (s. a. ▶ Abb. 3.1a und b) zeigen einen großen Bandscheibenvorfall in der Höhe HWK5/6 rechts mit foraminaler Komponente. Die Patientin litt unter Sensibilitätsstörungen und Schmerzen im Dermatom C 6. (Abbildung: PD Dr. W. Küker, Abteilung für Neuroradiologie, Universitätsklinikum Tübingen)

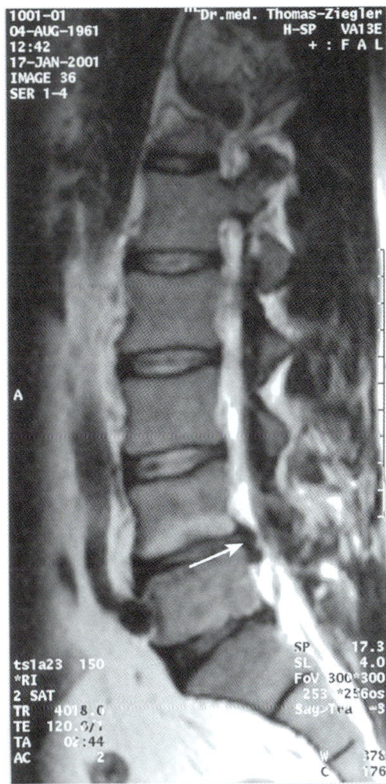

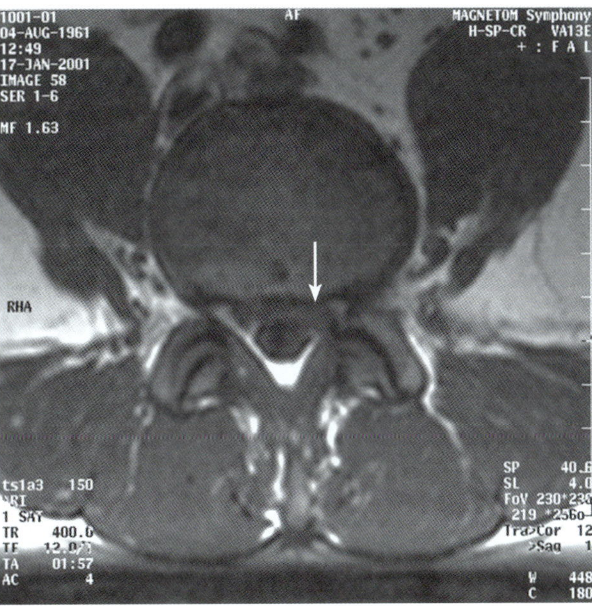

Abb. 3.5 Aufnahmebefund eines 41-jährigen Patienten mit einem Wurzelkompressionssyndrom L5 links mit einer Zehenheberparese vom Kraftgrad 3 und Sensibilitätsstörungen sowie Schmerzen im Dermatom L5 links. Die sagittalen und axialen magnetresonanztomografischen Aufnahmen zeigen einen in den Recessus ragenden Bandscheibenvorfall LWK4/5 links. (Abbildung: PD Dr. W. Küker, Abteilung für Neuroradiologie, Universitätsklinikum Tübingen)

dacht auf Instabilität im Bereich der Wirbelsäule, Spondylolisthese und Spinalkanalstenosen, die lageabhängig zu Beschwerden führen. Wenn sich computertomografisch oder magnetresonanztomografisch ein Bandscheibenvorfall nachweisen lässt und klinisch ein zu diesem Befund passendes einwurzeliges (monoradikuläres) Syndrom vorliegt, verzichten viele Operateure auf die präoperative Durchführung der Myelografie. Die Myelografie ist jedoch sehr hilfreich, wenn die Beschwerden bei Bandscheibenleiden ausgesprochen lageabhängig sind und eine mobile Komponente vorliegen kann, und ebenfalls, wenn klinisch mehr als eine Wurzel betroffen ist oder wenn klinischer und neuroradiologischer Befund nicht zueinander passen. Wie oben ausgeführt, kann nach der Myelografie ergänzend eine CT (Myelo-CT) durchgeführt werden (s. a. ▸ Abb. 3.6a und b). Schließlich ist die Indikation zur Myelografie zu prüfen, wenn aus differenzialdiagnostischen Erwägungen ohnehin die Durchführung einer Liquoruntersuchung indiziert ist, in erster Linie bei Verdacht auf eine entzündliche Neuropathie, z. B. Neuroborreliose, oder eine maligne Erkrankung mit Tumorzellaussaat im Liquorraum.

Diskografie

Die Diskografie ist eine Untersuchungsmethode, die an Kliniken der Neurologie und Neurochirurgie in Deutschland kaum durchgeführt, jedoch in einigen Kliniken für Orthopädie eingesetzt wird. Bei dieser Untersuchung wird unter Röntgenkontrolle Kontrastmittel in die betroffene Bandscheibe eingegeben. Die Diskografie bietet die Möglichkeit, die innere Struktur der Bandscheibe darzustellen. Für die klinische Routine ist die Diskografie entbehrlich. Die Untersuchung könnte jedoch geeig-

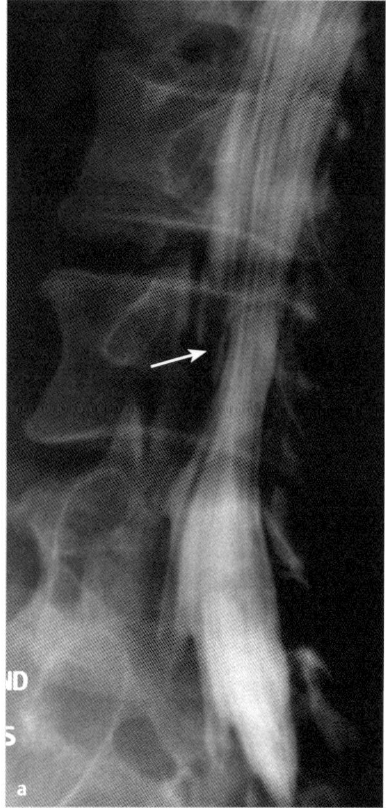

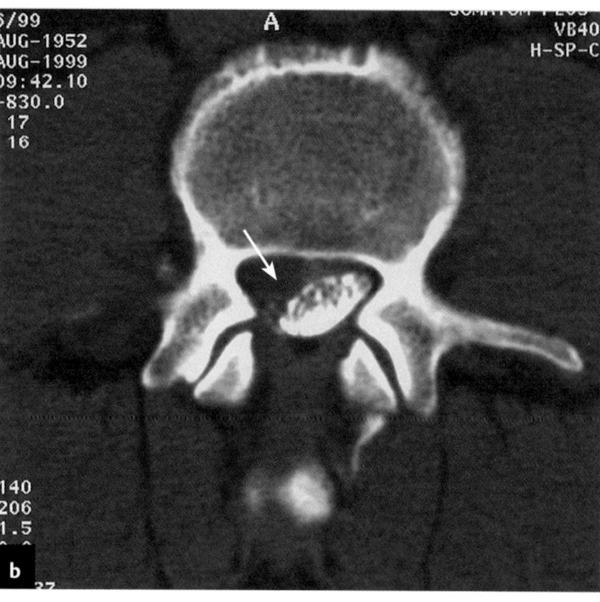

Abb. 3.6 Aufnahmebefund eines 47-jährigen Patienten mit einem Wurzelkompressionssyndrom L4 rechts mit einer Kniestreckerparese vom Kraftgrad 4 und Sensibilitätsstörungen sowie Schmerzen im Dermatom L4 rechts. (Abbildung: PD Dr. W. Küker, Abteilung für Neuroradiologie, Universitätsklinikum Tübingen)

a Lumbale Myelografie, Aufnahmen von schräg-seitlich. Nach Eingabe von 20 ml Kontrastmittel in den Duraschlauch nach einer Lumbalpunktion in Höhe LWK3/4 ist der untere Anteil des Duraschlauchs im Röntgenbild gut erkennbar. Das Rückenmark endet in Höhe BWK12/LWK1. Als dunkle Strukturen sind daher die Caudafasern erkennbar, die in den Foramina intervertebralia austreten und dort von der liquorgefüllten und daher kontrastierten Wurzeltasche umgeben sind. In Höhe des LWK4 erkennt man eine Aussparung durch einen Bandscheibenvorfall, der den Duraschlauch einengt und die Nervenwurzel L4 komprimiert (Pfeil).

b CT nach Myelografie in Höhe LWK4. Der Duraschlauch enthält Kontrastmittel und ist hell, die Caudafasern erkennt man als rundliche Strukturen. Der Bandscheibenvorfall (Pfeil) verdrängt den Duraschlauch nach links und hinten.

net sein, die pathogenetischen Hypothesen zur Verursachung der klinischen Beschwerden bei Bandscheibenleiden zu verifizieren. Während der Untersuchung lässt sich überprüfen, ob die Bandscheibe schmerzempfindlich ist. Durch die Injektion des Kontrastmittels entsteht ein erhöhter Druck im Nucleus pulposus. Dadurch wird nach Ansicht einiger Autoren nur dann Schmerz provoziert, wenn sich die Druckbelastung und der chemische Reiz bis auf das äußere Drittel des Anulus fibrosus ausdehnen (Moneta, 1994). Dies wiederum geschieht nur, wenn die inneren Fasern des Anulus fibrosus geschädigt sind. In einer gesunden Bandscheibe verhindern die inneren, dichteren Schichten des Anulus fibrosus, die nicht innerviert sind, ein Ausbreiten chemischer oder mechanischer Reize bis zu den äußeren Schichten des Anulus fibrosus.

3.3 Medikamentöse Therapie

Ziele der medikamentösen Therapie bei Patienten mit Bandscheibenvorfällen sind vor allem die Reduktion von Schmerzen, Entzündung und Muskelanspannung. Als medikamentöse Standardtherapie in der Akutphase werden vor allem nichtsteroidale Antiphlogistika wie Diclofenac (z. B. Voltaren®) und muskelrelaxierend wirkende Medikamente, z. B. Benzodiazepine wie Diazepam (Valium®) eingesetzt (Deyo, 1996; Van Tulder, 1997; Cherkin, 1998a; Jordan, 2010). Durch kontrollierte Studien ist der Nutzen der Therapie mit Muskelrelaxanzien jedoch nicht belegt. Zur Medikation bei Patienten mit unspezifischem Rückenschmerz liegen einige retrospektive und nichtkontrollierte Studien vor (Van Tulder, 1997; Cherkin, 1998a). Die Autoren kamen zu dem Schluss, dass es notwendig sei, die Krankheitsbilder genauer zu definieren und prospektiv den Nutzen der verschiedenen Ansätze der medikamentösen Therapie zu evaluieren.

Der Einsatz nichtsteroidaler Antiphlogistika in der Therapie akuter Bandscheibenleiden ist sinnvoll, um den Schmerz zu lindern und die Entzündungsvorgänge zu unterdrücken, die die Wurzelkompression begleiten und zur Schwellung beitragen. Zudem hat sich in der Schmerztherapie die Hypothese durchgesetzt, dass frühzeitige ausreichende Analgesie wichtig ist, um der Chronifizierung von Schmerzen vorzubeugen. Diesbezüglich wird auf spezifische Lehrbücher der Schmerztherapie verwiesen (Zenz, 2001). Eher selten ist zusätzlich die Gabe von Opiaten notwendig, meist jedoch nur über wenige Tage. Dabei muss das Risiko der Suchtentwicklung im Auge behalten werden. In einer Subgruppenanalyse einer großen Studie zum Bandscheibenvorfall zeigten sich folgende Indikationen: sehr starke Schmerzen, Verschlimmerung der Symptomatik und neurologische Defizite (Radcliff, 2013). Eine systematische Übersichtsarbeit zeigte, dass Paracetamol bei der Reduzierung von Schmerz und Behinderung bei Personen mit Rückenschmerz nicht wirksam ist (Machado, 2015).

Einige Patienten profitieren bezüglich der Schmerzen von der zusätzlichen oralen Gabe niedriger Dosen von Kortikosteroiden. Die kurzfristige Gabe von Kortikosteroiden über wenige Tage, z. B. 100 mg Methylprednisolon täglich, ist zudem zur Kontrolle postoperativer, häufig nächtlicher Schmerzen geeignet, die am ehesten im Rahmen postoperativer Narbenbildung zu deuten sind. Die oft eingesetzten lokalen Injektionen, z. B. von Steroiden in der Umgebung des Spinalkanals, sind entbehrlich. In einer randomisierten plazebokontrollierten Studie an unserer Klinik war Physiotherapie bei lumbalen Bandscheibenvorfällen nach dem hier beschriebenen Konzept (Brötz, 2003) erfolgreicher ohne als mit Muskelrelaxanzien (Brötz, 2010a). In der chronischen Phase verschiebt sich die pharmakologische Behandlungsstrategie hin zu Pharmaka, die aus der Behandlung der Depression und der Epilepsien stammen. Eine orientierende Übersicht findet sich in ▶ Tab. 3.2.

▶ **Operative versus konservative Therapie.** Die Indikationsstellung zur operativen Behandlung lumbaler, thorakaler und zervikaler Bandscheibenvorfälle ist ein kontroverses Feld, das hier nur in groben Umrissen dargestellt werden kann. Es liegen keine kontrollierten Studien vor, in denen nach modernen Qualitätskriterien durchgeführte operative und konservative Therapien verglichen wurden. Angestrebt werden sollte in jedem Fall eine multidisziplinäre Abstimmung z. B. im Rahmen einer gemeinsamen Fallkonferenz, in der die operativen Fächer Neurochirurgie und Orthopädie wie auch Neuroradiologie als diagnostische und Neurologie als diagnostische und therapeutische Disziplin vertreten sind. Folgende Grundregeln zur Indikationsstellung können formuliert werden und finden relativ breite Zustimmung:

- Innerhalb von weniger als 24 h aufgetretene hochgradige Paresen (Kraftgrad 0 oder 1) sowie Blasen- oder Mastdarmstörungen sind eine dringende Operationsindikation.
- Je länger ein neurologisches Defizit besteht, desto geringer ist die Wahrscheinlichkeit, dass sich dieses Defizit aufgrund der Operation wieder zurückbildet.
- Das Versagen konservativer Therapie ist auch bei Fehlen neurologischer Defizite, d. h. bei isolierten Schmerzsyndromen, eine relative Operationsindikation.
- Bei allen Operationsindikationen ist sorgfältig zu prüfen, ob die Beschwerden oder neurologischen Defizite tatsächlich auf den bildgebend nachgewiesenen Befund zurückgeführt werden können.

Tab. 3.2 Medikamentöse Therapie.

Medikamentengruppe	Präparat	Handelsname (Beispiele)	Dosierung (Einzeldosis, mg)	Einnahmen pro Tag	Dauer der Einnahme	Indikation/ Erkrankungsphase	Kontraindikationen	Nebenwirkungen
Nichtopioid-Analgetika								
nichtsteroidale Antirheumatika (NSAR)	Acetylsalicylsäure	Aspirin	500–1000	2–3	Tage	akut	gastrointestinale Ulzera, Asthma	Magen-Darm-Beschwerden, verstärkte Blutungen
	Diclofenac	Voltaren	25–50	2–3	Tage	akut	gastrointestinale Ulzera	Magen-Darm-Beschwerden
	Ibuprofen	Aktren	200–800	2–3	Tage	akut		
	Naproxen	Proxen	250–500	2	Tage	akut		
	Indomethacin	Amuno	50–75	2–3	Tage		Nierenschädigung	Nierenschädigung, Magen-Darm-Beschwerden
	Celecoxib	Celebrex	200	1(–2)	Tage	akut	gastrointestinale Ulzera	selten gastrointestinale Nebenwirkungen
	Etoricoxib	Arcoxia	30	1(–2)	Tage	akut	gastrointestinale Ulzera	selten gastrointestinale Nebenwirkungen
andere	Paracetamol	Ben-u-ron	500–1000	2–4	Tage	akut	Nierenschädigung	
	Metamizol	Novalgin	500–1000	3–4	Tage	akut		selten Agranulozytose
Opioide	Morphin	MST	20–100/Tag	2–3	Tage	akut		Übelkeit, Verstopfung, Harnverhalt
	Piritramid	Dipidolor	15–45 i. v./Tag	2–3	Tage	akut		Übelkeit, Verstopfung, Harnverhalt
	Fentanyl	Durogesic (Pflaster)	25–100 µg/h		Tage	akut		Übelkeit, Verstopfung, Harnverhalt
	Buprenorphin	Temgesic	0,2–1,2/Tag	2–3	Tage	akut		Übelkeit, Verstopfung, Harnverhalt
	Tramadol	Tramal	50–100	2–4	Tage	akut		Übelkeit, Verstopfung, Harnverhalt
	Tilidin/Naloxon	Valoron N	100–500/Tag	2–4	Tage	akut		Übelkeit, Verstopfung, Harnverhalt

Tab. 3.2 Fortsetzung

Medikamentengruppe	Präparat	Handelsname (Beispiele)	Dosierung (Einzeldosis, mg)	Einnahmen pro Tag	Dauer der Einnahme	Indikation/ Erkrankungsphase	Kontraindikationen	Nebenwirkungen
Ko-Analgetika								
Kortikosteroide	Methylprednisolon	Decortin	25–50	2–4	Tage	akut	gastrointestinale Ulzera, Diabetes mellitus	Magen-Darm-Beschwerden, Osteoporose, Depression, viele andere
Antidepressiva	Amitryptilin	Saroten	25–75	1–3	Wochen–Monate	chronisch	Herzrhythmusstörungen Blasenentleerungsstörung Glaukom	Schwindel Gewichtszunahme
	Clomipramin	Anafranil	25–75	1–3	Wochen–Monate	chronisch	Herzrhythmusstörungen Blasenentleerungsstörung Glaukom	Schwindel Gewichtszunahme
Antikonvulsiva	Gabapentin	Neurontin	600–900	2–4	Wochen–Monate	chronisch		
	Pregabalin	Lyrica	75–150	2–3	Wochen–Monate	chronisch		
	Carbamazepin	Tegretal Timonil	200–400	2–4	Wochen–Monate	chronisch		Schwindel Gangunsicherheit Allergie
Muskelrelaxanzien								
	Tolperison	Mydocalm	150	3	Tage-Wochen	akut	Myasthenia gravis	selten Schwindel, gastrointestinale Nebenwirkungen
	Methocarbamol	Ortoton	750	3 × 2	Tage-Wochen	akut	Myasthenia gravis	selten Kopfschmerzen, Schwindel, Übelkeit

Schließlich ist zu berücksichtigen, dass der Erfolg der operativen Therapie sowohl von der Expertise des Operateurs als auch von der Operationstechnik abhängt. Zudem spielen die postoperative Therapie und das Verhalten des Patienten vermutlich eine wesentliche Rolle. Diese Faktoren lassen Kohortenvergleiche von operierten und nicht operierten Patienten, die keinem prospektiven Behandlungsprotokoll unterworfen waren, wenig sinnvoll erscheinen. So konkurriert das operative Vorgehen nicht nur mit verschiedenen konservativen Therapieverfahren, sondern es werden auch unterschiedliche operative Verfahren, vor allem angeblich wenig invasive Verfahren angeboten, die jedoch für einen Großteil der Patienten mit aus neurologischer Sicht dringender Operationsindikation wenig geeignet sind, weil eine komplette Entfernung des Bandscheibenvorfalls nicht gelingt. Bezüglich der einzelnen operativen Techniken sei auf die Handbücher der Neurochirurgie und Orthopädie verwiesen.

Postoperative Schmerzsyndrome, die auf Narbenbildung und dadurch persistierenden Wurzelschmerz zurückzuführen sind, gehören zu den gefürchteten Komplikationen vor allem lumbaler Bandscheibenoperationen. Die klinische Erfahrung legt nahe, dass solche Komplikationen seit der breiten Einführung mikroskopischer Operationstechniken deutlich seltener geworden sind. Vermutlich trugen lokale Blutungen erheblich zu überschießender postoperativer Narbenbildung bei, und mikroskopische Techniken ermöglichen ein atraumatischeres Operieren.

4 Physiotherapeutische Diagnostik

Mechanisch begründete Rücken- und Nackenbeschwerden werden durch bestimmte, reproduzierbare mechanische Einflüsse ausgelöst, verschlimmert sowie auch verbessert und geheilt. Bereits aus der Geschichte der Erkrankung lassen sich pathophysiologische Rückschlüsse ziehen. Eine strukturierte anamnestische Befragung des Patienten über den auslösenden Faktor der aktuellen Episode, verbessernde und verschlimmernde Bewegungen, Beobachtung der Haltung, kombiniert mit einer körperlichen Untersuchung lassen eine erste Hypothese zur Krankheitsursache zu. Liegen keine Hinweise auf eine bedrohliche Erkrankung (Red Flags) vor, folgt eine mechanische physiotherapeutische Untersuchung. Dabei wird der Patient aufgefordert, bestimmte Bewegungen auszuführen und genau zu berichten, wie sich seine Symptome, insbesondere Schmerz, verändern. Angestoßen von den Konzepten von McKenzie und Maitland (McKenzie, 1981; McKenzie, 1986; McKenzie 1990; Maitland, 1994) haben inzwischen zahlreiche Studien gezeigt, dass bei bestimmten Wirbelsäulenerkrankungen insbesondere der Schmerz stereotyp auf spezielle Bewegungen reagiert. Dies macht man sich bei der mechanischen physiotherapeutischen Diagnostik zunutze. Auf Grundlage der Arbeitshypothese über die Ursache der Symptome wird eine spezifische Physiotherapie eingeleitet.

Die Befunde werden vor und nach jeder Therapieeinheit dokumentiert. Auf diese Weise erhalten Therapeut und Patient eine Erfolgskontrolle. Die Diagnose und die daraus resultierende Therapie werden laufend überprüft. Nach fünf Therapieeinheiten sollte sich eine Besserung der Symptome zeigen. Wenn dies nicht der Fall ist, müssen die weitere Diagnostik und Therapie nochmals mit dem behandelnden Arzt abgesprochen werden. Gegebenenfalls sollte die Behandlungsstrategie geändert werden. Chronifizierte Schmerzsyndrome oder psychosomatische Störungen sind z. B. einer symptomorientierten mechanischen Therapie schwer zugänglich und sollten unter anderen Gesichtspunkten behandelt werden als primär mechanische Störungen (Hildebrand, 1996; Waddell, 1998; Hasenbring, 1999; Zieglgänsberger, 1999).

Im Folgenden werden die physiotherapeutische Diagnostik und die Dokumentation der Befunde erläutert, die für alle Wirbelsäulenabschnitte gleichermaßen gelten. Die speziellen Aspekte der HWS, BWS und LWS sowie die Befundbögen finden sich in den entsprechenden Kapiteln 6–8.

4.1 Anamnese

Aus der Geschichte der Erkrankung und der sozialen und beruflichen Situation des Patienten können Schlussfolgerungen über die Ursache der Beschwerden und die vermutliche Heilungschance gezogen werden. Bandscheibenvorfälle treten am häufigsten im *Alter* zwischen 25 und 55 Jahren auf. Die Befragung des Patienten nach *Beruf, alltäglichen Aufgaben, Hobbys* und den damit verbundenen Haltungen und Bewegungen gibt Aufschluss über die Belastung der Wirbelsäule im Alltag. Typische *auslösende Faktoren* für Bandscheibenvorfälle sind: längeres Sitzen, Autofahren, Beugen, Drehen, Heben, Ziehen, Schieben. Nicht immer ist dem Patienten ein Auslöser für die aktuelle Episode bewusst. Plötzlich aufgetretene Beschwerden sind vermutlich mechanischer Natur. Gibt der Patient einen schleichenden Beginn der Erkrankung an, muss auch an eine nicht mechanische Ursache der Beschwerden gedacht werden (s. a. Kap. 3).

Die Dauer der *Arbeitsunfähigkeit* kann Hinweise zur Prognose geben. Je länger eine Person wegen Rückenschmerzen arbeitsunfähig war, desto geringer ist für sie die Wahrscheinlichkeit, wieder in den Arbeitsalltag eingegliedert zu werden.

Beispiel

Nach 6 Monaten Arbeitsunfähigkeit betrug die Chance, an den ursprünglichen Arbeitsplatz zurückzukehren, in England nur noch 50 % (Waddell 1996). In Norwegen waren 42 % der Patienten, die nach 6 Monaten nicht arbeitsfähig waren, auch nach 12 Monaten noch nicht an ihren Arbeitsplatz zurückgekehrt (Hagen, 1998). In diesen Fällen kann ein psychosoziales Problem Auslöser oder Folge von Rückenschmerzen sein.

Als *Dauer der aktuellen Episode* wird der Zeitraum definiert, in dem der Patient ohne Unterbrechung durch auch nur einen schmerzfreien Tag unter den Symptomen leidet, die ihn jetzt zur Physiotherapie führen. Dieser Zeitraum dient der Einstufung der

Beschwerden in akut (bis zu 6 Wochen Dauer), subakut (6–12 Wochen Dauer) oder chronisch (über 12 Wochen Dauer, s. a. Kap. 2.3.3) Die Bewertung der während der Therapie erreichten Ziele und die Prognose über die voraussichtliche Behandlungsdauer hängen von der Dauer der Erkrankung ab. Je länger die Krankheitsgeschichte anhält, umso schwieriger und langwieriger ist in der Regel die Behandlung und umso kleiner werden die Schritte in Richtung Heilung sein. Auch das erreichbare Endergebnis ist bei akuten Beschwerden besser. Eine Parese, die erst seit wenigen Tagen besteht, wird sich bei erfolgreicher Behandlung oft zurückbilden. Wenn eine Parese aber schon seit einem Jahr unverändert besteht, ist die Rückbildung unwahrscheinlich. Dass dieser Zusammenhang zwischen Dauer der Erkrankung und Wahrscheinlichkeit der Besserung nicht nur für den Einsatz physiotherapeutischer Interventionen, sondern auch für den Spontanverlauf solcher Beschwerden gilt, erschwert die kausale Zuordnung einer Symptomrückbildung in zeitlichem Zusammenhang mit der Physiotherapie. Dies gilt auch für die operative Intervention.

Die *Entwicklung* der Beschwerden und die *bisherige Therapie* geben Aufschluss darüber, ob bereits ein Heilungsprozess in Gang gekommen ist. Wenn der Patient angibt, dass sich seine Beschwerden kontinuierlich verschlechtern, muss eine Tumorerkrankung in Erwägung gezogen werden. Bei Patienten mit Bandscheibenschäden können auch unzweckmäßige Verhaltensweisen (z. B. Heben von Sprudelkisten, Gartenarbeit, längeres Sitzen) oder falsche Behandlungsstrategien eine solche Entwicklung begünstigen. Patienten, die viele verschiedene Berater aufsuchen und zahlreiche Therapiemethoden parallel in Anspruch nehmen, haben geringere Erfolgsaussichten als Patienten, die sich auf eine Methode fokussieren, deren Effekt prüfen und erst bei frustranem Verlauf die Strategie wechseln.

Über die Art, Zeitdauer und den Effekt von eingenommenen *Medikamenten* muss sich der Physiotherapeut informieren. Aus der Wirksamkeit von Medikamenten lassen sich teilweise Rückschlüsse auf die Art der Erkrankung ziehen. Wenn z. B. Kortikosteroide, die entzündungshemmend und abschwellend wirken, einen schmerzlindernden Effekt gezeigt haben, ging mit der Erkrankung vermutlich ein entzündlicher Prozess einher. Eine entzündliche Begleitreaktion liegt vermutlich auch bei Bandscheibenvorfällen häufig vor. Andererseits führt die Kortikosteroidbehandlung auch bei vielen Tumorpatienten zu einer Linderung der Symptome.

Aus der *Vorgeschichte* und dem Verlauf früherer Episoden kann man wertvolle Informationen zur Beurteilung der aktuellen Episode erhalten. Mit wechselnder Belastung auftretende und wieder verschwindende Beschwerden weisen auf ein mechanisches Geschehen hin. Langsam, scheinbar grundlos auftretende Beschwerden können auch andere, nicht mechanische Ursachen haben. Bandscheibenschäden haben in der Regel eine jahrelange Geschichte. Die Patienten berichten häufig von Rücken- und Nackenschmerzen, die sie in mehr oder weniger regelmäßigen Abständen erlitten haben. Die Effekte der jeweils eingesetzten Therapie müssen erfragt werden. Eventuell können diese Informationen die Planung der Therapie beeinflussen. Uneffektive und schädliche Maßnahmen sollten nicht weiter eingesetzt werden. Ziel der Therapie sollte sein, den Patienten in die Lage zu versetzen, das Wiederauftreten von Beschwerden zu vermeiden.

Der Patient wird danach gefragt, wann es ihm *besser*, wann *schlechter* geht. Dabei werden sowohl der Tagesverlauf als auch bestimmte Haltungen und Tätigkeiten berücksichtigt. Beschwerden, die bei keiner Bewegung schlechter oder besser werden, sind vermutlich nicht mechanischer Natur. Patienten mit Bandscheibenschäden leiden meistens morgens, in Ruhe, im Sitzen und bei Beugung unter einer Zunahme der Schmerzen. Zur Beurteilung der mechanischen Beeinflussbarkeit, nach Maitland (Maitland, 1994) der *Irritierbarkeit* der Beschwerden wird der Patient befragt, nach welcher Zeitdauer in einer bestimmten Haltung oder Bewegung die Beschwerden stärker werden und wie lange es dauert, bis die Beschwerden in der günstigeren Position oder Bewegung wieder auf das ursprüngliche Niveau zurückgehen.

Eine Schmerzzunahme bei *Husten, Niesen* oder *Pressen* wird als Hinweis auf einen Bandscheibenvorfall gewertet. Vermutlich können Husten und Niesen sogar Bandscheibenvorfälle auslösen. Ob dabei die intraabdominale Druckzunahme auch eine Druckzunahme in der Bandscheibe bewirkt oder die Flexion der Wirbelsäule den mechanischen Reiz verstärkt, ist unklar.

Ein *Trauma* oder eine *Operation* in der Anamnese kann mit den aktuellen Beschwerden in Zusammenhang stehen und auf Kontraindikationen für die mechanische Untersuchung und Therapie hinweisen.

Patienten mit Bandscheibenschäden bewegen sich weniger, haben aber in der Regel einen normalen Appetit. Das bedeutet, dass sie eher zunehmen als abnehmen. Insbesondere ein *ungewollter Gewichtsverlust* kann auf einen Tumor hinweisen. Wenn der Patient zusätzlich allgemeines Unwohlsein und allgemeine Schwäche angibt, sollte mit dem behandelnden Arzt die Abklärung einer bösartigen Erkrankung besprochen werden.

4.2 Sichtbefund

Typisch für Patienten mit Bandscheibenschäden sind die Entlordosierung und die seitliche Verschiebung der Wirbelsäule. Die seitliche Verschiebung der Wirbelsäule wird auch als *Shift* bezeichnet. Im Gegensatz zu einer idiopathischen Skoliose ist beim Shift in der Regel keine Gegenkrümmung zu finden. Das bedeutet, dass bei einem lumbalen und bei einem thorakalen Shift der Schultergürtel gegenüber dem Becken zu einer Seite translatiert ist (s. a. ► Abb. 4.1a). Beim zervikalen Shift ist der Kopf gegenüber dem Schultergürtel zu einer Seite verschoben. Die Richtung des Shifts wird nach der Verschiebung des kranial gelegenen Körperabschnitts bezeichnet. Bei einem lumbalen Shift nach rechts ist also der Schultergürtel gegenüber dem Becken nach rechts verschoben. In den meisten Fällen, aber nicht immer, ist ein Shift von der von einem Bandscheibenschaden betroffenen Seite weg (nach kontralateral) zu beobachten.

Die Entlordosierung zeigt sich bei Patienten mit lumbalen Bandscheibenschäden in Form eines aufgerichteten Beckens, d. h. Symphyse und unterer Rippenbogen sind gegenüber der Neutralstellung des Beckens angenähert, oder einer Beugung des Oberkörpers nach vorne (s. a. ► Abb. 4.1b). Bei Patienten mit zervikalen Bandscheibenschäden ist der Kopf häufig nach vorne verschoben (Protraktion) oder gesenkt (s. a. ► Abb. 8.2).

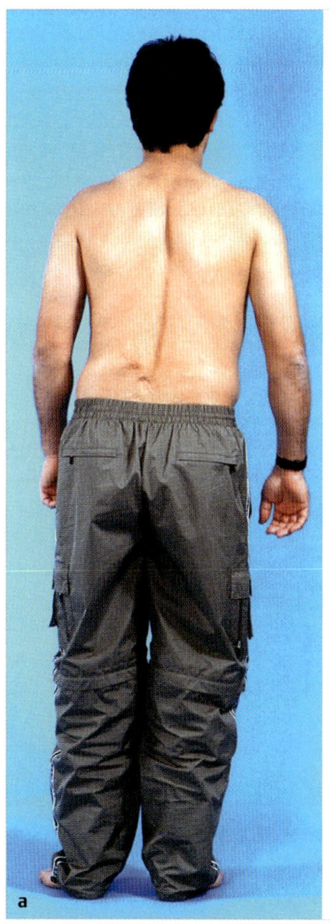

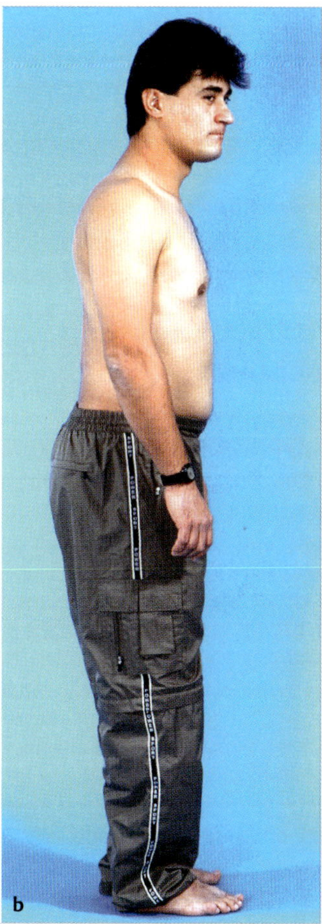

Abb. 4.1 Shift und Entlordosierung.
a Shift rechts in der akuten Krankheitsphase.
b Entlordosierung in der akuten Krankheitsphase.

Es könnte sein, dass die Ansammlung von Bandscheibengewebe auf der betroffenen Seite den Shift zur Gegenseite und die Entlordosierung verursacht (McKenzie, 1981; McKenzie, 1990; McKenzie, 1986). Ein Shift zur betroffenen Seite hin lässt sich damit aber nicht erklären. Auch das Persistieren eines Shifts nach der operativen Entfernung von Bandscheibenmaterial wirft Fragen über den Mechanismus des Shifts auf. Waddell (Waddell, 1998) interpretierte die Fehlhaltung als Wirkung eines „Muskelspasmus" (s. a. Kap. 2.2.3). Dem Shift liegt vermutlich eine Reduktion der Kompressionswirkung auf die betroffene Nervenwurzel zugrunde.

Zusätzlich zu der Fehlhaltung der Wirbelsäule ist häufig, vor allen Dingen bei ins Bein ausstrahlenden Schmerzen, ein Hinken auf dem betroffenen Bein zu beobachten. Hier ist zu unterscheiden, ob die Schrittlänge oder die Standbeinphase verkürzt sind. Eine verkürzte Schrittlänge weist auf einen Nervendehnungsschmerz hin. Eine verkürzte Standbeinphase ist vermutlich durch Druckzunahme in der Bandscheibe und damit auf die Nervenwurzel zu erklären. Zur Beurteilung des Therapieerfolgs ist die Länge der Gehstrecke, die ohne Zunahme der Beschwerden zurückgelegt werden kann, von großer Bedeutung (Brötz, 2010a).

Patienten mit zervikalen Bandscheibenschäden tragen häufig zur Vermeidung des Nervendehnungsschmerzes den betroffenen Arm gebeugt am Körper.

4.3 Körperliche Untersuchung

Patienten, die über ausstrahlende Schmerzen klagen oder Gefühlsstörungen oder Muskelschwäche angeben, werden eingehend untersucht. Bei zentralen Schmerzen im Bereich der Wirbelsäule sind Sensibilitätstests, Muskelfunktionstests und Nervendehnungstests in der Regel entbehrlich, da bei einer Nervenwurzelkompression mit entsprechenden neurologischen Defiziten gleichzeitig ausstrahlende Schmerzen zu erwarten sind.

4.3.1 Sensibilitätstests

Der Patient wird zunächst nach Gefühlsstörungen gefragt. Dann wird in der Peripherie beidseitig über Finger oder Zehen und Unterarme und Unterschenkel gestrichen und gefragt, ob das Gefühl auf beiden Seiten gleich oder unterschiedlich ist. Wird ein Unterschied angegeben, streicht der Untersucher mit einer Fingerspitze, im Bereich normaler Gefühlswahrnehmung beginnend, über die Haut, bis der Patient eine Veränderung angibt. Auf diese Weise kann der Bereich der Gefühlsstörung genau bestimmt werden.

4.3.2 Muskelfunktionstests

Bei ausstrahlenden Schmerzen in einen Arm wird die Kraft aller Kennmuskeln der HWS getestet. Bei ausstrahlenden Schmerzen in ein Bein wird die Kraft aller Kennmuskeln der LWS getestet. Die Bewertung erfolgt nach der folgenden Skala:

1. Keine sichtbare oder spürbare Muskelspannung,
2. sichtbare oder spürbare Muskelspannung ohne deutliche Bewegung,
3. volles Bewegungsausmaß ohne Schwerkraft,
4. volles Bewegungsausmaß gegen die Schwerkraft,
5. volles Bewegungsausmaß gegen mäßigen Widerstand auf dem Weg und am Ende,
6. 5-mal volles Bewegungsausmaß gegen kräftigen Widerstand auf dem Weg und am Ende.

Bei eingeschränkter Kraftentfaltung oder wenn das volle Bewegungsausmaß nicht erreicht wird, müssen Schmerzhemmung und mechanische Bewegungseinschränkungen überprüft werden, um falsch positive Ergebnisse zu vermeiden.

4.3.3 Untersuchung der Nervengleitfähigkeit

Nervendehnungstests gehören bei Störungen im Bereich der LWS zu jeder Standarduntersuchung. Das Lasègue-Zeichen (Anheben des gestreckten Beines, *straight leg raise* SLR) weist auf Störungen im Bereich des Plexus lumbosacralis und der Nervenwurzeln L 5 und S 1 hin, während das umgekehrte Lasègue-Zeichen (Beugen des Kniegelenkes in Bauchlage, *prone knee bend*, PKB) Spannung des N. femoralis und der Nervenwurzeln L 1 bis L 4 vermittelt. Die Nervendehnungstests der oberen Extremität (*upper limb tension test*, ULTT) und der globale Nervendehnungstest (*slump*) sind noch nicht allgemein etabliert (s. a. Kap. 7 und 8).

Lasègue beschrieb 1864 den schmerzhaften Effekt von Kniestreckung und Hüftbeugung bei Patienten mit Ischialgie. Klinische Studien zeigten eine Steigerung des ischialgischen Schmerzes bei zusätzlicher Dorsalextension des Sprunggelenks und Flexion des Nackens sowie beim Anheben des nicht betroffenen Beines. Fajersztajn et al. (Fajersztajn, 1901; Woodhall, 1950; Breig, 1979; Troup, 1981; Woodhall, 1950) führten die Schmerzantwort beim Anheben des nicht betroffenen Beines auf den lateralen Zug auf die betroffene Nervenwurzel zurück, die beim Anheben des kontralateralen Beines entsteht. Breig et al. (Breig, 1960; Breig, 1963; Breig, 1978; Breig, 1979) führten mehrere Untersuchungen zur Auswirkung von Bewegungen auf die Dura mater und die Sakralnerven an gerade verstorbenen Patienten durch und demonstrierten überzeugend die Nervendehnung bei den klinisch schmerzauslösenden Manövern (s. a. Kap. 2.1.5 und 10.1). Bei den Nervendehnungstests wird die Nervenwurzel nach diesen Untersuchungen nicht nur gestreckt, sondern zusätzlich gegen die prolabierte Bandscheibe gedrückt und dadurch gedehnt.

Klinische und biomechanische Untersuchungen zeigten für Dehnungstests der oberen Sakralwurzeln und der Zervikalwurzeln vergleichbare Ergebnisse (Breig, 1978; Elvey, 1997; Butler, 1998; Hall, 1999; Kleinrensink, 2000; Nadler, 2001). Da im Zusammenhang mit Bandscheibenschäden die eingeschränkte Nervengleitfähigkeit eine der am meisten gefürchteten Komplikationen darstellt, ist die Kontrolle dieses Parameters von großer Wichtigkeit.

► **Ausführung der Nervendehnungstests**

- Die Ausgangsstellung muss standardisiert werden.
- Die einzelnen Bewegungskomponenten können in verschiedenen Reihenfolgen ausgeführt werden. Um Testergebnisse vergleichen zu können, muss die Reihenfolge einheitlich sein.
- Die einzelnen Komponenten der Testbewegung werden nacheinander durchgeführt und die Nervenwurzeln bzw. Nerven unter Spannung gesetzt.
- Die Bewegungen erfolgen passiv und langsam.
- Die Bewegung wird gestoppt, wenn der Patient Schmerzen oder Sensibilitätsstörungen angibt oder eine deutliche Ausweichbewegung zeigt, oder bei Auftreten von deutlichem Widerstand. Dieser kann das normale Bewegungsende anzeigen oder durch eine reflektorische Muskelaktivität hervorgerufen sein, die als Schutzmechanismus („Schutzspasmus") angesehen werden kann (Maitland, 1994; Elvey, 1997; Butler, 1998).

► **Beurteilung der Befunde der Nervendehnungstests.** Der Test wird als positiv gewertet, wenn

- die dem Patienten bekannten Symptome reproduziert oder verstärkt werden,
- eine deutliche Haltungsantwort sichtbar ist (z. B. Extension im Nacken),
- eine deutliche Seitendifferenz besteht.

4.4 Erste physiotherapeutische Verdachtsdiagnose

Nach Anamnese, Sichtbefund und körperlicher Untersuchung wird eine erste Hypothese über die Ursache der Beschwerden aufgestellt. Dabei wird in drei Gedankenschritten vorgegangen.

1. Besteht der Verdacht auf eine lebensbedrohliche Erkrankung oder auf eine gravierende Verletzung (Red Flags)?
2. Besteht der Verdacht auf gravierende, momentan dominante psychosoziale Belastungen (Yellow Flags)?
3. Wenn eine mechanische Störung der Wirbelsäule angenommen wird – welcher Erkrankung können die Symptome zugeordnet werden?

Zu 1. Obwohl der Arzt bedrohliche Erkrankungen vor der Ausstellung der Verordnung von Physiotherapie geprüft hat, ist eine doppelte Absicherung ratsam.

Merke

Alarmsignale bzw. Erkrankungen, die eine mechanische Untersuchung und Behandlung verbieten und der Rücksprache mit dem behandelnden Arzt bedürfen

- Ungewollter Gewichtsverlust – V. a. Tumorerkrankung, Stoffwechselstörung, z. B. bei Diabetes,
- allgemeines Unwohlsein – V. a. Tumorerkrankung, Stoffwechselstörung, z. B. bei Diabetes,
- Fieber – V. a. Infektion,
- vorangegangener Unfall – V. a. Fraktur,
- Blasen- und Mastdarmstörungen, Reithosenanästhesie, Querschnittlähmung – Cauda-equina-Symptome.

Zu 2. Psychosoziale Probleme können dazu führen, dass selbstverantwortliche mechanische Behandlungsstrategien frustran verlaufen. Dann brauchen

Patienten eventuell andere physiotherapeutische und ergänzende psychotherapeutische Unterstützung (s. a. Kap. 11).

Merke

Erste Hinweise auf psychosoziale Faktoren
- Einschränkungen im Alltag, Arbeitsunfähigkeit über 6 Monate,
- vorwurfsvolle Äußerungen über andere Therapeuten,
- Beschwerden, die zu keiner anatomischen Struktur passen,
- hohe Angaben zur Schmerzintensität ohne korrespondierende emotionale Körpersprache,
- Patient redet viel, hört aber wenig zu.

Es ist ratsam, bei Patienten mit oben genannten Anzeichen deutlich und ggf. wiederholt auf ihre Selbstverantwortung hinzuweisen. So werden Schuldzuweisungen gegenüber dem Therapeuten erschwert.

Zu 3. Nach Ausschluss der oben genannten Faktoren steht die Analyse des mechanischen Problems im Mittelpunkt. Ziel ist es, mithilfe einer guten Hypothese die optimalen Testbewegungen auszuwählen, um schnell Symptome zu lindern und eine physiotherapeutische Diagnose zu finden. In ▸ Tab. 4.4 sind die typischen Hinweise auf die häufigsten Wirbelsäulenerkrankungen aufgelistet. Diese Matrix sollte jeder Therapeut vor Augen haben und aufgrund der Erkenntnisse seiner ersten Untersuchungen erkennen, welche Erkrankung mit größter Wahrscheinlichkeit für die Symptome des Patienten verantwortlich ist.

4.5 Bewegungstests der Wirbelsäule

Neben den klassischen ärztlichen Untersuchungstechniken (s. a. Kap. 3) geben Bewegungstests der Wirbelsäule Aufschluss darüber, ob die aktuellen Beschwerden von einem Bandscheibenschaden ausgelöst werden. Der Bandscheibenschaden und die daraus resultierenden Symptome sind mechanischer Natur. Die Beschwerden verändern sich deshalb in aller Regel während wiederholter Bewegungen der Wirbelsäule auf bestimmte Weise. Aufgrund dieser spezifischen Veränderungen lässt sich erkennen, ob die aktuellen Beschwerden durch einen Bandscheibenschaden ausgelöst werden, und es kann prospektiv gut beurteilt werden, ob und durch welche Bewegungen sich die Symptome mithilfe mechanischer Physiotherapie verbessern lassen. Die Reliabilität der Befunde, die mithilfe der von McKenzie (McKenzie, 1981; McKenzie, 1986; McKenzie, 1990) beschriebenen Untersuchungen erstellt wurden, ist hoch (Fritz, 2000; Razmjou, 2000; Kilpikoski, 2002).

Vor Beginn der Bewegungstests werden die Informationen aus der Anamnese und dem Sichtbefund genutzt, die auf eine bevorzugte Bewegungsrichtung hinweisen und die Irritierbarkeit der Beschwerden anzeigen. Daraus werden Schlussfolgerungen über die Reihenfolge der Testbewegungen und die Intensität, mit der getestet wird, gezogen.

4.5.1 Reihenfolge der Testbewegungen

Es wird angestrebt, mithilfe weniger Testbewegungen eine möglichst sichere Diagnose zu stellen (s. a. ▸ Tab. 4.4). Gleichzeitig soll eine Bewegung gefunden werden, die der Patient zur Linderung seiner Symptome selbst üben kann. Die Verstärkung der Beschwerden soll vermieden werden. Sobald eine Testbewegung den erwünschten Effekt der Zentralisierung (s. a. ▸ Abb. 4.3) der ausstrahlenden Schmerzen oder der Reduktion von zentralen Schmerzen erreicht, sind weitere Tests entbehrlich. Aus Anamnese und Sichtbefund erhält der Therapeut Informationen, die auf verbessernde und verschlechternde Bewegungsrichtungen hinweisen. Folgende Faktoren werden berücksichtigt:
- Alltägliche Belastungen,
- auslösender Faktor der aktuellen Episode,
- Bericht des Patienten bezüglich verbessernder und verschlechternder Bewegungen,
- spontane Haltungs- und Bewegungsmuster.

▸ **Gesichtspunkte für bestimmte Testbewegungen.** Zu den Gesichtspunkten, die dafür sprechen, dass die *Extension* der Wirbelsäule die Symptome reduziert, zählen:
- Beugung im Alltag als Auslöser und als verschlechternde Bewegung,
- Verschlechterung beim Sitzen, beim Aufstehen vom Sitzen und nach dem Sitzen,
- Verbesserung in Bauchlage oder beim Gehen,
- Entlordosierung sichtbar.

Zu den Gesichtspunkten, die dafür sprechen, dass die *Rotation* der Wirbelsäule die Symptome reduziert, zählen:
- Einseitige Beschwerden,
- ausgeprägter Shift.

Gesichtspunkte, die dafür sprechen, dass die *Flexion* der Wirbelsäule die Symptome reduziert, sind:
- Extension im Alltag als Auslöser und als verschlechternde Bewegung,
- Verschlechterung beim Stehen und Gehen,
- Verbesserung beim Sitzen,
- ausgeprägte Lordose.

4.5.2 Intensität der Bewegungstests

Das Ausmaß der Beeinflussbarkeit der Beschwerden durch mechanische Manöver wird nach Maitland (Maitland, 1994) als *Irritierbarkeit* bezeichnet. Die Irritierbarkeit der Beschwerden wird nach folgenden Kriterien beurteilt:
- Sind die Symptome konstant oder intermittierend ausgeprägt?
- Wie schnell können die Symptome ausgelöst oder verstärkt werden?
- Wie stark sind die Symptome (Schmerzskala 0–10, Sensibilität: normal – reduziert – taub, Muskelfunktion 5–0)?
- Wie lange dauert es, bis die Symptome wieder auf das ursprüngliche Niveau zurückgehen?

Bei intermittierenden Schmerzen, die z. B. nach 30 Minuten Sitzen von 1/10 auf 4/10 ansteigen und nach 5 Minuten Gehen wieder auf 1/10 abgesunken sind, ist die Irritierbarkeit gering. Die mechanische Untersuchung kann intensiv ausgeführt werden. Ein Patient mit konstanten Schmerzen, die nach einer Minute Gehen von 5/10 auf 9/10 ansteigen und erst nach 15 Minuten Liegen wieder auf das ursprüngliche Niveau zurückgehen, wird mit äußerster Vorsicht untersucht. Eine intensive Untersuchung beinhaltet unter Umständen mehrere Testbewegungen in *einer* Sitzung, die jeweils mit 10 Wiederholungen bis zum vollen Bewegungsausmaß getestet werden. Dabei wird eine momentane Zunahme von Schmerzen in Kauf genommen. Eine vorsichtige Untersuchung beinhaltet unter Umständen nur eine Lagerung oder wenige Testbewegungen, die mit 3–5 Wiederholungen bis zum mittleren Bewegungsausmaß ausgeführt werden. Bei Zunahme der Beschwerden wird sofort unterbrochen.

4.5.3 Änderungen der Symptome durch die Testbewegungen

Vor den Testbewegungen wird der Patient nach folgenden Charakteristika seiner aktuellen Beschwerden befragt:
- Schmerzbereich (Wirbelsäulenabschnitt – Ausstrahlung im Dermatom),
- Schmerzstärke (0–10),
- Sensibilität (normal, leicht reduziert, kribbelig, pelzig, taub),
- Bereich der Sensibilitätsstörung (Grenzen am Patienten anzeichnen bzw. auf einem Dokumentationsbogen eintragen, ▶ Abb. 6.1b, ▶ Abb. 7.1b, ▶ Abb. 8.1b).

Die objektivierbaren Untersuchungsparameter werden beurteilt:
- Muskelkraft,
- Beweglichkeit der Wirbelsäule,
- Nervendehnungszeichen.

Nach der ersten hypothetischen Diagnose wird der Patient aufgefordert, bestimmte Bewegungen der Wirbelsäule mehrmals auszuführen, soweit es ihm möglich ist. Die Bewegungstests werden in den entsprechenden Kapiteln 6–8 für die einzelnen Abschnitte der Wirbelsäule genau beschrieben. Der Patient wird aufgefordert, das Verhalten der Symptome während der Bewegungen zu beschreiben.

Nach den Testbewegungen werden alle Symptome wieder überprüft und dokumentiert.
- Schmerzbereich,
- Schmerzstärke,
- Art der Sensibilitätsstörung,
- Bereich der Sensibilitätsstörung,
- Muskelkraft,
- Beweglichkeit der Wirbelsäule,
- Nervendehnungszeichen.

4.6 Allgemeine Anleitung zum Ausfüllen der Befundbögen

Spezielle Hinweise zur Befunddokumentation finden sich gemeinsam mit Abbildungen der Befundbögen in den Kapiteln zur LWS (s. a. Kap. 6.1), BWS (s. a. Kap. 7.1) und HWS (s. a. Kap. 8.1) Hier folgen einige allgemeine Hinweise zu diesen Dokumentationsbögen:

► **Befundbogen Seite 1**

► **Ärztliche Diagnose bei Anmeldung.** Die Diagnose, die auf dem Rezept oder der ärztlichen Verordnung steht, kann eine Verdachtsdiagnose oder eine gesicherte Diagnose sein. Sie kann mit der Diagnose, die auf der Grundlage der Testbewegungen gestellt wird, übereinstimmen oder abweichen. Oft handelt es sich auf Rezept oder Verordnung zunächst nur um eine syndromale Zuordnung der Beschwerden wie z. B. Lumbago oder HWS-Syndrom.

► **Auslösender Faktor der aktuellen Episode.** Häufige Auslöser für Bandscheibenschäden sind: langes Sitzen, lange Autofahrten, Mithilfe beim Umzug, Gartenarbeit, Renovieren, Heben von Sprudelkisten. Nicht alle Patienten können einen auslösenden Faktor angeben. Wenn die Beschwerden am Morgen aufgetreten sind, können auch Aktivitäten am Vortag als Auslöser infrage kommen. Danach muss gefragt werden.

► **Bisherige Therapie der aktuellen Episode.** Bisherige therapeutische Maßnahmen werden eingekreist und eventuell kommentiert.

► **Medikamente.** (► Tab. 3.2).

- Muskelrelaxanzien dienen der Muskelentspannung. Eine zu diesem Zweck eingesetzte Wirkstoffgruppe sind Benzodiazepine, Valium ist ein übliches Präparat.
- Nichtsteroidale Antirheumatika (NSAR) sind Schmerzmittel, die nicht auf Steroidbasis (Cortison) beruhen und wie diese eine entzündungshemmende Wirkung haben. Zusätzlich lindern sie Schmerzen. Voltaren® und Ibuprofen® sind weit verbreitete Präparate.
- Steroide (Cortisonpräparate, z. B. Prednisolon) sind hochwirksame Entzündungshemmer, die bei nichtinfektiösen Entzündungen eingesetzt werden.
- Opioide haben eine rein schmerzlindernde Wirkung, keine entzündungshemmende. Patienten, die Opioide einnehmen, können verhaltensauffällig sein, z. B. unkonzentriert, unangemessen lustig, mit realitätsferner Einschätzung von Situationen, z. B. Fahrtüchtigkeit, Bewegungsverhalten. Häufig verschriebene Präparate sind: Tilidin®, Valoron®.

► **Vorgeschichte.** Wie oft und in welchen Abständen hat der Patient schon früher Rücken-, Nacken- oder ausstrahlende Beschwerden gehabt? War er zwischenzeitlich beschwerdefrei? Wie waren die Auslöser der früheren Episoden? Welche Therapie hat damals geholfen oder geschadet?

► **Diagnose auf Grundlage der Testbewegungen.** Die Diagnose wird zwar erst gestellt, nachdem der vollständige Befund erhoben wurde, zur besseren Übersicht sollte sie aber auf der ersten Seite des Befundbogens vermerkt werden.

Merke

Beispiele für solche Diagnosen

- (Mechanisch) reduzierbare Bandscheibenbeschwerden; Facettenschmerz, spinale Enge,
- mechanisch nicht beeinflussbares Problem,
- psychosozial dominiertes Problem.

► **Begründung für die Diagnosestellung.** Hier werden die Aspekte, die zu der physiotherapeutischen Diagnose oder Hypothese geführt haben, zusammengefasst. Eventuell ändert sich die Einschätzung im Verlauf der Behandlung. Dann ist es nützlich, wenn die Argumente überprüft werden können.

► **Befundbogen Seite 2**

► **Körperbild.** Alle momentanen und fluktuierend auftretenden Beschwerden werden eingetragen. Konstante Schmerzen werden mit -k- beschriftet. Konstant bedeutet, dass der Patient nie für eine Stunde schmerzfrei ist. Intermittierende Schmerzen werden mit -i- bezeichnet. Schmerzen werden gestrichelt eingetragen, Sensibilitätsstörungen gepunktet. Alternativ werden Schmerzen rot und Sensibilitätsstörungen blau markiert.

► **Befundbogen Seite 3**

► **Oberer Abschnitt (besser/schlechter).** Die zutreffenden Befunde werden eingekreist. Was manchmal zutrifft, wird unterstrichen. Die Zeitdauer bis zum Eintreten der Verschlechterung oder Verbesserung wird über dem entsprechenden Befund notiert.

Schmerzzunahme beim Husten, Niesen oder Pressen wird dokumentiert.

Der Patient wird nach Unfällen, Operationen, Erkrankungen und allgemeinem Wohlbefinden gefragt. Die Informationen hieraus dienen der Kontrolle von Kontraindikationen und geben Hinweise auf mögliche Einschränkungen für die Therapie und das spätere Training z. B. nach einer Kreuzbandoperation am Knie.

Ungewollter Gewichtsverlust wird notiert.

▶ **Reaktion auf wiederholte Bewegungen der Wirbelsäule.** Dieser Teil des Befundes wird erst *nach* der Dokumentation der Befunde auf Seite 4 bzw. Seite d erhoben.

▶ **Ausgangssituation.** Vor den Testbewegungen sollen zwei Parameter registriert werden. Von wo bis wo reicht der Schmerz in diesem Moment? In Rückenlage oder im Stand? Wie stark ist der Schmerz (0–10)?

▶ **Reihenfolge der Tests.** In der Tabelle ist die Reihenfolge der Tests so gewählt, wie sie bei Patienten mit Bandscheibenschäden am häufigsten sinnvoll ist. Wenn die Tests in einer anderen Reihenfolge durchgeführt werden, sollte dies dokumentiert werden (1., 2., 3. usw.), da sich unter Umständen nach einem Test eine neue Ausgangssituation für den nächsten Test ergibt.

▶ **Dokumentation.** In der ersten Spalte sind die Testbewegungen vorgegeben. In der zweiten Spalte wird der Schmerz notiert, den der Patient während der Bewegungen angibt. In der dritten Spalte wird notiert, wie stark und wo der Schmerz nach den Bewegungen empfunden wird.

Die Schreibweise ist über der jeweiligen Spalte angegeben. Die Bedeutung der Abkürzungen wird in der Legende unter der Tabelle erklärt. Mit den Abkürzungen und Zeichen zu arbeiten, spart Platz und Zeit. Zusätzlich zu der groben Dokumentation mit Zeichen sollten die genaue Ausbreitung und Intensität des Schmerzes nach den Testbewegungen notiert werden. Bei Patienten mit positiven Nervendehnungszeichen ist es sinnvoll, nach jeder Testbewegung das Nervendehnungszeichen zu testen und auch diesen Befund in der dritten Spalte zu notieren. Auf diese Weise erhält der Untersucher ein genaues Bild über das Verhalten der Schmerzen bei den Testbewegungen und kann Befunde verschiedener Tage miteinander vergleichen. Zudem ermöglicht diese standardisierte Befunderhebung die Zusammenarbeit mit Kollegen im klinischen Alltag, in dem gelegentlich der Untersucher bzw. Therapeut wechselt.

▶ **Befundbogen Seite 4.** Hier wird der *Sichtbefund* bezüglich Shift, Hinken und Lordose dokumentiert. Außerdem wird die *maximale Gehstrecke* bis zum Auftreten oder Verstärken von Schmerzen erfragt.

Schmerzen werden mithilfe der VAS (= *visual analog scale*) oder NAS (= *numeric analog scale*) erfasst. „0" bedeutet kein Schmerz, „10" bezeichnet den stärksten vorstellbaren Schmerz. Der Patient kann also selbst ein Kreuz an der für ihn zutreffenden Stelle der Skala setzen (visuelle Skala), oder er wird nach einer Zahl gefragt (numerische Skala). Die Zeitpunkte vor der Physiotherapie, nach der Physiotherapie, der maximale und der minimale Schmerz in den letzten 24 Stunden (bei akuten Schmerzen) oder in der letzten Woche (bei chronischen Schmerzen) werden erfragt. Bei allen vier Schmerzangaben werden der Bereich des Schmerzes zu der betreffenden Zeit und die Aktivität notiert, bei der der Schmerz diese Ausprägung zeigte. Vor und nach der Physiotherapie wird der Schmerz, wenn möglich in Belastung, also im Stehen, registriert. Die Dokumentation des minimalen Schmerzes liefert die Information, ob der Schmerz konstant (also nie 0/10) oder intermittierend ist (s. a. ▶ Abb. 4.2)

Der *Schmerzbereich* wird genau beschrieben, z. B. LWS rechts über das Gesäß bis zwei Drittel des Oberschenkels außen oder links Gesäß und Wade bis ein Drittel unter das Knie.

Die Grenzen der *Sensibilitätsstörung* werden genau beschrieben und ggf. zusätzlich mit Kugelschreiber am Patienten eingezeichnet. Seitliche, obere und untere Grenzen werden einzeln mit dem Finger streichend geprüft. Bei der Kontrolluntersuchung am darauffolgenden Tag kann die Veränderung der Sensibilitätsstörung beurteilt und gegebenenfalls die Verlagerung der proximalen Grenze nach distal in Zentimetern gemessen werden.

Bei ausstrahlenden Schmerzen ergibt sich der Verdacht auf eine Nervenwurzelkompression. Daraus kann eine Muskelschwäche resultieren. Ein *Muskelfunktionstest* ist dann notwendig. Die Kennmuskeln, die dem betroffenen Wirbelsäulenabschnitt zugeordnet sind (s. a. ▶ Tab. 2.2), werden getestet.

Nervendehnungszeichen werden als auffällig oder unauffällig gewertet. Für die Verlaufskontrolle ist es sinnvoll, bei einem positiven Nervendehnungstest zusätzliche Angaben einzutragen. Das Bewegungsausmaß, bei dem der Nervendehnungs-

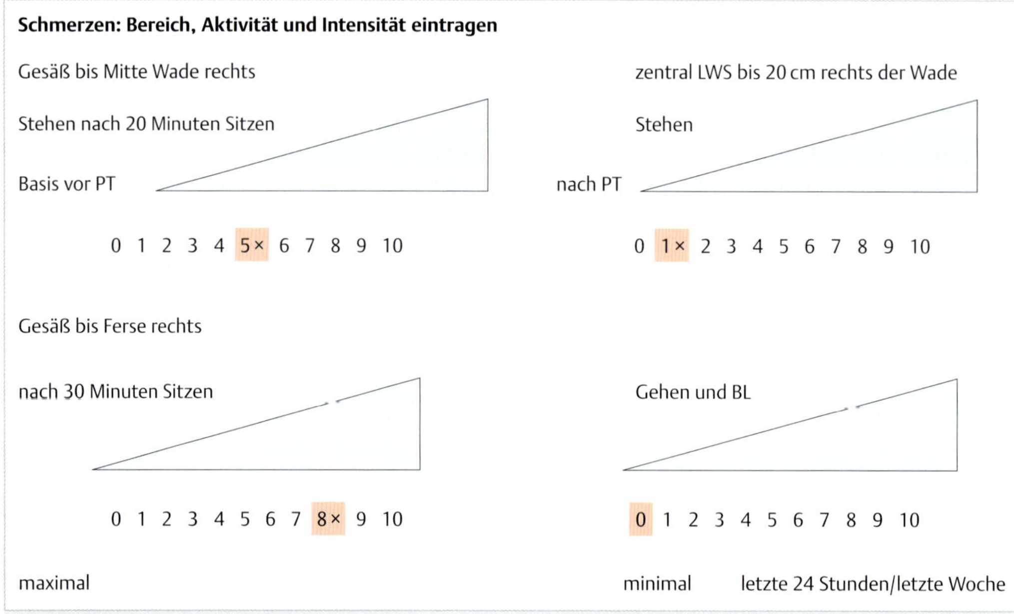

Abb. 4.2 Dokumentation der Schmerzintensität in den letzten 24 Stunden (bei akuten Schmerzen) oder in der letzten Woche (bei chronischen Schmerzen).

schmerz auftritt, wird geschätzt oder, bei den Tests der unteren Extremität, gemessen. Die Lokalisation des Schmerzes wird notiert. Beim Testen der nicht betroffenen Seite wird der Patient nach kreuzendem Schmerz auf der betroffenen Seite befragt.

Die *Beweglichkeit* der Wirbelsäule in die getesteten Richtungen wird eingeschätzt. Bei Bandscheibenschäden der LWS und der BWS bietet die Messung des Finger-Boden-Abstandes in Flexion einen objektivierbaren Parameter, der allerdings bei Verdacht auf eine Bandscheibenverletzung in der akuten Phase nicht erhoben wird. Der Shift wird wie in Kap. 6 und Kap. 8 ausgeführt beschrieben.

In Kap. 5, Therapieablauf, findet sich ein Bogen zur Dokumentation jeder Therapieeinheit. Hier werden auch einige Untersuchungsparameter aus der Diagnostik wiederholt (▸ Abb. 5.2).

4.7 Diagnose

Wichtigstes Kriterium für die Annahme eines durch einen Bandscheibenschaden ausgelösten Problems ist das Schmerzverhalten während der Untersuchung. Bei Bewegung der Wirbelsäule kann sich ausstrahlender Schmerz zum Zentrum Richtung Wirbelsäule verlagern (Zentralisierung) oder weiter in Richtung Fuß oder Hand ausbreiten (Peripheralisierung) (s. a. ▸ Abb. 4.3).

Das Auftreten von Zentralisierung der ausstrahlenden Schmerzen wird als Prädiktor für einen erfolgversprechenden Verlauf der konservativen Therapie gewertet (Donelson, 1990a; Donelson, 1990b; Long, 1995; Sufka, 1998; Werneke, 1999; Brötz, 2001; Brötz, 2003; Brötz, 2010a; Broetz, 2010b). Bei Patienten mit Bandscheibenvorfällen, die keinen zentralen Schmerz im Rücken mehr wahrnehmen, sondern nur ausstrahlende Schmerzen vom Gesäß bis zu einzelnen Zehen oder von der Schulter bis in einzelne Finger, findet häufig keine Zentralisierung bis zur Mittellinie der Wirbelsäule statt. Es kann vorkommen, dass der distale Schmerz verschwindet und dennoch gleichzeitig kein Rückenschmerz besteht. Manchmal zentralisiert der Schmerz z. B. bis zum Gesäß und verschwindet dann, ohne dass vorübergehend Rückenschmerz entsteht. Deshalb wurden Zentralisierung und Peripheralisierung hier wie folgt definiert:

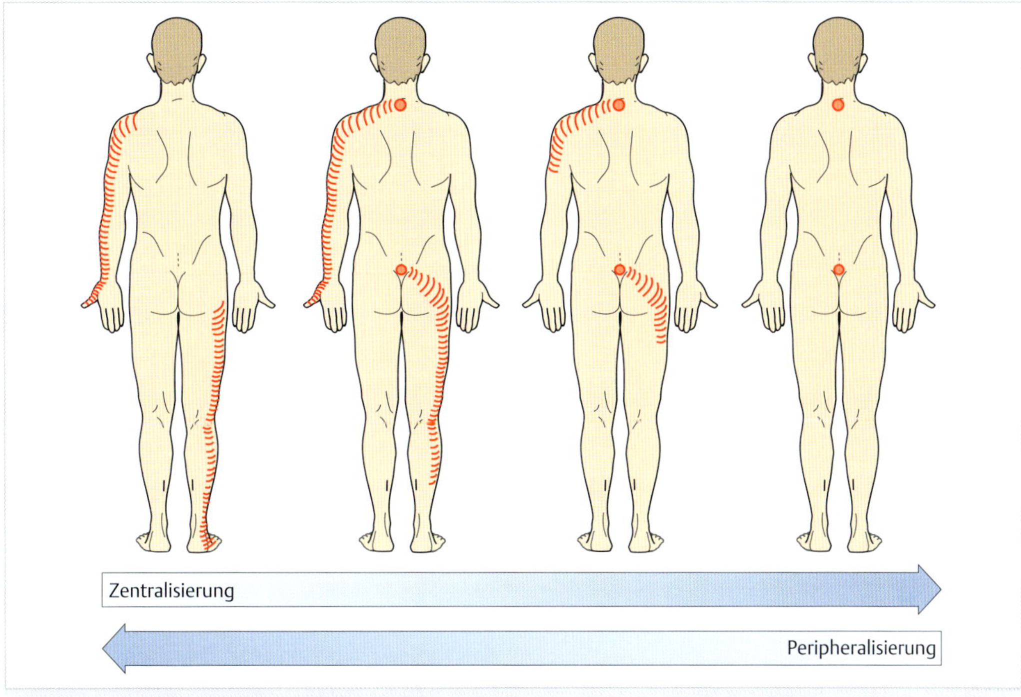

Abb. 4.3 Zentralisierung (von links nach rechts) und Peripheralisierung (von rechts nach links) der ausstrahlenden Schmerzen.

> **Definition**
>
> **Zentralisierung**
> Die distale Ausdehnung des ausstrahlenden oder radikulären Schmerzes verschwindet *während* der Bewegungen der Wirbelsäule. Dabei kann zentraler, mehr in Richtung oder im Zentrum des betroffenen Wirbelsäulenabschnittes gelegener Schmerz neu entstehen oder zunehmen. Diese Veränderung *bleibt nach* den Bewegungen erhalten.

> **Definition**
>
> **Peripheralisierung**
> beschreibt die umgekehrte Entwicklung.

Um zu beurteilen, ob die Veränderung nach den Bewegungen erhalten bleibt, ist es notwendig, die Schmerzausstrahlung vor und nach den Bewegungen in derselben Position zu beurteilen (z. B. Rückenlage mit ausgestreckten Beinen). Zusätzlich muss beurteilt werden, wie konstant die Zentralisierung ist. Wenn die Testbewegung im Liegen ausgeführt wurde, muss überprüft werden, ob die Zentralisierung in Belastung, also im Stehen und Gehen, anhält. Außerdem muss die maximale Schmerzausstrahlung im Verlauf von 24 Stunden beurteilt werden.

> **Merke**
>
> **Das Anhalten der Zentralisierung wird nach drei Gesichtspunkten beurteilt:**
> - Direkt nach den Bewegungen,
> - in Belastung,
> - im Verlauf von 24 Stunden.

Im Gegensatz zum Schmerz reduziert sich eine Sensibilitätsstörung bei Besserung von proximal nach distal. Das bedeutet, dass bei günstigem Verlauf die proximale Grenze der Gefühlsstörung nach distal peripheralisiert. Residuale Sensibilitätsstörungen finden sich demnach in der Regel in den Fingerspitzen oder Zehenspitzen.

4.7.1 Typische Veränderungen der Symptome bei Bandscheibenschäden

▸ **Mechanisch reduzierbare Bandscheibenbeschwerden**

- Bei wiederholten Bewegungen (in der Regel 10-mal) in die günstige Richtung verlagert sich der Schmerz *schnell während der Bewegungen* mehr von distal Richtung Wirbelsäule und nimmt schließlich ab.
- Gleichzeitig wird die Beweglichkeit der Wirbelsäule besser.
- Nach den wiederholten Bewegungen bleibt diese Verbesserung erhalten.
- Beim Nervendehnungstest wird der Schmerz erst später empfunden als vor den Bewegungen.
- Gefühlsstörungen und Muskelschwäche bessern sich in der Regel im Verlauf von Tagen, nicht während der Übungen.

Den Wirkmechanismus der mechanischen Physiotherapie stellt man sich folgendermaßen vor: Durch die optimale Bewegung wird Druck an der Stelle ausgeübt, zu welcher der Gallertkern verlagert ist. Dieser weicht dem Druck aus, die Nervenwurzel wird entlastet und der radikuläre Schmerz verschwindet. Eigene MRT-Untersuchungen von Patienten mit lumbalen Bandscheibenvorfällen in Flexion und Extension bestätigen diese Hypothese (siehe Kap. 12.6). Ob die Bewegungen bei einigen Patienten nicht nur zu einer Rückverlagerung von Bandscheibenmaterial führen, sondern zu partieller Sequestrierung des Bandscheibenvorfalls, ist nicht bekannt. Beim Nervendehnungstest kann der Nerv besser gleiten, sodass die Bewegung schmerzfrei weiter ausgeführt werden kann. Die Bewegungshemmung durch Ansammlung von Gallertmasse am Rand des Wirbelkörpers wird vermindert. Dadurch nimmt die Beweglichkeit der Wirbelsäule zu. Bei der Wiederholung ungünstiger Bewegungen sind die entgegengesetzten Veränderungen zu beobachten. Diese Bewegungen müssen konsequent vermieden werden.

▸ **Mechanisch nicht reduzierbare Bandscheibenbeschwerden**

- Bei wiederholten Bewegungen verlagert sich der Schmerz *schnell während der Bewegungen* mehr nach außen Richtung Extremitäten und nimmt schließlich zu. Bei einer solchen Veränderung sollte die Testbewegung nicht häufiger als 5-mal wiederholt werden.
- Es kann keine Bewegung gefunden werden, die den Schmerz zentralisiert.
- Gleichzeitig wird die Beweglichkeit der Wirbelsäule in der Regel schlechter.
- Nach den wiederholten Bewegungen bleibt diese Verschlechterung erhalten.
- Beim Nervendehnungstest wird der Schmerz früher empfunden als vor den Bewegungen.
- Die Testbewegungen sollen nicht so ausgeführt werden, dass Gefühlsstörungen und Muskelschwäche zunehmen.

▸ **Bandscheibenschaden, der nicht als Vorfall eingestuft wird.** Patienten mit „unspezifischen Schmerzen", bei denen die radiologische Diagnostik keinen Bandscheiben*vorfall* zeigt, können dennoch einen Bandscheiben*schaden* haben, der therapiert werden kann. Wenn die Testbewegungen dieselben Veränderungen der Symptome hervorrufen wie bei einem gesicherten Bandscheibenvorfall, so kann auch ohne radiologischen Befund angenommen werden, dass ein Bandscheibenschaden vorliegt. Donelson et al. (Donelson, 1997) zeigten, dass Zentralisierung und Peripheralisierung von Schmerzen signifikant mit Einrissen des Anulus fibrosus korrelieren (s. a. Kap. 12.3). Die Bewegungshemmung ist häufig erheblich, während die Schmerzausstrahlung nur bis seitlich der Wirbelsäule oder bis zum Gesäß, zur Schulterhöhe reicht. Wenn keine ausstrahlenden Schmerzen angegeben werden, kann die Verdachtsdiagnose „Bandscheibenschaden" aufgrund folgender Parameter gestellt werden: Der Schmerz verändert sich auch dann schnell während der Bewegungen, aber nicht in seiner Lokalisation, sondern nur in der Intensität (McKenzie, 1981; McKenzie, 1986; McKenzie, 1990; Donelson, 1997). Die Beweglichkeit der Wirbelsäule ändert sich ebenfalls während der Bewegungen. Diese Veränderungen bleiben nach den Bewegungen erhalten. Das Nervendehnungszeichen ist häufig von vorneherein negativ. Neurologische Defizite sollten nicht vorhanden sein.

4.7.2 Herleiten der Diagnose

Nach der Erhebung des kompletten Befundes kann eine physiotherapeutische Diagnose gestellt werden. Die Aspekte, die für und gegen bestimmte Diagnosen sprechen, werden abgewogen. Die Verdachtsdiagnose Bandscheibenschaden kann anhand ▸ Tab. 4.1 und ▸ Tab. 4.2 hergeleitet werden.

Tab. 4.1 Herleiten der Verdachtsdiagnose Bandscheibenschaden: Handelt es sich um ein mechanisches Problem?

Ja	Nein
• intermittierende Nacken- oder Rückenschmerzen in der Anamnese • plötzlich aufgetretene Beschwerden • auslösender Faktor bekannt oder nicht • guter Allgemeinzustand • Änderung der Symptome bei Bewegung • intermittierende oder konstante Symptome • Symptome passen zu bekannten anatomischen Gegebenheiten (z. B. Dermatome, Myotome)	• schleichender Beginn der Erkrankung • kein auslösender Faktor bekannt • allgemeines Unwohlsein • ungewollter Gewichtsverlust • keine Änderung der Symptome bei Bewegung • konstante Symptome • Symptome passen nicht zu bekannten anatomischen Gegebenheiten

Tab. 4.2 Wenn das Problem mechanisch ist: Gibt es Zeichen, die auf einen Bandscheibenschaden hinweisen?

Ja	Nein
• Schmerzen zentralisieren oder peripheralisieren bei Bewegung der Wirbelsäule. • Es besteht eine Bewegungshemmung. • Die Beweglichkeit der Wirbelsäule ändert sich mit dem Schmerz. • Die Veränderungen bleiben nach den Bewegungen erhalten. • Nervendehnungszeichen können positiv oder negativ sein.	• Die Schmerzlokalisation ändert sich nicht durch Bewegungen der Wirbelsäule. • Die Beweglichkeit kann frei oder eingeschränkt sein. • Die Beweglichkeit der Wirbelsäule bleibt bei den Testbewegungen gleich. • Nach den Bewegungstests ist keine Veränderung eingetreten. • Nervendehnungszeichen können negativ oder positiv sein.

Tab. 4.3 Sind die Symptome mithilfe von Physiotherapie reduzierbar?

Ja	Nein
• Bei wiederholter Bewegung verlagert sich der Schmerz mehr von außen Richtung Wirbelsäule und nimmt schließlich ab. • Gleichzeitig wird die Beweglichkeit der Wirbelsäule besser. • Nach den wiederholten Bewegungen bleibt diese Verbesserung erhalten. • Beim Nervendehnungstest wird der Schmerz erst später empfunden als vor den Bewegungen.	• Bei wiederholten Bewegungen verlagert sich der Schmerz mehr nach außen Richtung Extremitäten und nimmt schließlich zu. • Es kann keine Bewegung gefunden werden, die den Schmerz zentralisiert oder reduziert. • Die Beweglichkeit der Wirbelsäule wird schlechter. • Nach den wiederholten Bewegungen bleibt diese Verschlechterung erhalten. • Beim Nervendehnungstest wird der Schmerz früher empfunden als vor den Bewegungen.

Für die Beratung des Patienten und die Planung der Therapie ist eine erste Einschätzung des Therapieerfolges notwendig. Dazu muss die Frage beantwortet werden, ob die Symptome mithilfe von Physiotherapie reduzierbar sind (s. a. ▶ Tab. 4.3).

Aus den wiederholten Testbewegungen der Wirbelsäule können eventuell auch andere physiotherapeutische Diagnosen hergeleitet werden. Unter Umständen liegt eine kombinierte mechanische Wirbelsäulenerkrankung vor, z. B. Bandscheibenschädigung und Facettenreiz. Dann muss die Behandlung entsprechend darauf abgestimmt werden. Diese unterscheidet sich von den Therapiestrategien für Patienten mit Bandscheibenschäden (s. a. ▶ Tab. 4.4 und Kap. 10).

Tab. 4.4 Zuordnung verschiedener Befunde aus Anamnese und diagnostischen Tests zu spezifischen Diagnosen.

Diagnose	Alter	schlechter durch …	besser durch …	Vorgeschichte und Auslöser	Schmerzlokalisation	Bewegungseinschränkung	Schmerzverhalten während der Bewegungstests und danach	Behandlung
Bandscheibenschaden und Bandscheibenvorfall	25–65	Sitzen, Autofahren, Schuhe binden, Beugung der Wirbelsäule; nachts, morgens	Gehen, Liegen, Streckung der WS; Bewegung	seit Jahren immer wieder Rücken- oder Nackenschmerzen; Hexenschuss, Ischias, Blockiertheitsgefühl; Auslöser: Heben, langes Sitzen	zentral im Bereich der WS oder dermatombezogen ausstrahlend	vorhanden – in Flexion und Extension, vorgeneigte Spontanhaltung	Zentralisierung oder Peripheralisierung von ausstrahlenden Schmerzen, Reduktion oder Verstärkung zentraler Schmerzen; bleibt besser oder schlechter nach den Bewegungstests	Wiederholte Bewegung in die bevorzugte Bewegungsrichtung mit möglichst großem Bewegungsausmaß, ggf. Nerven-mobilisierung, Stabilisierung; Lernen von Alltagsverhalten
Instabilität und Facettenschmerz		in der Regel Extension der WS, kann aber auch bei Flexion im Stehen sein; statische Belastungen, langes Stehen; ruckhafte Drehbewegungen; langes Ausschlafen	Flexion, mittelgradige Bewegungen, Stabilisierung z. B. beim Tragen von Gewichten; Bewegung; nachts, morgens	Sport in der Jugend, z. B. Ballett, Schwimmen, in allen Gelenken hypermobil; BSV, Manipulation oder Unfall in der Vorgeschichte; knackende Geräusche in der Wirbelsäule	zentral im Bereich der WS und diffus flächig seitlich der WS		schlimmer bei endgradiger Extension; besser bei Flexion im Sitzen oder Liegen; besser bei aktiver oder passiver (durch den Untersucher) Stabilisierung; nach Bewegungstests häufig unverändert gegenüber vorher, mit Stabilisierung besser	Wiederholte Bewegungen mit kleinem Bewegungsausmaß; Stabilisierung; Lernen von Alltagsverhalten
hypermobil instabil	Jugend bis 50					keine		
segmental instabil	jedes					kann vorhanden sein		
spinale und foraminale Enge	> 50	Gehen, Stehen, Streckung der WS	Sitzen, Liegen, Beugen; Ruhe	wie bei Facettenschmerz, schleichende Verschlechterung, seit Jahren zunehmende Beschwerden	kann in beide Beine oder Arme ausstrahlen	in der Regel in Flexion und Extension vorhanden	schlimmer bei Extension, besser bei Flexion; nach Flexion besser, gesteigerte Gehstrecke	Bewegung der WS in die bevorzugte Richtung, ggf. Nerven-Mobilisierung, Haltungskontrolle im Sinne der Beckenaufrichtung, Stabilisierung; Lernen von Alltagsverhalten

Tab. 4.4 Fortsetzung

Diagnose	Alter	schlechter durch …	besser durch …	Vorgeschichte und Auslöser	Schmerzlokalisation	Bewegungseinschränkung	Schmerzverhalten während der Bewegungstests und danach	Behandlung
psychosoziale Probleme	jedes	fluktuierende, unklare Angaben	entspannende Situationen, Urlaub, häufig fluktuierende Angaben oder keine Besserung	seit Tagen bis Jahren, unangenehme Erlebnisse, chronifizierte Schmerzen	im Bereich der WS und in vielen Bereichen des Körpers, häufig nicht anatomisch	kann vorhanden sein oder fehlen; diskrepantes Verhalten	fluktuierende Veränderungen, meist alle Bewegungen verschlechternd; meist nach Test schlechter; hohe Schmerzangabe ohne korrespondierende emotionale Körpersprache	Absprache mit dem behandelnden Arzt, evtl. Psychologe; eher Aktivität als Beschwerden kommunizieren, Übungen mit Kreislaufbelastung, Ablenkung und Spaß

5 Therapieablauf bei der Diagnose Bandscheibenschaden

Einige Grundprinzipien des Therapieablaufs sind für alle Wirbelsäulenabschnitte gleich. Die aktuelle Studienlage, spezielle psychologische Aspekte im Heilungsverlauf, funktionelle und zeitliche und die Dosierung betreffende Gesichtspunkte werden in diesem Kapitel ebenso dargestellt wie die grundsätzliche Therapieplanung. Am Ende des Kapitels wird die Datenlage zu Operationsindikation und postoperativem Verlauf beschrieben. Die konkrete Umsetzung der Therapie wird für die LWS, BWS und HWS in den entsprechenden Kapiteln erläutert und mit Bildern verdeutlicht.

5.1 Bestandsaufnahme

Die Richtlinien zur Behandlung von Rückenschmerzen stimmen international weitgehend überein. Der Vergleich von 11 Richtlinien aus 11 Ländern, die in Englisch, Deutsch oder Dänisch verfasst waren, zeigte große Übereinstimmung bezüglich der diagnostischen Klassifikation sowie diagnostischer und therapeutischer Maßnahmen (Koes, 2001). Demnach sind Studienergebnisse aus anderen Ländern vermutlich gut auf Deutschland übertragbar. Allerdings weichen in Deutschland die umgesetzten medizinischen Untersuchungsmethoden und Behandlungen deutlich von den Leitlinien ab. So sind unter anderem die Anzahl an bildgebenden Untersuchungen, die Verschreibung von Opioiden, Injektionen und die Anzahl an Operationen deutlich angestiegen, ohne messbaren Erfolg bezüglich Schmerzlinderung, Lebensqualität und Arbeitsfähigkeit (Weber, 2016).

In vielen Fallsammel- und wenigen kontrollierten Studien wurde der Verlauf der Erkrankung bei Patienten mit Rücken-, Nacken- und in die Extremitäten ausstrahlenden Schmerzen untersucht. Nur teilweise wurden ausschließlich Patienten mit radiologisch gesichertem Bandscheibenvorfall in diesen Serien beschrieben (Weber, 1983; Saal, 1989; Saal, 1990; Bush, 1992; Zentner, 1997; Vroomen, 2000; Atlas, 2001; Weinstein, 2006a; Weinstein, 2006b; Brötz, 2010a; Broetz, 2010b; Szulc, 2015). In anderen Studien waren die Einschlusskriterien nur klinisch definiert (Weber, 1994; Faas, 1995; Indahl, 1995; Malmivaara, 1995; Stankovic, 1995; Cherkin, 1998a; Seferlis, 1998; Mannion, 1999; Kjellman, 2002; Petersen, 2002). Die Verläufe wurden sowohl bei akuten als auch chronischen Beschwerden untersucht. Ziel dieser Studien war meist die Differenzierung wirksamer und nicht wirksamer Therapiemaßnahmen sowie die Durchführung von Kosten-Nutzen-Analysen.

Dabei stellt sich zunächst die Frage nach dem Spontanverlauf der Erkrankungen ohne spezifische Therapiemaßnahmen. Der Begriff des Spontanverlaufs ist hier dahingehend zu relativieren, dass die überwiegende Zahl der Patienten aufgrund professioneller oder nichtprofessioneller Konsultation spezifische Maßnahmen durchführt, um ihr Leiden zu lindern.

Weber et al. (Weber, 1993) empfahlen im Rahmen einer doppelblinden, plazebokontrollierten Studie zur Untersuchung des Effektes des nichtsteroidalen Antirheumatikums Piroxicam bei 208 Patienten mit deutlichen akuten lumbalen radikulären Zeichen und Symptomen Bettruhe für eine Woche und danach langsam gesteigerte Aktivität ohne begleitende Physiotherapie. Als Schmerzmittel wurde zusätzlich Paracetamol nach Bedarf eingesetzt. Die Autoren beobachteten bei 70 % der Patienten nach 4 Wochen eine deutliche Besserung der Bein- und Rückenschmerzen, 60 % der Patienten waren arbeitsfähig. 30 % der Patienten waren jedoch auch noch nach einem Jahr bei der Arbeit und bei Aktivitäten des täglichen Lebens behindert. Die Ergebnisse der Gruppe, die Piroxicam einnahm, entsprachen den Ergebnissen der Kontrollgruppe.

Indahl et al. (Indahl, 1995) untersuchten im Rahmen einer randomisierten Studie 975 Patienten mit Rücken- und in die Beine ausstrahlenden Schmerzen, teilweise mit neuroradiologisch nachgewiesenem Bandscheibenvorfall. Die erste Gruppe erhielt ausführliche Informationen über die Mechanik der Wirbelsäule, Bandscheibenschäden sowie eine mögliche Entzündung und die Aufforderung, die Wirbelsäule ohne Furcht möglichst normal zu bewegen. Eine weiterführende Therapie fand nicht statt. Die zweite Gruppe erhielt derartige Instruktionen nicht und diente als Kontrollgruppe. In die Behandlung wurde seitens der Studienleitung nicht eingegriffen. Die Patienten der Kontrollgruppe wurden nach den in Norwegen üblichen Maßgaben behandelt. Die erste Gruppe zeigte eine hoch signifikant bessere Reduktion der

Dauer der Arbeitsunfähigkeit. Nach 200 Tagen waren in der ersten Gruppe 30% der Patienten arbeitsunfähig, im Vergleich zu 60% der Patienten in der Kontrollgruppe. Diese Ergebnisse weisen darauf hin, dass relativ einfache und kostengünstige Aufklärungsstrategien zu einer Verbesserung der Prognose oder zumindest einer Kostensenkung führen könnten.

Deyo et al. (Deyo, 1996) berichteten im Rahmen eines Übersichtsartikels, dass etwa 80% der Patienten mit unspezifischem Rückenschmerz eine Besserung erfahren, unabhängig von der Durchführung spezifischer Therapiemaßnahmen. Dennoch tragen Rückenschmerzen erheblich zur Belastung der Gesundheitssysteme durch langfristige ärztliche Betreuung und krankheitsbedingten Arbeitsausfall bei. Als operationale Ziele der Physiotherapie könnten somit – im Vergleich zum Spontanverlauf ohne spezifische Therapie – eine Reduktion der Dauer der Arbeitsunfähigkeit, eine niedrigere Rate an dauerhafter Behinderung und eine niedrigere Rezidivrate definiert werden. Bei zahlreichen Therapieansätzen wurde nach diesen Kriterien kein Wirknachweis erbracht. Weitere bedeutende Studien werden in Kap. 12 beschrieben.

▶ **Massage.** Obwohl Massage in Deutschland eine häufig verordnete Maßnahme bei Rücken- und Nackenschmerzen ist (Chrubasik, 1998, www.heilmittelkatalog.de), gibt es nur wenige randomisierte Studien, die deren Effekt untersuchen. Furlan et al. (Furlan, 2002) fanden bei einer systematischen Literaturrecherche 8 randomisierte Studien, die den Effekt von klassischen und akupunkturgestützten Massagen mit anderen therapeutischen Maßnahmen verglichen. Als Ergebnis der Literaturstudien kamen die Autoren zu dem Schluss, dass Massage für Patienten mit subakuten und chronischen Rückenschmerzen hilfreich sein kann, besonders in Kombination mit Übungen und Information. Dasselbe Ergebnis brachte eine Literaturübersicht 2007 von Chou (Chou, 2007b). Szulc et al. (Szulc, 2015) definierten eine Therapie kombiniert aus klassischer Massage, transkutaner elektrischer Nervenstimulation (TENS) und Rumpfmuskeltraining als Standard-Physiotherapie. Diese zeigte nach 10-tägiger Behandlung von Patienten mit radiologisch nachgewiesener Bandscheibenprotrusion keine Besserung von Behinderung, gemessen mit dem Oswestry-Disability-Fragebogen, Schmerz und Bandscheibenverlagerung, gemessen mit MRT. Es ist sogar denkbar, dass die passive Maßnahme der Massage einen ungünstigen Effekt auf die Eigenaktivität des Patienten hat. Wenn außerdem die Hypothese zutrifft, dass bei einem Bandscheibenschaden die Anspannung der Rückenstrecker ein Schutzmechanismus ist (s. a. Kap. 2.2.3), dann wäre eine Maßnahme, die das Ziel verfolgt, die Muskelspannung zu senken, für Patienten mit Bandscheibenschäden eher kontraindiziert.

▶ **Balneotherapie.** Balneotherapie wird in der Regel in Kombination mit anderen Maßnahmen der Physiotherapie verordnet und untersucht (Gerber, 1993; Chrubasik, 1998; Strauss-Blasche, 2000; Toepfer, 2002, www.heilmittelkatalog.de). Der therapeutische Nutzen von kurzzeitigen Wärmeanwendungen, z. B. Fangopackungen, wie sie zur Therapie von Schmerzsyndromen in Deutschland häufig angewandt werden (Chrubasik, 1998), ist unklar.

Darüber, dass *Bettruhe* für mehr als 4 Tage zu vermeiden ist, herrscht in der Literatur und nach internationalen Richtlinien zur Behandlung von Rückenschmerzen Einigkeit (Deyo, 1986; Deyo, 1996; Van Tulder, 1997; Waddell, 1997; Waddell, 1998; Koes, 2001; Van Tulder, 2006; Chou, 2007a; Weber, 2016).

Auch zur Übungsbehandlung (englisch: *exercise therapy*), im Deutschen als Krankengymnastik bezeichnet, und zur Manuellen Therapie bei akuten oder chronischen unspezifischen Rückenschmerzen sowie bei spezifischen Wirbelsäulenleiden liegen einige retrospektive, prospektive und randomisierte Therapiestudien vor. Dabei wurden die Behandlungsmethoden teilweise spezifiziert, indem Methoden wie z. B. McKenzie, Pilates oder von den Studienleitern definierte Übungen untersucht wurden. In vielen Untersuchungen bleibt unklar, was genau die Patienten in welcher Phase ihrer Erkrankung übten. So kommen Autoren von Übersichtsartikeln zu dem Schluss, dass Übungsbehandlung bei unspezifischen Rückenschmerzen (Chou, 2007a; Chou, 2007b) und bei Bandscheibenvorfällen (Jordan, 2011) unklare Effekte hat. Das ist nicht verwunderlich, wenn die Ergebnisse all dieser unterschiedlich gestalteten Studien zusammengefasst werden. Manipulation der Wirbelsäule zeigte moderate Effekte bei akuten Rückenschmerzen und bei Bandscheibenvorfällen (Chou, 2007a; Jordan, 2010). Bei unspezifischem Rückenschmerz sind posterior-anteriore Mobilisation und Hochstützen aus Bauchlage gleichermaßen effektiv (Shah, 2016). In einem Übersichtsartikel, der die Wirksamkeit der McKenzie-Methode darlegt, kamen die Autoren zu dem Schluss, dass es Hinweise darauf gibt, dass die McKenzie-Methode bei akuten Rückenschmerzen effektiver ist als passive Maßnahmen (Machado, 2006).

▸ **Vergleichende Untersuchungen von operativer und konservativer Therapie bei Bandscheibenvorfällen.** Weber (Weber, 1983) zeigte in einer prospektiven randomisierten zweiarmigen Studie, dass konservativ behandelte Patienten (n = 66) mit einem lumbalen Bandscheibenvorfall nach einem Jahr signifikant schlechtere Ergebnisse bezüglich Arbeitsfähigkeit, neurologischen Defiziten, Schmerz und Beweglichkeit der LWS hatten als eine operierte Gruppe (n = 60), bei der eine offene Operationstechnik mit Fensterung zum Einsatz kam. Nach 4 und 10 Jahren waren jedoch keine signifikanten Unterschiede zwischen den beiden Patientengruppen mehr nachzuweisen. Die mittlere Dauer der Erholungsphase nach der Entlassung aus dem Krankenhaus war in der konservativ behandelten Gruppe kürzer (7 Wochen) als in der operierten Gruppe (11 Wochen) (s. a. Kap. 12). Da sich nicht nur die Strategien der konservativen Therapie, sondern auch die Operationstechnik in den letzten 20 Jahren erheblich weiterentwickelt haben, können die Ergebnisse solcher älterer Studien nur mit Einschränkung auf die aktuelle Situation übertragen werden.

In einer großen multizentrische Studie mit 472 Patienten in den USA zum Vergleich von operativer und konservativer Therapie wurden die Verläufe von Patienten dokumentiert und bewertet, die wegen eines Bandscheibenvorfalls konservativ oder operativ behandelt wurden (Weinstein, 2006a; Weinstein, 2006b, siehe auch Kap. 12). Der Versuch, die Patienten randomisiert einer Behandlungsstrategie zuzuführen, scheiterte. Die Hälfte der für eine Operation vorgesehenen Patienten wurde nicht operiert, und 30 % der für die konservative Therapie randomisierten Patienten wurden operiert. Bezüglich der Parameter Schmerz, Funktion, Zufriedenheit, selbst eingestufter Verbesserung und Arbeitsfähigkeit zeigten sich keine signifikanten Unterschiede in den Gruppen. Zur Überlegenheit einer Behandlungsstrategie konnte aufgrund dieser Studie keine Aussage gemacht werden. Wie in der Untersuchung von Weber (Weber, 1983) wurde auch in dieser neueren Untersuchung die konservative Therapie nicht näher festgelegt, sondern den jeweiligen Therapeuten überlassen (*usual care*). Nur 44 % der konservativ behandelten Patienten erhielten Physiotherapie. Obwohl die operierten Patienten mehr Beeinträchtigung durch Schmerz und weniger Arbeitsfähigkeit angaben, waren sie zufriedener mit den Symptomen und der Gesundheitsfürsorge als die konservativ behandelten Patienten.

▸ **Vergleichende Untersuchungen konservativer Verfahren zur Behandlung von Bandscheibenschäden.** Saal et al. (Saal, 1989) berichteten retrospektiv gute Ergebnisse bezüglich Arbeitsfähigkeit, Schmerzintensität und Inanspruchnahme des Gesundheitswesens bei Patienten mit lumbalen Bandscheibenvorfällen (n = 64), die eine breite Palette an physiotherapeutischen Maßnahmen erhalten hatten. Eine Kontrollgruppe fehlte hier jedoch.

Bush et al. (Bush, 1992) untersuchten im Rahmen einer prospektiven einarmigen Studie 165 Patienten mit lumbalen Bandscheibenvorfällen klinisch und neuroradiologisch, die mit epiduralen Steroid-Injektionen behandelt wurden. Nach einem Jahr zeigten 86 % der Patienten eine zufriedenstellende Verbesserung der klinischen Symptome und eine neuroradiologisch nachgewiesene Reduktion des Bandscheibenvorfalls. 14 % der Patienten waren operiert worden.

Malmivaara et al. (Malmivaara, 1995) verglichen im Rahmen einer randomisierten Studie bei Patienten mit akutem Rückenschmerz die Ergebnisse einer Patientengruppe I (n = 67), die 2 Tage Bettruhe einhielt, einer Patientengruppe II (n = 52), die die Instruktion bekam, stündlich 10-mal die Streckung der Wirbelsäule zu üben, und einer Kontrollgruppe III (n = 67), die ihren gewöhnlichen Aktivitäten nachging. Die Kontrollgruppe III zeigte signifikant bessere Ergebnisse bezüglich Schmerzdauer, Schmerzintensität, Beweglichkeit der Wirbelsäule in Flexion und Arbeitsfähigkeit als die beiden anderen Gruppen. Dies legt nahe, dass das stereotype Üben der Wirbelsäulenextension bei Patienten mit akuten unspezifischen Rückenschmerzen ebenso wenig sinnvoll ist wie strenge Bettruhe.

Faas et al. (Faas, 1995) verglichen bei Patienten mit akutem Rückenschmerz randomisiert die Ergebnisse von folgenden drei Gruppen: Gruppe I (n = 122) wurde nach den in den Niederlanden üblichen Maßgaben über rückenschonendes Verhalten informiert und medikamentös mit Analgetika behandelt (Kontrollgruppe). Gruppe II (n = 119) wurde zweimal wöchentlich mit niedrigdosiertem Ultraschall (Plazebotherapie) behandelt. Gruppe III (n = 122) übte täglich vorgegebene Bewegungen in Flexion der Wirbelsäule. Bezüglich der Dauer der Arbeitsunfähigkeit war kein signifikanter Unterschied zwischen den 3 Gruppen nachzuweisen. Aus diesen Ergebnissen kann geschlossen werden, dass das stereotype Üben der Wirbelsäulenflexion bei Patienten mit akuten unspezifischen Rückenschmerzen keine sinnvolle Strategie ist.

Stankovic et al. (Stankovic, 1995) berichteten als Ergebnis einer randomisierten Studie, dass Patienten, die wegen akuter Rückenschmerzen physiotherapeutisch nach dem McKenzie-Konzept behandelt worden waren, in den 5 Jahren nach der Therapie weniger Rezidive erlitten und weniger Krankheitstage in Anspruch genommen hatten als eine Kontrollgruppe, die an der Rückenschule teilgenommen hatten.

Cherkin et al. (Cherkin, 1998a) verglichen in einer randomisierten Studie in den USA Erfolg und Kosten von Chiropraxis, Physiotherapie nach dem McKenzie-Konzept (McKenzie, 1981; McKenzie, 1986) und keiner spezifischen Therapie bei Patienten mit Rückenschmerzen. Chiropraxis und Physiotherapie erbrachten nur minimal, nicht signifikant bessere Ergebnisse, verursachten aber erheblich höhere Kosten.

Im Rahmen einer prospektiven randomisierten klinischen Studie wurden die Ergebnisse von allgemeinen Übungen, Physiotherapie nach dem McKenzie-Konzept und einer Kontrollgruppe verglichen (Kjellman, 2002). 70 Patienten mit Nackenschmerzen wurden in die Studie eingeschlossen und nach 3 Wochen, 6 Monaten und 12 Monaten nachuntersucht. Alle 3 Gruppen zeigten gleichermaßen deutliche Verbesserungen bezüglich Schmerzintensität und Behinderung. Eine signifikante Besserung der *Distress and Risk Assessment Method Scores* (Erfassung von Überlastung und Risikofaktoren) zeigte sich nur in der nach dem McKenzie-Konzept behandelten Gruppe, ebenso wie eine geringfügig, nicht signifikant geringere Inanspruchnahme des Gesundheitswesens (Kjellman, 2002).

Long et al. (Long, 2004) stellten die provokative Frage, ob die Art der physiotherapeutischen Übung eine Rolle für das Therapieergebnis spielt. Im Rahmen einer symptomorientierten mechanischen Untersuchung wurde bei 312 Patienten eine bevorzugte Bewegungsrichtung gesucht, die den Schmerz zentralisierte und reduzierte. Eine Patientengruppe übte anschließend in die bevorzugte, eine Patientengruppe in die nicht bevorzugte Bewegungsrichtung und eine dritte Gruppe übte ohne bestimmte Bewegungsrichtung. In der Gruppe, die in die bevorzugte Bewegungsrichtung übte, besserten sich die Symptome signifikant besser als in beiden anderen Gruppen. Dieses Ergebnis bestätigt also das Therapiekonzept des Einsatzes spezifisch gerichteter Bewegungen.

Dem widersprechen Szulc et al. (Szulc, 2015), die jeweils 20 Patienten mit bis zum Gesäß ausstrahlenden Rückenschmerzen über ein Jahr Dauer und radiologisch nachgewiesener Bandscheibenverlagerung in drei Behandlungsgruppen untersuchten. An 10 aufeinanderfolgenden Werktagen wurden die Patienten folgendermaßen behandelt:

- Gruppe 1: nach McKenzie – hier ausschließlich Extension mit Progressionsstufen,
- Gruppe 2: nach McKenzie – hier ausschließlich Extension mit Progressionsstufen und „Muskel-Energie-Techniken“, die im Sitzen geübt wurden, das Ziel verfolgten, den M. erector spinae zu entspannen und u. a. die Flexion der Wirbelsäule beinhalteten und
- Gruppe 3: hier definiert als Standard-Physiotherapie-Therapie kombiniert aus klassischer Massage, transkutaner elektrischer Nervenstimulation (TENS) und Rumpfmuskeltraining.

Die McKenzie-Diagnostik war kein Ein- oder Ausschlusskriterium. Obwohl zufällig bei allen Patienten in den Gruppen 1 und 2 nach der McKenzie-Untersuchung ein „Derangement-Syndrom“ diagnostiziert wurde, besserten sich die Beweglichkeit, Behinderung und der Schmerz in der Gruppe, die die kombinierte Behandlung erhielt, mehr als in der Gruppe, die nur in Extension übte.

Diese Auswahl an Beispielen von Studien und Ergebnissen zeigt die Notwendigkeit, Studienergebnisse kritisch zu prüfen (s. a. Kap. 12), Erkenntnisse in der Therapie umzusetzen und individuelle Behandlungseffekte zu überprüfen und zu dokumentieren. Einige spezifische therapeutische Konzepte mögen bestimmten Patienten helfen. Die Frage, welche Therapie welchem Patienten am besten hilft, wurde durch keine der genannten Studien beantwortet. Spezifische Therapiemethoden müssen bezüglich ihrer Wirksamkeit bei spezifischen Krankheitsbildern und in bestimmten Phasen der Heilung untersucht werden. Dazu ist es notwendig, z. B. mithilfe von Testbewegungen der Wirbelsäule eine Hypothese über die Ursachen der Beschwerden aufzustellen und eine symptomorientierte Therapie durchzuführen. Die Ausführung stereotyper Übungen bei nicht näher spezifizierten Krankheitsbildern kann nicht hilfreich sein.

Weder die 1983 durchgeführte Studie von Weber (Weber, 1983) noch die neuere multizentrische Untersuchung von Weinstein (Weinstein, 2006a) ermöglichen die Entscheidung für oder gegen eine Bandscheibenoperation aufgrund von wissenschaftlich hinreichend begründeten Gesichtspunkten. Eine solche Untersuchung sollte die Ergebnisse einer definierten Operationstechnik, bei der die Nachbehandlung ebenfalls festgelegt und beschrieben ist, mit den Ergebnissen einer spezifischen Physiotherapie vergleichen. Ausschließlich aus solchen Untersuchungen können evidenzbasiert Konsequenzen für die Behandlung der Patienten entstehen.

Nur Effekte, die sich schnell – in der Regel während der Behandlung oder innerhalb von Tagen – einstellen, lassen sich mit gewisser Wahrscheinlichkeit auf die Therapie zurückführen. Bei akuten Schmerzsyndromen ist eine Verbesserung im Verlauf mehrerer Wochen eher auf den Spontanverlauf zurückzuführen als auf die Akuttherapie. Bei chronischen Schmerzen, die schon länger als 3 Monate unverändert bestehen, ist eine langsame Verbesserung eher auf die Therapie zurückzuführen. Viele Autoren kamen zu dem Schluss, dass das Risiko, chronischen Schmerz zu entwickeln und dauerhaft eingeschränkt zu bleiben, mit der Dauer der Erkrankung steigt (Waddell, 1996; Waddell, 1998; Diener, 1998; Hagen, 1998; Hasenbring, 1999; Loeser, 1999; Werneke, 1999; Tölle, 2001; Zieglgänsberger, 2002). Dies unterstreicht die Notwendigkeit, eine schnelle Rückbildung der Beschwerden anzustreben.

Bei Patienten, deren Beschwerden durch einen Bandscheibenschaden oder einen Bandscheibenvorfall verursacht werden, verändern sich die Symptome schnell während der Bewegungen der Wirbelsäule (s. a. Kap. 4). Dadurch sind die Veränderungen mit gewisser Plausibilität auf die Therapie zurückzuführen.

5.2 Verlauf der Behandlung

In den folgenden Abschnitten wird das von uns entwickelte BASE-PT-Konzept zur Physiotherapie bei Bandscheibenschäden beschrieben. Eckpunkte sind vom Patienten wiederholt durchgeführte Bewegungen der Wirbelsäule, Bewegungen der Extremitäten mit dem Ziel, die Nervenbahnen zu mobilisieren, und die Aktivierung der lokal stabilisierenden Muskulatur. Neurologische Defizite werden mit gezielter Kräftigung und Koordination behandelt. Den Folgen des spontan einsetzenden Nichtgebrauchs der von Schmerz, Sensibilitätsstörung und Lähmung betroffenen Extremitäten wird entgegengewirkt. Die Patienten werden bis zu normaler Belastbarkeit und möglichst umfänglicher Teilnahme am sozialen Leben begleitet. Dazu bietet dieses Konzept detaillierte Übungsanleitungen zum Training von Kraft, Koordination, Beweglichkeit und Kondition. Ergänzend zu biomechanischen Gesichtspunkten werden psychologische Erkenntnisse umgesetzt. So sind Information, selbstkontrolliertes Üben und Selbstverantwortung wichtige Faktoren. Funktionelle und zeitliche Zielpunkte werden dargestellt. Die Therapieempfehlungen für die Weiterbehandlung *nach* einer Bandscheibenoperation (s. u. Kap. 5.9) basieren ebenfalls auf dem BASE-PT-Konzept.

Die Wirksamkeit des hier beschriebenen Therapiekonzepts wird durch eigene prospektive einarmige Studien für Patienten mit lumbalen Bandscheibenvorfällen nahegelegt (Brötz, 2001; Brötz, 2003; Broetz, 2008; Brötz, 2010a; Broetz, 2010b). Für den Bereich der HWS und BWS liegen zwar positive klinische Erfahrungen vor, diese wurden aber nicht im Rahmen einer Studie dokumentiert. Vergleichsstudien mit anderen Therapiekonzepten wurden bisher nicht durchgeführt.

5.2.1 Psychosoziale Aspekte

Im Verlauf des Heilungsprozesses lassen sich unter psychologischen Gesichtspunkten drei Stadien abgrenzen (Übersicht in (Grawe, 2000)). Die Zuwendung eines Arztes oder Physiotherapeuten sowie die Anwendung von definierten Maßnahmen oder die Verordnung eines Medikamentes können die Zuversicht auf Hilfe und die Hoffnung auf Heilung wecken. Dadurch bessert sich zunächst unspezifisch das Wohlbefinden des Patienten. Dieser Effekt ist dem Plazebobereich zuzuordnen (Montgomery, 1997; Cherkin, 1998b; Amanzio, 1999; De Pascalis, 2002; Hrobjartsson, 2002; Kaptchuk, 2002; Walach, 2002; Moyad, 2002; Schedlowski, 2015; Sölle, 2016), der definitionsgemäß von der tatsächlichen Wirkung der angeblich heilenden Maßnahme unabhängig ist. Dem Plazeboeffekt (lat. placebo = ich werde gefallen) entgegengesetzt ist der Noceboeffekt (lat. nocebo = ich werde nicht gefallen), der ebenso auf der psychologischen Ebene wirkt. So können beispielsweise negative Prognosen und Angst Schmerz und Behinderung verstärken (Colloca, 2007; Schedlowski, 2015). Zuversicht ist eine wichtige Voraussetzung für den Heilungsprozess. Der Patient sollte darin bestärkt werden, von einem positiven Verlauf der Erkrankung auszugehen (Phase I). Im nächsten Stadium der Heilung bessern sich die Symptome und Zeichen der Erkrankung. Schmerz, Beweglichkeit, Kraft, Sensibilität, Koordination und Kondition werden besser. Der Grad der Behinderung nimmt ab (Phase II). Zuletzt stabilisiert sich die Besserung, die psychosoziale Anpassung führt zur Wiederaufnahme aller Aktivitäten des täglichen Lebens, ggf. einschließlich der Arbeit oder zuvor ausgeübter Tätigkeit (Phase III). Der Therapeut ist mitverantwortlich dafür, dass der Patient nicht in einem der ersten beiden Stadien verharrt. Der Plazeboeffekt kann bewirken, dass der Patient immer wieder an einer uneffektiven Therapie teilnimmt, ohne sich dem Ziel der Wiedereingliederung in das normale Leben zu nähern (Deyo, 1996). Diese Gefahr ist bei passiven Therapieformen größer, bei denen der Patient weder eine Kontrolle besitzt noch eine Handlungsverantwortung übernimmt. Es besteht inzwischen weitgehender Konsensus darüber, dass Patienten mit Bandscheibenleiden in aller Regel umfänglich aufgeklärt werden und verantwortungsvoll aktiv an ihrer Heilung mitwirken sollten (Saal, 1989; Waddell, 1998; Waddell, 1996; Cherkin, 1996; Cherkin, 1998b; Chrubasik, 1998; Koes, 2001). Auf psychologische Gesichtspunkte wie Selbstkontrolle und Selbstbestimmung wurde in Kap. 2 ausführlich eingegangen.

Definition

Psychosoziale Anpassung

- Besserung des Wohlbefindens,
- Besserung der Funktion,
- Stabilisierung und normale psychische und soziale Integration.

5.2.2 Funktionelle Aspekte

Bei einem Bandscheibenschaden lassen sich bis zur Wiederherstellung normaler Belastbarkeit vier Stadien abgrenzen. In der *akuten Phase* gehen mit Bewegungen und Belastungsänderungen unmittelbar Veränderungen der Symptome einher. Bei der Ausführung günstiger Bewegungen wird z. B. der Schmerz zentralisiert und reduziert. Bei der Ausführung ungünstiger Bewegungen wird der Schmerz peripheralisiert und verstärkt. In den Therapieplan werden nur einzelne, aktive Bewegungen aufgenommen, die den Schmerz zentralisieren und reduzieren. Ungünstige Bewegungen müssen konsequent vermieden werden. Die *Stabilisierung* der Heilung ist dadurch gekennzeichnet, dass die Symptome bei Bewegungen und Belastungen, die in der akuten Phase den Schmerz peripheralisiert und verstärkt haben, nicht mehr unmittelbar produziert und verstärkt werden. Medikamente können reduziert und abgesetzt werden. In dieser Phase werden die therapeutischen Übungen durch Aktivierung der die Wirbelsäule stabilisierenden Muskulatur und Bewegungen der Extremitäten zur Mobilisierung der Nerven ergänzt. Bei anhaltender überwiegender Beschwerdefreiheit wird die *Wiederherstellung* der ursprünglichen Belastbarkeit trainiert. Dazu wird die symmetrische, schmerzfreie Beweglichkeit der Wirbelsäule und der Extremitäten in alle Richtungen überprüft und gegebenenfalls geübt. Die Flexion der Wirbelsäule bessert sich häufig durch Bewegen in Rotation und durch alltägliche Handlungen, sodass sie dann nicht explizit geübt werden muss. Haltungs- und Bewegungskontrolle mit gezielter Aktivierung der lokal stabilisierenden Muskulatur werden geübt und trainiert. Maximalkraft und Schnellkraft der Muskulatur der Extremitäten bei gleichzeitiger Stabilität der Wirbelsäule werden ebenfalls trainiert. Paretische Muskeln müssen mithilfe von Physiotherapie in einer möglichst guten trophischen Verfassung gehalten werden (Sunderland, 1979). Dies gelingt dadurch, dass die Muskulatur selektiv und in funktionellen Aufgaben aktiviert wird.

Gleichzeitig muss für die freie Beweglichkeit der Gelenke gesorgt werden, die von der paretischen Muskulatur nicht endgradig bewegt werden können. Dies beugt Kontrakturen der Muskulatur vor. Zunächst werden einfache Bewegungen wie Fuß heben, Fuß senken, Zehenstand, Einbeinstand, Treppensteigen, Kniebeugen, respektive einachsige, endgradige Arm- und Handbewegungen sowie z. B. Liegestützen genutzt. Später werden komplexe Bewegungsabläufe wie funktionelles Training mit und ohne Hanteln, Schlingentraining, Lauftraining und Jonglieren zur Verbesserung der Koordination und der Kondition ergänzt (siehe Kap. 9). Spezielle, für den Alltag des Patienten relevante Bewegungen werden so eingeübt, dass die Belastung auf den aktiven und passiven Halteapparat von Wirbelsäule und Extremitäten verteilt wird. Auf den Einsatz von Gerätetraining sollte zugunsten von funktionellen Übungen, die der Patient zu Hause selbstständig trainieren kann, verzichtet werden. Mit zunehmender Belastbarkeit wird der Patient ermutigt, die Aktivitäten seines täglichen Lebens, einschließlich der Arbeit, wieder aufzunehmen. Im *Alltag* muss der Übungsaufwand auf ein realistisches Maß reduziert werden, das auf die Lebensumstände des Patienten individuell zugeschnitten ist. Als minimale prophylaktische Maßnahme sollte die gesamte Wirbelsäule vor dem Aufstehen und nach dem Zubettgehen wiederholt bis zum Bewegungsende gestreckt und über den Tag regelmäßig aktiv aufgerichtet werden. Optimal sind zudem eine Verhaltensänderung, die jede Stunde die Aufrichtung und Stabilisierung der Wirbelsäule beinhaltet, und eine ca. 15-minütige Übungseinheit pro Tag, die alle oben genannten Aspekte abdeckt. Einmal am Tag zu üben und dann den Rest des Tages die Wirbelsäule einseitig und unkontrolliert zu belasten, gewährt keine dauerhafte Beschwerdefreiheit.

Definition

Funktionsveränderung

- Akute starke Schmerzen mit schnellen Veränderungen,
- Stabilisierung der Heilung mit verminderten bis verschwundenen Schmerzen ohne schnelle Verschlechterung bei Belastung,
- Wiederherstellung der ursprünglichen Belastbarkeit,
- der Alltag, der Verhaltensänderungen und einige vorbeugende Übungen enthält, bei normaler Belastbarkeit.

5.2.3 Zeitliche Aspekte

Neben therapeutischen Maßnahmen und dem Verhalten des Patienten hängt der zeitliche Verlauf der Heilung vom Ausmaß der Schädigung und der Effizienz von Wundheilungsprozessen ab, die u. a. durch Pharmaka wie Kortikosteroide oder unabhängige Begleiterkrankungen wie Diabetes mellitus beeinträchtigt werden kann. Dies wirkt sich auch auf die Dauer der Arbeitsunfähigkeit aus, die zusätzlich von der Art und den individuellen Gestaltungsmöglichkeiten der Arbeit abhängt. Um zu vermeiden, dass Patienten ihre Beschwerden durch ungünstige Verhaltensweisen (z. B. Sitzen, Beugen) verschlimmern, sollte die Physiotherapie mit Information und Instruktion sofort nach dem Auftreten von Schmerzen beginnen. Die Bedeutung des richtigen Timings wird durch ▶ Abb. 5.1 verdeutlicht. Wenn Maus und Vogel zur gleichen Zeit wie die Katze hier durch den Schnee gegangen wären, hätte das ungünstige Folgen für sie gehabt. Zu einer anderen Zeit ist der Weg gut und gefahrlos.

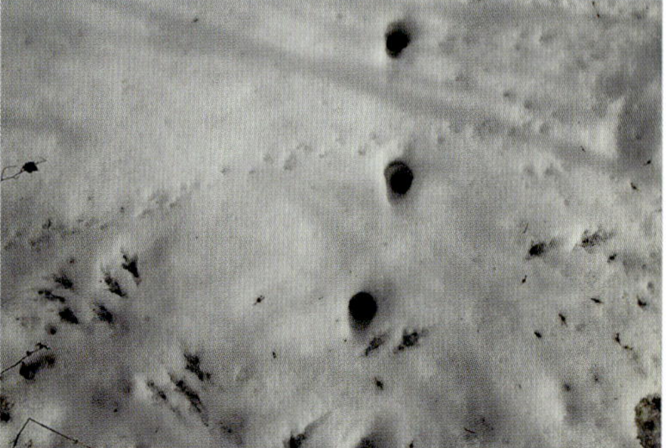

Abb. 5.1 Der Zeitpunkt kann entscheidend sein, ob ein Weg gut oder schlecht ist.

Die akute Entzündungsphase dauert nach jeder Gewebsverletzung ca. 5 Tage (s. a. Kap. 2.2.5). In dieser Zeit sollte bei erfolgreicher Therapie eine deutliche Besserung aller Symptome erreicht werden. Die maximale Schmerzausstrahlung wird reduziert (Zentralisierung). Wegen der schnellen Veränderung der Symptome und damit auch der als hilfreich identifizierten Übungen sollten die ersten 5 Therapieeinheiten an 5 aufeinanderfolgenden Tagen stattfinden. Die jeweilige Behandlungszeit beträgt 60 Minuten für den Erstbefund mit Behandlung und 30 Minuten für jede weitere Therapieeinheit. Der Behandlungseffekt stabilisiert sich in der Regel nach 7–10 Tagen. Die Schmerzmittel sollten zu diesem Zeitpunkt ohne Zunahme der Beschwerden morgens reduziert und schließlich abgesetzt werden. Die Behandlungsfrequenz kann auf zwei Therapieeinheiten pro Woche reduziert werden. Zur Wiederherstellung der Funktion wird die Belastung gesteigert. Die Behandlungsfrequenz kann auf eine Therapieeinheit pro Woche oder alle zwei Wochen reduziert werden. Zunehmende Belastbarkeit und Arbeitsfähigkeit sind nach 2–6 Wochen anzustreben. 8 Wochen nach dem Behandlungsbeginn sollten eine Kontrolluntersuchung und Beratung bezüglich des Trainings im Alltag durchgeführt werden. Nach einem

Bandscheibenvorfall mit neurologischem Defizit ist mit einer Regenerationszeit bis zur vollkommenen oder weitgehenden Reduktion von Paresen und Sensibilitätsstörungen von bis zu einem Jahr zu rechnen.

Definition

Zeitlicher Verlauf

1. Innerhalb von 5 Tagen: deutliche Verbesserung aller Symptome; Zentralisierung des Schmerzes,
2. 2. bis 3. Woche: Absetzen der Medikamente; zunehmende Belastbarkeit,
3. 2. bis 6. Woche: gute Belastbarkeit, Arbeitsfähigkeit,
4. innerhalb eines Jahres: volle Belastbarkeit, vollkommene oder weitgehende Rückbildung neurologischer Defizite.

Bei Patienten mit einem Bandscheibenvorfall, radikulären Schmerzen und neurologischen Defiziten ist bei fehlendem Erfolg der Physiotherapie nach 5 Therapieeinheiten eine abschwellende und entzündungshemmende Behandlung mit Kortikosteroiden oder auch eine Operation in Erwägung zu ziehen (s. a. Kap. 5.8).

5.2.4 Dosierungsaspekte

Schon Paracelsus, der im 16. Jahrhundert lebte, sagte: „Alle Dinge sind Gift, und nichts ist ohne Gift. Allein die Dosis macht, dass ein Ding kein Gift ist." Angemessene körperliche Belastung führt zu Anpassung und Wohlbefinden, bei Überdosierung entstehen Verletzungen und Schmerz. Der Effekt einer Therapie hängt also nicht nur von der Auswahl der passenden Maßnahme, sondern entscheidend von der Dosierung ab. So kann eine prinzipiell günstige Medizin oder Übung, wenn sie zu niedrig dosiert wird, ineffektiv sein oder, wenn sie zu hoch dosiert wird, schädlich wirken.

Die hier beschriebene Therapie beinhaltet dementsprechend neben der Auswahl der momentan günstigen Übungen genaue Instruktion zu Bewegungsausmaß, Anzahl an Wiederholungen in einer Übungseinheit und Anzahl von Übungseinheiten pro Tag. Der Patient wird zu Beginn jeder Therapie befragt, welche Übungen er wie oft wiederholt und welchen Effekt er wahrgenommen hat. Sind Besserungen der Symptome bewirkt worden, stimmen Übung und Intensität. Wurde kein Effekt erreicht oder ist eine Verschlechterung der Symptome ausgelöst worden, muss der Therapeut analysieren, ob die Übung momentan ungünstig ist oder ob die falsche Dosierung gewählt wurde.

In der akuten Phase einer Bandscheibenverletzung wird zunächst eine einzige Übung und in den folgenden 5 Therapieeinheiten jeweils maximal eine zusätzliche Übung in den Eigenübungsplan aufgenommen. In der Regel sollten die ersten Bewegungen der Wirbelsäule stündlich mit 5–10 Wiederholungen geübt werden. Im Verlauf wird selektive stabilisierende Muskelaktivität ergänzt, die zunächst sachte ca. alle 15 Minuten ausgeführt werden sollte. Stabilisierende Übungen mit mehr Kraftaufwand sind 1- bis 3-mal täglich sinnvoll. Übungen zur Mobilisierung des Nervensystems werden zunächst mit 3-mal täglich 3 Wiederholungen mit geringem Bewegungsausmaß geübt. Im Verlauf der Heilung steigt die Anzahl an Übungen, und die Übungsfrequenz wird reduziert. Die anfänglich häufige Wiederholung der Streckung der Wirbelsäule, ca. 100- bis 160-mal am Tag, muss nach 3–5 Tagen reduziert werden, um die Facettengelenke durch die ungewohnte Bewegung nicht zu überlasten. Bei vollständiger Beschwerdefreiheit und normaler Belastbarkeit werden eine Übungseinheit von ca. 15–30 Minuten Dauer und Verhaltensänderungen – in Form von stündlicher Unterbrechung stereotyper Belastungen mit Aufrichtung und Stabilisierung – empfohlen. Die Steuerung der Dosierung ist komplex. Ein schriftlicher Übungsplan mit genauen Angaben hilft Patienten und Therapeuten.

5.3 Grundsätzliches Vorgehen bei der Physiotherapie von Patienten mit Bandscheibenschäden

In diesem Abschnitt wird das Vorgehen bei der Physiotherapie von Patienten mit Bandscheibenschäden erläutert, das für alle Wirbelsäulenabschnitte gleichermaßen gilt. Die speziellen Aspekte der HWS, BWS und LWS finden sich in den entsprechenden Kapiteln.

5.3.1 Befunderhebung und Dokumentation

Nach der Befunderhebung mit physiotherapeutischer Diagnostik (siehe Kap. 4) folgt unmittelbar die erste Therapieeinheit. Die erste therapeutische Bewegung geht direkt aus den diagnostischen Tests hervor. In jeder folgenden Therapieeinheit wird vorgegangen, wie in ▶ Abb. 5.2 dargestellt.

Zunächst wird der Patient nach dem Krankheitsverlauf seit der letzten Therapieeinheit gefragt. Schmerzintensität, Schmerzlokalisation, Durchführung der Übungen und Umsetzung der Ratschläge zu alltäglichem Verhalten werden notiert, ebenso wie alle relevanten subjektiven (Symptome) und objektivierbaren Parameter (Zeichen). Die Heimübungen werden wiederholt. Danach werden weitere Testbewegungen der Wirbelsäule durchgeführt und deren Effekt beurteilt. Im Gegensatz zur Diagnostik in der ersten Therapieeinheit, in der nicht weiter getestet wird, wenn die Testbewegung zur Zentralisierung der Schmerzen geführt hat, werden im Verlauf der folgenden Therapieeinheiten alle Bewegungen der Wirbelsäule getestet. Bewegungen, die den Schmerz verstärken und peripheralisieren, werden nicht endgradig und nicht wiederholt getestet. Es wird dokumentiert, welche Bewegungen getestet wurden und wie sich der Schmerz und die Beweglichkeit von Wirbelsäule und Nervensystem dabei verändert haben. Nach jeder Übung werden Schmerzbereich, Schmerzintensität und Nervendehnungszeichen untersucht und dokumentiert. Aufgrund dieser Befunde werden die Therapiebewegungen festgelegt, und der Patient wird entsprechend zum Eigentraining angeleitet. Die Dokumentation der Befunde in jeder Therapieeinheit macht den Behandlungsverlauf für den Therapeuten, den Arzt und den Patienten nachvollziehbar.

5.3.2 Prüfen und Üben der Therapiebewegungen

Aus den Bewegungstests ergibt sich in aller Regel zunächst *eine* Bewegung, die die Symptome verbessert. Diese Bewegung soll der Patient selbstständig, jede Stunde, in der Regel 10-mal in direkter Folge mit dem größten ihm möglichen Bewegungsausmaß wiederholen. Erhält der Patient mehrere Übungen gleichzeitig als neue Strategie, so kann nicht beurteilt werden, durch welche Übung die Symptome schlechter oder besser geworden sind. Der Patient wird instruiert, beim selbstständigen Üben die Symptome genauso zu beobachten wie während der Therapiesitzungen.

Mindestens in den ersten drei Therapieeinheiten werden ausschließlich Bewegungen genutzt, die der Patient selbstständig durchführt. So wird dem Patienten verdeutlicht, dass er durch sein eigenes Tun zu seiner Heilung beitragen kann und soll. Zusätzliche passive Bewegungen der Wirbelsäule werden in Ausnahmefällen zur Intensivierung des reduzierenden Effektes ab der dritten Therapieeinheit ergänzt. Passive Bewegungen der Extremitäten mit dem Ziel, die Nervengleitfähigkeit zu verbessern, können nach der akuten Phase notwendig sein.

Im Verlauf der Heilung verändern sich die therapeutisch nützlichen Bewegungen. Zum Beispiel sind am Anfang oft einseitige Bewegungen notwendig, die später durch symmetrische Bewegungen ersetzt oder durch zusätzliche Bewegungen ergänzt werden. Aus diesem Grund sollte die Therapie zunächst an 5 aufeinanderfolgenden Tagen erfolgen. Grundsätzlich sollte immer nur eine Übung verändert werden, um festzustellen, ob diese Veränderung eine gute oder schlechte Auswirkung auf die Symptome hat. Auch sollten weder die Einnahme der Medikamente noch alltägliche Tätigkeiten, wie zum Beispiel die Wiederaufnahme der Arbeit, gleichzeitig mit den Übungen verändert werden.

Zusätzlich zu den Therapiebewegungen werden Aktivitäten des täglichen Lebens geübt. Dazu gehören in jedem Fall das Liegen und Drehen im Bett sowie das Aufstehen und Hinlegen. Das aufrechte Hinsetzen, Sitzen und Aufstehen von der Toilette werden ebenfalls geübt. Je nachdem, wie ausgeprägt die Symptome des Patienten sind, folgen Haltungsschulung im Stehen und Gehen sowie die Haltung und Bewegung am Arbeitsplatz. Das Gehen wird so bald wie möglich als therapeutische Bewegung genutzt. Die ungünstigen Haltungen und Bewegungen müssen genau besprochen werden. In der Regel sollten das Sitzen und jede Beugung der Wirbelsäule vorübergehend unterlassen werden.

Die Patienten und Therapeuten sollten sich auf eine Therapiemethode fokussieren und dieser konsequent folgen. Das parallele Durchführen von manueller Therapie, Osteopathie, Yoga-Übungen oder Ähnlichem sollte unterlassen werden.

Dokumentation jeder Behandlungseinheit

Name des Patienten: ______________________ Datum: ______________

- Basis: ______________________

Bevor mit der Therapie begonnen wird, wird die heutige Ausgangsbasis dokumentiert. Wie stark und in welchem Bereich nimmt der Patient Schmerzen wahr? In welcher Körperposition? Bestehen Sensibilitätsstörungen? In welchem Bereich? Ist ein Shift vorhanden? Hinkt der Patient?

- Verlauf: ______________________

Der Patient wird befragt, wie es ihm seit der letzten Therapieeinheit ergangen ist. Alle Angaben werden notiert, einschließlich der Medikamenteneinnahme.

- Übung: ______________________

Was hat der Patient wie oft geübt? Wie war der Effekt der Übungen? Hat der Patient die Ratschläge für alltägliches Verhalten umgesetzt?

- Messparameter: ______________________

Hinken, Gehstrecke, Nervendehnungszeichen, Kraft, maximaler und minimaler Schmerz in den letzten 24 Stunden, maximale Schmerzausbreitung werden dokumentiert.

Therapie mit Übungen oder ggf. passiven Maßnahmen			
Übung	**Ausführung**	**Dosierung**	**Effekt**
Bezeichnung der Übung	Wie hat der Patient die Übung ausgeführt? Was musste korrigiert werden?	Mit wie vielen Wiederholungen und welchem Bewegungsausmaß wurde die Übung ausgeführt bzw. angesagt?	Welchen Effekt hatte die Übung während der Ausführung und danach?

- Hausaufgabe mit Dosierung: ______________________

Hier wird eingetragen, welche Übungen dem Patienten heute neu empfohlen wurden, mit welcher Dosierung (Anzahl der Wiederholungen, Bewegungsausmaß, wie oft am Tag); ggf. wird auch die Dosierung bereits bestehender Hausaufgaben angepasst.

- Tipps für alltägliches Verhalten: ______________________

Welche Ratschläge wurden dem Patienten für sein alltägliches Verhalten gegeben?

- Plan für die nächste Behandlung: ______________________

Es ist sinnvoll, sich am Ende jeder Therapieeinheit zu notieren, wie der Therapieplan bei idealem Verlauf fortzuführen wäre. Welche Messparameter müssen wieder geprüft werden? Welche Bewegungen oder Belastungen sollen in der nächsten Therapieeinheit getestet und geübt werden? Auch wenn der Patient eine bestimmte Belastung, wie z.B. eine Reise oder die Wiederaufnahme der Arbeit, vor sich hat, wird hier notiert, dass man in der nächsten Therapieeinheit danach fragt, wie es ihm mit dieser Belastung ergangen ist.

Abb. 5.2 Dokumentation jeder Behandlungseinheit.

5.3.3 Instruktion und Information der Patienten

Das Bedürfnis der Patienten nach Information ist sehr groß (Indahl, 1995; Deyo, 1996; Waddell, 1996; Cherkin, 1998b; Burton, 1999). Die Betroffenen sollten durch den Arzt oder den Physiotherapeuten über die Anatomie der Wirbelsäule, die Lage der Bandscheiben und Nerven, den Mechanismus eines Bandscheibenschadens und über die Verletzung und Heilung des Faserrings informiert werden (s. a. Kap. 2). Gleichzeitig muss dem Patienten erklärt werden, dass die Therapie von den klinischen Zeichen und Symptomen geleitet wird und dass die meisten theoretischen Erklärungen zur Therapie bei Bandscheibenleiden eher hypothetisch als durch adäquate Studien belegt sind. Die Patienten werden vor allem auch über den voraussichtlichen zeitlichen Verlauf der Erkrankung und die Wichtigkeit der aktiven Teilnahme an der Therapie informiert.

Da die Zusammenhänge kompliziert sind, wiederholen sich einzelne Fragen der Patienten. Der Therapeut sollte sich ausreichend Zeit nehmen, den Patienten so gut zu informieren, dass die konsequente Wiederholung der vereinbarten Übungen und die Einhaltung der Verhaltensregeln gewährleistet sind. Die Bereitschaft zur Zusammenarbeit und das Einhalten der Übungen und Verhaltensweisen (Compliance oder Adherence) sind bei der hier beschriebenen Therapie weitgehend unabhängig von Bildung, sozialem Status, Alter und Geschlecht der Patienten. Kommunikationsfähigkeit ist allerdings notwendig.

Definition

Instruktionen für den Patienten

- Übernehmen Sie eine Mitverantwortung für Ihre Genesung.
- Beobachten Sie alle Symptome genau, und zwar vor, während und nach den Übungen.
- Beurteilen Sie, ob die Beschwerden besser oder schlechter geworden oder gleich geblieben sind.
- Wenn durch die vereinbarten Bewegungen eine Verschlechterung Ihrer Beschwerden auftritt, beenden Sie die Übungen. Der Schmerz sollte sich auf keinen Fall weiter nach außen und in das Bein oder den Arm verlagern.
- Eine vorübergehende Zunahme von Rückenschmerzen oder Nackenschmerzen bei gleichzeitiger Abnahme der Bein- oder Armschmerzen ist als Verbesserung zu werten.
- Üben Sie in den vereinbarten Zeitabständen die vereinbarte Anzahl von Wiederholungen der günstigen Bewegung. In den meisten Fällen haben sich 10 Wiederholungen pro Stunde bewährt.
- Vermeiden Sie konsequent die für Sie ungünstigen Haltungen und Bewegungen.

Definition

Jede Therapieeinheit hat drei Aspekte

- Dokumentation der subjektiven, objektiven und objektivierbaren Befunde,
- Prüfen und Üben der Therapiebewegungen,
- Instruktion und Information des Patienten, Hausaufgaben klären.

Die hier vorgeschlagene sorgfältige Dokumentation dient der Verlaufskontrolle und ermöglicht eine gute Strukturierung. Die Erinnerung an alle Details des Krankheitsverlaufs wird auch bei größeren Behandlungsabständen unterstützt, wie sie in der Phase gesteigerter Belastbarkeit geplant werden. Zusätzlich ist eine reibungslose Übernahme der Behandlung durch Kollegen möglich.

5.4 Mechanischer Einfluss der Therapie auf die Bandscheibenverletzung

Mehrere neuroradiologische Verlaufsuntersuchungen zeigen, dass Bandscheibenvorfälle im Verlauf von mehreren Monaten an Volumen verlieren können (Bush, 1992; Maigne, 1992; Maigne, 1994; Slavin, 2001; Henmi, 2002; Reyentovich, 2002). MRT und CT wurden genutzt, um dies nachzuweisen (s. a. Kap. 3.2.5). In den zitierten Studien wurden nur Patienten mit MRT oder CT nachuntersucht, deren Symptome sich im Rahmen verschiedener konservativer Behandlungsstrategien gebessert hatten. Der Zusammenhang zwischen der Größe der Bandscheibenvorfälle und den klinischen Symptomen und Zeichen bleibt somit unklar (Bush, 1992; Weber, 1994; Komori, 2002). Zudem ist der Mechanismus, der zu klinischen Veränderungen während der mechanischen Therapie führt, unbekannt. McKenzie (McKenzie, 1986) vermutete, dass Druck auf die Bandscheibe im Bereich des verletzten Anulus fibrosus die Bandscheibenverlagerung reduzieren kann. Andere Autoren diskutieren Dehydrierung, Verlagerung in den intervertebralen Raum oder Resorption durch Entzündung als Ursache der Veränderung des Erscheinungsbilds von Bandscheibenvorfällen in CT und MRT (Bush, 1992; Maigne, 1992; Maigne, 1994; Ikeda, 1996; Slavin, 2001; Henmi, 2002). Zur Klärung der Frage, welche mechanischen Einflüsse die wiederholten endgradigen Bewegungen der Wirbelsäule auf das prolabierte Bandscheibengewebe und auf die gereizte Nervenwurzel bei Patienten mit lumbalem Bandscheibenvorfall und passendem Wurzelreizsyndrom haben, untersuchten wir 11 Patienten mittels MRT. Vor der ersten Physiotherapie und 3–7 Tage später, im Median nach der 5. Physiotherapie, wurde ein Kontroll-MRT angefertigt. Die Ausdehnung und der Wassergehalt des Bandscheibengewebes wurden beurteilt und die Symptome der Patienten zu den jeweiligen Messzeitpunkten dokumentiert. Bei allen 11 Patienten hatten sich die Symptome deutlich bis hin zur Beschwerdefreiheit gebessert. Die MRT-Aufnahmen zeigten jedoch keine Veränderung (Broetz, 2008). Die Hypothese, dass die gezielten Bewegungen das Bandscheibengewebe von der Nervenwurzel wegverlagern, wurde in dieser Untersuchung nicht bestätigt. In einer neueren Studie untersuchten wir die Ausdehnung des prolabierten Bandscheibengewebes direkt während Lagerung in flacher Rückenlage, in Flexion, in Extension der Wirbelsäule und im Anschluss wieder in flacher Rückenlage (siehe auch Kap. 12.6). Hier zeigte sich eine deutliche Reduktion des Volumens und der Distanz zum Wirbelkörper des prolabierten Bandscheibengewebes während und nach der Extension.

Aus den Mechanismen, die zu einer Bandscheibenschädigung führen, und aus klinischen Beobachtungen lässt sich schließen, dass die Extension des betroffenen Wirbelsäulenabschnittes meist eine nützliche Therapiebewegung ist (s. a. Kapitel 6–8). Es ist denkbar, dass durch die Extension Druck auf den dorsalen Anteil der Bandscheibe ausgeübt und dadurch die verlagerte Gallertmasse nach vorne geschoben wird (McKenzie, 1986; Adams, 2000b). Auf diese Weise könnte eine Reduktion der Symptome erreicht werden. Da sich die Gallertmasse vermutlich nur langsam in Bewegung setzt, ist es notwendig, die therapeutischen Bewegungen wiederholt und so weit wie möglich auszuführen. Bei einem Bandscheibenvorfall erscheint die Verlagerung in die ursprüngliche Position unwahrscheinlich. Ob diese Überlegungen für alle Patienten zutreffen, bei denen die Bewegungen zu einer Reduktion der Symptome führen, bleibt offen.

Es ist denkbar, dass das Bewegen in eine bevorzugte, zentralisierende Bewegungsrichtung durch Druck eine Dehydrierung des Bandscheibenvorfalls bewirkt. Außerdem könnte eine bessere Durchblutung in dem Bereich der Bandscheibenschädigung zur Beschleunigung biochemischer Prozesse und zur Reduktion der Konzentration von Schmerzmediatoren beitragen.

Die Fähigkeit, die Wirbelsäule innerhalb von 5 Tagen zu strecken, kann als Hinweis auf einen guten Heilungserfolg bei einem akuten lumbalen Bandscheibenvorfall gewertet werden (Kopp, 1986; Alexander, 1992; Brötz, 2001; Brötz, 2003; Brötz, 2010b). Entsprechend kann die Vermeidung von Flexion zu Schmerzlinderung bei Bandscheibenleiden, aber auch bei chronischen Rückenschmerzen (Snook, 1998) beitragen.

Obwohl die wiederholte Extension der Wirbelsäule bei den meisten Patienten den Schmerz zentralisiert und reduziert, ist es nicht sinnvoll, diese Bewegung stereotyp für alle Patienten mit Bandscheibenschäden als Therapiebewegung zu nutzen. Im Zusammenhang mit einem Bandscheibenvorfall kann die geschwollene Nervenwurzel bei Extension im Foramen intervertebrale komprimiert werden. Bei einem intraforaminalen Bandscheibenvorfall, bei dem zusätzlich das Bandscheibengewebe als Raumforderung wirkt, ist die Behandlung besonders schwierig. Bewegungen, die in dem betroffenen Bereich der Bandscheibe einen günstigen Druck ausüben würden (Extension, Rotation, Lateralflexion zur betroffenen Seite), können gleichzeitig zu einer weiteren Einengung des Foramen intervertebrale und zu einer zusätzlichen Kompression der Nervenwurzel führen. Folgerichtig müssen die Bewegungen mit so moderater Intensität eingesetzt werden, dass sie für die Bandscheibenverlagerung effektiv und dennoch für die Nervenwurzel nicht schädigend wirken. Allein die mechanischen diagnostischen Tests führen zur Identifizierung der momentan günstigsten Bewegung. In der akuten Phase, wenn Symptome einseitig ausstrahlen oder ein Shift vorhanden ist, sind häufig zunächst asymmetrische Bewegungen in Rotation oder Lateralflexion oder zur Shift-Korrektur (s. a. Kap. 6) notwendig. Bei manchen Patienten mit lumbalen Bandscheibenschäden zentralisiert der Schmerz zunächst mit Flexion der Wirbelsäule im Liegen. Obwohl der Mechanismus dieser Verbesserung rätselhaft ist, sollten sich die therapeutischen Bewegungen an den Symptomen orientieren.

Die Fähigkeit, die Wirbelsäule zu strecken, wird bei akuten und chronischen Schmerzen im Bereich der HWS, BWS und LWS als Kontrollparameter genutzt. Sobald die Extension ohne Zunahme der Schmerzen und ohne Auslösen von Sensibilitätsstörungen ausgeführt werden kann, wird sie als therapeutische Bewegung geübt. Eventuell ersetzt sie dann vorher genutzte asymmetrische oder flektierende Bewegungen.

Im Rahmen der Stabilisierung und Wiederherstellung der normalen Funktion wird die schmerzfreie Beweglichkeit der Wirbelsäule in Extension, Rotation, Lateralflexion, Translation und Flexion getestet und gegebenenfalls geübt (s. a. Kap. 6–8).

5.5 Mechanischer Einfluss der Therapie auf das Nervensystem

Schon im 19. Jahrhundert wurde Nervendehnung als nützliche Strategie in der Behandlung neurologischer Störungen beschrieben, besonders bei Tuberkulose, Tabes dorsalis und Ischialgie (Sugar, 1990). Sogar chirurgische Eingriffe, bei denen der freigelegte Nerv direkt gedehnt wurde, kamen in Frankreich und England zum Einsatz. Vorwiegend der N. ischiadicus und der Plexus brachialis wurden auf diese Weise behandelt. Die Krankheitsbilder, die mit dieser Therapie gelindert werden sollten, reichten von Schmerzsyndromen, Tetanus, Epilepsie und peripheren Paresen bis hin zur Ataxie (Cavafy, 1881; Marshall, 1883). Die Diagnostik und die Zuordnung von Symptomen zu bestimmten Krankheitsbegriffen aus dieser Zeit ist allerdings nicht mit den heutigen Erkenntnissen zu beurteilen. So kann z. B. über die Frage, welche Arten von Ataxie auf diese Art und Weise behandelt wurden, nur spekuliert werden. Cavafy (Cavafy, 1881) beschrieb 17 Patienten mit Ataxie, die mit operativen Nervendehnungen behandelt wurden. Diese Patienten hatten teilweise zusätzlich zur Ataxie heftige Schmerzen. Nach der Behandlung sei bei manchen dieser Patienten eine Besserung der Schmerzen und der Ataxie beobachtet worden. Zur Dehnung des N. ischiadicus legte der Chirurg in Höhe der Glutealfalte oder tiefer den Nerv frei, umfasste ihn mit einem Haken oder mit dem Finger und zog kräftig daran. Auch das Aufhängen des Beines an dem so freigelegten Nerv wurde beschrieben. Die Operationen fanden unter Chloroformnarkose oder einer nicht näher beschriebenen Lokalanästhesie statt. Die Ergebnisse dieser Behandlungen reichten von beeindruckenden Verbesserungen, besonders bei Neuralgien, bis hin zu Todesfällen, besonders bei Tetanus (Cavafy, 1881; Symington, 1882; Marshall, 1883).

Heute hat man eher die Vorstellung, Nerven zu mobilisieren als sie zu dehnen. Bei Bandscheibenschäden, aber auch bei neurologischen Erkrankungen wie dem Guillain-Barré-Syndrom und Subarachnoidalblutungen lösen Bewegungen der Extremitäten und der Wirbelsäule Schmerzen aus. Diese Schmerzen werden vermutlich zumindest bei Bandscheibenschäden durch eingeschränkte Gleitfähigkeit der Nerven ausgelöst. Diese mithilfe gezielter Bewegungen wiederherzustellen, ist deshalb ein plausibles Behandlungskonzept.

Grundsätzlich werden bei jeder Bewegung auch neurale Strukturen bewegt. Bei einer Massage werden die durch die Muskulatur verlaufenden Nerven bewegt. Mobilisationen der Wirbelsäule haben ebenfalls mechanische Einflüsse auf die Nervenwurzeln und das zentrale Nervensystem. Bei jedem Schritt muss sich der Plexus sacralis in der Spielbeinphase verlängern und in der Standbeinphase verkürzen.

Zur gezielten Mobilisation des Nervensystems haben sich überwiegend zwei Behandlungstechniken bewährt (Maitland, 1994; Butler, 1998):

▶ **Gleittechniken.** Bewegungen der Extremitäten oder der Wirbelsäule werden so ausgeführt, dass zu behandelnde Nerven bzw. Nervenwurzeln nie unter volle Spannung geraten. Während der Nerv über einem Gelenk gespannt wird, wird er über dem benachbarten Gelenk entspannt. Als Bewegungsmuster können zum Beispiel die Nervendehnungstests (*straight leg raise, prone knee bend, upper limb tension test, slump*) dienen (s. a. Kap. 6–8).

▶ **Spannungstechniken.** Bewegungen der Extremitäten oder der Wirbelsäule werden so ausgeführt, dass ein oder mehrere Nerven unter maximale Spannung kommen. Als Bewegungsmuster können wiederum die Nervendehnungstests dienen.

▶ **Quermassage im Nervenverlauf.** Wenn die Eigenübungen mithilfe der Bewegungen von Extremitäten und Wirbelsäule zwar einen Effekt haben, aber nicht zu vollständiger Schmerzlinderung führen, können Massagetechniken im Bereich des Nervenverlaufs nützlich sein. Dabei geht man sehr behutsam vor und steigert von flächiger Ausstreichung, flächiger Quermassage zu punktuellen Anhaktechniken (▶ Abb. 5.3).

Bei allen Behandlungstechniken wird der Patient vor, während und nach der Therapie nach seinen Symptomen befragt. Es sollte vermieden werden, dass Sensibilitätsstörungen auftreten oder verstärkt werden. Gelegentlich wird Schmerz im Nervenverlauf Stunden nach der Behandlung ausgelöst und lässt dann deutlich nach oder verschwindet. Über diesen möglichen Verlauf wird der Patient informiert. Um Schmerzen zu vermeiden, wird vorsichtig mit wenig Spannung und wenigen Wiederholungen begonnen (zu Anfang 3 Wiederholungen einer Bewegung/3-mal am Tag). Die Extremitäten können passiv vom Therapeuten oder aktiv vom Patienten bewegt werden. Die Bewegungen werden flüssig und langsam ausgeführt, ohne im Schmerz zu verharren. Widerstand, Ausweichbewegungen und reflektorische Muskelanspannung müssen berücksichtigt werden. Häufig hat die Mobilisierung der nicht betroffenen Extremität einen positiven Einfluss auf die Symptome. Ebenso wie ein Nervendehnungsschmerz in der betroffenen Extremität bei Bewegung der nicht betroffenen Extremität ausgelöst werden kann, ist bei dosierter Bewegung der nicht betroffenen Extremität auch ein positiver Effekt auf der betroffenen Seite zu erreichen. Dieser Effekt kann eventuell auf den Zug auf die betroffene Nervenwurzel zurückgeführt werden, der beim Bewegen der nicht betroffenen Extremität entsteht.

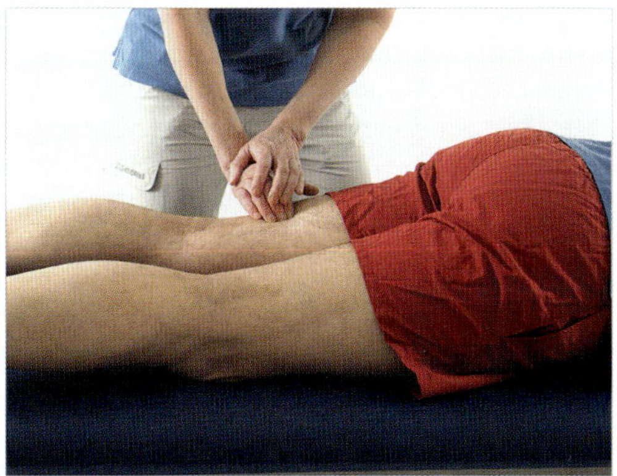

Abb. 5.3 Anhaktechnik zur Mobilisierung der Nervenbahn.

In einer sehr irritierbaren Situation wird weit entfernt vom vermuteten Auslöser der Symptome behandelt (z. B. Dorsalextension im Sprunggelenk bei lumbalem Bandscheibenvorfall). Es sollten keine zusätzlichen Symptome ausgelöst werden. Sobald die Symptome nur bei intensiver Bewegung ausgelöst werden und schnell wieder verschwinden, kann auch im anatomischen Bereich der vermuteten auslösenden Strukturen bewegt werden. Als nächste Progression der Behandlung wird die Anzahl der Wiederholungen gesteigert. Danach wird mit stärkerer Spannung bewegt und das kurzfristige Auslösen von Schmerzen oder Gefühlsstörungen am Ende der Bewegung toleriert. Alle durch die Therapie ausgelösten Symptome sollten sich sofort nach dem Ende der therapeutischen Bewegungen wieder zurückbilden.

5.6 Tipps für alltägliches Verhalten

Die Streckung der Wirbelsäule ist in aller Regel die günstige, den Schmerz zentralisierende und reduzierende Bewegungsrichtung. Die ungünstige Bewegungsrichtung, die eine Bandscheibenverletzung auslöst, ist die Beugung der Wirbelsäule.

Aus diesem Grund ist es sinnvoll, vorübergehend auf jegliche Beugung der Wirbelsäule zu verzichten und sie gerade zu halten. Da viele Bewegungen des normalen Alltags mit Beugung einhergehen, sollten diese Bewegungen in abgewandelter Form, ohne Beugung der Wirbelsäule, angeleitet werden. Dazu gehören vor allen Dingen das Liegen, das Hinlegen und Aufstehen aus dem Bett, das An- und Ausziehen, das Zähneputzen, das Essen, das Sitzen und Aufstehen von der Toilette und gegebenenfalls das Husten und Niesen. „Kopf hoch", im Sinne einer hochnäsig wirkenden Haltung, hilft, die gesamte Wirbelsäule gerade zu halten und so die Bandscheiben zu schützen.

Beim Liegen sollte das Bett flach gestellt sein und ein weiches, formbares Kissen zur Lagerung des Kopfes benutzt werden. Gelegentlich sollte die Position gewechselt werden, da Bewegung in der Regel zur Schmerzlinderung beiträgt. Vor dem Einschlafen sollte sich der Patient die für ihn idealen Positionen noch einmal vor Augen führen und sich vornehmen, sich so im Schlaf zu lagern.

In der Seitenlage lässt sich die bequeme, schmerzlindernde, möglichst leicht gestreckte Position präzise einstellen, ohne eine Nervenwurzel zu komprimieren und damit Schmerz oder Sensibilitätsstörungen auszulösen. Der Kopf soll dabei in Verlängerung der gestreckten Wirbelsäule positioniert werden, also weiter hinten als gewöhnlich. Das Kissen wird so geformt, dass der Kopf in Verlängerung der Wirbelsäule zu liegen kommt, ohne Seitneigung (siehe ▶ Abb. 5.4).

Die halbe Bauchlage oder auch Fechterstellung (▶ Abb. 5.5) gewährleistet leichte Streckung und leichte Seitneigung der LWS sowie leichte Streckung und leichte Drehung der HWS. In der Regel sind schließende Positionen auf der betroffenen Seite günstig, deshalb sollte das betroffene Bein gebeugt bzw. der Kopf zur betroffenen Seite gedreht werden. Das Kissen wird nicht benötigt und weggeschoben.

Die Bauchlage ist optimal, um die LWS und BWS gerade zu positionieren. Da dabei die HWS maximal gedreht wird, ist sie für Patienten mit akuten Bandscheibenverletzungen in der HWS ungeeignet. Es wird kein Kissen unter dem Kopf benötigt. Personen, die nicht gewöhnt sind, in Bauchlage zu schlafen, sollten dies auch bei wohltuendem Effekt für die LWS und BWS nicht tun: Es ist wahrscheinlich, dass die HWS auf die ungewohnte Rotation mit Schmerz reagiert.

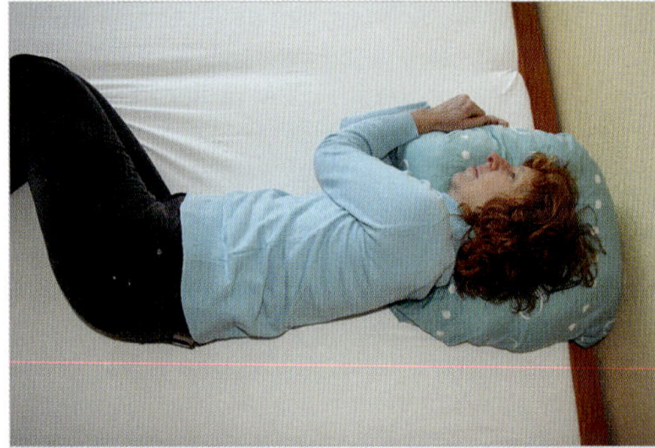

Abb. 5.4 Liegeposition in Seitenlage.

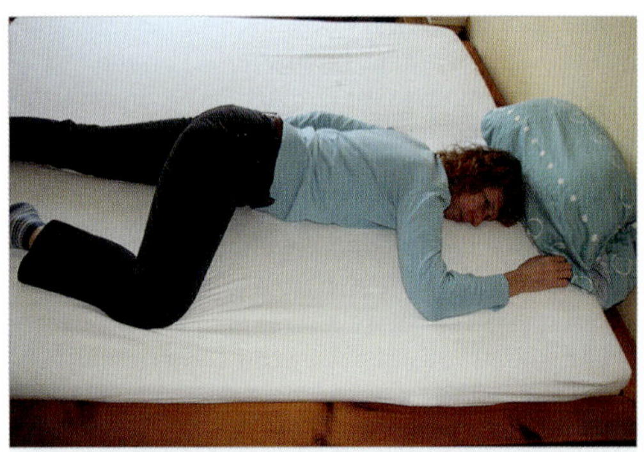

Abb. 5.5 Liegeposition in halber Bauchlage.

In Rückenlage wird das Kopfkissen sehr flach gedrückt oder weggelassen. Auf diese Weise ist die Wirbelsäule gerade positioniert.

Das Drehen oder Rollen von der Bauch- in die Rückenlage und umgekehrt sollte mit extendierter Wirbelsäule flach auf dem Bett durchgeführt werden. Dabei wird auf der Seite, zu der man sich dreht, der Arm Richtung Kopfende nach oben positioniert. Viele Personen wechseln gewöhnlich die Lage über den Unterarmstütz oder den Langsitz. Da diese Art des Lagewechsels mit einer Flexion der Wirbelsäule einhergeht, sollte sie unterlassen werden.

Der Lagewechsel zwischen der Rückenlage und dem Sitzen sollte mit gestreckter Wirbelsäule über die Seitenlage durchgeführt werden. Beim Erlernen dieses unnatürlich steifen Bewegungsablaufes hilft den meisten Patienten das Bild, sich so zu bewegen, als ob sie einen Stock verschluckt hätten. In aller Regel ist der Lagewechsel über eine Seite weniger schmerzhaft als über die andere Seite. Die bevorzugte Richtung ist in den meisten Fällen über die nicht von dem Bandscheibenschaden betroffene Seite. Deshalb sollte diese Richtung zuerst ausprobiert werden. Wenn das Aufsetzen und das Hinlegen über diese Seite ohne Zunahme der Schmerzen möglich ist, sollte der Patient den Lagewechsel für kurze Zeit stereotyp über diese Seite durchführen.

Das An- und Ausziehen, besonders von Socken und Schuhen, geht unweigerlich mit der Beugung der LWS einher. Normalerweise beugt man sich im Sitzen nach vorne, um mit den Händen zu den Füßen zu gelangen. Dieser Bewegungsablauf sollte so modifiziert werden, dass der Fuß, der angezogen werden soll, auf den anderen Oberschenkel abgelegt wird. Dabei kann die Wirbelsäule zwar auch kaum gestreckt bzw. lordosiert gehalten werden, weil die Beugung über das Hüftgelenk zum Becken und auf die LWS übertragen wird, aber der Grad der Beugung kann minimiert werden. Eine zusätzliche Unterstützung kann die gleichzeitige Streckung der HWS bieten. Alternativ können die Socken in Rückenlage angezogen werden. Ideal sind Schuhe, die nicht gebunden werden müssen. Wenn der Patient trotz modifizierter Bewegungsabläufe beim An- und Ausziehen der Socken und Schuhe eine Zunahme seiner Schmerzen verspürt, sollte er für diese Tätigkeiten vorübergehend Hilfe in Anspruch nehmen.

Beim Zähneputzen kann durch Stehen mit weiter Spurbreite und Anlehnen des Bauches am Waschbecken, leichte Kniebeugung und Abstützen mit der freien Hand die Belastung der LWS reduziert werden. Die Wirbelsäule wird gestreckt und nur so weit nach vorne geneigt, wie es notwendig ist, um sich nicht mit herabtropfender Zahncreme zu beschmutzen.

Das Sitzen ist als auslösender Faktor für Bandscheibenvorfälle bekannt. Selbst bei erfolgreichem Bemühen um eine aufrechte Haltung wird die LWS im Sitzen mehr gebeugt als im Stehen und der Kopf protrahiert. Zudem wird bei ausstrahlenden radikulären Beinschmerzen beim Sitzen der gereizte Nerv im Bereich des Gesäßes und des Oberschenkels, besonders an der Vorderkante der Sitzfläche, einer Druckbelastung ausgesetzt. In der Regel produziert und verstärkt das Sitzen die Schmerzen bei Patienten mit Bandscheibenvorfällen. Häufig wird diese Verschlechterung erst beim Aufstehen vom Sitzen wahrgenommen. Deshalb sollte allen Patienten mit lumbalen Bandscheibenschäden dazu geraten werden, das Sitzen vorübergehend zu unterlassen. Auch Patienten mit Bandscheibenschäden der HWS oder BWS sollten das Sitzen deutlich reduzieren. Patienten, die z. B. während der Arbeit oder auf der Fahrt zur Physiotherapie sitzen müssen, werden instruiert, aufrecht und angelehnt mit Unterstützung einer Lendenrolle zu sitzen. Genauere Instruktionen zum Sitzen finden sich in Kap. 9.1.2.

Die Mahlzeiten sollten vorübergehend im Liegen oder im Stehen an einem erhöhten Tisch eingenommen werden, um das Sitzen zu vermeiden.

Auf der Toilette lässt sich das Sitzen nicht vermeiden. Auch hier sollten bei allen Verrichtungen die HWS, BWS und LWS so gestreckt wie möglich gehalten werden. Beim Hinsetzen und Aufstehen kann die Wirbelsäule entlastet werden, indem sich der Patient am Türgriff oder an seinen Oberschenkeln abstützt. Regelmäßiger Stuhlgang sollte gegebenenfalls durch gezielte Ernährung (z. B. Trockenfrüchte, Leinsamen) oder medikamentös unterstützt werden, damit die Zeit, die der Patient auf der Toilette verbringt, auf ein Minimum reduziert bleibt.

Husten und Niesen verstärken häufig Schmerzen, die durch einen Bandscheibenvorfall ausgelöst werden. Eventuell ist die Beugung der Wirbelsäule, die mit dem Husten und Niesen einhergeht, Ursache für diese Schmerzzunahme. Wenn der Patient also einen Husten- oder Niesreiz bemerkt, sollte er sich aus Bauchlage hochstützen oder sich im Stehen strecken, um diese Beugung zu verhindern.

Bewegungen der Extremitäten beinhalten immer gleichzeitig Nervenbewegungen. Da die Beweglichkeit der Nervenbahnen schmerzhaft eingeschränkt sein kann, sollten die Arm- bzw. Beinbewegungen in ihrem Bewegungsradius entsprechend angepasst werden. Insbesondere die Schrittlänge sollte das Maß des Nervendehnungsschmerzes beim Anheben des gestreckten Beines nicht überschreiten.

▶ **Der Lesekeil.** Das entspannte Liegen in Bauchlage mit leicht erhöhtem Oberkörper bietet eine günstige Abwechslung zu unserem gebeugten Alltag. Sobald der Patient ohne Zunahme seiner Beschwerden auf dem Bauch liegen kann, sollte er den Lesekeil testen und bei Wohlbefinden in dieser Lage von 5–10 Minuten auf 30 Minuten und mehr Zeit in dieser Position steigern (s. a. ▶ Abb. 5.6).

Man kann auf dem Keil liegend lesen, am Laptop arbeiten oder mit den Kindern spielen. Das Lesen und Arbeiten in Bauchlage, unterstützt durch einen Lesekeil, hat sich vielfach bewährt. Als günstig

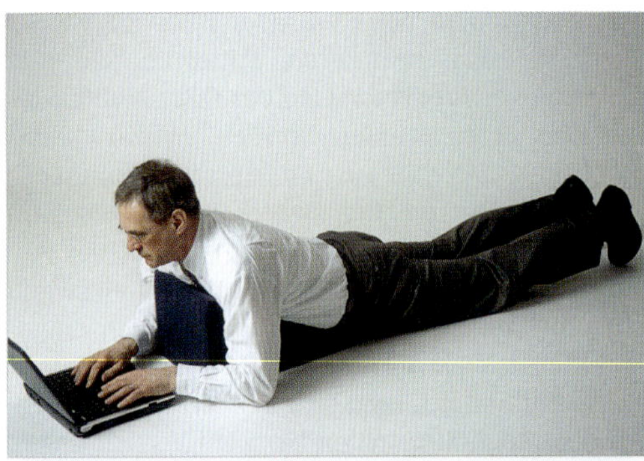

Abb. 5.6 Durch einen Lesekeil unterstützte Bauchlage.

haben sich die folgenden Maße aus Schaumstoff mit dem Raumgewicht 35, ein Maß für die Härte des Schaumstoffs, bewährt: Höhe 26 cm, Breite 32 cm und Länge 50 cm. Inzwischen sind solche Keile im Handel erhältlich, sie können aber auch bei Schaumstoffherstellern direkt bestellt werden. Manche Kassen übernehmen bei Verordnung des Keils durch den behandelnden Arzt die Kosten für die Anschaffung. Der Keil kommt bei Patienten mit einem Bandscheibenvorfall in der Klinik sowie ambulant und in der weiteren Nachsorge zur Vorbeugung vor Nacken- und Rückenschmerzen oder der Wiederholung eines Bandscheibenvorfalls zum Einsatz. Auch nach einer Bandscheibenoperation kann man sich in dieser unbelasteten Position sinnvoll beschäftigen und gleichzeitig die gerade Position der Wirbelsäule beibehalten.

5.7 Beurteilung des Therapieerfolgs und Abwägen einer Änderung der Behandlungsstrategie

Um die Leidenszeit der Patienten möglichst kurz zu halten und um der Chronifizierung von Schmerzen vorzubeugen, sollte nach den ersten 5 Therapieeinheiten beurteilt werden, ob der Behandlungserfolg befriedigend ist oder ob eine Änderung der Therapie sinnvoll erscheint. Die Diagnose muss gegebenenfalls überprüft werden. Bei therapieresistenten chronischen Schmerzen muss neben einer Operation auch die Behandlung psychosozialer Aspekte in Betracht gezogen werden (s. a. Kap. 11).

▸ **Zielparameter, die bei erfolgreicher Physiotherapie nach 5 Tagen erreicht werden sollten.** Die unten aufgeführten Zielpunkte haben sich in der klinischen Praxis als Beurteilungskriterien bewährt. Die Entscheidung, ob die Therapie befriedigend verlaufen ist, hängt zusätzlich von der Persönlichkeit und Erwartungshaltung des Patienten ab. Die Zufriedenheit korreliert manchmal nicht mit den objektivierbaren Parametern. Nahezu beschwerdefreie Patienten können unzufrieden sein, weil sie sich noch beeinträchtigt fühlen. Umgekehrt sind manche Patienten über eine spürbare Besserung zufrieden, die aber nicht die unten aufgeführten Zielpunkte erreicht. Geduld, die Bereitschaft, Krankheit und Leid für eine gewisse Zeit zu ertragen, sowie strukturiert und aktiv an der eigenen Genesung mitzuwirken, sind günstige Voraussetzungen für den Erfolg der konservativen Therapie.

Definition

Zielparameter nach 5 Tagen

- Zentralisierung der ausstrahlenden Schmerzen (gemessen in cm an den Tagen 1 und 5, Abstand auf der Haut vom Punkt der distalsten Schmerzprojektion bis zum betroffenen Wirbelsegment) um mindestens 20 %.
- Schmerzreduktion: Reduktion des maximalen Schmerzes in den letzten 24 Stunden auf der visuellen Analogskala (VAS) auf mindestens 50 %.
- Verbesserung der Nervendehnungszeichen. Der SLR ist in cm messbar und sollte eine Erhöhung um 50 % erreichen.
- Reduktion der Zeitdauer (in Stunden) mit Schmerz pro Tag um 50 %.
- Sensibilitätsstörung (Beurteilung nach Änderung – Peripheralisierung – um mindestens 5 cm). Bei einer Rückbildung der Sensibilitätsstörung verlagert sich die proximale Grenze der Störung nach distal. Die Besserung der Qualität verläuft von taub über pelzig, kribbelig, leicht reduziertes Gefühl bis zur kompletten Rückbildung der Störung. Eine Verschlechterung verläuft umgekehrt.
- Muskelfunktionstest (MFT): Verbesserung des eventuellen Verlusts des Kraftgrades um jeweils eine Kategorie (s. a. Kap. 4.3.2 und Kap. 3.1.2).

Zusammenfassung

Ablauf und Zielsetzung des physiotherapeutischen Konzeptes

- Vor Beginn der therapeutischen Übungen wird eine ausführliche physiotherapeutische Diagnostik durchgeführt.
- Die Therapie beginnt sofort nach dem akuten Auftreten von Beschwerden.
- Der Patient muss keine Wartezeit erdulden.
- Die ersten 5 Therapieeinheiten erfolgen möglichst an 5 aufeinanderfolgenden Tagen. In jedem Fall sollten 3 Therapieeinheiten in der ersten Woche organisiert werden.
- In der Regel sind 60 Minuten für die erste physiotherapeutische Diagnostik und Therapie notwendig und für alle weiteren Behandlungseinheiten 30 Minuten. Kürzere Behandlungseinheiten sind nicht empfehlenswert.
- In jeder Therapieeinheit werden ein Befund dokumentiert und der Effekt der Übungen nach festgelegten Zielparametern kontrolliert.
- Erfolglose und nachteilige Maßnahmen werden nicht wiederholt.
- Der Patient wird über die vermutete Ursache seiner Beschwerden, über die mechanischen anatomischen Zusammenhänge und über die vermutete Wirkweise der Übungen informiert.
- Der Patient wird angeleitet, aktiv und verantwortlich an seinem Heilungsprozess mitzuwirken.
- Der Patient wird von der akuten Phase über die Stabilisierung und Wiederherstellung der Funktion bis zur Wiedereingliederung in das normale alltägliche Leben geführt.
- Die Anzahl der insgesamt notwendigen Therapieeinheiten richtet sich nach der Ausprägung der Beschwerden und der individuellen Heilungstendenz.
- Nach Abschluss der Behandlung soll der Patient arbeitsfähig, in den Aktivitäten des täglichen Lebens nicht eingeschränkt und zufrieden sein.
- Der Patient soll die für ihn relevanten Übungen präzise ausführen können und motiviert sein, selbstständig zu üben und sein alltägliches Verhalten so anzupassen, dass er seine Wirbelsäule pflegt und Rezidiven vorbeugt.
- Gelegentliche gemeinsame Trainingseinheiten im Sinne eines Coachings können sinnvoll sein.

5.8 Operationsindikationen

Die Gesichtspunkte, die die Operation eines Bandscheibenvorfalls als die sinnvollste Therapie erscheinen lassen, werden in der Literatur kontrovers diskutiert. Auch der Zeitpunkt, an dem eine Entscheidung für oder gegen eine Operation getroffen werden sollte, wird unterschiedlich angesetzt.

Nach internationalem Konsensus ist die Operationsindikation bei folgenden neurologischen Störungen zu stellen (Weber, 1983; Bush, 1992; AWMF, 2012; Witt, 1998; Vroomen, 2000):

- Blasen- und Mastdarmstörungen,
- Reithosenanästhesie,
- Störungen im Bereich der Beine bei Bandscheibenvorfällen im Bereich der HWS und BWS,
- plötzlich aufgetretene Plegie oder hochgradige Parese,
- therapieresistente Schmerzen.

Bei Patienten mit radikulären Schmerzen, Paresen oder Sensibilitätsstörungen kann nach fünf Therapieeinheiten gut beurteilt werden, ob sich die Symptome befriedigend gebessert haben oder ob dem Patienten zu einer Operation geraten werden sollte (Brötz, 2001; Brötz, 2003; Brötz, 2010a; Broetz, 2010b). In den USA wird vor einer Bandscheibenoperation von vielen Autoren eine konservative Therapie von ca. 6–12 Wochen Dauer empfohlen (Weber, 1983; Saal, 1989; Cherkin, 1994; Postacchini, 1996). In Holland werden die meisten Patienten mit Nervenwurzelkompression ebenfalls erst nach einer 4- bis 6-wöchigen Krankheitsdauer operiert (Vroomen, 2000). Auch in der deutschen Literatur wird teilweise bei Bandscheibenvorfällen mit radikulären Syndromen eine mehrwöchige konservative Therapie vor einer Operationsentscheidung empfohlen (Witt, 1998). Die Ausprägung und die Dauer von Paresen werden als Gesichtspunkte diskutiert (Weber, 1983; Saal, 1989; Saal, 1990; Dubourg, 2002; Postacchini, 2002). Umstritten ist, inwieweit bildgebende Verfahren zu einer Indikation für eine Operation führen (Saal, 1989; Bush, 1992; Deyo, 1996). Randomisierte Studien, die die Ergebnisse von konservativer versus operativer Therapie bei Bandscheibenvorfällen untersuchten, definierten zwar die operative Therapie, nicht aber die konservative und die postoperative Therapie (Weber, 1983; Atlas, 2001; Weinstein, 2006a; Weinstein, 2006b; Peul, 2007). Nur ein Teil der konservativ behandelten Patienten bekam überhaupt Physiotherapie. Operierte Patienten erlebten eine schnellere Reduktion von Schmerzen und Einschränkungen als Patienten, die irgendeine Form konservativer Therapie erhielten (Atlas, 2001; Weinstein, 2006a; Weinstein, 2006b; Peul, 2007). Im Verlauf von 1–5 Jahren verliert sich der Unterschied in diesen Messparametern (Atlas, 2001; Weinstein, 2006a; Weinstein, 2006b; Peul, 2007). Positive Erwartung vor einer Wirbelsäulenoperation korrelierte signifikant mit kurzfristiger postoperativer Zufriedenheit und funktionellen Fähigkeiten (Ellis, 2015). Eine ausführliche Darstellung und Diskussion der Studienlage und insbesondere der Studie von Weinstein (Weinstein, 2006a) findet sich in Kap. 12.

Die Indikationsstellung für eine Operation kann nach wie vor kaum auf wissenschaftlich kontrollierte Daten gestützt werden. Dies zeigt sich auch in den unterschiedlichen Operationsraten. In den USA wurde doppelt so häufig operiert wie in den meisten europäischen Ländern und 5-mal so häufig wie in England (Deyo, 1996).

Patienten, die einen ausgeprägten Operationswunsch äußern, werden, wenn die Beschwerden mit den durch bildgebende Verfahren dargestellten Störungen korrelieren, häufig auch dann operiert, wenn nach den oben genannten Kriterien keine dringende Indikation besteht. Die Vorstellung mancher Patienten, mithilfe einer Operation ohne weitere Anstrengung eine schnelle und dauerhafte Lösung ihrer Probleme zu erreichen, ist allerdings unrealistisch (Johannsen, 1994; Jönsson, 1993; Barlocher, 2000; Nygaard, 2000; Atlas, 2001; Yorimitsu, 2001).

Retrospektiv lassen sich bei Patienten, die von einer konservativen Therapie nicht befriedigend profitierten, gewisse Gemeinsamkeiten erkennen. Folgende Aspekte verringern die Chance der erfolgreichen konservativen Therapie bei Patienten mit lumbalen Bandscheibenvorfällen:

- Lumbale Spinalkanalstenose (Saal, 1989),
- konstant reduzierter Straight Leg Raise (Bush, 1992),
- weibliches Geschlecht (Bush, 1992),
- höheres Alter (Bush, 1992).

5.9 Postoperative Therapie

Die Operationsverfahren sind vielfältig. Dementsprechend variiert die Größe des Eingriffes. Die Autoren eines Übersichtsartikels fanden moderate bis niedrige Evidenz dafür, dass minimalinvasive Chirurgie im Vergleich zu konventioneller Mikrodiskektomie zu keinen unterschiedlichen Ergebnissen führt (Kamper, 2014). Für keine Operationstechnik ist ein spezifisches postoperatives Therapieprogramm definiert und wissenschaftlich untersucht. So entsprechen die Vorschläge für das postoperative Verhalten des Patienten und für die Physiotherapie den individuellen Ansichten des Operateurs bzw. der Physiotherapeuten der entsprechenden Abteilung. Sie reichen von der Aufforderung zu normaler Bewegung und Belastung ab dem ersten postoperativen Tag bis hin zur Verordnung eines Korsetts oder einer Halskrause, die jegliche Bewegung verhindern (Carragee, 1996).

Aufgrund einer systematischen Literaturstudie zur Rehabilitation nach lumbaler Bandscheibenoperation kamen Ostelo et al. (Ostelo, 2007) zu folgenden Ergebnissen: Es gibt keine Evidenz für die Notwendigkeit von Einschränkungen der Aktivität, und ein intensives Trainingsprogramm ist nützlich, besonders, wenn es 4–6 Wochen nach der Operation begonnen wird. Zu dem Effekt eines sofortigen Beginns eines intensiven Trainingsprogramms nach der Operation fanden Ostelo et al. (Ostelo, 2007) keine Untersuchungen. Bei den untersuchten Patienten fand somit doch eine Einschränkung der Aktivität, nämlich für 4–6 Wochen kein intensives Training statt. Eine randomisierte Studie, die aktives Training direkt nach der Operation eines lumbalen Bandscheibenvorfalls untersuchte, zeigte bessere Ergebnisse bei Patienten (n = 29), die sich früh und intensiv bewegten, als bei Patienten (n = 31), die mit einem weniger intensiven stabilisierenden Programm begannen, bezüglich des SLR 3 Wochen nach der Operation, bezüglich der Schmerzintensität 6 und 12 Wochen nach der Operation, bezüglich der Wirbelsäulenbeweglichkeit 12 Wochen nach der Operation und bezüglich der Zufriedenheit mit dem Operationsergebnis 2 Jahre nach der Operation (Kjellby-Wendt, 1998).

Carragee et al. (Carragee, 1996) untersuchten in einer prospektiven, nicht randomisierten Studie in den USA 50 konsekutive Patienten mit neuroradiologisch nachgewiesenem Bandscheibenvorfall mit und ohne neurologischem Defizit. Die Patienten wurden offen mikroskopisch an der Bandscheibe operiert. Sie erhielten keine postoperative Physiotherapie, sondern nur die Instruktion, sich ohne Einschränkungen zu bewegen und zu belasten. Die mittlere Dauer der Arbeitsunfähigkeit betrug nur 1,7 Wochen. 25 % der beschäftigten Patienten kehrten am nächsten Arbeitstag (Operation am Freitag, Aufnahme der Arbeit am darauffolgenden Montag) zur Arbeit zurück. Nach im Mittel 3,8 Jahren hatten 2 Patienten ihr Arbeitspensum reduziert. Drei Patienten nahmen täglich Schmerzmittel ein. Die übrigen Patienten, die zu Beginn der Studie arbeiteten (n = 46), gingen ihrer Arbeit wie gewohnt nach.

Die von Carragee et al. (Carragee, 1996) erhobenen Daten legen nahe, dass eine postoperative Physiotherapie nicht notwendig ist. Andere retrospektive, prospektive und randomisierte Untersuchungen von Patienten, die sich einer offenen lumbalen Bandscheibenoperation unterzogen hatten, zeigten allerdings eine längere (41–260 Tage) postoperative Dauer der Arbeitsunfähigkeit, teilweise residuale Schmerzen und Rezidive (Jönsson, 1993; Kjellby-Wendt, 1998; Atlas, 2001; Yorimitsu, 2001; Weinstein, 2006a; Weinstein, 2006b). Die Autoren eines Cochrane-Übersichtsartikels kamen 2014 noch zu dem Schluss, dass die Datenlage keine klare Empfehlung zulässt und dringend Studien guter Qualität gebraucht werden (Osterhuis, 2014).

Obwohl aus allen nach bestimmten Qualitätsstandards gut bis moderat gemachten Studien zusammengenommen keine klare Empfehlung für eine bestimmte postoperative Therapie gegeben werden kann, gibt es Gründe für postoperative Physiotherapie. Strukturiertes Üben kann besser sein als der Zufall. Das Ziel der Physiotherapie ist neben einer möglichst kurzen Dauer der Arbeitsunfähigkeit die Vorbeugung der Chronifizierung postoperativ persistierender Schmerzen, von Einschränkungen in Aktivitäten des täglichen Lebens und von Rezidiven. Die subjektiven und objektivierbaren Parameter Schmerzintensität, Schmerzlokalisation, Muskelkraft, Beweglichkeit und Nervendehnungszeichen (s. a. Kap. 4) werden postoperativ kontrolliert und behandelt. Der Patient wird dabei begleitet, sich nach der Operation angemessen zu schonen, die stabilisierende Muskulatur zu aktivieren und strukturiert die Belastung der Wirbelsäule zu steigern.

Sobald aus Sicht des Operateurs Bewegungen der Wirbelsäule erlaubt sind, sollten diese geübt werden. Die Extension der Wirbelsäule ist auch postoperativ eine wichtige Zielbewegung. Die Flexion sollte zunächst vermieden werden, um ein Rezidiv und Dehnungsstress für die Operationsnarbe und das Nervensystem zu vermeiden. Die stabilisierende Muskulatur muss angeregt werden zu arbeiten. Nach der akuten Phase werden Bewegungen der Extremitäten ergänzt, um die Vernarbung der Nervenwurzel zu vermeiden. Dieser Aspekt der Behandlung ist nach der Operation besonders wichtig (Saal, 1990; Jönsson, 1993; Brotchi, 1999; Ross, 1999; Spencer, 1999; Vogelsang, 1999; Krappel, 2001).

Die Phasen der Wundheilung sind zu beachten (s. a. Kap. 2.2.5). In der akuten Entzündungsphase, etwa der ersten 5 Tage, muss mit Vorsicht geübt werden. Unter Umständen wirkt die Narkose in dieser Zeit noch nach und der Patient verspürt keine Schmerzen. In dieser Periode besteht die Gefahr, die frisch operierte Wirbelsäule zu sehr zu belasten. Schmerzen und Wundheilungsstörungen können die Folgen sein. Diese Symptome sind häufig zwischen dem 5. und 10. postoperativen Tag zu beobachten. Ab dem 5. postoperativen Tag wird die Belastung in Form von intensiverer Bewegung und Vergrößerung der Gehstrecke gesteigert. Der Ablauf der Therapie entspricht dann weitgehend dem konservativen Therapieprogramm. Hinweise zur Behandlung der einzelnen Wirbelsäulenabschnitte finden sich in den Kapiteln 6–8.

6 LWS

Spinale Schmerzsyndrome treten am häufigsten im Bereich der LWS auf. Entsprechend sind die damit verbundenen Pathologien am besten untersucht. Wenn die Schmerzen zentral im Bereich der Wirbelsäule empfunden werden, spricht man von Lumbalgie, Lumbago, Rückenschmerzen, Kreuzschmerzen oder Hexenschuss und im amerikanischen Sprachraum von *Low Back Pain*. Ausstrahlende Schmerzen werden als Ischialgie oder umgangssprachlich als „Ischias" bezeichnet. Lumboischialgie bezeichnet tiefen Rückenschmerz kombiniert mit ausstrahlendem Beinschmerz. Bandscheibenschäden im Bereich der LWS treten am häufigsten in den Höhen LWK4/5 und LWK5/SWK1 auf.

Im Folgenden werden die Sichtbefunde und die diagnostischen Tests für die LWS, die Beurteilungskriterien für die physiotherapeutische Diagnosestellung und der Therapieablauf nach der Diagnose eines Bandscheibenschadens beschrieben. Die allgemeinen Gesichtspunkte zur physiotherapeutischen Diagnostik und zum Ausfüllen der Befundbögen finden sich in Kap. 4. Dazu gehören die Angaben zur Person und die Anamnese (s. a. Kap. 4.1 und Kap. 4.6, Befundbogen Seite 1), das Körperbild (s. a. Kap. 4.6, Befundbogen Seite 2), und die Dokumentation des Schmerzes und der Sensibilität (s. a. Kap. 4.6, Befundbogen Seite 3). Zum besseren Verständnis werden einige Informationen aus den Kapiteln 4 und 5 hier vertieft.

6.1 Befunderhebung LWS

6.1.1 Sichtbefund

Im Sichtbefund (s. a. Kap. 4.6, Befundbogen Seite 4) werden die Haltung im Stehen und der Gangablauf beurteilt.

▶ **Shift.** Bei Pathologien der LWS ist ein Shift durch eine seitliche Verschiebung des Schultergürtels gegenüber dem Becken gekennzeichnet (s. a. ▶ Abb. 4.1a, Kap. 4.2). Als Beurteilungskriterium können der freie Raum zwischen den herunterhängenden Armen und dem Rumpf und Becken sowie der Abstand der Hände vom Oberschenkel dienen. Bei einem Shift nach links ist der linke Arm sichtbar weiter von Rumpf, Hüfte und Oberschenkel entfernt als der rechte Arm.

▶ **Lendenlordose.** Die normale, zum Bauch hin leichte Kurve der LWS wird als Lendenlordose bezeichnet. Die individuelle Variationsbreite bezüglich dieser physiologischen Lendenlordose ist groß. Dennoch lassen sich deutliche Abweichungen von der Norm beurteilen. Wichtig ist, dass tatsächlich nur der Bereich oberhalb des Kreuzbeines beurteilt wird. Sonst kann es passieren, dass Menschen mit einer ausgeprägten Gesäßmuskulatur fälschlich als hyperlordotisch eingeschätzt werden. Typisch für Patienten mit Bandscheibenschäden ist eine Entlordosierung der LWS (s. a. ▶ Abb. 4.1b, Kap. 4.2). Die Patienten wirken häufig zusätzlich nach vorne geneigt.

▶ **Hinken.** Hinken ist durch einen asymmetrischen Gangablauf gekennzeichnet. Dabei sind unterschiedliche Erscheinungsformen und Ursachen zu unterscheiden. Drei Gesichtspunkte werden betrachtet: 1. die Schrittlänge (Spielbeinphase), 2. die Dauer der Standbeinphase, 3. die Muskelfunktion, z. B. fehlender Abdruck als Zeichen einer Fußsenkerparese, Hängenbleiben der Fußspitze als Zeichen einer Fußheberparese oder Abweichen des Beckens zur Seite während der Standbeinphase als Zeichen einer Abduktorenschwäche.

In der Regel korreliert eine verkürzte Schrittlänge mit einem positiven Nervendehnungszeichen (SLR) und lässt sich mit einer Schmerzprovokation erklären, die durch Zug an der Nervenwurzel ausgelöst wird. Dieser Schmerz wird im Stand nicht provoziert. Eine verkürzte Dauer der Standbeinphase korreliert meist mit einer grundsätzlichen Zunahme der Beschwerden in Belastung, ist also im symmetrischen Stand für den Patienten ebenfalls spürbar. Bei manchen Patienten sind sowohl eine verkürzte Schrittlänge als auch eine verkürzte Dauer der Standbeinphase zu beobachten. Auf die Auswirkung von Paresen auf das Gangbild wird im Folgenden bei der Vorstellung der Muskelfunktionstests (Kap. Muskelfunktionstests) näher eingegangen.

6.1.2 Diagnostische Tests

Die diagnostischen Tests enthalten die Muskelfunktionstests, Nervendehnungstests und Testbewegungen der Wirbelsäule.

Wirbelsäulenbefund LWS **a**

Name: ______

Datum: ______

Aufnahmedaten

Therapeut: ______

Ärztliche Diagnose bei Anmeldung: ______

Geburtsdatum: ______

Beruf, alltägliche Aufgaben; Hobbys: ______

Haltung, Belastung: ______

Arbeitsunfähig seit: ______

Auslösender Faktor für die aktuelle Episode: ______

Dauer der aktuellen Episode: ______

Entwicklung: besser /gleich /schlechter (Zutreffendes bitte unterstreichen)

Bisherige Therapie der aktuellen Episode: Physiotherapie/Fango/Massage/ Osteopathie/Chiropraxis/Injektionen/ Medikamente/Akupunktur/andere (Zutreffendes bitte unterstreichen)

Medikamente: Muskelrelaxanzien/NSAR/Steroide/Opiate seit: ______
(Zutreffendes bitte unterstreichen)

Vorgeschichte: ______

Physiotherapeutische Diagnose: ______

Begründung für die Diagnosestellung: ______

Wirbelsäulenbefund LWS **b**

Name: ______

Datum: ______

Körperbild

Markierung: ///// Schmerz :::: Sensibilitätsstörungen
Alternativ werden Schmerzen rot und Sensibilitätsstörungen blau markiert.

Wirbelsäulenbefund LWS **c**

Name: ______

Datum: ______

Besser: nachts/morgens/tagsüber/abends/Ruhe/Bewegung Beugen/Strecken/Sitzen/Liegen/Stehen/Gehen (Zutreffendes bitte unterstreichen)

Schlechter: nachts/morgens/tagsüber/abends/Ruhe/Bewegung Beugen/Strecken/Sitzen/Liegen/Stehen/Gehen (Zutreffendes bitte unterstreichen)

Schlafposition: ______

Husten/Niesen/Pressen

Trauma: ______

Operation: ______

Erkrankungen, momentanes Wohlbefinden: ______

Ungewollter Gewichtsverlust: ja/nein (____ kg in ____ Wochen)

Reaktion auf wiederholte Bewegungen der Wirbelsäule

Ausgangssituation: ______

Bewegung	**Schmerz während Bewegung** NT, ZE, EL, PR, PE, KE, ↑, ↓	**Schmerz nach Bewegung** BB, BS, BNB, BNS
Bauchlage		
1 × Extension im Liegen		
5 – 10 × Extension im Liegen		
1 × Rotation im Liegen Knie re		
5 – 10 × Rotation Knie re		
1 × Rotation im Liegen Knie li		
5 – 10 × Rotation Knie li		
1 × Flexion im Liegen		
5 – 10 × Flexion im Liegen		
1 × Extension im Stehen		
5 – 10 × Extension im Stehen		
1 × Flexion im Stehen		
5 – 10 × Flexion im Stehen		
Andere:		

Legende:
NT = nicht getestet
ZE = zentralisiert
EL = eliminiert
PR = produziert
PE = peripheralisiert
KE = kein Effekt
↑ = Schmerz nimmt zu
↓ = Schmerz nimmt ab
BB = bleibt besser
BS = bleibt schlechter
BNB = bleibt nicht besser
BNS = bleibt nicht schlechter

Wirbelsäulenbefund LWS **d**

Name: ______

Datum: ______

Shift: re li Hinken: ja nein

Lordose: normal/akzentuiert/reduziert Gehstrecke:

Schmerzen: Bereich, Aktivität und Intensität eintragen

Basis vor PT
0 1 2 3 4 5 6 7 8 9 10

nach PT
0 1 2 3 4 5 6 7 8 9 10

0 1 2 3 4 5 6 7 8 9 10
maximal

0 1 2 3 4 5 6 7 8 9 10
minimal 24 Stunden/ letzte Woche

Sensibilitätsstörungen

Bereich: ______

Charakter: ______ besser/gleich/schlechter

Muskelfunktionstest

	re	li		re	li
L3 Adduktoren			M. quadriceps		
L4 M. quatriceps			M. tibialis anterior		
L5 M. extensor hallucis longus			Abduktoren		
S1 M. triceps surae			Abduktoren		

Nervendehnungszeichen

SLR rechts:	SLR links:
PKB rechts:	PKB links:

Beweglichkeit

Flexion Finger-Boden-Abstand	Extension:	Rotation: Knie re Knie li	Shift/Translation: re re

Abb. 6.1 a–d Befundbogen für die Lendenwirbelsäule.

Muskelfunktionstests

In der Erstuntersuchung werden bei jedem Patienten Muskelfunktionstests der Kennmuskeln durchgeführt, die den Nervenwurzeln L 4, L 5 und S 1 zugeordnet sind. Wenn der Verdacht auf die Kompression einer anderen Wurzel oder ein neuroradiologisch diagnostizierter Bandscheibenvorfall in einer anderen Höhe vorliegen, werden die zugehörigen Kennmuskeln zusätzlich getestet. Im Seitenvergleich wird geprüft, wie das individuelle normale Bewegungsausmaß und die individuelle normale Kraft sind. Wird durch den Test Schmerz ausgelöst, ist eine reflektorische Schmerzhemmung zu erwarten, und die Kraft kann nicht beurteilt werden. Das Anheben des Fußes beispielsweise zieht an den dorsalen Nervenbahnen und kann einen Dehnungsschmerz mit kompensatorischer Hemmung der Fußheber auslösen.

▶ Durchführung und Beurteilung

▶ M. triceps surae (S 1)

- Einbeinstand, der Patient muss frei stehen, darf sich nicht festhalten oder mit einer Fingerspitze zur Stabilisierung des Gleichgewichtes abstützen.
- Der Therapeut unterstützt den Patienten im Bereich der BWS und des Sternums, um Gleichgewichtsverlust zu verhindern. Er nimmt dem Patienten kein Gewicht ab!
- Der Patient hebt die Ferse so weit vom Boden (Hochstemmen des Körpergewichtes) wie möglich. Das Kniegelenk bleibt dabei gestreckt.

Beurteilung

- Volle Kraft 5/5: 5-mal volles Bewegungsausmaß,
- 4/5: weniger als 5-mal Anheben der Ferse oder leichtes, nicht endgradiges Abheben der Ferse oder Fähigkeit, die Ferse vom Boden abgehoben zu halten, wenn das Anheben der Ferse mit dem zusätzlichen Abdruck des anderen Beines ausgeführt wurde,
- 3/5: Untersuchung in Rückenlage, 5-mal volles Bewegungsausmaß in Plantarflexion im Sprunggelenk gegen kräftigen Widerstand auf dem Weg und am Ende. Die volle Kraft des M. triceps surae ist mit manuellem Widerstand nicht zu testen, da dieser Muskel kräftig genug ist, das gesamte Körpergewicht gegen die Schwerkraft zu heben. Ein durchschnittlich kräftiger Untersucher ist deshalb nicht in der Lage, über den kurzen Hebel des Fußes eine solche Anforderung an den Muskel zu stellen,
- 2/5: Untersuchung in Seitenlage: volles Bewegungsausmaß ohne Schwerkraft,
- 1/5: eine Kontraktion des M. triceps surae kann durch Tasten der Sehne über dem Kalkaneus und im Bereich der Muskelfasern an der Wade festgestellt werden,
- 0/5: keine Kontraktion tastbar.

Hinweis

Test in der Funktion „Zehengang"

Der Zehengang ist ein schnell durchführbarer Test, der bei zuvor diagnostizierter Parese ein grober Verlaufsparameter ist. Zur Beurteilung der vollen Kraft ist der Test des Zehenstands im Einbeinstand notwendig.

Gangbild bei einer Parese

Eine Fußsenkerparese bringt eine Verminderung oder Aufhebung des Abdruckes, definiert als Vorwärtsbewegung des Körpergewichtes mithilfe von Fußsenkung, am Ende der Standbeinphase mit sich. Die Dauer der Standbeinphase ist durch das Fehlen der Abdruckphase verkürzt, und die Schrittlänge auf der nicht betroffenen Seite ist verkürzt. Das Kniegelenk auf der betroffenen Seite wird verfrüht gebeugt.

▶ M. extensor hallucis longus (L 5)

- Der Patient steht.
- Er hebt die Großzehe, die übrigen Zehen dürfen mit angehoben werden.
- Der Therapeut setzt in Höhe des Endgelenkes Widerstand entgegen.

Beurteilung

- Volle Kraft 5/5: 5-mal volles Bewegungsausmaß gegen kräftigen Widerstand auf dem Weg und am Ende. Dieser Test wird am besten auf beiden Seiten gleichzeitig ausgeführt, damit Beweglichkeit und Kraft gut verglichen werden können,
- 4/5: volles Bewegungsausmaß gegen mäßigen Widerstand auf dem Weg und am Ende,
- 3/5: volles Bewegungsausmaß gegen die Schwerkraft,
- 2/5: Untersuchung in Seitenlage, volles Bewegungsausmaß ohne Schwerkraft,
- 1/5: eine Kontraktion des M. extensor hallucis longus kann durch Tasten der Sehne über der Dorsalseite des Großzehengrundgelenkes und im Bereich des Fußrückens festgestellt werden,
- 0/5: keine Kontraktion tastbar.

Gangbild bei einer Parese
Eine isolierte Zehenheberparese verändert das Gangbild in der Regel nicht, bei hochgradigen Paresen ist das Gangbild ähnlich wie bei einer Fußheberparese, da der Großzehenheber für die vollständige, kräftige Hebung des Fußes notwendig ist.

▸ Abduktoren (L 5 und S 1)

- Der Patient ist in Seitenlage, oben liegendes Bein gestreckt in Hüfte und Knie.
- Er hebt das Bein in Richtung Decke an.
- Der Therapeut setzt kranial des Kniegelenkes Widerstand entgegen.

Beurteilung

- Volle Kraft 5/5: 5-mal volles Bewegungsausmaß gegen kräftigen Widerstand auf dem Weg und am Ende,
- 4/5: volles Bewegungsausmaß gegen mäßigen Widerstand auf dem Weg und am Ende,
- 3/5: volles Bewegungsausmaß gegen die Schwerkraft,
- 2/5: Untersuchung in Rückenlage, volles Bewegungsausmaß ohne Schwerkraft,
- 1/5: eine Kontraktion der Abduktoren kann durch Tasten des Muskelbauches im lateral-dorsalen Bereich des Beckenkammes festgestellt werden,
- 0/5: keine Kontraktion tastbar.

Gangbild bei einer Parese
In der Standbeinphase wird das Becken nicht mittig stabilisiert, es weicht zur Standbeinseite ab. Dieses Gangbild wird auch als Trendelenburg-Gang oder „Model-Gang“ bezeichnet. Ein Duchenne-Hinken, bei dem die Abduktorenschwäche durch Verlagerung des Oberkörpers zur geschwächten Standbeinseite über die Mittellinie hinweg kompensiert wird, ist bei Bandscheibenleiden selten zu beobachten.

▸ M. tibialis anterior (L 4)

- Stand, zur Sicherheit hält der Therapeut den Patienten an einer Hand, da Patienten sich häufig nach hinten lehnen, um mehr Kraft zu entfalten. Beim Nachlassen des Widerstandes könnte der Patient nach hinten umkippen.
- Der Patient hebt den Fußrücken.
- Der Therapeut setzt distal am Fußrücken Widerstand entgegen.

Beurteilung

- Volle Kraft 5/5: 5-mal volles Bewegungsausmaß gegen kräftigen Widerstand auf dem Weg und am Ende. Die Beurteilung der vollen Kraftentwicklung ist nur beim Test im Stand möglich,
- 4/5: volles Bewegungsausmaß gegen mäßigen Widerstand auf dem Weg und am Ende,
- 3/5: volles Bewegungsausmaß gegen die Schwerkraft,
- 2/5: Untersuchung in Seitenlage, volles Bewegungsausmaß ohne Schwerkraft,
- 1/5: eine Kontraktion des M. tibialis anterior kann durch Tasten der Sehne medial an der Dorsalseite des Sprunggelenkes und im Bereich der Muskelfasern lateral am Schienbein festgestellt werden,
- 0/5: keine Kontraktion tastbar.

> **Hinweis**
>
> **Test in der Funktion „Fersengang“**
> Der Fersengang ist ein schnell durchführbarer Test, der bei zuvor diagnostizierter Parese ein grober Verlaufsparameter ist. Zur Beurteilung der vollen Kraft ist der Test der Dorsalextension des Fußes gegen Widerstand im Stehen notwendig.

Gangbild bei einer Parese
Eine Fußheberparese macht sich durch wiederholtes Stolpern, Schlurfen oder übermäßige Hüftbeugung zum Anheben des ganzes Beines bemerkbar.

▸ M. quadriceps femoris (L 3, L 4)

- Rückenlage, der Patient abduziert das zu testende Bein und beugt im Kniegelenk so, dass der Oberschenkel auf dem Bett liegt und der Unterschenkel seitlich der Bettkante Richtung Boden bewegt wird.
- Der Patient streckt im Kniegelenk.
- Der Therapeut setzt der Streckung des Kniegelenkes in Höhe des Sprunggelenks Widerstand entgegen.

Beurteilung

- Volle Kraft 5/5: 5-mal volles Bewegungsausmaß gegen kräftigen Widerstand auf dem Weg und am Ende,
- 4/5: volles Bewegungsausmaß gegen mäßigen Widerstand auf dem Weg und am Ende,
- 3/5: volles Bewegungsausmaß gegen die Schwerkraft,

- 2/5: Untersuchung in Seitenlage, volles Bewegungsausmaß ohne Schwerkraft,
- 1/5: eine Kontraktion des M. quadriceps femoris kann durch Tasten der Sehne zwischen Patella und Tuberositas tibiae und im Bereich der Muskelfasern an der Vorderseite des Oberschenkels festgestellt werden,
- 0/5: keine Kontraktion tastbar.

Hinweis

Test in der Funktion „Auf einen Stuhl steigen"

In einer akuten Schmerzsituation wird diese Aufgabe nicht getestet, da zusätzlicher mechanischer Stress auf die Wirbelsäule gebracht wird. Außerdem wird bei diesem Test immer die Hüftmuskulatur mitgetestet. Beispielsweise ist bei einer Wurzelkompression L 3 mit Hüftbeuger- und Adduktorenschwäche das Steigen auf einen Stuhl auch bei voller Kraft der Oberschenkelstrecker nicht ohne Schwierigkeiten möglich. Der Test der einzelnen Kennmuskeln ist vorzuziehen. Erst im Verlauf der Rehabilitation kann der alltagsnahe Test sinnvoll sein. Dabei muss der Patient vom Therapeuten gesichert werden, denn bei plötzlichem Kraftverlust könnte er nach hinten kippen.

Beurteilung

- Volle Kraft 5/5: 5-mal auf den Stuhl steigen ohne Schwung;
- 4/5: einmal auf den Stuhl steigen mit Schwung.

Die Kraftgrade 3/5 bis 0/5 können aufgrund des hohen Kraftanspruchs beim Steigen auf einen Stuhl mit dieser Aufgabe nicht getestet werden.

Gangbild bei einer Parese

Eine Kniestreckerparese zeigt sich beim Treppesteigen. Die Streckung des betroffenen Beines wird, wenn der Fuß auf der oberen Stufe steht, durch kräftigen Abdruck (Schwung) mit dem auf der unteren Stufe stehenden (nicht betroffenen) Bein erreicht. Bei einer hochgradigen Parese ist das Treppesteigen unmöglich. Beim Treppabgehen kommt der Patient mit dem Fuß des nicht betroffenen Beines hart auf der nächsttiefer gelegenen Stufe auf; er kann die Abwärtsbewegung unzureichend abfangen.

▸ M. adductor magnus und M. adductor brevis (L 3, L 4)

- Seitenlage; das unten liegende Bein wird getestet.
- Der Therapeut hält das obere Bein leicht abduziert.
- Der Patient hebt das untere Bein in Adduktion, bei gestrecktem Hüft- und Kniegelenk.
- Der Therapeut setzt kranial des Kniegelenkes Widerstand entgegen.

Beurteilung

- Volle Kraft 5/5: 5-mal volles Bewegungsausmaß gegen kräftigem Widerstand auf dem Weg und am Ende,
- 4/5: volles Bewegungsausmaß gegen mäßigen Widerstand auf dem Weg und am Ende,
- 3/5: volles Bewegungsausmaß gegen die Schwerkraft,
- 2/5: Untersuchung in Rückenlage, volles Bewegungsausmaß ohne Schwerkraft,
- 1/5: eine Kontraktion der Adduktoren kann durch Tasten der Muskelfasern auf der Innenseite des Oberschenkels festgestellt werden,
- 0/5: keine Kontraktion tastbar.

Gangbild bei einer Parese

Bei einer Adduktorenparese wirkt der Gang breitbeinig. Beim Treppesteigen oder beim Steigen auf einen Stuhl kann das Bein nicht sicher geführt werden, das Knie weicht nach außen.

▸ M. iliopsoas (L 2, L 3)

- Rückenlage.
- Der Patient beugt in Hüft- und Kniegelenk.
- Der Therapeut setzt kranial des Kniegelenks Widerstand entgegen.

Hinweis

Krafttest der Hüftbeuger

Bei einem nachgewiesenen oder vermuteten Bandscheibenschaden und akuten Schmerzen kann dieser Test in der Regel nicht endgradig und mit maximalem Widerstand ausgeführt werden. Die endgradige Hüftbeugung bringt eine weiterlaufende Bewegung im Sinne der Flexion der LWS mit sich. Die Flexion verstärkt bei Bandscheibenschäden in der Regel den Schmerz und sollte nicht forciert getestet werden. Gleichzeitig kann der M. iliopsoas über seinen Ansatz an den Wirbelkörpern und Querfortsätzen der Lendenwirbel Zug auf diese ausüben und dadurch Schmerzen auslösen.

Beurteilung

- Volle Kraft 5/5: 5-mal volles Bewegungsausmaß gegen kräftigen Widerstand auf dem Weg und am Ende,
- 4/5: volles Bewegungsausmaß gegen mäßigen Widerstand auf dem Weg und am Ende,
- 3/5: volles Bewegungsausmaß gegen die Schwerkraft,
- 2/5: Untersuchung in Seitenlage, volles Bewegungsausmaß ohne Schwerkraft,
- 1/5: eine Kontraktion des M. iliopsoas kann durch Tasten der Sehne distal des Lig. inguinale medial des M. sartorius festgestellt werden,
- 0/5: keine Kontraktion tastbar.

Gangbild bei einer Parese

Bei einer Hüftbeugerparese wird das Bein in der Spielbeinphase mithilfe von Aufrichtung (Flexion) des Beckens und ventraler Rotation der betroffenen Beckenseite nach vorne bewegt.

Nervendehnungstests der unteren Extremität

Die Nervendehnungstests werden immer auf beiden Seiten durchgeführt. Bei einseitigen Schmerzen wird zuerst die nicht betroffene Seite getestet.

Anheben des gestreckten Beines

Der Nervendehnungstest SLR (Straight-Leg-Raise-Test oder auch Lasègue-Zeichen) bringt Spannung auf das zentrale Nervensystem und auf folgende Nervenwurzeln und periphere Nerven:

- Nervenwurzeln L 5 und S 1,
- Plexus lumbosacralis,
- N. ischiadicus,
- N. tibialis,
- N. peroneus.

Der Nervendehnungsschmerz kann in der LWS und im gesamten Verlauf der oben aufgeführten peripheren Nerven (Gesäß, Mitte der Rückseite des Oberschenkels, Kniekehle, Wade) verspürt werden. Es kann eine Sensibilitätsstörung in dem Bereich ausgelöst oder verstärkt werden, der der betroffenen Nervenwurzel zuzuordnen ist, am häufigsten im Bereich des Fußes.

▶ Instruktion für den Patienten

- Ich hebe Ihr Bein an.
- Lassen Sie ganz locker.
- Ich führe die Bewegung langsam aus.
- Es können ein Ziehen oder Schmerz entstehen.
- Sagen Sie bitte, wenn die Bewegung unangenehm wird, dann stoppe ich.
- Sagen Sie bitte, wenn Schmerz auf der anderen Seite produziert oder verstärkt wird (bei einseitigem Schmerz und Test der nicht betroffenen Seite).
- Sagen Sie bitte, wo der Schmerz entstanden ist.

▶ Durchführung (▶ Abb. 6.2)

- Der Patient liegt flach auf dem Rücken.
- Die Wirbelsäule ist gerade, ohne Seitneigung.
- Kein Kissen unter dem Kopf.
- Der Patient legt seine Hände neben dem Körper oder auf dem Bauch ab.
- Der Therapeut streckt das Knie des Patienten endgradig (eine Hand ober- oder unterhalb des Kniegelenkspalts, andere Hand in Höhe des Sprunggelenkes von dorsal).
- Der Therapeut hebt das endgradig im Kniegelenk gestreckte Bein langsam, passiv, gerade an.
- Keine Ab- oder Adduktion, keine Innen- oder Außenrotation im Hüftgelenk.

▶ Beobachtungen und Kriterien zum Stoppen der Testbewegung

- **Ausweichbewegungen**:
  - Annäherung des Hinterkopfs an den Schultergürtel,
  - Seitneigung der Wirbelsäule in einem Abschnitt oder in der gesamten Wirbelsäule zur getesteten Seite hin,
  - ventrales Anheben des Beckens auf der getesteten Seite.

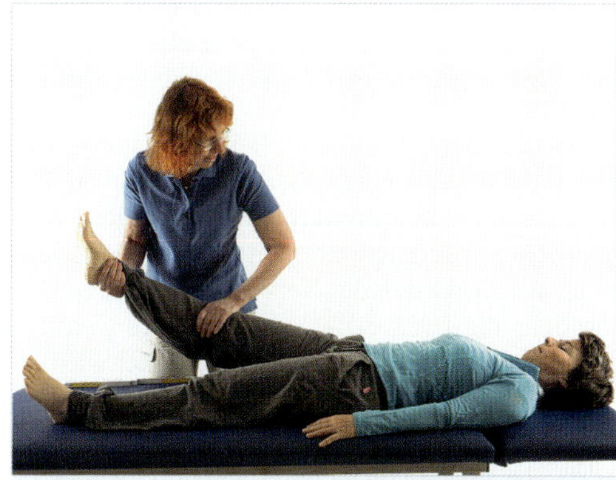

Abb. 6.2 Nervendehnungstest SLR, „Anheben des gestreckten Beines".

- **Widerstand**:
  - normales elastisches Bewegungsende.
- **Widerstand durch reflektorische Muskelspannung**:
  - plötzlich spürbares Bewegungsende,
  - ruckhafte Anspannung der Hüftstrecker und Kniebeuger.

Der Test wird als positiv gewertet, wenn
- die dem Patienten bekannten Symptome reproduziert oder verstärkt werden,
- eine deutliche Haltungsantwort sichtbar ist, z. B. Extension im Nacken,
- eine deutliche Seitendifferenz besteht.

Ein kreuzender Schmerz, bei dem beim Testen des nicht betroffenen Beines der Schmerz auf der betroffenen Seite verstärkt wird, tritt besonders häufig bei einem Bandscheibenvorfall auf.

Da die Nervengeflechte und peripheren Nerven, in die die Nervenwurzeln L 5 und S 1 übergehen (Plexus lumbosacralis, N. ischiadicus, N. tibialis, N. peroneus), durch die ischiokrurale Muskulatur hindurch verlaufen, können in Zweifelsfällen zur Differenzierung zwischen einem Nervendehnungsschmerz und einem Muskeldehnungsschmerz der ischiokruralen Muskulatur zusätzliche qualifizierende Tests (s. a. Kap. 12.1) durchgeführt werden.

Bei Adduktion und Innenrotation der Hüfte wird die Spannung auf die Nervenwurzeln L 5 und S 1 und den Plexus lumbosacralis erhöht. Eine Schmerzzunahme im Bereich der Oberschenkelrückseite bei diesen Zusatzbewegungen könnte wegen der anatomischen Nähe aber ebenfalls als Muskeldehnungsschmerz in der ischiokruralen Muskulatur interpretiert werden.

Weitere Schmerzzunahme bei Dorsalextension des Fußes ist jedoch mit großer Wahrscheinlichkeit auf einen Nervendehnungsschmerz zurückzuführen.

Eine Schmerzzunahme im Bein bei passiver Nackenflexion kann ebenfalls nicht als Muskeldehnungsschmerz interpretiert werden, sondern wird wahrscheinlich durch eine Verstärkung der Spannung auf Strukturen des Nervensystems ausgelöst, die über die Dura mater zu den Nervenwurzeln und den peripheren Nerven weitergeleitet wird.

▶ Messen des SLRs (▶ Abb. 6.3)
- Der SLR wird als Abstand des äußeren Malleolus zur Unterlage mit einem starren Meterstab in cm gemessen.

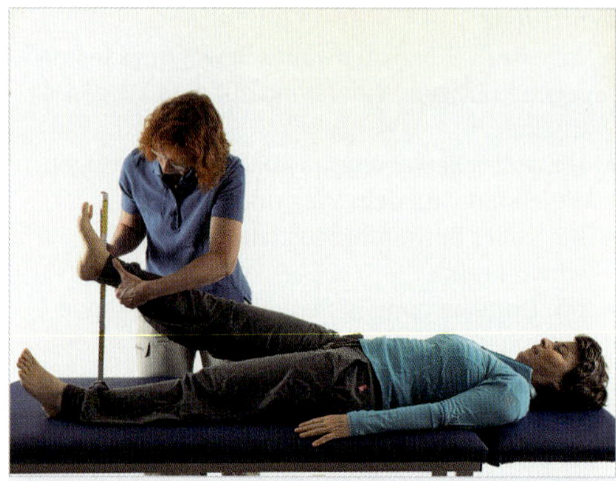

Abb. 6.3 Messen beim Nervendehnungstest SLR, „Anheben des gestreckten Beines".

- Alternativ kann ein Neigungsmesser (Inklinometer, Goniometer, Winkelmessgerät) beim Anheben auf das gestreckte Bein aufgelegt werden.

Passive Knieflexion in Bauchlage

Der Nervendehnungstest PKB (Prone-Knee-bend-Test) übt Spannung auf das zentrale Nervensystem und auf folgende Nervenwurzeln und periphere Nerven aus: Nervenwurzeln L 1–L 4, Plexus lumbalis und N. femoralis. Der Nervendehnungsschmerz kann in der LWS und im gesamten Verlauf des N. femoralis (Leiste, Vorderseite des Oberschenkels, Innenseite des Unterschenkels) verspürt werden. Eine Sensibilitätsstörung kann in dem Bereich ausgelöst oder verstärkt werden, der der betroffenen Nervenwurzel zuzuordnen ist.

▶ Durchführung und Messung des PKB (▶ Abb. 6.4)
- Der Patient liegt flach auf dem Bauch.
- Die Wirbelsäule ist gerade, ohne Seitneigung.
- Kein Kissen:
  - Der Therapeut beugt das Knie des Patienten langsam.
  - Gleichzeitig fixiert der Therapeut das Becken des Patienten mit einer Hand am Kreuzbein, um eine Ausweichbewegung des Beckens nach dorsal zu vermeiden.
  - Der PKB wird als Abstand der Ferse zum Tuber ischiadicum mit einem starren Meterstab in cm gemessen.
  - Alternativ kann beim Anheben des Unterschenkels ein Inklinometer an den Unterschenkel angelegt werden.

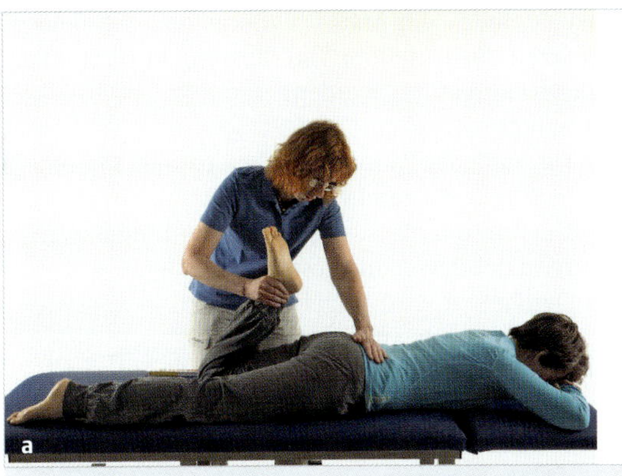
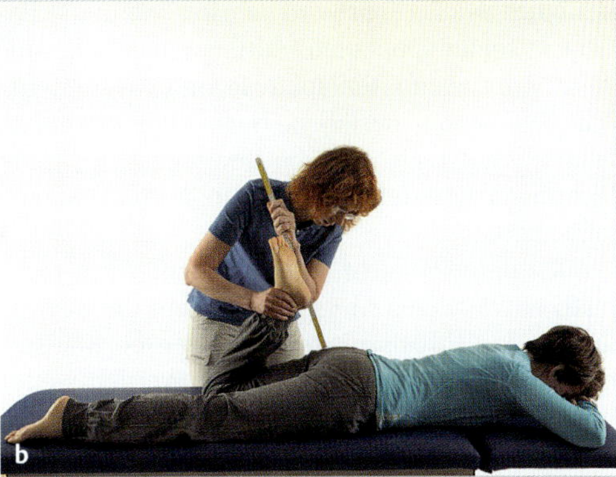

Abb. 6.4 Nervendehnungstest PKB, „Beugen des Knies in Bauchlage".
a Durchführung des PKB.
b Messung des PKB.

▸ **Beobachtungen und Kriterien zum Stoppen der Testbewegung**

- **Ausweichbewegungen**:
  - Annäherung des Hinterkopfs an den Schultergürtel,
  - Seitneigung der Wirbelsäule in einem Abschnitt oder der gesamten Wirbelsäule zur getesteten Seite hin,
  - dorsales Anheben des Beckens auf der getesteten Seite.
- **Widerstand**:
  - Normales elastisches Bewegungsende.
- **Widerstand durch reflektorische Muskelspannung**:
  - Plötzlich spürbares Bewegungsende,
  - ruckhafte Anspannung der Hüftbeuger und Kniestrecker.

Der Test wird als positiv gewertet, wenn

- die dem Patienten bekannten Symptome reproduziert oder verstärkt werden,
- eine deutliche Haltungsantwort sichtbar ist, z. B. Extension im Nacken,
- eine deutliche Seitendifferenz besteht.

Die Differenzierung zwischen einem Nervendehnungsschmerz des N. femoralis und einem Muskeldehnungsschmerz des M. quadriceps femoris, speziell des M. rectus femoris, ist wegen der Überschneidung der jeweiligen Schmerzlokalisation (Leiste, Vorderseite des Oberschenkels) schwierig. Kreuzender Schmerz beim Beugen des nicht betroffenen Beines, Schmerz im Bereich der Wirbelsäule, eine Ausweichbewegung in Form von Seitneigung der Wirbelsäule zur getesteten Seite hin (Annäherung im Nervensystem) und eine deutliche Asymmetrie weisen auf einen Nervendehnungsschmerz hin.

Test- und Therapiebewegungen der Wirbelsäule

Bei sehr irritierbaren, d. h. in ihrer Ausprägung leicht beeinflussbaren Beschwerden, sollten die Tests zunächst ausschließlich unter Entlastung im Liegen durchgeführt werden. Wenn die Tests im Liegen keine ausreichenden diagnostischen Informationen ergeben, kann bei nicht irritierbaren Problemen zusätzlich unter Gewichtsbelastung, im Stehen, getestet werden. Bei irritierbaren Problemen nimmt der Schmerz in der Regel durch die Gewichtsbelastung zu, sodass Testbewegungen im Stehen nicht empfehlenswert sind.

Mithilfe der Testbewegungen werden die Beweglichkeit der Wirbelsäule und der Einfluss wiederholter Bewegungen der Wirbelsäule bis zum Bewegungsende auf die Symptome, vor allen Dingen auf den Schmerz untersucht.

▸ **Beurteilung der Beweglichkeit.** Die Beweglichkeit der Wirbelsäule wird im Rahmen der ersten Therapieeinheit für die getesteten Bewegungen häufig nur die Extension dokumentiert. Die Beweglichkeit in andere Richtungen, wie z. B. die Rotation, wird im Rahmen der Therapie registriert, sobald von der jeweiligen Bewegung eine schmerzlindernde Wirkung erwartet wird. Die translatorische Beweglichkeit des Schultergürtels bezüglich des Beckens wird getestet, wenn der Patient in seiner spontanen Haltung einen Shift aufweist oder wenn therapieresistente asymmetrische Schmerzen bestehen. Nach dem Abklingen akuter Schmerzen wird die Beweglichkeit in alle Richtungen getestet und ggf. mithilfe von Übungen verbessert.

Auch unter Verzicht auf die Nutzung von technisch aufwendigen Messgeräten kann die Beweglichkeit der Wirbelsäule beurteilt werden. Maßstäbe für freie Beweglichkeit (S. 127) werden weiter unten angegeben. Entscheidend für die Diagnostik und die Therapie in der akuten Phase ist die Beobachtung, ob eine Bewegungseinschränkung besteht und ob sich die Beweglichkeit während der Übungen und in Korrelation zum Schmerz ändert.

▸ **Extension.** Die Beweglichkeit der Wirbelsäule in Extension wird in Bauchlage beziehungsweise beim ersten Hochstützen in Bauchlage beurteilt. Die Ausprägung und der harmonische Verlauf der Krümmung der LWS werden beurteilt. ▸ Abb. 6.8 zeigt freie, normale Beweglichkeit in Extension der LWS. Eine harmonische Krümmung ist sichtbar und die Arme können nahezu gestreckt werden, bevor die Symphyse von der Unterlage abhebt.

▸ **Rotation.** Die Beweglichkeit der Wirbelsäule in Rotation wird in Rückenlage mit aufgestellten Füßen getestet (s. ▸ Abb. 6.10). Bei freier Beweglichkeit kann das untere Bein auf die Unterlage gebracht werden.

▸ **Flexion.** Die Flexion kann bei einem Bandscheibenschaden zu einer weiteren Verlagerung von Bandscheibengewebe und zur Verschlechterung der Symptomatik führen. Deshalb wird auf das Prüfen der Beweglichkeit in Flexion bei einem vermuteten oder radiologisch gesicherten akuten Bandscheibenschaden verzichtet. Im Verlauf der Heilung und als Gesichtspunkt der Differenzialdiagnostik ist die Beweglichkeit in Flexion aber ein wichtiger Gesichtspunkt.

Der *Finger-Boden-Abstand* bei Flexion der Wirbelsäule im Stehen ist ein nützlicher messbarer Parameter, um die Beweglichkeit des Patienten zu beurteilen. Zu den Faktoren, die den Finger-Boden-Abstand bei flektierter Wirbelsäule beeinflussen, gehören die Beweglichkeit der LWS, die Beweglichkeit der Hüftgelenke, die Beweglichkeit des Nervensystems und der ischiokruralen Muskulatur sowie die Relation zwischen Arm-, Rumpf- und Beinlänge. Der Finger-Boden-Abstand in Flexion ist demnach ein Maß für die allgemeine Beweglichkeit des Patienten. Die Messung muss standardisiert ausgeführt werden:

- Stand.
- Die Füße des Patienten stehen parallel mit einer Fußbreite Abstand voneinander.
- Die Kniegelenke sind gestreckt und sollen während der Bewegung gestreckt bleiben.
- Der Patient wird aufgefordert, sich so weit wie möglich nach vorne zu beugen.
- Die Arme hängen lotrecht.
- Wenn die ihm bekannten Schmerzen produziert werden oder zunehmen, soll der Patient die Bewegung stoppen.
- Der Abstand des Zeigefingers der rechten Hand zum Boden wird gemessen.

Zusätzlich zu dem Maß des Finger-Boden-Abstands wird die Krümmung der LWS beobachtet. Bei einer physiologischen Flexion wird die Lendenlordose aufgehoben und die Silhouette der Wirbelsäule bildet eine harmonische Linie vom Becken bis zur HWS (▸ Abb. 6.5).

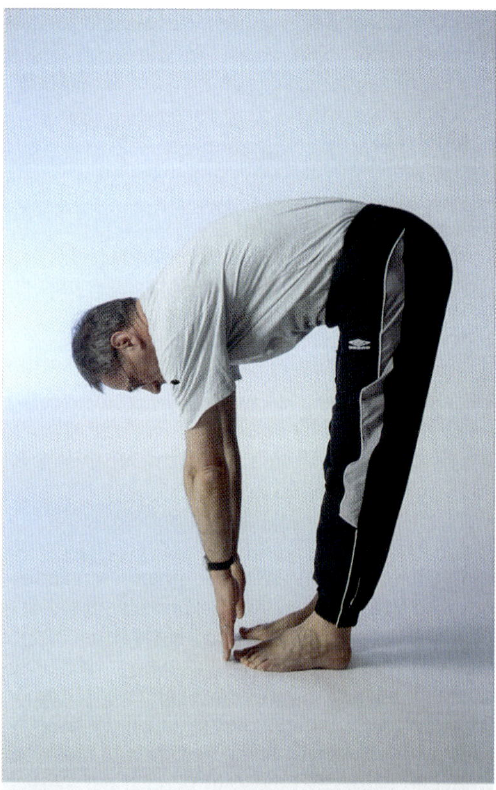

Abb. 6.5 Finger-Boden-Abstand und Flexion im Stehen.

▶ **Wiederholte Testbewegungen.** Da die Extension des betroffenen Wirbelsäulenabschnitts bei einem Bandscheibenschaden in der Regel eine günstige Bewegung ist, wird diese zuerst getestet. Bei einer asymmetrischen Symptomatik mit Shift oder einseitigem Rücken- oder Beinschmerz führen häufig asymmetrische Testbewegungen zur Zentralisierung und Reduktion von Schmerzen. Deshalb werden bei fehlender Zentralisierung durch symmetrische Extension der Wirbelsäule nachfolgend einseitige Rotation, asymmetrische Extension oder Shift-Korrektur im Stehen getestet. Die Vorstellung, durch die Bewegungen Druck auf den verletzten Bereich des Anulus fibrosus auszuüben, um die verlagerte Gallertmasse nach medial oder ventral zu verdrängen, wird als Arbeitshypothese genutzt. Erst wenn alle anderen Testbewegungen keine Zentralisierung oder Reduktion der Schmerzen bewirken, wird die Flexion im Liegen getestet.

Die Testbewegungen sollen für den betroffenen Wirbelsäulenabschnitt passive Bewegungen sein. Das bedeutet, dass der Patient aufgefordert wird, die Rücken-, Bauch- und Hüftmuskulatur locker zu lassen. Dies ist bei den Tests im Liegen gut möglich.

Tempo und Rhythmus der Bewegungen sind langsam, aber flüssig. Der Patient sollte jederzeit in der Lage sein, die Bewegung zu stoppen. Es wird kein Schwung eingesetzt.

Die Bewegungen sollen mit dem größtmöglichen *Bewegungsausmaß* ausgeführt werden. Wenn der Patient eine Bewegung stoppt, wird er gefragt, was ihn dazu bewogen hat. Mögliche Gründe sind Schmerz, Angst vor Schmerz oder Bewegungseinschränkung.

Die *Intensität* der Testbewegungen wird immer dann gesteigert, wenn eine bestimmte Bewegung einen zentralisierenden und reduzierenden Effekt hat, aber der Schmerz noch nicht ganz verschwunden ist.

Die Anzahl der *Wiederholungen* liegt zwischen 3 und 10. Wenn der Schmerz durch die Bewegungstests verstärkt wird oder peripheralisiert und nach den Bewegungen in dieser Form verändert bleibt, wird höchstens 3-mal getestet. Wenn der Schmerz während der Bewegungen verstärkt wird oder peripheralisiert und nach den Bewegungen wieder auf sein ursprüngliches Niveau und die ursprüngliche Lokalisation zurückgeht, kann bis zu 10-mal getestet werden. Wenn der Schmerz reduziert oder zentralisiert, wird 10-mal getestet.

Vor, während und nach den Testbewegungen wird der Patient gefragt, wo und in welcher Intensität (auf der numerischen Analogskala) er Schmerzen wahrnimmt und ob sich durch die Bewegungen etwas an diesen Wahrnehmungen ändert. Der Therapeut fragt sachlich: „Wie ist Ihr Schmerz jetzt?“, „Ändert sich Ihr Schmerz oder bleibt er gleich?“, „Wo tut es jetzt weh?“, „Wie stark ist Ihr Schmerz jetzt?“ Suggestive Fragen müssen vermieden werden: „Wird es jetzt besser?“, „Geht der Schmerz jetzt weniger weit ins Bein?“ Nahezu alle Patienten sind gut in der Lage, die Schmerzintensität einer Zahl zwischen 0 (kein Schmerz) und 10 (größter vorstellbarer Schmerz) zuzuordnen. Der Therapeut sollte darauf bestehen, dass der Patient sich konkret zur Veränderung seiner Schmerzen äußert. Angaben wie „Jetzt ist es schlimmer als vorher“ oder „Es geht so“ vermitteln keine für die weitere Therapieplanung nützliche Information. Wenn etwa der Rückenschmerz zugenommen, aber der ausstrahlende Beinschmerz abgenommen oder sich zurückgebildet hat, mag dies für den Patienten unangenehmer sein, ist aber als Verbesserung der Symptomatik zu interpretieren. Dies sollte dem Patienten dann erklärt werden. In aller Regel kann der Patient eine Zunahme von zentralen Schmerzen gut tolerieren, wenn ihm der positive Aspekt der Zentralisierung deutlich gemacht wurde.

Zusätzlich zum Schmerz wird die Beweglichkeit der Lendenwirbelsäle registriert. Nach Beenden der Testbewegungen wird ggf. der Nervendehnungstest (SLR oder PKB) wiederholt und nochmal nach dem Verhalten der Sensibilität gefragt.

Instruktion für den Patienten

- Die Testbewegungen sollen für die Wirbelsäule passiv sein. Lassen Sie die Rücken-, Bauch- und Hüftmuskulatur locker.
- Bewegen Sie so weit wie möglich.
- Sagen Sie mir, ob und wie sich die Stärke und der Bereich Ihres Schmerzes verändern.
- Stoppen Sie die Bewegung, wenn der Schmerz weiter ausstrahlt.

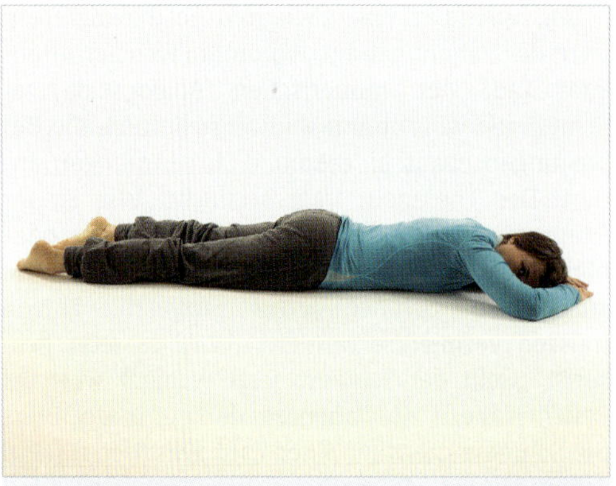

Abb. 6.6 Bauchlage.

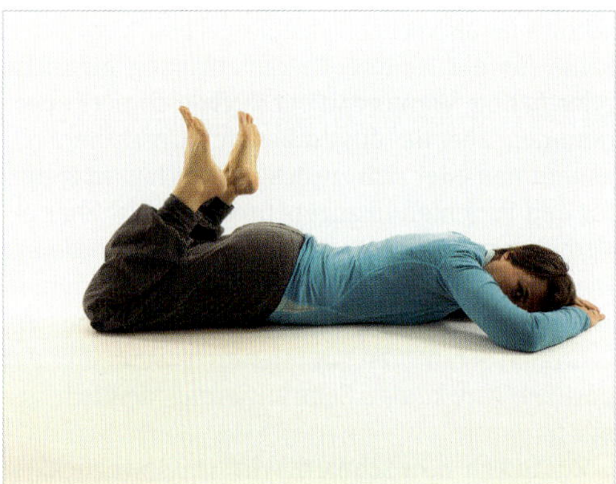

Abb. 6.7 Bauchlage plus Knie beugen.

▶ **Test der Extension**

▶ **Bauchlage**

- Entspannt auf den Bauch legen,
- ruhig atmen.

Variante bei Nichttolerierung der Bauchlage

- Mit einem dünnen Kissen unter dem Bauch liegen,
- Extension in Seitenlage durch Kippung des Beckenkamms nach vorne – zurück zur Mittelposition.

▶ **Bauchlage plus Knie beugen**

- Entspannt auf den Bauch legen,
- beide Knie beugen, Fersen in Richtung Gesäß bewegen (dabei entsteht eine leichte Streckung der LWS),
- Unterschenkel ablegen – locker lassen,
- wiederholen.

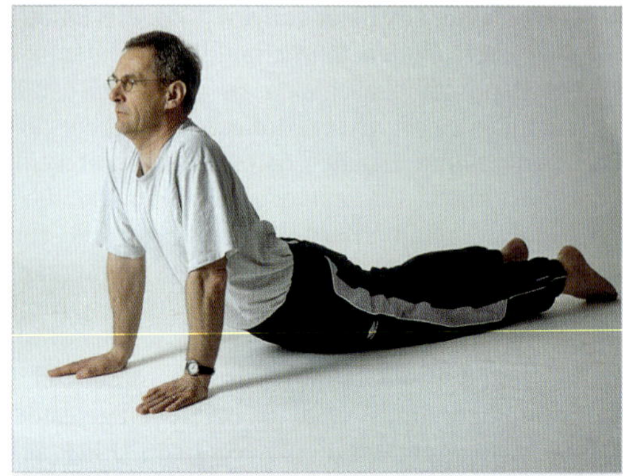

Abb. 6.8 Hochstützen/Extension im Liegen.

▶ **Hochstützen, Extension im Liegen**

- Bauchlage,
- Handflächen unter die Schultern,
- Ellenbogen langsam strecken,
- Rücken- und Gesäßmuskulatur locker lassen,
- so weit wie möglich hochstützen,
- ablegen – locker lassen,
- wiederholen.

▶ **Extension im Stehen**

- Hände am Rücken so abstützen, dass die Fingerspitzen zur Wirbelsäule und die Daumen zur Seite zeigen,
- Oberkörper so zurückbewegen, dass der Rücken so weit wie möglich gestreckt wird und spürbar Druck an den Hinterkanten der Wirbelkörper von oben nach unten und keine Schubbelastung von hinten nach vorne entsteht,
- wieder aufrichten,
- wiederholen.

▶ **Asymmetrische Tests**

▶ **Rotation in Rückenlage.** Die Rumpfrotation zur nicht betroffenen Seite hin (beide Knie zur ipsilateralen Seite) führt häufiger zu Zentralisierung und Reduktion der Schmerzen als die Rumpfrotation zur betroffenen Seite hin (Knie zur kontralateralen Seite). Deshalb wird die Drehung mit den Knien zur schmerzhaften Seite zuerst getestet.

- Rückenlage,
- Füße nacheinander aufstellen,
- Füße dicht nebeneinander,
- beide Knie so weit wie möglich zur gleichen Seite sinken lassen, sodass eine Rotation im Rumpf entsteht,

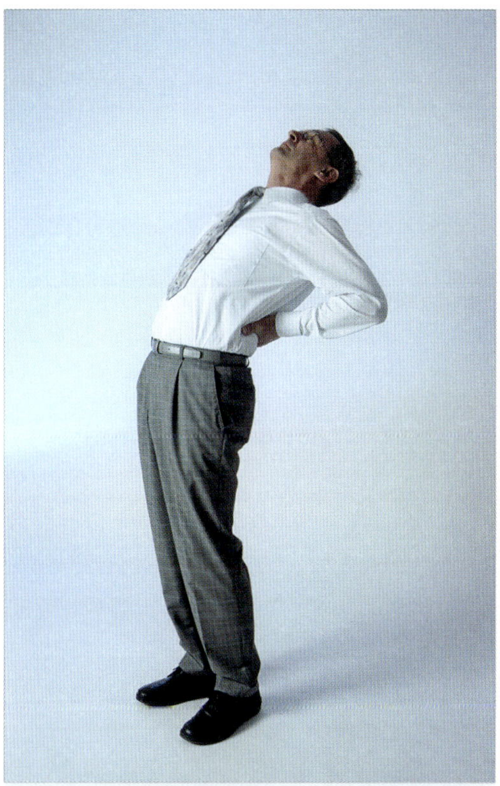

Abb. 6.9 Extension im Stehen.

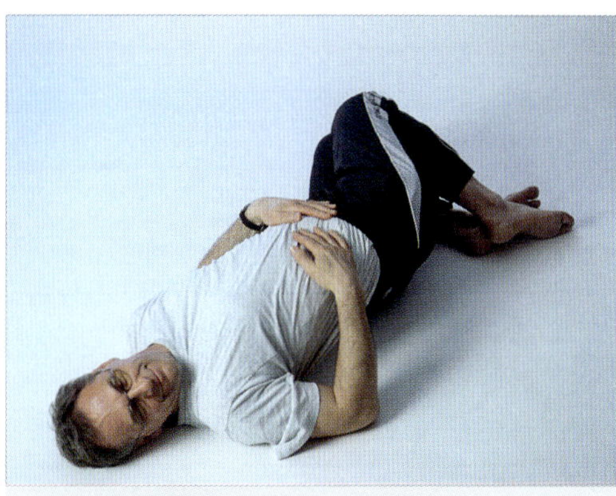

Abb. 6.10 Rotation im Liegen.

- Knie wieder zur Mitte anheben,
- wiederholen.

Erleichterung: Der Therapeut nimmt das Beingewicht ab und führt die Bewegung.

▸ Asymmetrische Bauchlage und Extension im Liegen

- Bauchlage,
- das Bein auf der betroffenen Seite in Hüft- und Kniegelenk seitlich neben den Körper beugen,
- entspannt liegen.

Steigerung

- Hände in Schulterhöhe aufstützen,
- Ellenbogen so strecken, dass der Schultergürtel etwas angehoben wird (das Bewegungsausmaß ist in dieser Position erheblich geringer als bei der symmetrischen Extension im Liegen),
- ablegen – locker lassen,
- wiederholen.

▸ Extension im Liegen mit zur Seite verschobenem Becken

- Bauchlage,
- Becken zu der Seite hin verschieben, zu der im Stehen der Schultergürtel verschoben ist, in der Regel die kontralaterale Seite. Dadurch entsteht eine Überkorrektur dieses Shifts, also eine seitliche Verschiebung des Schultergürtels gegenüber dem Becken in die Gegenrichtung und damit ipsilateraler seitlicher Druck auf die Bandscheiben.

Steigerung

- Hände in Schulterhöhe abstützen,
- Ellenbogen strecken, sodass der Oberkörper angehoben wird. Dabei soll die verschobene Körperhaltung beibehalten werden,
- ablegen – locker lassen,
- wiederholen.

▸ Seitliche Verschiebung des Beckens im Stehen (Shift-Korrektur)

- Stand,
- seitlich mit etwa 2 Fußbreit Abstand neben eine Wand stellen; die Schulter, die gegenüber dem Becken verschoben ist, zeigt zur Wand.
- Füße direkt nebeneinander,
- Schulter und Oberarm an die Wand anlehnen,
- Ellenbogen auf dieser Seite beugen,
- das Becken zur Wand sinken lassen,
- zur Mitte zurückbewegen,
- wiederholen.

Steigerung a)

- Je weiter die Füße von der Wand entfernt sind, desto intensiver ist die Wirkung.

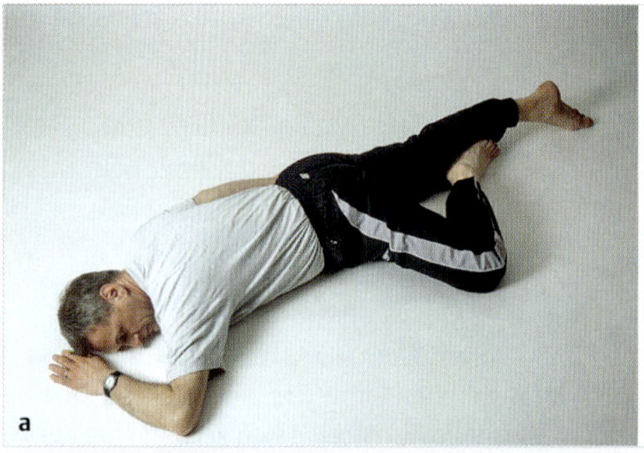

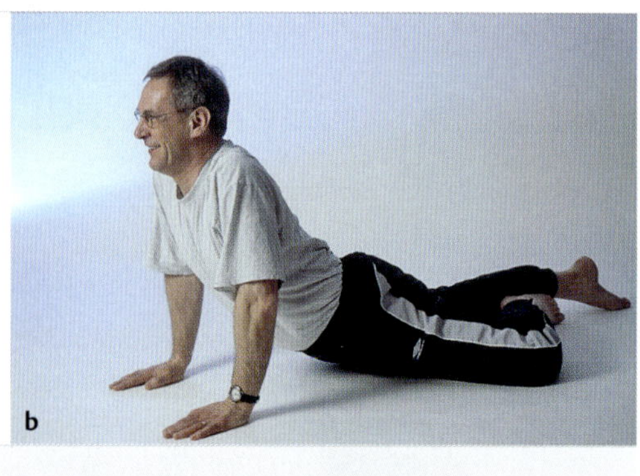

Abb. 6.11 Assymmetrische Bauchlage.
a Bauchlage mit einseitiger Beugung des Beines.
b Hochstützen mit einseitiger Beugung des Beines.

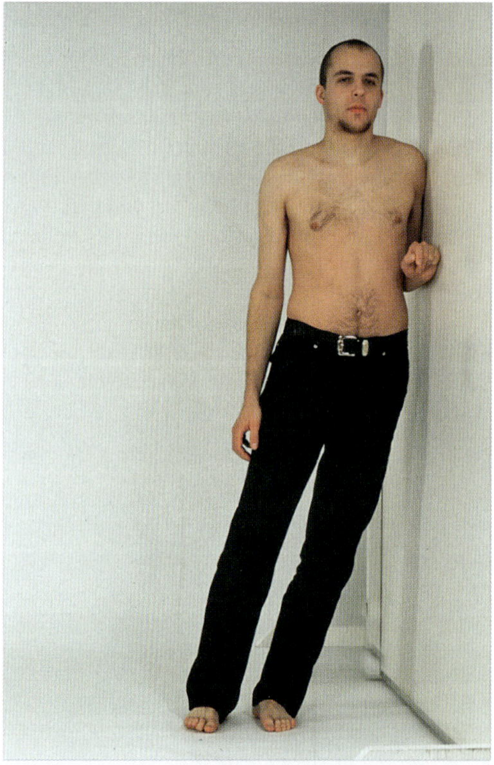

Abb. 6.12 Shift-Korrektur im Stehen.

Steigerung b)

- Die Hand, die der Wand abgewandt ist, am Rücken abstützen,
- Wirbelsäule zusätzlich strecken.

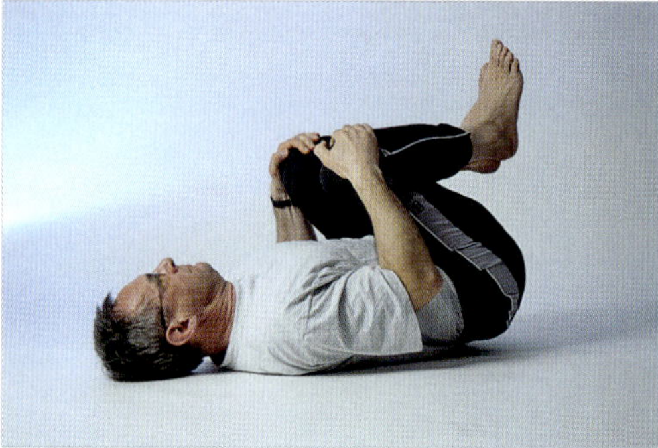

Abb. 6.13 Flexion im Liegen.

▸ **Test der Flexion**

▸ **Flexion im Liegen**

- Rückenlage,
- einen Fuß nach dem anderen aufstellen,
- ein Bein nach dem anderen in Richtung Bauch anheben. Dabei das Gewicht der Beine mit den Händen an den Knien abnehmen,
- so weit beugen, bis eine Schmerzreduktion oder Zentralisierung eintritt,
- Beine wieder so weit absenken, dass die Hände die Beine noch halten können,
- wiederholen.

Erleichterung: Der Therapeut nimmt das Beingewicht ab, führt die Bewegung.

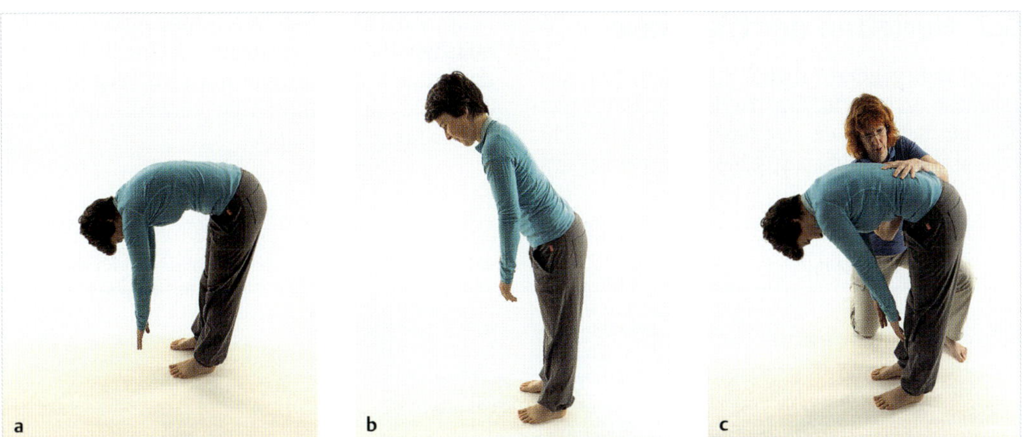

Abb. 6.14 Flexion im Stehen.
a Regelrechte Beugung.
b Beugung mit gerader LWS.
c Flexion und Aufrichtung mit externer Stabilisierung.

▶ **Flexion im Stehen.** Die Flexion im Stehen wird wegen ihrer Belastung für die Bandscheiben nicht in einer akuten Schmerzsituation getestet. Nach der Heilung einer Bandscheibenschädigung und bei anderen Wirbelsäulenleiden ist sie aber eine wichtige Test- und Therapiebewegung.

- Stand,
- Füße fußbreit auseinander,
- Wirbelsäule nach vorne beugen,
- Kniegelenke bleiben gestreckt,
- wieder aufrichten,
- wiederholen.

Zusätzlich zu den Angaben des Patienten über das Verhalten seiner Symptome wird der Bewegungsablauf beobachtet. Typisch für Patienten mit Instabilität ist ein plötzliches Strecken der LWS während der Aufrichtung (▶ Abb. 6.14b), in dem Moment wird häufig ein stechender Schmerz wahrgenommen.

▶ **Stabilisierungstest**

- Der Therapeut stabilisiert die LWS mit kräftigem Druck von hinten gegen die LWS und von vorne gegen den Bauch.
- Der Druck wird während der Beugung und der Aufrichtung aus der Beugung beibehalten.
- Zweimal wiederholen.

6.2 Herleiten der Diagnose

Die grundlegenden Aspekte zum Herleiten einer Diagnose wurden in Kap. 4 erläutert. Dabei werden alle Befunde aus der Anamnese, dem Sichtbefund und den diagnostischen Tests berücksichtigt.

Die Diagnose ist als Verdachtsdiagnose und Arbeitshypothese zu verstehen. Eventuell führt sie dazu, durch Rücksprache mit dem behandelnden Arzt weitere diagnostische oder therapeutische Maßnahmen einzuleiten.

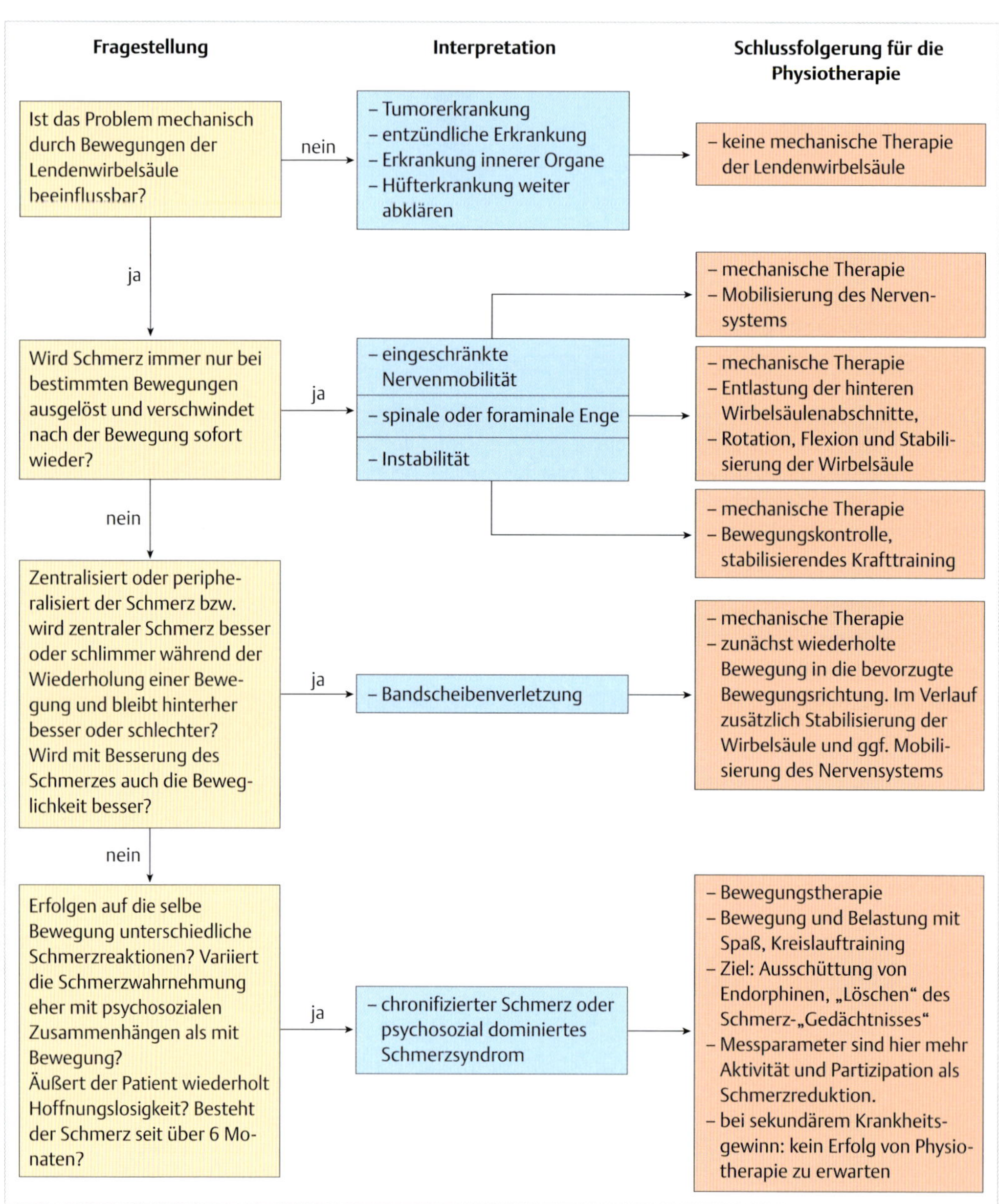

Abb. 6.15 Matrix zur Herleitung der physiotherapeutischen Diagnose.

Zusammenfassung

Typische Befunde bei der Diagnose Bandscheibenschaden der LWS

Angaben in der Anamnese:

- Alter: 20–55 Jahre,
- Charakter der Beschwerden: Schmerzen im Bereich der LWS; Schmerzen im Bereich der LWS in Kombination mit dermatombezogenen ausstrahlenden Schmerzen; dermatombezogene ausstrahlende Schmerzen ohne Schmerzen im Bereich der LWS; dermatombezogene Sensibilitätsstörungen; Paresen, meist einzelner Kennmuskeln,
- Dauer der Beschwerden: kann lang oder kurz sein (akut/chronisch),
- plötzliches Auftreten,
- Auslöser Beugung,
- Veränderung bei Bewegung,
- konstant oder intermittierend.
- Sichtbefund:
  - Deformierung in Kyphose/Shift,
  - Bewegungshemmung in Extension und Flexion,
  - Hinken.
- Verhalten der Symptome auf wiederholte Bewegungen der Wirbelsäule:
  - Schnelle Veränderung während der Bewegungen,
  - Anhalten der Veränderung nach den Bewegungen,
  - Zentralisierung/Peripheralisierung des Schmerzes,
  - Verbesserung der Beweglichkeit bei Verbesserung des Schmerzes und umgekehrt,
  - Nervendehnungszeichen besser/schlechter,
  - Sensibilität und Kraft ändern sich von Tag zu Tag, meist nicht innerhalb einer Therapieeinheit.

Differenzialdiagnosen, wie zum Beispiel Reizungen des Iliosakralgelenkes oder Hüftarthrose, bedürfen spezieller differenzierender Tests. Diese lassen sich gut von der Diagnose eines lumbalen Bandscheibenschadens abgrenzen. Wiederholte Bewegungen der LWS bis zum momentanen Bewegungsende haben auf Beschwerden, die durch eine Reizung des Iliosakralgelenkes oder durch eine Hüftarthrose bedingt sind, kaum einen Einfluss. Für nähere Informationen zu den differenzierenden Tests wird auf die Literatur zur Manuellen Diagnostik und Therapie, z. B. das Maitland-Konzept, verwiesen (Maitland, 2000).

Mit Bandscheibenschäden häufig kombinierte Störungen wie spinale und foraminale Engen, Facettenreizung, Instabilität der Wirbelsäule und eine entzündete oder fibrosierte Nervenwurzel verursachen ebenfalls gewisse stereotype Schmerzreaktionen (s. a. Kap. 10).

Bei der Physiotherapie mithilfe wiederholter Bewegungen der Wirbelsäule können möglicherweise die Bewegungen, die zur Therapie des Bandscheibenschadens günstig sind, Symptome anderer Ursache provozieren und verstärken (s. a. Kap. 10). Deshalb ist die erfolgreiche konservative Therapie bei solchen kombinierten Erkrankungen komplexer. Man muss einen Kompromiss finden, indem z. B. die Bewegung in die Extension der Wirbelsäule mit mittlerem statt endgradigem Bewegungsausmaß geübt wird.

Wenn die Ergebnisse der diagnostischen Tests auf einen Bandscheibenvorfall als Ursache der Beschwerden hinweisen, wird beurteilt, ob die Symptome voraussichtlich reduzierbar sind. Wenn der Schmerz zentralisiert, kann die Aussicht auf einen Erfolg der konservativen Therapie als hoch eingeschätzt werden.

In manchen Fällen wird während der diagnostischen Tests keine Bewegung gefunden, die den Schmerz zentralisiert oder reduziert, sondern im Gegenteil, jede Bewegung peripheralisiert und verstärkt den Schmerz. Bei einem solchen Schmerzverhalten ist die Aussicht auf Erfolg der konservativen Therapie zunächst als kritisch zu bewerten. Eine Prognose ist dennoch frühestens nach 5 Therapieeinheiten, nach der Beobachtung eines Verlaufs sinnvoll. Erst nach dieser Zeit wird bei frustrierendem Verlauf eine Operation als Alternative zu einer konservativen Therapie diskutiert. Häufig ändert sich die Einschätzung, ob das Problem reduzierbar ist oder nicht, im Verlauf der Behandlung. Wenn im Rahmen der physiotherapeutischen Diagnostik Symptome und Zeichen bemerkt werden, die eine sofortige Operation notwendig machen (Blasen- und Mastdarmstörungen, Reithosenanästhesie, plötzlich aufgetretene Plegie oder hochgradige Parese, unerträgliche Schmerzen), sollte umgehend der behandelnde Arzt informiert werden.

6.3 Therapieablauf bei der Diagnose Bandscheibenschaden

Die Planung des Therapieablaufes beginnt mit der Überlegung, wie der Patient zur täglichen Therapie gelangt. Möglichst sollen sich die Symptome des Patienten durch die Bewältigung des Weges bis zur Therapie nicht verschlechtern. Bei einer Schmerzzunahme beim Stehen, Gehen und Sitzen wird der Patient weder zu Fuß noch mit öffentlichen Verkehrsmitteln oder mit dem eigenen Auto unbeschadet in eine Physiotherapiepraxis gelangen. In solchen Fällen ist ein Hausbesuch oder eine stationäre Behandlung in Erwägung zu ziehen.

Aus den Bewegungstests ergibt sich in aller Regel zunächst *eine* Bewegung, die die Symptome verbessert. Der Patient wird aufgefordert, diese Bewegung selbstständig jede Stunde, in der Regel 10-mal in direkter Folge, mit dem größten ihm möglichen Bewegungsausmaß zu wiederholen. Im Verlauf der Heilung verändern sich die therapeutisch nützlichen Bewegungen. Zum Beispiel sind am Anfang oft einseitige Bewegungen notwendig, die später durch symmetrische Bewegungen ersetzt oder durch zusätzliche Bewegungen ergänzt werden. Aus diesem Grund sollte die Therapie zunächst *an 5 aufeinanderfolgenden Tagen* erfolgen. Optimal wäre es, Patienten mit akuten starken Schmerzen auch an Samstagen, Sonntagen und Feiertagen eine Therapie anzubieten. Wenn die erste Therapie am Freitag durchgeführt wird, sollte am darauffolgenden Samstag eine telefonische Kontaktaufnahme angeboten werden. Es sollte überprüft werden, ob der Patient die Instruktionen richtig interpretiert hat und seine Symptome genau beobachtet. Der Patient wird instruiert, bei Verschlechterung der Symptome die Übungen auszusetzen.

Die präzise Durchführung der Übungen, die Einhaltung der Übungsfrequenz und die Anpassungen des alltäglichen Verhaltens sind für den Patienten herausfordernd. Grundsätzlich sollte als Eigentraining für den Patienten immer nur *eine* Übung verändert werden, um festzustellen, ob die neue Übung eine positive oder negative Auswirkung auf die Symptome hat. Auch sollten weder die Einnahme der Medikamente noch alltägliche Tätigkeiten wie zum Beispiel die Wiederaufnahme der Arbeit gleichzeitig mit den Übungen verändert werden.

Durch das Üben ungewohnter Bewegungen können neue Beschwerden ausgelöst werden, die mit der Bandscheibenverletzung nicht in Zusammenhang stehen. Beim Üben der Extension der Wirbelsäule wird z. B. die BWS ebenfalls extendiert. Als Folge dieser ungewohnten Bewegung können diffuse Schmerzen im Bereich der BWS entstehen. Durch das wiederholte Hochstützen aus Bauchlage entwickeln einige Patienten einen „Muskelkater" der Brustmuskulatur und der Ellenbogenstrecker. Der Patient sollte auf diese zu erwartenden neuen Beschwerden hingewiesen werden. Gleichzeitig wird erklärt, dass dies eine normale Entwicklung ist und keine Gefährdung der Gesundheit mit sich bringt. Neu auftretende flächige Schmerzen im Bereich der LWS können auf einen Facettenreiz hinweisen. Dann sollten die Bewegungen der Wirbelsäule in ihrem Bewegungsausmaß und eventuell auch die Übungsfrequenz reduziert werden.

▸ Zusammenfassung des Verlaufes bei einem reduzierbaren Bandscheibenschmerz

1. Innerhalb der ersten 5 Tage bestehen akute Schmerzen mit schnellen Veränderungen. Der Schmerz zentralisiert bei Bewegungen der Wirbelsäule und bleibt nach den Bewegungen besser; Wohlbefinden und Zeichen wie Schmerzintensität, maximale Schmerzausstrahlung, Schmerzdauer pro Tag, Gehstrecke, Nervendehnungszeichen und die Beweglichkeit der Lendenwirbelsäule bessern sich.
2. In der 2. bis 3. Woche sollten die Medikamente abgesetzt werden; die Verbesserungen des Wohlbefindens sowie der Zeichen und Symptome stabilisieren sich mit verminderten bis verschwundenen Schmerzen ohne schnelle Verschlechterung bei Belastung.
3. Innerhalb von 3–6 Wochen werden die Wiederherstellung der ursprünglichen Belastbarkeit und die Arbeitsfähigkeit bei normaler psychischer und sozialer Integration angestrebt.
4. Nach 6 Wochen sollte der Alltag, der einige vorbeugende Übungen, vergleichbar mit dem täglichen Zähneputzen, enthält, bei normaler Belastbarkeit und stabiler psychischer und sozialer Integration wiederhergestellt sein. Innerhalb eines Jahres ist mit voller Belastbarkeit und vollkommener oder weitgehender Reduktion neurologischer Defizite zu rechnen.

6.3.1 Bewegungen der Wirbelsäule

Die Bewegungen der LWS, die der Patient selbstständig als Eigentraining übt, entsprechen den oben beschriebenen Testbewegungen. Die Reihenfolge, in der die Bewegungen vom Patienten geübt werden, kann von der Reihenfolge abweichen, in der getestet wird. So führen häufig am Anfang der Behandlung asymmetrische Bewegungen zur Zentralisierung und Reduktion der Schmerzen, während die symmetrische Extension der LWS erst nach mehreren Tagen zur weiteren Reduktion und Eliminierung des Schmerzes eingesetzt wird. Im Folgenden wird die bei Patienten mit lumbalen Bandscheibenvorfällen und Lumboischialgie häufig sinnvolle Reihenfolge von *Therapie*bewegungen dargestellt. Die Progressionsstufen der einzelnen Bewegungsrichtungen entsprechen den Progressionsstufen der Testbewegungen.

▶ **Symmetrische Extension im Liegen**

▶ **Bauchlage**
- Entspannt auf den Bauch legen,
- ruhig atmen.

▶ **Seitenlage**
- Beckenkämme nach vorne kippen,
- zur Mittelposition zurückkehren,
- 10-mal wiederholen.

▶ **Bauchlage plus Knie beugen**
- Beide Knie beugen – dabei bewegt sich die LWS leicht in Extension,
- ablegen – locker lassen – 5- bis 10-mal wiederholen.

▶ **Hochstützen in Bauchlage**
- Handteller unter die Schultern,
- Ellenbogen langsam strecken,
- Rücken- und Gesäßmuskulatur locker lassen,
- so weit wie möglich hochstützen,
- ablegen – locker lassen – 10-mal wiederholen.

▶ **Symmetrische Extension im Stehen**

▶ **Extension im Stehen**
- Hände am Rücken abstützen, sodass die Fingerspitzen zur Wirbelsäule und die Daumen zur Seite zeigen,
- den Rücken so weit wie möglich nach hinten strecken,
- wieder aufrichten – 10-mal wiederholen.

▶ **Variante**
- Mit den Händen an einem Tisch oder einem Fenstersims abstützen,
- Oberkörper zurück und Becken nach vorne bewegen,
- dabei soll spürbar Druck an den Hinterkanten der Wirbelkörper von oben nach unten und keine Schubbelastung von hinten nach vorne entstehen,
- asymmetrische Rotation.

▶ **Rotation im Liegen.** Die Rumpfrotation zur nicht betroffenen Seite hin (Knie zur ipsilateralen Seite) führt häufiger zu Zentralisierung und Reduktion der Schmerzen als die Rumpfrotation zur betroffenen Seite hin (Knie zur kontralateralen Seite).

▶ **Rotation in Seitenlage** (s. a. ▶ **Abb. 7.6**)
- Seitenlage (auf der betroffenen Seite),
- den Oberkörper nach dorsal drehen,
- wieder zur Mitte kommen – 10-mal wiederholen.

▶ **Rotation in Rückenlage** (s. a. ▶ **Abb. 6.10**)
- Rückenlage,
- Füße nacheinander aufstellen,
- Füße direkt nebeneinander,
- beide Knie so weit wie möglich zur Seite bewegen, sodass eine Rotation im Rumpf entsteht,
- Knie wieder zur Mitte anheben – 10-mal wiederholen.

▶ **Asymmetrische Extension im Liegen**

▶ **Variante 1: Asymmetrische Extension mit Flexion in Knie- und Hüftgelenk auf der betroffenen Seite.** *Bauchlage mit Hüft- und Knieflexion (s. a. ▶ Abb. 6.11a)*
- Bauchlage,
- auf der betroffenen Seite das Bein in Hüft- und Kniegelenk seitlich neben den Körper beugen,
- entspannt liegen.

Handstütz mit Hüft- und Knieflexion (s. a. ▶ Abb. 6.11b)
- Bauchlage,
- Hände in Schulterhöhe aufstützen,
- Ellenbogen so strecken, dass der Schultergürtel etwas angehoben wird (das Bewegungsausmaß ist in dieser Position erheblich geringer als bei der symmetrischen Extension im Liegen),
- ablegen – locker lassen – 10-mal wiederholen.

▸ **Variante 2: Extension im Liegen mit zur Seite verschobenem Becken.** *Bauchlage mit Shift-Korrektur*

- Bauchlage,
- Becken zu der Seite hin verschieben, zu der im Stehen der Schultergürtel verschoben ist (in der Regel die kontralaterale Seite). Dadurch entsteht eine Überkorrektur dieses Shifts, also eine relative seitliche Verschiebung des Schultergürtels gegenüber dem Becken in die Gegenrichtung des Shifts, der im Stehen zu beobachten ist. Damit entsteht ipsilateraler seitlicher Druck, also auf der Seite, zu der die Bandscheibe verlagert ist.

Hochstützen mit Shift-Korrektur

- Bauchlage mit Shift-Korrektur,
- Hände in Schulterhöhe abstützen,
- Ellenbogen strecken, sodass der Oberkörper angehoben wird, dabei die verschobene Körperhaltung beibehalten,
- ablegen – locker lassen – 10-mal wiederholen.

▸ **Asymmetrische Extension im Stehen**

▸ **Seitliche Verschiebung des Beckens im Stehen (Shift-Korrektur)**

- Stand,
- seitlich mit etwa 2 Fußbreit Abstand neben eine Wand stellen,
- Füße direkt nebeneinander,
- die Schulter und den Oberarm auf der Seite, zu der der Schultergürtel gegenüber dem Becken verschoben ist, an die Wand anlehnen,
- Ellenbogen auf dieser Seite beugen,
- das Becken zur Wand sinken lassen,
- zur Mitte zurückbewegen – 10-mal wiederholen.

▸ **Steigerung a)**

- Je weiter die Füße von der Wand entfernt sind, desto intensiver ist die Wirkung.

▸ **Steigerung b)**

- Die Hand, die nicht der Wand zugewandt ist, am Rücken abstützen,
- Wirbelsäule strecken,
- zur Mitte zurückbewegen,
- 10-mal wiederholen.

In seltenen Fällen führt die Flexion in den ersten Therapieeinheiten zur Zentralisierung und Reduktion von Schmerzen bei Patienten mit Bandscheibenschäden. Außerdem ist sie in Zweifelsfällen als Differenzierungstest und als Therapiebewegung bei anderen Wirbelsäulenleiden (s. a. Kap. 10) nützlich. Deshalb soll diese Übung nicht unerwähnt bleiben. Wenn die Flexion als nützliche Therapiebewegung identifiziert wurde, sollten beim Bandscheibenschaden die Bauchlage und die weiteren Progressionsstufen der symmetrischen Extension täglich überprüft werden. Sobald die Rotation oder die Bauchlage ohne Zunahme und Peripheralisierung der Schmerzen möglich sind, sollte die Rotation oder die Extension im Liegen geübt und die Flexion unterlassen werden.

▸ **Flexion im Liegen**

▸ **Flexion in Seitenlage**

- Beckenkämme nach hinten aufrichten,
- dadurch die Wirbelsäule beugen,
- wieder zur Mitte bewegen,
- 10-mal wiederholen.

▸ **Flexion in Rückenlage**

- Rückenlage,
- einen Fuß nach dem anderen aufstellen,
- ein Bein nach dem anderen Richtung Bauch anheben. Dabei das Gewicht der Beine mit den Händen an den Knien abnehmen,
- so weit beugen, bis der Schmerz reduziert, eliminiert oder zentralisiert wird,
- Beine wieder so weit absenken, dass die Hände die Beine noch halten können – bis zu 10-mal wiederholen.

Nach der Übung der Flexion sollen die Schmerzen in flacher Rückenlage und beim Gehen reduziert oder zentralisiert bleiben. Wenn das nicht der Fall ist, sollte die Flexion nicht geübt werden.

6.3.2 Vom Therapeuten passiv durchgeführte Bewegungen der Wirbelsäule des Patienten

Passive Bewegungen der Wirbelsäule können in Ausnahmefällen zur Intensivierung des beschwerdereduzierenden Effektes der aktiven Bewegungen ab der dritten Therapieeinheit ergänzt werden. Passive Gelenkbewegungen werden unter dem Begriff *Manuelle Therapie* zusammengefasst, hier verstanden als „Behandlung mit den Händen". Im Wesentlichen werden hier zwei Typen von Maßnahmen unterschieden: die Mobilisation und die Manipulation. In der Literatur werden diese beiden Techniken von verschiedenen Autoren unterschiedlich definiert.

▶ **Mobilisation**

- Passive Bewegung, deren Rhythmus und Ausmaß so gestaltet ist, dass der Patient ihre Durchführung stets verhindern kann (Maitland, 1994),
- passive, meist wiederholte Bewegung mit geringer Geschwindigkeit und langsam zunehmender Amplitude (Bischoff, 1994; Sachse, 1995),
- passive Bewegung mit niedriger Geschwindigkeit innerhalb oder an der Grenze der passiven Beweglichkeit (Koes, 1996),
- eine oder mehrere Bewegungen mit niedriger Geschwindigkeit, unterschiedlichen Amplituden, innerhalb der passiven Beweglichkeit (Hurwitz, 2002).

▶ **Manipulation**

- Erstens: passive Bewegung; zweitens: rasche Bewegung mit kurzer Amplitude, die nicht notwendigerweise am Ende des Bewegungsausmaßes durchgeführt wird. Diese Bewegung kann vom Patienten nicht verhindert werden (Maitland, 1994),
- impulsartige passive Bewegung mit geringer Krafteinwirkung, hoher Geschwindigkeit und kleiner Amplitude (Bischoff, 1994; Sachse, 1995),
- impulsartige Bewegung mit hoher Geschwindigkeit, über das passive (eingeschränkte) Bewegungsausmaß hinaus (Koes, 1996),
- eine kontrollierte, impulsartige Bewegung, die mit hoher Geschwindigkeit und kleiner Amplitude ausgeführt wird (Hurwitz, 2002).

▶ **Zusammenfassung der wichtigsten Aspekte der unterschiedlichen Definitionen**

Definition

Mobilisation

Aktive oder passive Bewegung, die mit niedriger Geschwindigkeit innerhalb oder an der Grenze der passiven Beweglichkeit durchgeführt wird. Die Bewegung kann vom Therapeuten und vom Patienten jederzeit unterbrochen werden.

Definition

Manipulation

Passive impulsartige Bewegung, die mit hoher Geschwindigkeit innerhalb oder über die Grenzen der passiven Beweglichkeit hinaus durchgeführt wird. Diese Bewegung kann nicht vom Patienten unterbrochen werden. Aufgrund der Geschwindigkeit kann sie auch vom Therapeuten nicht gut gesteuert werden, sodass ein Risiko der Schmerzauslösung und selten struktureller Schädigung besteht. Manipulation ist keine Methode der Physiotherapie, sondern der ärztlichen Therapie.

Da passive Mobilisationstechniken bei Patienten mit Wirbelsäulenleiden und insbesondere bei Patienten mit Bandscheibenleiden in der Regel entbehrlich sind, wird darauf hier nicht näher eingegangen. Auch ist eine fundierte Ausbildung in solchen Techniken in Form einer speziellen Fortbildung mit Supervision sinnvoll.

6.3.3 Bewegungen zur Mobilisation des Nervensystems

Ein zentraler Schwerpunkt des hier beschriebenen Behandlungskonzeptes ist die Selbstständigkeit des Patienten. Passive Maßnahmen werden vermieden, wenn eine Reduktion der Beschwerden mithilfe von aktiven Maßnahmen möglich ist.

Um die Schmerzen zu verringern und das Bewegungsausmaß der betroffenen Extremitäten zu vergrößern, sind bei Patienten mit lumbalen und zervikalen Bandscheibenvorfällen passive Bewegungen teilweise effektiver als aktive Bewegungen. Das könnte daran liegen, dass die Nerven in ihren bindegewebigen Hüllen besser gleiten können, wenn die umgebende Muskulatur vollkommen entspannt ist. Außerdem kann der geübte Physiotherapeut die Bewegungen kontrolliert dosieren. In der Therapie wird dementsprechend zunächst der Effekt von passiven Mobilisationstechniken des Nervensystems getestet. Wenn die passiven Bewegungen der Beine eine symptomreduzierende Wirkung erzielen und sich nach der Therapie ein größeres Bewegungsausmaß bei den Nervendehnungstests zeigt als vorher, werden sie wiederholt durchgeführt, und der Patient wird zu entsprechendem Eigentraining angeleitet.

Der Patient wird aufgefordert, Veränderungen seiner Symptome, die durch die Beinbewegungen hervorgerufen werden, sofort mitzuteilen. Die Behandlungsmethode und die Behandlungsintensität richten sich nach der Art und der Irritierbarkeit der Symptome (s. a. Kap. 4.5.2). In einer sehr irritierbaren Situation wird weit entfernt vom Auslöser der Symptome behandelt, z. B. mit Dorsalextension im Sprunggelenk. Grundsätzlich wird zuerst die nicht betroffene Extremität bewegt. Es sollten keine zusätzlichen Symptome ausgelöst werden. Sobald die Symptome nur bei intensiver Bewegung ausgelöst werden und schnell wieder verschwinden, kann auch im anatomischen Bereich der Symptomwahrnehmung bewegt werden. Als nächste Progression wird die Anzahl der Wiederholungen oder die Intensität der Spannung auf das Nervensystem gesteigert. Das kurzfristige Auslösen von Schmerzen oder Gefühlsstörungen am Ende der Bewegung wird dann toleriert. Alle durch die Therapie ausgelösten Symptome sollten sofort nach den therapeutischen Bewegungen wieder verschwinden.

Schmerzen, die durch Mobilisationstechniken an den Nerven ausgelöst werden, entstehen häufig erst mehrere Stunden nach den Übungen. Deshalb muss grundsätzlich vorsichtig, mit wenig Spannung begonnen werden. Bewegungen der Beine werden flüssig und langsam ausgeführt, ohne im Schmerz zu verharren. Widerstand, Ausweichbewegungen und reflektorische Muskelanspannung müssen berücksichtigt werden. Als Eigentraining kommen zunächst nur 3 Wiederholungen der therapeutischen Beinbewegungen 3-mal am Tag zum Einsatz.

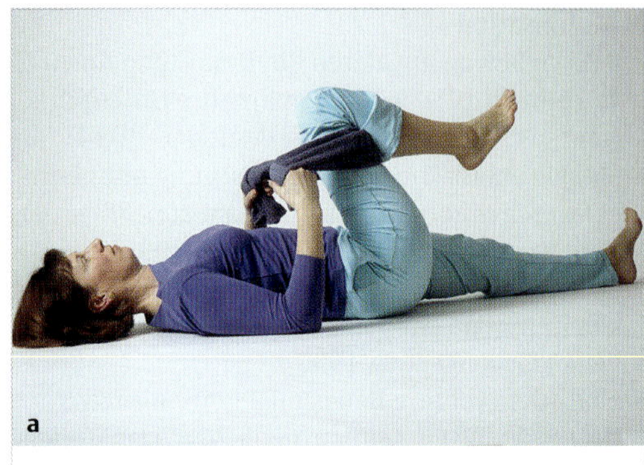

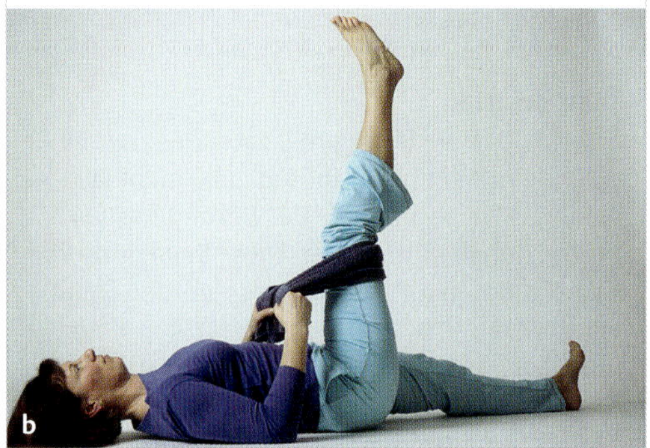

Abb. 6.16 Bewegungen des Beines zur Nervenmobilisation der dorsalen Strukturen.
a Annäherung der dorsalen Nervenbahnen durch Hüft- und Knieflexion.
b Zug auf den dorsalen Nervenbahnen durch Streckung des Kniegelenks bei Hüftflexion.

▶ Progressionsstufen der aktiven oder passiven Bewegungen

▶ Dorsale Nervenstrukturen. Ziel der folgenden Übungen ist die Verbesserung von Schmerz und neurologischen Defiziten sowie der neuronalen Beweglichkeit, gemessen im SLR.

1.
- Rückenlage,
- Dorsalextension des Sprunggelenkes,
- Plantarflexion des Sprunggelenkes,
- 3- bis 10-mal wiederholen.

2.
- Rückenlage,
- im Eigentraining ein Handtuch benutzen, um das Beingewicht mit den Händen zu tragen (s. a. ▶ Abb. 6.16a und b), oder den Oberschenkel mit den Händen halten (▶ Abb. 6.32a und b),
- Flexion im Hüftgelenk bis 90° und Flexion im Kniegelenk,
- Extension in Hüft- und Kniegelenk (das Bein liegt wieder auf der Unterlage),
- 3- bis 10-mal wiederholen.

3.
- Rückenlage,
- maximale Flexion in Hüft- und Kniegelenk,
- Nachlassen der Flexion im Hüftgelenk, Bewegung Richtung Extension im Kniegelenk,
- 3- bis 10-mal wiederholen.

4.
- Rückenlage,
- Flexion in Hüft- und Kniegelenk, Dorsalextension im Sprunggelenk (▶ Abb. 6.32b),
- Nachlassen der Flexion im Hüftgelenk, Bewegung Richtung Extension im Kniegelenk, Plantarflexion im Sprunggelenk (▶ Abb. 6.32a),
- 3- bis 10-mal wiederholen.

5.
- Rückenlage,
- Flexion in Hüft- und Kniegelenk, Fuß entspannt,
- Nachlassen der Flexion im Hüftgelenk, Bewegung Richtung Extension im Kniegelenk, am Ende der Bewegung zusätzlich Dorsalextension im Sprunggelenk,
- 5- bis 15-mal wiederholen.
- Quermassage an der Oberschenkelrückseite,
- Bauchlage,
- Therapeut streicht flächig an der Oberschenkelrückseite von distal nach proximal,
- flächige Quermassage im Bereich der Nervenbahnen,
- Anhaktechnik mit lokaler Querfriktion im Nervenverlauf (▶ Abb. 6.17).

▶ **Ventrale Nervenstrukturen.** Ziel der folgenden Übungen ist die Verbesserung von Schmerz und neurologischen Defiziten sowie der neuronalen Beweglichkeit, gemessen im PKB.

1.
- Bauchlage,
- Kniegelenk beugen, dabei das Becken so fixieren, dass keine Hüftbeugung auf der getesteten Seite möglich ist,
- Unterschenkel wieder ablegen,
- 3- bis 10-mal wiederholen.

2.
- Bauchlage,
- Kniegelenk beugen, dabei das Becken so fixieren, dass keine Hüftbeugung auf der getesteten Seite möglich ist,

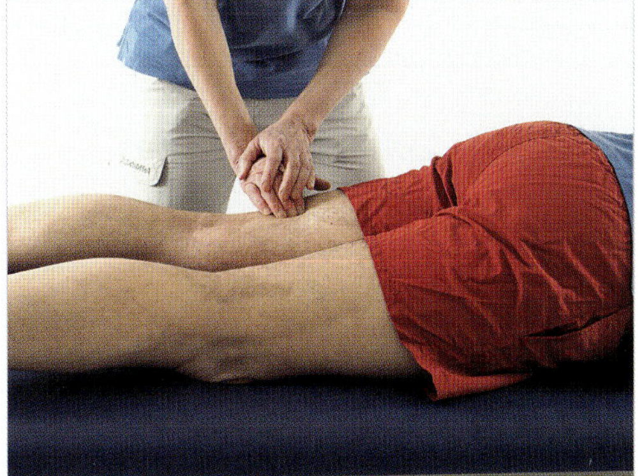

Abb. 6.17 Anhaktechnik im Bereich des N. ischiadicus und N. tibialis an der Oberschenkelrückseite.

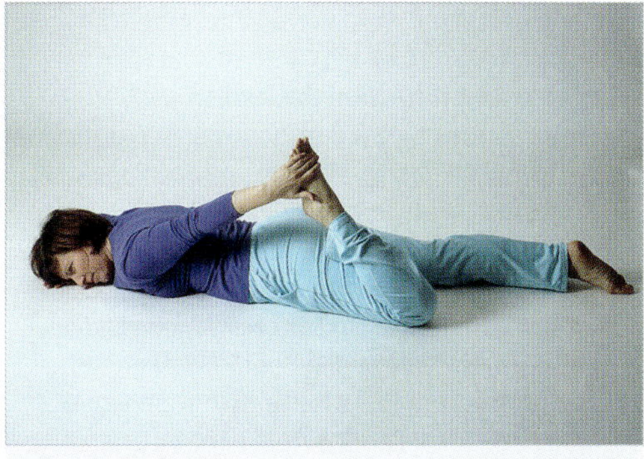

Abb. 6.18 Mobilisation der ventralen neuralen Strukturen.

- zusätzlich mit der Hand den Fuß näher Richtung Gesäß ziehen (s. a. ▶ Abb. 6.18),
- Unterschenkel wieder ablegen,
- 5- bis 15-mal wiederholen.

6.3.4 Bewegungsverhalten in der akuten Phase

In der akuten Phase verstärkt sich der Schmerz bei vielen Patienten beim Stehen und Gehen, während im Liegen eine Schmerzlinderung empfunden wird. Dennoch ist eine strikte Bettruhe in aller Regel nicht sinnvoll, da nach längerem Liegen auch diese Position den Schmerz verstärkt. Die Phase, in der der Patient nahezu ununterbrochen im Bett liegt, sollte nicht länger als 2–3 Tage dauern. Bei erfolgreicher konservativer Therapie wird die Gehstrecke, die ohne Zunahme der Schmerzen zurückgelegt werden kann, von Tag zu Tag verlängert, sodass die Verordnung von Bettruhe weder notwendig noch sinnvoll ist. Wenn Patienten beim Lagewechsel im Liegen oder beim Aufstehen vom Liegen Schmerzen empfinden, wird früh – in der ersten oder zweiten Therapieeinheit – die stabilisierende Muskelaktivität gesteigert (ausführliche Informationen und Übungsanleitungen finden sich in Kap. 9.2.1).

▶ **Nützliche Verhaltensregeln während der akuten Phase.** Allgemeine Hinweise zu alltäglichem Bewegungsverhalten finden sich in Kap. 5.6. Hier wird speziell auf Patienten mit Bandscheibenverlagerung im Bereich der LWS eingegangen.

Instruktionen für den Patienten

- *Liegen:* Stellen Sie Ihr Bett ganz flach. Wechseln Sie zwischen flacher Bauchlage, Seitenlage und flacher Rückenlage ab. Schlafen Sie nur dann in Bauchlage, wenn Sie dies gewöhnt sind, sonst können Schmerzen in der HWS durch die ungewohnte Drehung ausgelöst werden. Positionieren Sie in Seitenlage den Kopf in Verlängerung der gestreckten Wirbelsäule, also weiter zurück als gewöhnlich. Benutzen Sie ein weiches, formbares Kopfkissen. Auch die halbe Bauchlage oder „Fechterstellung" kommt als Schlafposition infrage.
  Rollen Sie sich zum Wechsel zwischen diesen Positionen flach über das Bett, sodass die LWS gerade bleibt. Ziehen Sie zur Stabilisierung den Bauchnabel leicht ein bei stillgehaltener LWS.
- *Aufstehen und Hinlegen:* Strecken Sie die Wirbelsäule vor dem Lagewechsel und halten Sie sie gestreckt; wechseln Sie von der Rückenlage über die Seitenlage zum Sitzen und umgekehrt. Ziehen Sie zur Stabilisierung den Bauchnabel leicht ein bei stillgehaltener LWS.
- *An- und Ausziehen von Socken und Schuhen*: Legen Sie den Fuß, den Sie anziehen möchten, auf den Oberschenkel der Gegenseite; halten Sie die Wirbelsäule so gerade wie möglich. Tragen Sie Schuhe, die Sie nicht binden müssen.
- *Zähneputzen:* Stellen Sie die Füße weit auseinander und lehnen Sie sich am Waschbecken an. Stützen Sie sich mit einer Hand am Waschbecken ab. Halten Sie die Wirbelsäule gestreckt und neigen Sie sich nur leicht nach vorne.
- Unterlassen Sie das *Sitzen*. Beim Sitzen werden Sie sich beugen und damit die Gallertmasse der Bandscheibe nach hinten in Richtung Faserring und ggf. Nervenwurzel drücken. Zusätzlich wird der bereits gereizte Nerv an Gesäß und Oberschenkel einer Druckbelastung ausgesetzt.
- *Essen:* Nehmen Sie Ihre Mahlzeiten in Seitenlage oder im Stehen an einem erhöhten Tisch ein, um das Sitzen zu vermeiden.
- Sitzen auf der *Toilette*, Pressen, Aufstehen: Halten Sie die LWS gerade. Pressen Sie nicht unnötig. Bleiben Sie beim Aufstehen von der Toilette aufrecht. Stützen Sie sich zum Aufstehen, wenn nötig, am Türgriff oder an Ihren Oberschenkeln ab. Sorgen Sie für regelmäßigen Stuhlgang, damit die Zeit, die Sie auf der Toilette verbringen, auf ein Minimum reduziert bleibt.
- *Husten, Niesen:* Wenn Sie niesen oder husten müssen, strecken Sie die LWS so gut es geht. Vermeiden Sie ganz bewusst die Krümmung des Oberkörpers nach vorne, die sich beim Niesen und Husten sonst automatisch einstellt.
- *Haltungskontrolle:* Kopf, Schultergürtel, Becken und Füße sollen lotrecht zueinander positioniert werden. Die Wirbelsäule ist im Bereich der HWS und LWS leicht nach vorne gewölbt. Sobald diese Haltung ohne Zunahme von Schmerzen möglich ist, soll sie eingenommen und beibehalten werden.

6.3.5 Stabilisierungsphase

Sobald die Intensität der Schmerzen reduziert ist, der Patient auch schmerzfreie Zeiten am Tag hat und die Symptome bei Bewegungen und Belastungen, die in der akuten Phase den Schmerz peripheralisiert und verstärkt haben, nicht mehr unmittelbar produziert und verstärkt werden, kann man von einer Stabilisierung des Gesundheitszustands sprechen.

Zusätzlich zu den Bewegungen der Wirbelsäule in Rotation und Extension werden Bewegungen der Beine zur Verbesserung der Nervengleitfähigkeit getestet und als Eigentraining genutzt.

In dieser Phase wird die Haltungskontrolle vertieft und die stabilisierende Muskulatur zusätzlich zur anfänglichen Aktivierung auch gekräftigt (s. a. Kap. 9). Erhöhung der Muskelspannung, die zu einer Druckzunahme in den Bandscheiben führt, wird jetzt gut toleriert.

Wenn der Patient einer Berufstätigkeit nachgeht und unbedingt sitzen muss, wird das Sitzen geübt (s. a. Kap. 9.1.2). Ansonsten sollte auf das Sitzen weiterhin verzichtet werden.

6.3.6 Wiederherstellung der ursprünglichen Belastbarkeit

Die Belastbarkeit des passiven und aktiven Bewegungsapparates hängt von der Stabilität der Gelenke, der Koordination, dem Gleichgewicht, der Kraft, der Beweglichkeit und der Kondition ab. Bei neurologischen Defiziten muss der Vernachlässigung der betroffenen Extremität und damit der asymmetrischen Belastung der Wirbelsäule entgegengewirkt werden. Alle diese Gesichtspunkte sollten in einem Übungsprogramm, das die Wiederherstellung der Belastbarkeit des Patienten zum Ziel hat, berücksichtigt werden. Im Folgenden werden spezielle Übungen für Patienten mit lumbalen Bandscheibenschäden beschrieben. Die allgemeinen Aspekte zu Rehabilitation, Prophylaxe von Bandscheibenschäden und zur Pflege der Wirbelsäule finden sich in Kap. 9.

Welcher Grad an Beweglichkeit als *freie* Beweglichkeit zu bezeichnen ist, hängt von vielen individuellen Faktoren ab. Die Relation der Längen und Breiten einzelner Körperabschnitte gehören ebenso dazu wie die Festigkeit bindegewebiger Strukturen. Bei einer Person mit langen Beinen und kurzen Armen wird der Finger-Boden-Abstand in Flexion bei gleicher Beweglichkeit der Wirbelsäule geringer sein als bei einer Person mit kurzen Beinen und langen Armen. Frauen sind im Allgemeinen beweglicher als Männer. Es gibt also keine Normwerte für freie Beweglichkeit. Dennoch ist es für Therapeuten und Patienten nützlich, auf Zielwerte für die anzustrebende Beweglichkeit zurückgreifen zu können. Solche Zielwerte werden hier angegeben. Sie beruhen auf der Beobachtung einer Reihe von gesunden Menschen und Patienten und erscheinen für viele Personen erreichbar. Ein frei bewegliches Gelenk ist immer schmerzfrei. Wird am Ende der aktiven Beweglichkeit ein Schmerz empfunden, kann dies auf eine mechanische Beeinträchtigung des passiven Bewegungsapparates aus Gelenkkapsel, Sehnen und Bändern oder Muskelkontrakturen, beeinträchtigte Nervenbeweglichkeit oder Instabilität hinweisen. Instabilität kann mit allgemeiner Überbeweglichkeit kombiniert, aber auch nur lokal in einem Gelenk bei gleichzeitiger Hypomobilität vorkommen. Überbeweglichkeit der gesamten Wirbelsäule oder der Beingelenke ist bei Patienten nach einem lumbalen Bandscheibenvorfall selten zu beobachten.

Wichtiger als die Mobilität ist die Stabilität der Gelenke. Unnatürliche Wackelbewegungen führen zu Reizzuständen, Schmerzen und langfristig zu Osteochondrose, Osteophyten und spinaler Enge. Stabilisierende Übungen sind bei Wirbelsäulenleiden immer notwendig. Die Beweglichkeit kann auch ohne zusätzliche Übungen frei sein. Deshalb werden im nächsten Schritt die stabilisierende Muskulatur der Wirbelsäule weiter aktiviert und gekräftigt und die Gewichtsbelastbarkeit gesteigert. Außerdem ist die Kräftigung der Arm- und Beinmuskulatur notwendig, um Belastungen des Alltags gut zu verteilen. Ausführliche Informationen und Übungsanleitungen zu diesen Themen finden sich in Kap. 9. Hier werden die wichtigsten Übungen, die speziell die LWS betreffen, kurz dargestellt. Sie können in der gezeigten Reihenfolge mit dem Patienten geübt werden und nach und nach in den Eigenübungsplan einfließen.

▶ **Stabilisierende Muskelaktivität.** Die wesentlichen Stabilisatoren der LWS sind die quer verlaufenden Bauchmuskeln (Mm. transversi) und die kurzen Rückenmuskeln (Mm. multifidi) zusammen mit den Beckenbodenmuskeln. Die drei Muskelgruppen arbeiten immer in Kokontraktion zusammen. Sie können willentlich angespannt werden („Bauchnabel leicht einziehen“ oder „Beckenboden leicht anspannen“). Man kann sie auch dadurch zur Arbeit bringen, dass man Aktivitäten ausführt, die die Koordination oder das Gleichgewicht herausfordern. Als gut geeignet zur regelmäßigen Aufrichtung und Tonisierung haben sich die 5 folgenden Aktivitäten (Top 5) bewährt: Einbeinstand (▶ Abb. 9.15), Wippen (▶ Abb. 9.16), Mini-Kniebeugen mit angehobenen Fersen (▶ Abb. 9.14), Laufen auf der Stelle (▶ Abb. 9.17) und Hüpfen (▶ Abb. 9.18). Der Therapeut beobachtet, wie der Patient die Übungen spontan durchführt. Richtet er sich automatisch auf, ohne Korrekturen zu beanspruchen, und spürt, dass der Bauchnabel leicht nach innen gezogen wird, ohne dass er dies willentlich herbeiführen muss, ist die Übung als kurze Unterbrechung stereotyper Haltungen geeignet. In der Regel finden sich 2–3 der 5 Aktivitäten, mit denen der Patient dann jede Stunde für ca. 20 Sekunden seine Aufrichtung und Stabilität unterstützen sollte.

Einfache Hantelübungen bieten weitere Möglichkeiten, die Stabilität der Wirbelsäule zu fördern. Die Übungen im Liegen sind häufig noch vor den „Top 5“ machbar, da sie in Wirbelsäulenentlastung ausgeführt werden. Ellenbogenextension/-flexion in Rückenlage und Ab-/Adduktion der gestreckten Arme in Rückenlage (▶ Abb. 9.13) sind einfach durchführbar und führen zur automatischen Stabilisierung der Wirbelsäule.

Rotation der Wirbelsäule in Rückenlage mit angehobenen Beinen ist ebenfalls eine Übung, die Wohlbefinden und Stabilität ohne Gewichtsbelastung fördert (▶ Abb. 9.22).

▶ **Kräftigung paretischer Muskeln.** Bei Patienten mit einem lumbalen Bandscheibenvorfall und neurologischem Defizit stehen bei der Kräftigung von Muskeln, die durch Nervenwurzelkompression geschwächt sind, die Fuß- und Zehenheber, Fußsenker, Kniestrecker und die Abduktoren im Vordergrund. Die wichtigste Maßnahme, die diesem Ziel dient, ist das Gehen. Sobald dem Patienten das Gehen ohne Schmerzsteigerung möglich ist, sollte er dies mehrmals am Tag tun. Die Gehstrecke sollte von Tag zu Tag gesteigert werden. Treppen und unebenes Gelände dienen der Steigerung der Kräftigung.

Einzelne, aufgrund einer Nervenwurzelkompression paretische Muskeln sollten zusätzlich mit speziellen Übungen trainiert werden.

▸ **Kräftigung der Fußsenker (M. triceps surae).** Beidbeiniger Zehenstand oder auch Wippen (s. a. Wippen ▸ Abb. 9.16)

- Natürlicher Stand,
- auf beide Zehenballen hochdrücken, sodass die Fersen den Boden verlassen,
- Fersen wieder auf den Boden absenken,
- in den Knien leicht beugen zum Abfedern.

Steigerung

- Einbeinzehenstand
- Einbeinstand,
- Ferse anheben und senken im Wechsel.

Diese Übung dient gleichzeitig der Verbesserung des Gleichgewichtes.

▸ **Kräftigung der Fuß- und Großzehenheber.** (M. tibialis anterior und M. extensor hallucis longus)

Fußspitzen anheben

- Rückenlage,
- Zehen anheben und senken,
- Fußspitzen anheben – senken.

Steigerung

- Im Stand ebenso üben,
- mit einem Fuß oder mit beiden Füßen üben.

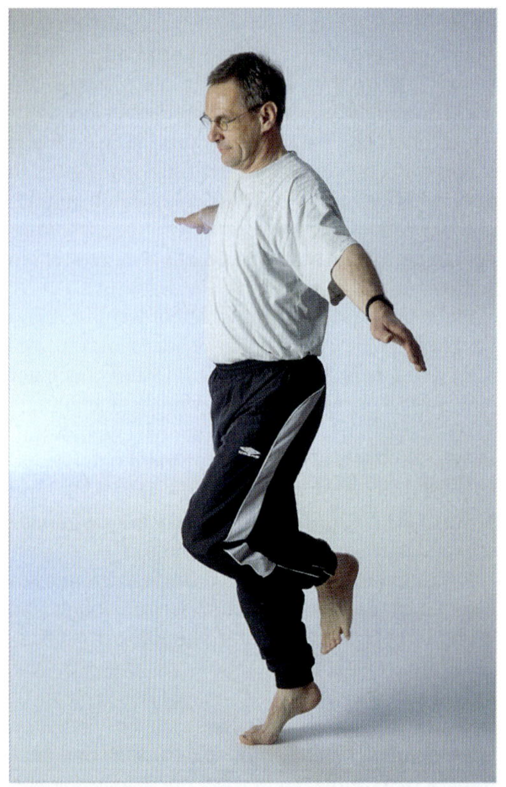

Abb. 6.19 Fußsenkertraining.

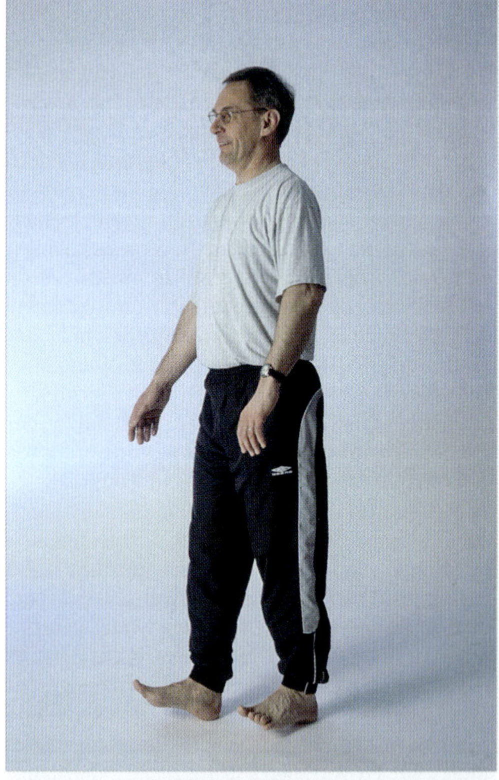

Abb. 6.20 Fußhebertraining.

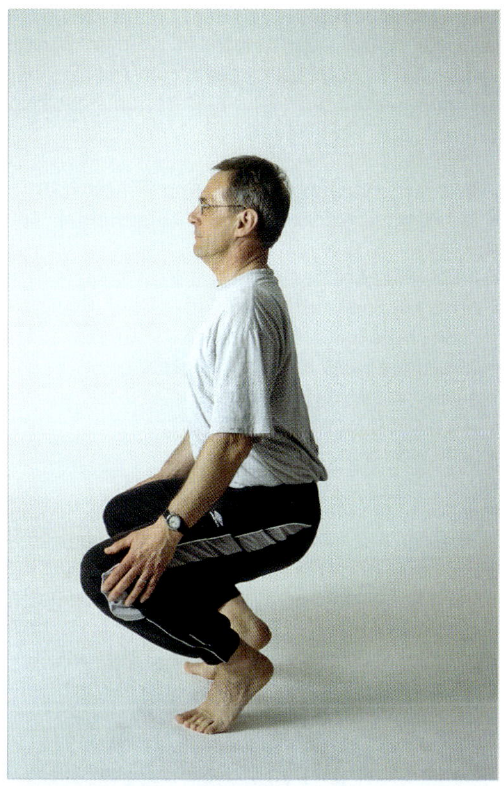

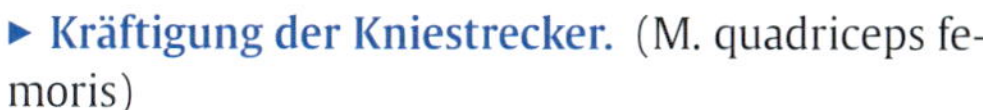

Abb. 6.21 Kniestreckertraining.

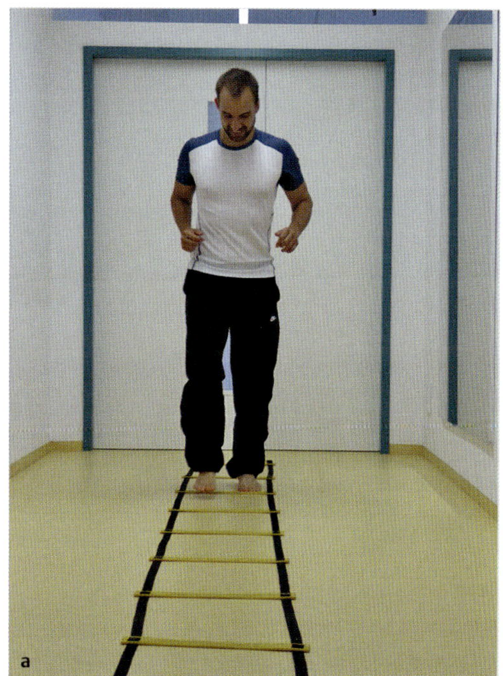

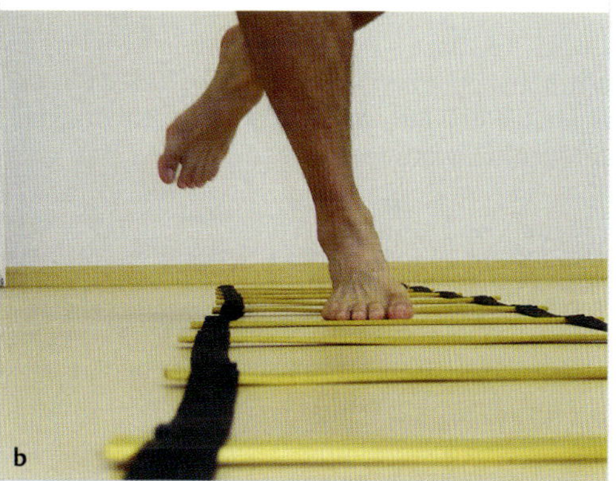

Abb. 6.22 Üben mit der Koordinationsleiter.
a Laufen über die Koordinationsleiter.
b Kreuzschritte über die Koordinationsleiter.

▶ **Kräftigung der Kniestrecker.** (M. quadriceps femoris)

Kniebeugen

- Oberkörper aufrecht,
- langsam in die Knie gehen,
- Knie wieder strecken,
- Oberkörper bleibt die ganze Zeit aufrecht.

Diese Übung dient gleichzeitig der Kräftigung der Rumpfmuskulatur und der Verbesserung des Gleichgewichts.

▶ **Behandlung der Vernachlässigung.** Zur Vermeidung und Behandlung der bei einer Wurzelkompression sofort einsetzenden Vernachlässigung des betroffenen Beines sind Gehen auf unebenem Grund, Tänze und das Üben mit einer am Boden liegenden Koordinationsleiter (siehe ▶ Abb. 6.22) besonders nützlich.

Beim Gehen oder Laufen durch eine Koordinationsleiter wird man eine Asymmetrie sofort identifizieren. Durch wiederholtes Üben wird die Symmetrie wieder hergestellt. Außerdem wird die Sensibilität dadurch verbessert, dass das Kleinhirn bei solchen Schrittfolgen auf möglichst viele Informationen aus der Peripherie zurückgreift, um die Koordination optimal zu steuern (▶ Abb. 6.22a und b). Aus Sicherheitsgründen ist es wichtig, im Raum eine spezielle Hallenkoordinationsleiter zu nutzen, die durch die gummierten Tritte rutschfest ist.

▶ **Laufen über die Koordinationsleiter**
- Alternierend mit einem Fuß jeweils in das nächste Kästchen treten,
- gehen,
- laufen,
- das Tempo steigern,
- 5 Bahnen wiederholen.

Variante
- Mit Trippelschritten laufen, sodass ein Fuß in das nächste Kästchen gesetzt wird, der andere daneben,
- bei der nächsten Bahn mit dem anderen Fuß beginnen.

Variante
- Drei Schritte vorwärts, zwei Schritte rückwärts gehen. Dabei sind schnelles Abbremsen, Richtungswechsel und Start mit jeweils dem anderen Fuß notwendig.

Variante
- Kreuzschritte über die Seitenbänder der Koordinationsleiter.

Geeignete Tänze sind Sirtaki (fortlaufende Kreuzschritte), Cha-Cha-Cha und Samba (Wechsel von schnellen und langsamen Schritten). Schwunghafte Beckenbewegungen, die zusammen mit manchen Tänzen gelehrt werden, werden in diesem Zusammenhang unterlassen.

▶ **Freie Beweglichkeit.** Die Extension ist bei einem Bandscheibenschaden eine wichtige Zielbewegung zur Therapie. Sie wird ohnehin in der akuten Phase zur Reduktion von Schmerzen geübt. Deshalb ist in der Regel das zusätzliche Üben der Extension mit dem Ziel der Mobilisierung entbehrlich. Dennoch sollte die Beweglichkeit in Extension kontrolliert und ggf. geübt werden.

▶ **Wiederherstellung der Extension** (▶ Abb. 6.8)
▶ **Handstütz, Extension im Liegen**
- Handteller unter die Schultern,
- Kopf anheben,
- Ellenbogen langsam strecken, dabei Wirbel für Wirbel anheben, Wirbelsäule strecken,
- so weit wie möglich hochstützen,
- ablegen – locker lassen,
- 10-mal wiederholen.

Freie Beweglichkeit ist erreicht, wenn die Arme ganz oder nahezu ganz gestreckt werden können, während die Symphyse liegen bleibt. Die LWS bildet eine harmonische Kurve. Dabei entsteht kein Schmerz in Rücken oder Bein.

▶ **Wiederherstellung der Rotation** (▶ Abb. 6.10)
▶ **Rotation in Rückenlage mit aufgestellten Füßen**
- Rückenlage,
- Arme zur Seite abspreizen,
- Füße nacheinander aufstellen,
- beide Knie zu einer Seite absenken,
- wieder in die Mitte anheben,
- 10- bis 15-mal wiederholen,
- Seite wechseln.

Die Drehung sollte zu beiden Seiten gleichermaßen möglich sein. Nach einem Bandscheibenvorfall mit einem Wurzelkompressionssyndrom wird bei der Drehung, bei der die Knie zur kontralateralen Seite bewegt werden, in aller Regel ein Nervendehnungsschmerz produziert. Diese Richtung sollte dann besonders intensiv geübt werden, um auch die freie Beweglichkeit der Nervenwurzel zu erreichen. Bei freier Beweglichkeit können beide Schultern und der unten liegende Oberschenkel auf der Unterlage abgelegt werden. Dabei entsteht kein Schmerz im Rücken oder Bein.

▶ **Wiederherstellung der Beugung.** Bei der Heilung des Faserringes und an der Stelle, wo die Nervenwurzel gedrückt wurde, entsteht eine Narbe. Diese kann zu einer Bewegungseinschränkung sowohl der Wirbelsäule als auch der Nervenwurzel und der peripheren Nerven führen. Deshalb ist es notwendig, die Beweglichkeit in Beugung ab 4 Wochen nach dem akuten Ereignis zu überprüfen und gegebenenfalls zu üben. Der Finger-Boden-Abstand wird gemessen.

Sobald die Schmerzmedikation abgesetzt wurde und der Patient eine Woche lang überwiegend schmerzfrei war, sollte die Beugung, bei einer bestehenden Bewegungseinschränkung in Flexion, geübt werden. Gleichzeitig sollten keine zusätzlichen Steigerungen der Belastung wie etwa die Wiederaufnahme der Arbeit vorgenommen werden.

Da die Flexion der Wirbelsäule der häufigste auslösende Faktor für Bandscheibenvorfälle ist, sollte diese Bewegung mit besonderer Vorsicht geübt werden. Um einer pathologischen Verlagerung von Bandscheibengewebe nach hinten vorzubeugen, wird die Wirbelsäule vor und nach jeder wiederholten Übung in Flexion mindestens 5-mal so weit wie möglich gestreckt. Die Streckung der Wirbelsäule nach der wiederholten Beugung ist ein wichtiger Kontrollparameter. Wenn die Beweglichkeit in Extension nach der Beugung genauso ausgeprägt ist wie vor der Beugung, kann man davon ausgehen, dass der Faserring verheilt ist und durch die Übung kein Bandscheibengewebe nach hinten verdrängt wurde. Wenn dagegen die Extension nach den Übungen in Flexion eingeschränkt oder blockiert ist, so muss davon ausgegangen werden, dass wieder Bandscheibengewebe nach hinten verlagert wurde und die Flexion eine ungünstige Bewegung ist. Wenn dies der Fall ist oder nach den Beugungen Schmerz zurückbleibt, sollt das Üben der Beugung um weitere 5 Tage verschoben werden.

▶ **Extension im Liegen** (▶ Abb. 6.23a)

- Zuerst 5-mal hochstützen in Bauchlage.

▶ **Flexion im Liegen** (▶ Abb. 6.23b)

- Rückenlage,
- Beine mithilfe der Hände in Richtung Bauch ziehen,
- nachlassen,
- 10-mal wiederholen.

▶ **Steigerung**

- Beine bis zum Bauch ziehen, sodass das Gesäß mit angehoben wird.

▶ **Extension im Liegen** (▶ Abb. 6.23c)

- Am Ende 5-mal hochstützen in Bauchlage.

Wenn die Beugung im Liegen eine Woche lang ohne Beschwerden geübt werden konnte, kann gegebenenfalls die Intensität der Beugung gesteigert werden. Beim Üben im Stand mit gestreckten Knien werden die Wirbelsäule gebeugt und gleichzeitig die Nerven gedehnt. Es kann also am Ende der Bewegung zu einem Ziehen im Rücken und im Bein kommen. Wenn diese Symptome nach der Bewegung wieder verschwinden, kann weitergeübt werden. Im Stehen können Extension und Flexion im direkten Wechsel geübt werden. Alternativ wird zunächst 5-mal die Extension im Liegen oder Stehen, dann die Flexion im Stehen 10-mal und zum Abschluss wieder 5-mal die Extension im Liegen oder Stehen geübt.

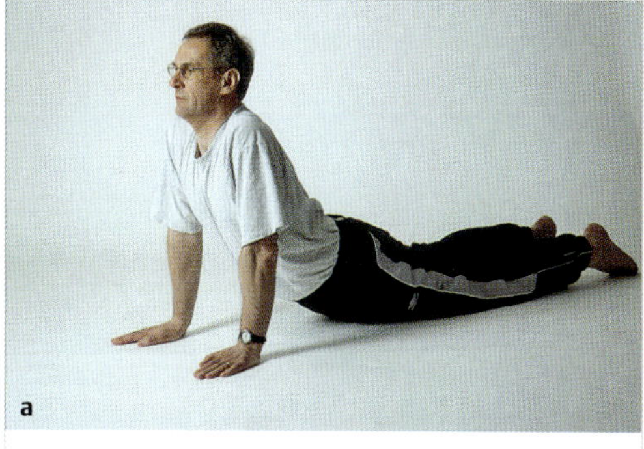

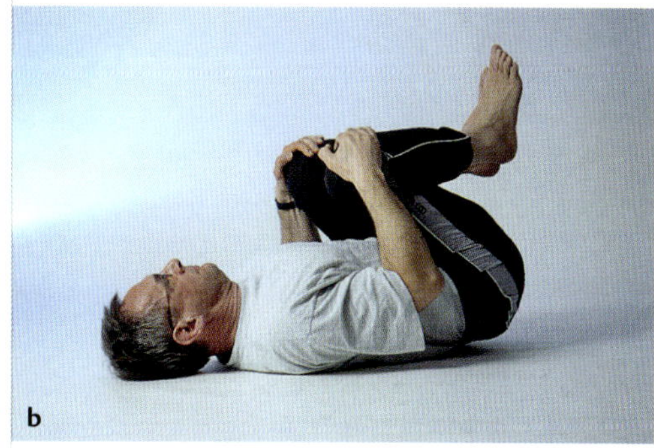

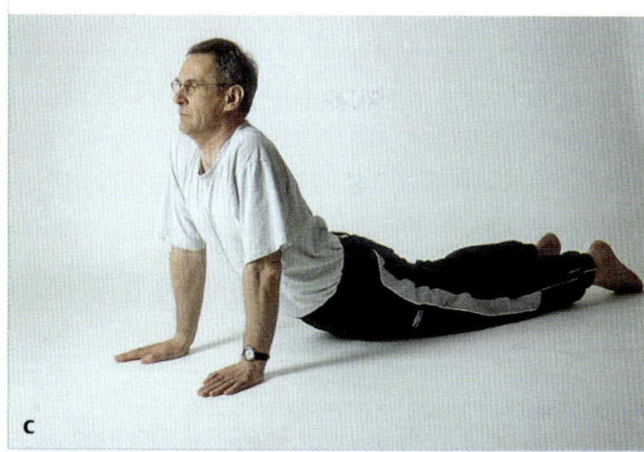

Abb. 6.23 Wiederherstellung der Flexion im Liegen.
a Extension im Liegen.
b Flexion im Liegen.
c Extension im Liegen.

▶ **Extension im Stehen** (▶ Abb. 6.24a)

- Zuerst 5-mal im Stehen strecken,
- entweder Hände im Bereich der LWS abstützen oder Hände weit Richtung Decke schieben,
- Oberkörper zurückbewegen und dabei die LWS strecken.

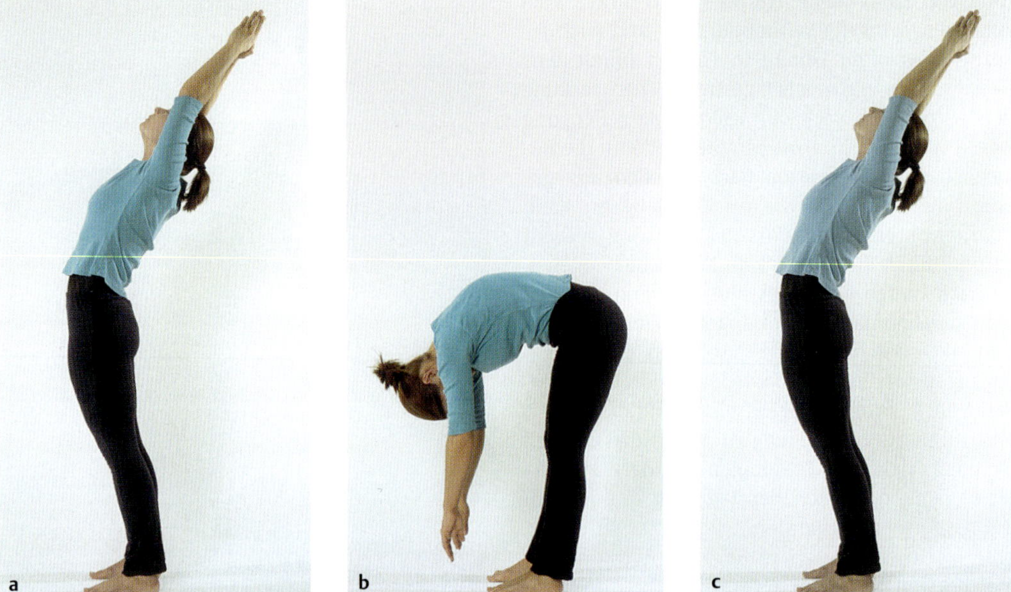

Abb. 6.24 Wiederherstellung der Flexion im Stehen.
a Extension im Stehen.
b Flexion im Stehen.
c Extension im Stehen.

▶ **Flexion im Stehen** (▶ Abb. 6.24b)

- Knie gestreckt,
- langsam nach vorne beugen, bis ein Ziehen im Rücken oder Bein entsteht,
- Kinn auf die Brust (das Ziehen nimmt zu),
- Wirbel für Wirbel wieder aufrichten – 5- bis 10-mal wiederholen.

▶ **Extension im Stehen** (▶ Abb. 6.24c)

- Am Ende 5-mal im Stehen strecken.

Freie Beweglichkeit ist erreicht, wenn bei der Beugung im Stehen die Fingerspitzen zwischen 20 und 0 cm Abstand zum Boden haben. Dabei entsteht kein Schmerz in Rücken oder Bein. Für eine alltagstaugliche Beweglichkeit ist es nicht notwendig, dass die Fingerspitzen oder gar die flache Hand den Boden erreichen.

6.3.7 Rehabilitation, Alltag und Prophylaxe

Die Wiedereingliederung in den Alltag ist ein wichtiges Ziel der Behandlung von Patienten mit Bandscheibenschäden. Die Physiotherapie sollte gezielt darauf hinwirken, dass Patienten, die vor einer Bandscheibenverletzung oder einem Bandscheibenvorfall einer Berufstätigkeit nachgingen, nach möglichst kurzer Krankheitsdauer die Arbeit wieder aufnehmen. Zu diesem Zeitpunkt sollte das aufrechte Sitzen geübt werden (s. a. Kap. 9.1.2). Ausführliche Anleitungen zum Üben der Stabilität und freien Beweglichkeit aller Gelenke, der Koordination, der Kraft und einer angemessenen Herz-Kreislauf-Belastbarkeit finden sich in Kap. 9.

Im Alltag muss der Übungsaufwand auf ein realistisches Maß reduziert werden, das auf die Lebensumstände des Patienten individuell zugeschnitten ist. Eine 15- bis 30-minütige Übungseinheit, die die wichtigsten Aspekte des individuellen Trainingsprogramms enthält, und stündliche Aktivität zur Aufrichtung und Stabilisierung der Wirbelsäule sind meist umsetzbar. Zusätzlich sollte der Patient einige wichtige Tipps für das Verhalten im Alltag erhalten und einhalten.

Tipps für den Patienten

- Halten Sie sich häufiger aufrecht als bisher.
- Unterstützen Sie beim längeren Sitzen die Wölbung der LWS nach vorne mit einem kleinen Kissen oder einer Rolle.
- Legen Sie sich morgens vor dem Aufstehen auf den Bauch und stützen sich morgens und abends 5- bis 10-mal hoch, um die LWS so weit wie möglich zu strecken und damit die Gallertmasse der Bandscheiben nach vorne zu drücken.
- Entspannen und lesen Sie öfter in Bauchlage. Ein dickes Kissen oder ein Lesekeil unter der Brust sind eine nützliche Hilfe dabei.
- Strecken Sie die LWS regelmäßig, wenn Sie länger gesessen oder eine Tätigkeit in gebeugter Haltung ausgeübt haben. Strecken Sie sich, *bevor* Schmerzen auftreten. Schaffen Sie immer Ausgleich für einseitige Belastungen.
- Aktivieren Sie jede Stunde die stabilisierende Muskulatur und richten die Wirbelsäule auf, z. B. mit Einbeinstand oder Wippen, Mini-Kniebeugen, Laufen auf der Stelle oder Hüpfen (s. a. Kap. 9).
- Mobilisieren Sie regelmäßig die Nervenwurzel, die von dem Bandscheibenvorfall betroffen war.
- Belasten Sie sich regelmäßig und angemessen.
- Leisten Sie sich von Zeit zu Zeit eine Physiotherapieeinheit, um ungünstige Haltungsgewohnheiten, Bewegungseinschränkungen, Asymmetrien und Kraftmängel zu analysieren und zu behandeln. Der Trainingsplan sollte an Ihre Bedürfnisse und Ihre Fitness angepasst werden. Außerdem dient ein solches gemeinsames Training der Motivation.

6.4 Wenn eine Operation notwendig war

Für keine Operationstechnik lumbaler Bandscheibenvorfälle existieren wissenschaftlich untersuchte und allgemein anerkannte postoperative Therapieprogramme. Das hier vorgeschlagene postoperative Therapiekonzept orientiert sich an wissenschaftlichen Erkenntnissen, die zu einzelnen Gesichtspunkten vorliegen. Wenn der Operateur Vorschläge zu postoperativer Therapie macht, werden diese in der Regel eingehalten und umgesetzt. Nach einer Operation wird, auch bei präoperativer konservativer Therapie, eine neue ärztliche Anweisung für Physiotherapie oder Krankengymnastik eingeholt.

Die Befunderhebung bei Patienten, die wegen eines Bandscheibenvorfalls operiert wurden, entspricht der in Kap. 4 dargestellten Befunderhebung. Wenn möglich, sollte vor der Operation ein vollständiger physiotherapeutischer Befund aufgenommen werden (s. a. Kap. 4), um postoperative Veränderungen zu dokumentieren. Die Dokumentation des postoperativen Behandlungsverlaufs entspricht ebenfalls der Dokumentation der konservativen Behandlung (s. a. Kap. 5).

Postoperativ sollte der Patient zur Gewährleistung der unbehinderten Wundheilung und zur Vermeidung eines sofortigen Rezidivs die nützlichen Verhaltensregeln während der akuten Phase wie oben beschrieben einhalten. Wenn möglich, werden die Bewegungsübergänge bereits präoperativ mit dem Patienten geübt.

Zur Thromboseprophylaxe wird der Patient aufgefordert, in den ersten postoperativen Tagen, in denen er viel Zeit im Liegen verbringt, mindestens eine Minute lang pro Stunde Dorsalextension und Plantarflexion in den Sprunggelenken zu üben. Dabei soll jeweils kräftige Muskelspannung, besonders in der Wadenmuskulatur, aufgebaut werden, um mit dieser Maßnahme den venösen Rückfluss zu gewährleisten und einer Thrombusbildung vorzubeugen.

Zur Verbesserung des venösen Rückflusses, als Kreislauftraining und zur Aktivierung der Rumpfmuskulatur werden ab dem ersten postoperativen Tag isometrische Spannungsübungen (Stemmübungen) durchgeführt.

▶ **Einfache Stemmübung in Rückenlage**

▶ **Variante a (beinbetont)**

- Flache Rückenlage,
- Füße aufstellen, sodass die Hüftgelenke etwa 30° gebeugt sind,
- Fußspitzen maximal hochziehen,
- Füße gegen einen gedachten Widerstand schräg in Richtung Boden und Fußende stemmen, dabei bewegen sich die Beine nicht, die extendierende Muskulatur schiebt und die flektierende Muskulatur bildet den Widerstand,
- Kopf gleichzeitig in Richtung Kopfende schieben,
- Muskelspannung überträgt sich auf die Rumpfmuskulatur, die Wirbelsäule wird stabilisiert. Der Therapeut prüft, ob Bauch- und Rückenmuskelspannung spürbar sind,

- Spannung während 2 Atemzügen halten,
- loslassen – 2 Atemzüge entspannen – 5- bis 10-mal wiederholen.

▶ **Variante b (armbetont)**
- Flache Rückenlage,
- Arme gestreckt auf das Bett legen,
- in den Schultergelenken nach außen drehen,
- gestreckte Arme auf das Bett drücken,
- Hände Richtung Fußende schieben,
- Kopf gleichzeitig zum Kopfende hin schieben. Die Muskelspannung überträgt sich auf die Rumpfmuskulatur, die Wirbelsäule wird stabilisiert. Der Therapeut prüft, ob Bauch- und Rückenmuskelspannung spürbar sind,
- Spannung während 2 Atemzügen halten,
- loslassen – 2 Atemzüge entspannen – 5- bis 10-mal wiederholen.

▶ **Variante c (Stemmen mit Beinen und Armen)**
- Die oben beschriebenen Bewegungsabläufe miteinander kombinieren und gleichzeitig ausführen,
- die Spannung während 2 Atemzügen halten,
- loslassen – 2 Atemzüge entspannen – 5- bis 10-mal wiederholen.

Der Patient wird aufgefordert, die isometrischen Spannungsübungen jede Stunde 5- bis 10-mal zu üben.

Ebenfalls aus Gründen der Thromboseprophylaxe und zusätzlich als Pneumonieprophylaxe und Kreislauftraining sollte der Patient so bald wie möglich aufstehen und gehen. In den meisten Fällen benötigt der Patient dafür zunächst Hilfe, da es postoperativ zu Kreislaufproblemen kommen kann. Bei einer komplikationslos verlaufenen Bandscheibenoperation kann der Patient manchmal noch am Operationstag oder spätestens am ersten postoperativen Tag aufstehen.

Ab dem zweiten postoperativen Tag werden die isometrischen Spannungsübungen durch Bewegungen der LWS mit geringem Bewegungsausmaß ergänzt. Die Rotation mit aufgestellten Füßen in Rückenlage und hubfreie Extension werden in Seitenlage geübt. Dabei wird der Patient instruiert, die Bewegungen nur in einem solchen Bewegungsausmaß und mit so viel Kraft auszuführen, dass Schmerz oder Ziehen an der Wunde ausbleiben. In der Regel ist die Bauchlage problemlos möglich und sollte von dem Patienten mehrmals am Tag für ca. 5 Minuten eingenommen werden. Der Bewegungsübergang von Rücken- in Bauchlage wird so durchgeführt, dass die Wirbelsäule gerade bleibt (Rückenlage–Seitenlage–Bauchlage).

Ab dem dritten postoperativen Tag verläuft die physiotherapeutische Behandlung nach denselben Gesichtspunkten und mit denselben Therapiebewegungen wie die primär konservative Therapie. Die Behandlungsschwerpunkte richten sich nach dem Befund. Die Therapie verläuft symptomorientiert. Bei einem komplikationslosen Verlauf kann jeden Tag eine Therapiebewegung ergänzt werden. Die Reihenfolge der Übungen wird dann in etwa folgendermaßen gewählt:
- 1. postoperativer Tag: isometrische Spannungsübungen, Fußbewegungen, aufstehen und gehen, Alltagsaktivitäten wie unter nützliche Verhaltensregeln in der akuten Phase.
- 2. postoperativer Tag: zusätzlich minimale Rotation der LWS in Rückenlage und minimale Extension in Seitenlage, selektive Stabilisierung der Wirbelsäule mit „Bauchnabel leicht einziehen".
- 3. postoperativer Tag: Stemmen kann weitergeführt oder abgesetzt werden, Gehstrecke und Häufigkeit des Gehens steigern, Extension in Seitenlage fortführen, „Bauchnabel leicht einziehen" fortführen, Bauchlage.
- 4. postoperativer Tag: 5-mal hochstützen (mit geringem Bewegungsausmaß) in Bauchlage alle 2 Stunden, Gehen weiter steigern, gegebenenfalls paretische Muskulatur kräftigen und entsprechende Gelenke bewegen. Das Sprunggelenk sollte auch bei gestrecktem Kniegelenk in Dorsalextension frei beweglich sein.
- 5. postoperativer Tag: eventuell Medikamente reduzieren, dann keine Übung ändern.
- 6. postoperativer Tag: Beinbewegungen zur Nervenmobilisation ergänzen, 3-mal 3 Wiederholungen am Tag. Die Extension in Seitenlage kann weitergeführt oder abgesetzt werden; Bewegungsausmaß beim Hochstützen in Bauchlage steigern.
- 7. postoperativer Tag: Rotation mit aufgestellten Füßen – zur betroffenen Seite – ergänzen.
- 8. postoperativer Tag: Rotation mit aufgestellten Füßen – zur kontralateralen Seite – ergänzen.
- 9. postoperativer Tag: Alltagsaktivitäten wie Sitzen, Heben üben, kräftigende Übungen für die Rumpfmuskulatur (s. a. Kap. 9).
- 10. postoperativer Tag: die Wundheilung ist so weit abgeschlossen, dass die Fäden gezogen werden können, das in Kap. 9 beschriebene Training kann schrittweise durchgeführt werden.

Rehabilitationsmaßnahmen in einer speziellen Einrichtung sind in der Regel nicht notwendig. Ein auf die Symptome und Zeichen des Patienten abgestimmtes individuelles Trainingsprogramm, das der Patient selbstständig durchführt, ist einer vielfach in Gruppen durchgeführten Rehabilitation vorzuziehen. Die schnelle Wiedereingliederung in das soziale Umfeld und in den Arbeitsprozess wird auf diese Art und Weise am ehesten gewährleistet. Angemessene Belastung ohne das Risiko der Überlastung ist in Form von über den ganzen Tag verteilten, selbstbestimmten Übungen am besten erreichbar. Die Dauer der Arbeitsunfähigkeit nach einer Bandscheibenoperation hängt ebenso wie bei der konservativen Therapie von vielen Faktoren ab und kann nicht allgemeingültig festgelegt werden (s. a. Kap. 5.2.3).

6.5 Fallbeispiel

Vorgestellt wird ein 28-jähriger Patient mit einem neuroradiologisch diagnostizierten Bandscheibenvorfall LWK5/SWK1 rechts mit Wurzelkompression S1 rechts, der physiotherapeutisch behandelt wurde.

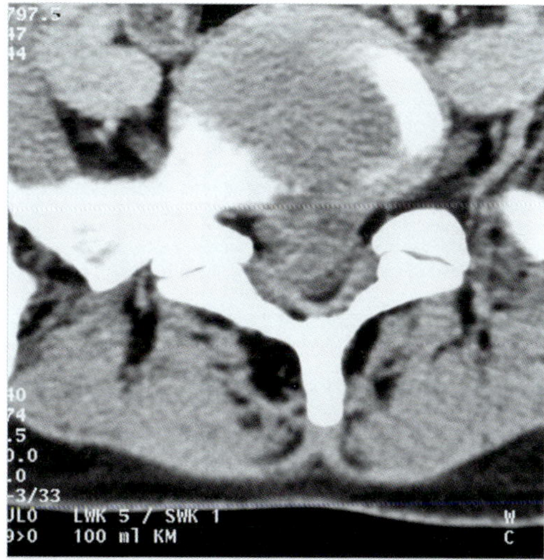

Abb. 6.25 CT des Massenvorfalles LWK5/SWK1 rechts.

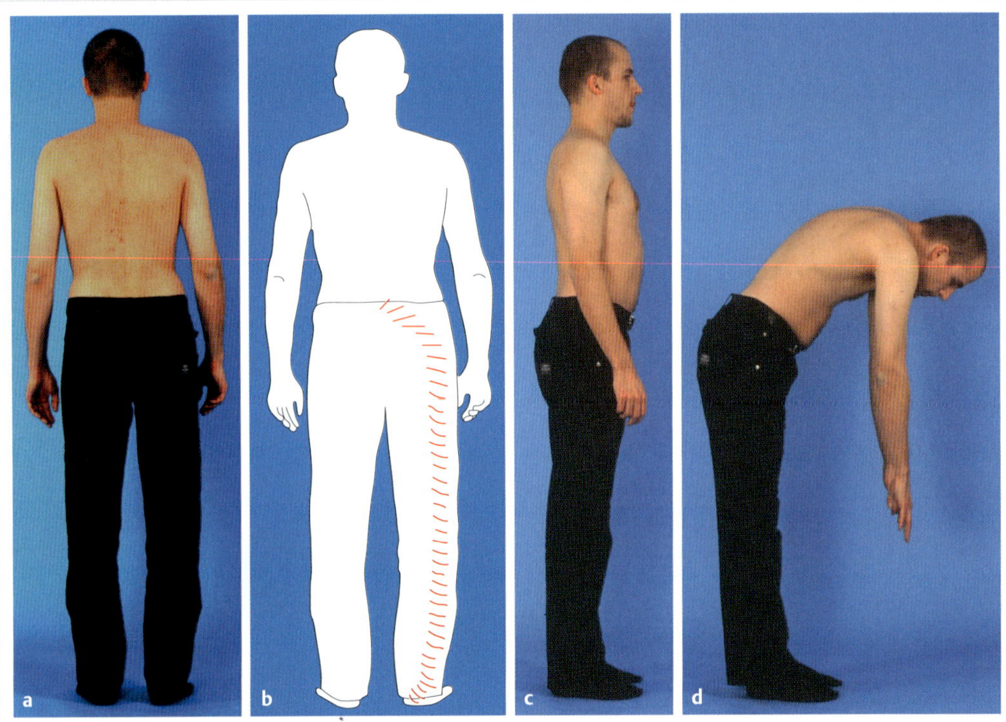

Abb. 6.26 Aufnahmebefund.
a Shift nach links.
b Schmerzbereich.
c Normale Lordose.
d Bewegungseinschränkung in Flexion.

▸ **Aufnahmebefund.** In der Anamnese gab der Patient an, seit mehreren Jahren immer wieder unter Rückenschmerzen zu leiden. Bei einem Fußballspiel vor 2 Tagen hatte er einen plötzlich aufgetretenen Schmerz verspürt, der von rechts der Wirbelsäule bis in die rechte Ferse ausstrahlte. Die maximale Schmerzintensität in den letzten 24 Stunden wurde mit 5/10 und die minimale Schmerzintensität in den letzten 24 Stunden mit 0/10 angegeben. Der Schmerz war also intermittierend ausgeprägt und wurde vor allem in den Morgenstunden verspürt. Er wurde beim Sitzen, beim Aufstehen vom Sitzen und bei alltäglichen Drehungen der Wirbelsäule ausgelöst oder verstärkt.

Im Sichtbefund zeigten sich ein Shift nach links und eine normale Lendenlordose. Bei Flexion der Wirbelsäule blieb die LWS gerade.

Der Patient hatte keine Sensibilitätsstörung und keine Paresen. Der Finger-Boden-Abstand in Flexion war 48 cm, der SLR rechts ergab einen Wert von 80 cm.

Bei den Bewegungstests gab der Patient bei wiederholter Shift-Korrektur im Stehen eine Zentralisierung seiner Schmerzen bis zum Oberschenkel an. Gleichzeitig wurde zentraler Rückenschmerz produziert.

Bei zusätzlicher Extension zentralisierte der Schmerz bis zum Gesäß. Nach den Bewegungen blieb diese Verbesserung erhalten.

Als Eigentraining erhielt der Patient die Anweisung, selbstständig 10-mal pro Stunde die Shift-Korrektur im Stehen mit Extension oder, als alternative Übung, Extension im Liegen mit nach links verschobenem Becken zu üben. Der Patient wurde aufgefordert, seine Symptome zu beobachten und nur dann auf diese Weise weiterzuüben, wenn sich der Schmerz bei den Übungen in Richtung Wirbelsäule verlagerte oder zurückbildete. Wenn sich der

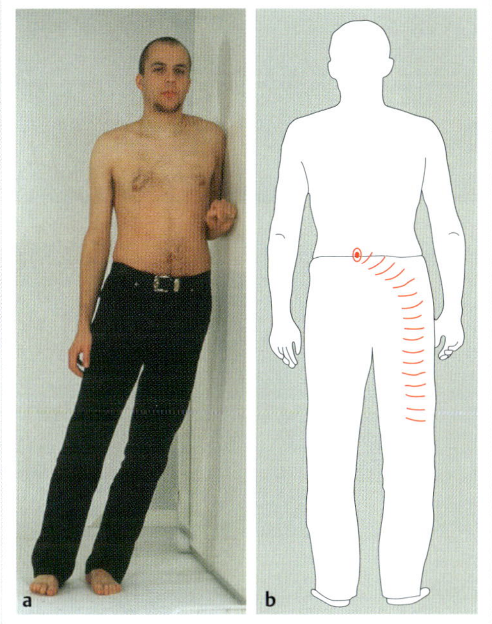

Abb. 6.27 Shift-Korrektur im Stehen.
a Shift-Korrektur im Stehen ...
b ... zentralisiert den Schmerz und wird als erste therapeutische Bewegung genutzt.

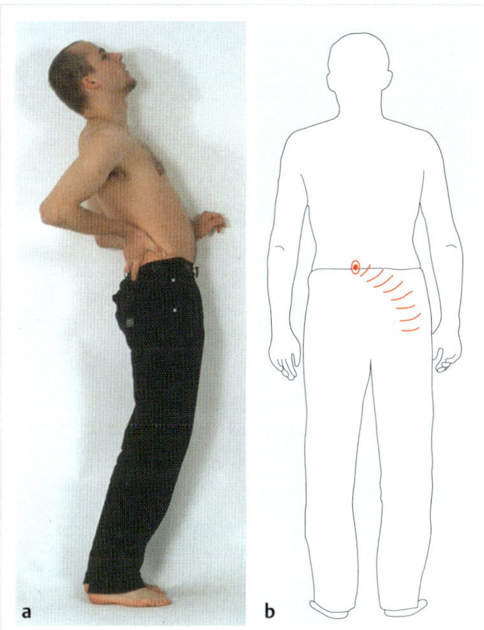

Abb. 6.28 Shift-Korrektur im Stehen mit Extension.
a Shift-Korrektur im Stehen mit Extension ...
b ... verstärkt den zentralisierenden Effekt.

Schmerz während den Übungen weiter nach distal in Richtung Fuß oder Zehen ausbreitete, sollte der Patient die Übungen abbrechen.

Kontrollbefund nach 4 Tagen:

- Reduzierter Shift,
- zentraler Rückenschmerz, manchmal diffus bis zum Gesäß ausstrahlend,
- maximale Schmerzintensität 3/10.

Symmetrische Extension im Liegen reduzierte und eliminierte schließlich den zentralen Schmerz. Diese Bewegung ersetzte das asymmetrische Eigentraining des Patienten.

In den folgenden Tagen wurde das Übungsprogramm weiter aufgebaut. Zunächst wurden zur Verbesserung der Gleitfähigkeit der Nerven und zur Vermeidung von Verklebungen der betroffenen Nervenwurzel zusätzlich zu den Bewegungen der Wirbelsäule Beinbewegungen geübt.

Im Verlauf der nächsten Wochen wurden die Stabilisierung und Beweglichkeit der Wirbelsäule in alle Richtungen geübt. Die Rotation mit aufgestellten Füßen wurde zuerst mit den Knien nach rechts und ab dem darauffolgenden Tag zusätzlich nach links geübt.

Bei der Flexionsmobilisation im Liegen wurden keine Symptome produziert. Nach der Flexion war die Beweglichkeit der Wirbelsäule in Extension frei und produzierte ebenfalls keine Symptome.

Da die Beweglichkeit in Flexion weiterhin eingeschränkt war, gemessen mit dem Finger-Boden-Abstand, wurde die Flexionsmobilisation im Stehen geübt.

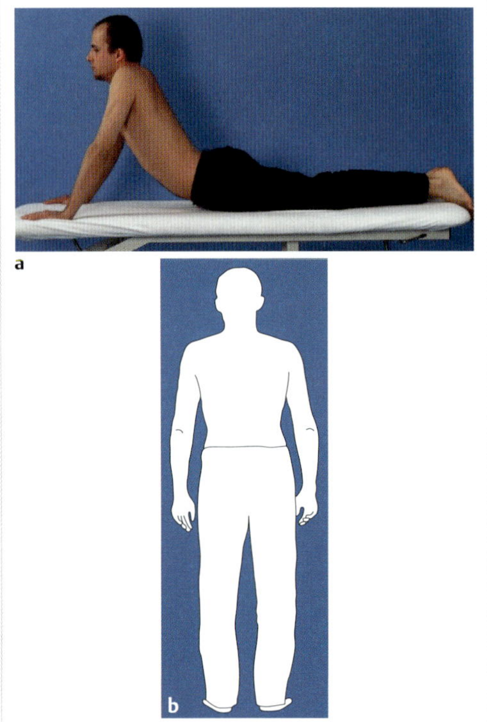

Abb. 6.29 Symmetrische Extension im Liegen.
a Symmetrische Extension im Liegen ...
b ... eliminiert den Schmerz.

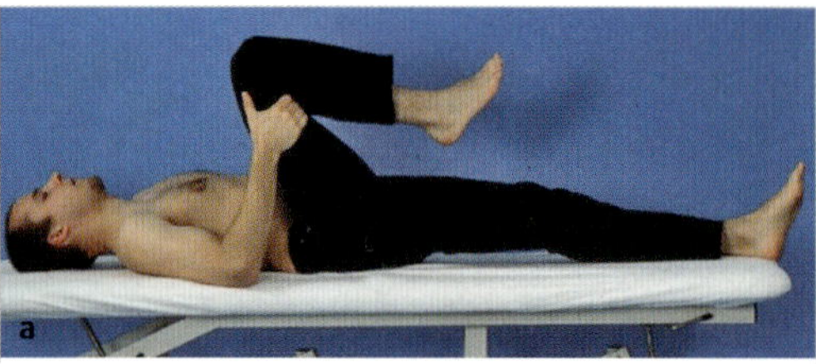

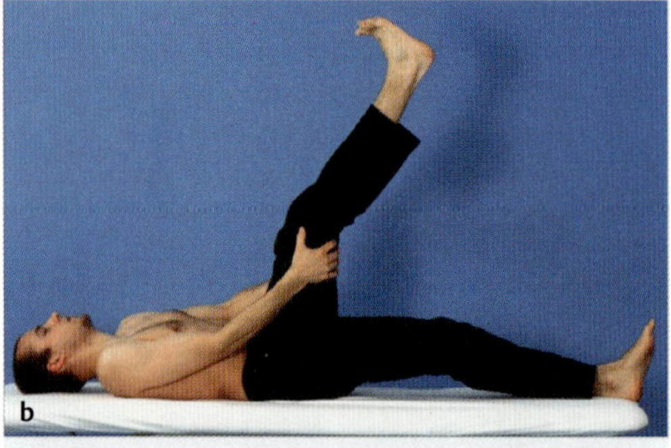

Abb. 6.30 Steigerung des Trainingsprogramms in Form von Beinbewegungen (Sliders) mit dem Ziel der Verbesserung der Gleitfähigkeit der Nervenwurzeln.

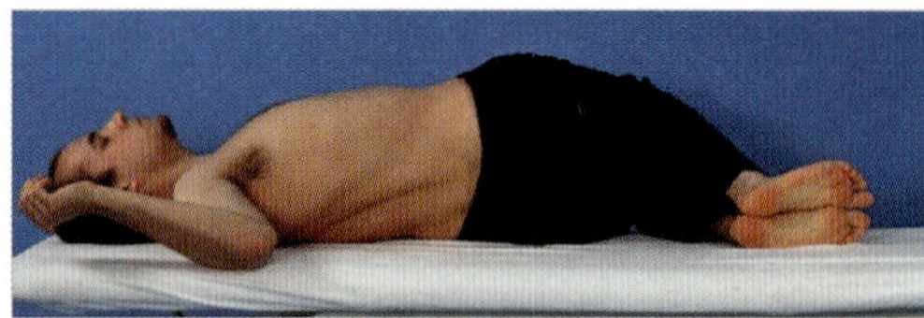

Abb. 6.31 Rotation mit aufgestellten Füßen zur Wiederherstellung der Beweglichkeit.

► **Befund 6 Wochen nach Therapiebeginn**

- Kein Shift, normale Lordose,
- nahezu normale Krümmung der LWS bei Flexion,
- beschwerdefrei, zufrieden,
- arbeitsfähig,
- Finger-Boden-Abstand in Flexion 30 cm,
- SLR rechts 96 cm,
- keine Paresen, keine Sensibilitätsstörung.

In ► Abb. 6.34a–d werden die Sichtbefunde der Haltung und der Flexionsfähigkeit im Verlauf dargestellt.

Die Beweglichkeit in Flexion war nach 6 Wochen noch eingeschränkt und sollte deshalb weiter geübt werden. Als vorbeugende Maßnahme wurde dem Patienten geraten, die Extension im Liegen morgens vor dem Aufstehen und abends nach der Arbeit zu üben. Das Sitzen sollte öfter unterbrochen und die Wirbelsäule mit Einbeinstand oder Laufen auf der Stelle aufgerichtet und stabilisiert werden. Zusätzlich erhielt der Patient ein kurzes Übungsprogramm zur Kräftigung.

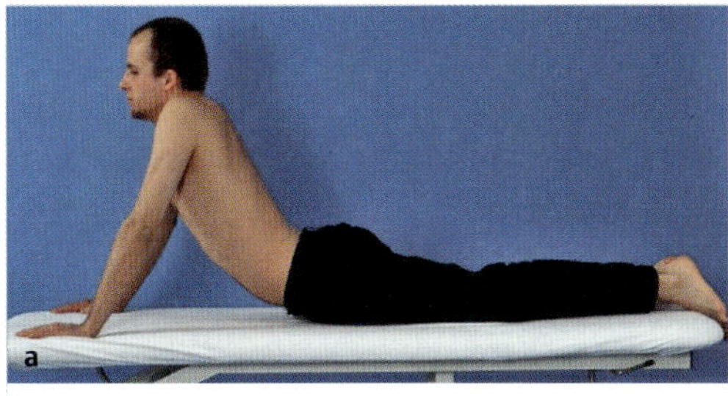

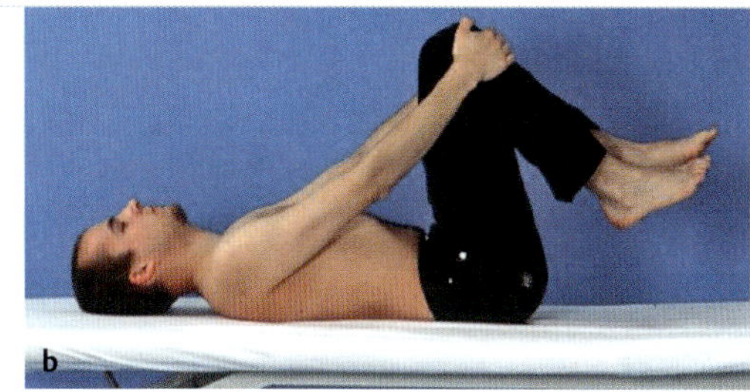

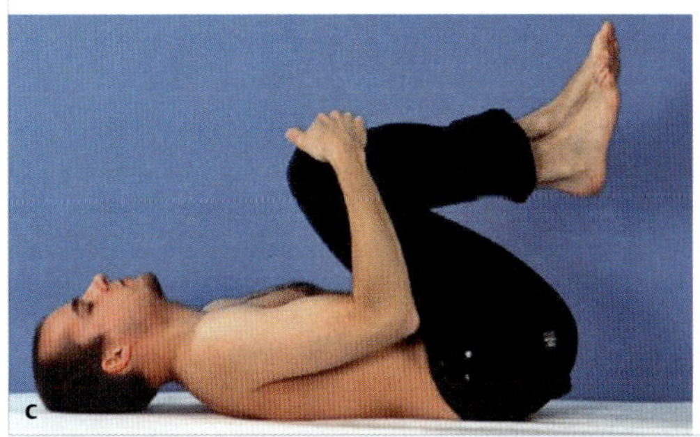

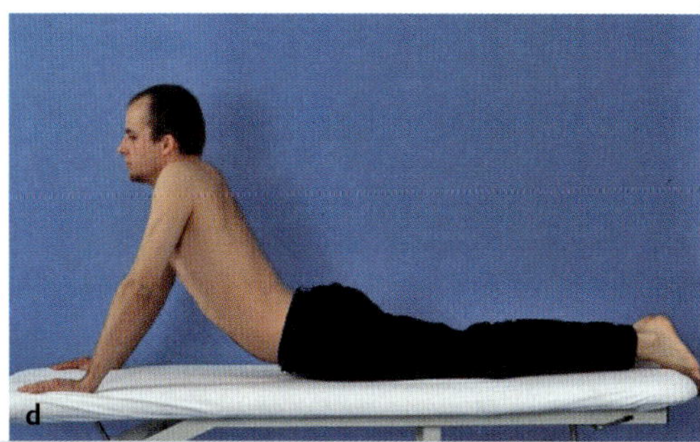

Abb. 6.32 Flexionsmobilisation im Liegen zur Wiederherstellung der Beweglichkeit.
a Beginn mit Extension im Liegen.
b Flexion im Liegen – Ausgangsposition.
c Flexion im Liegen mit maximalem Bewegungsausmaß.
d Abschließende Extension im Liegen.

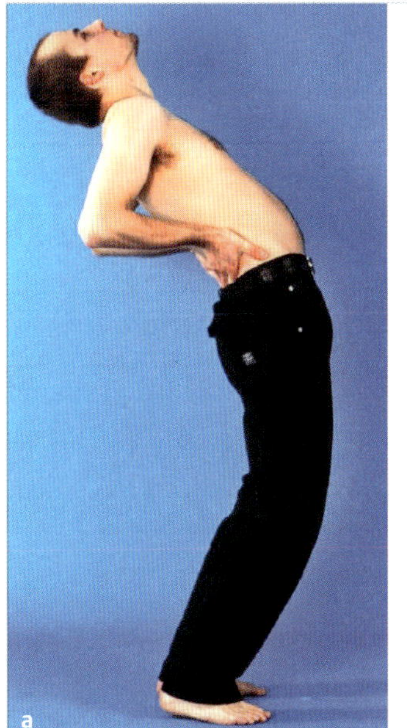

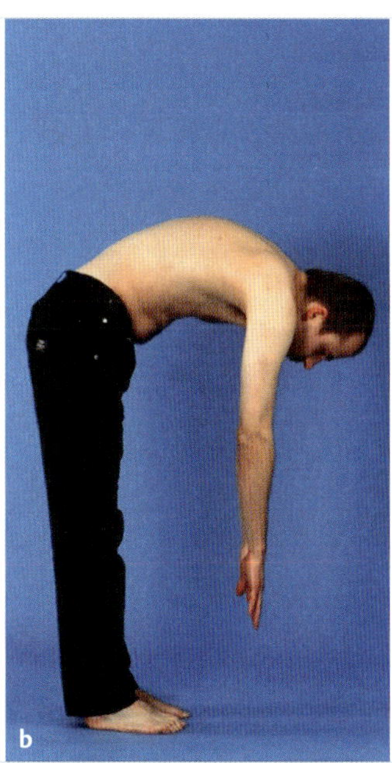

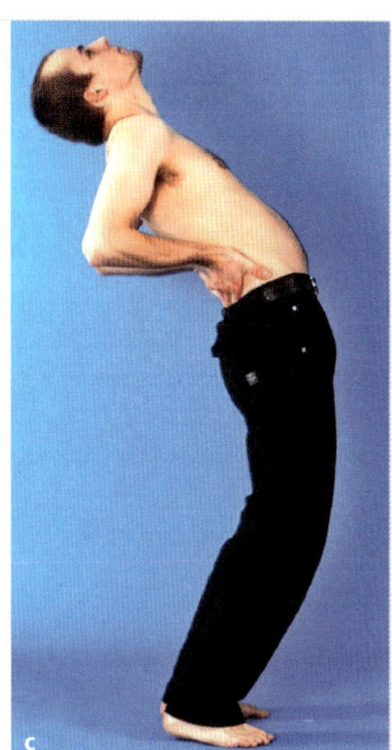

Abb. 6.33 Steigerung der Mobilisation durch Flexionsmobilisation im Stehen.
a Beginn mit Extension im Stehen.
b Flexion im Stehen.
c Abschluss mit Extension im Stehen.

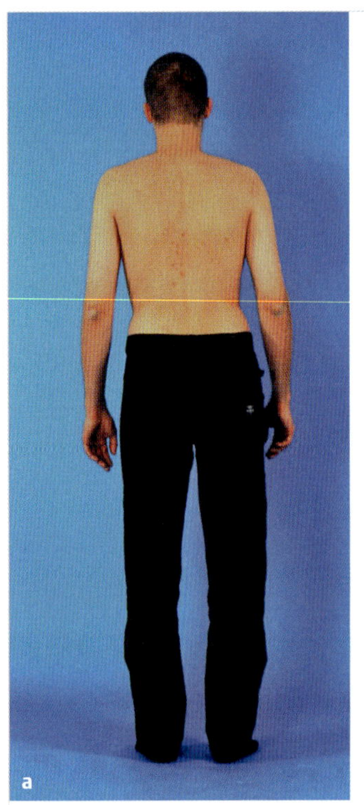

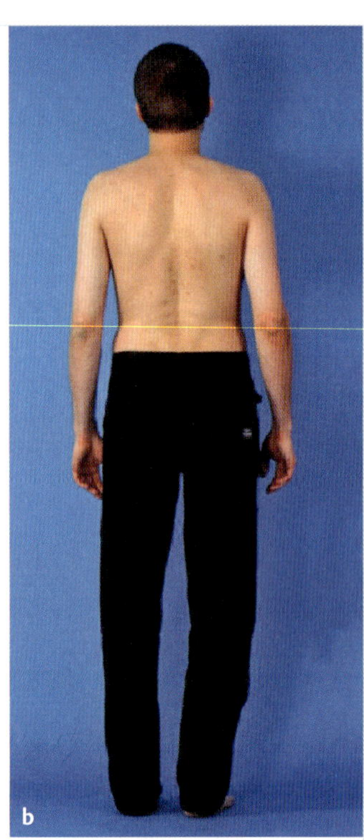

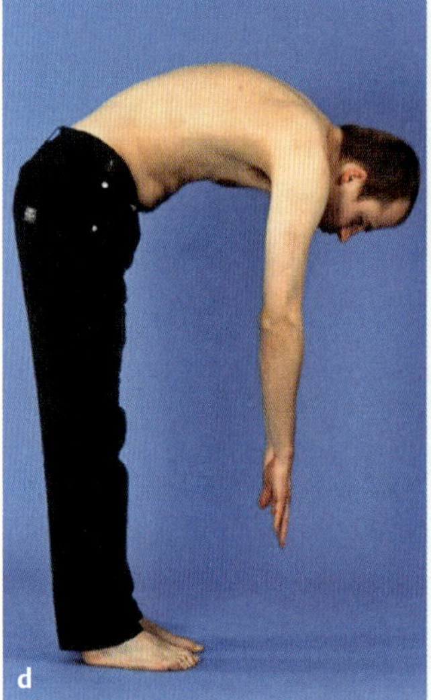

Abb. 6.34 Haltung und Flexionsfähigkeit im Verlauf.
a Shift zu Beginn.
b Kein Shift nach 6 Wochen.
c Flexionsfähigkeit zu Beginn.
d Flexionsfähigkeit nach 6 Wochen.

7 Brustwirbelsäule

Schmerzsyndrome aufgrund von Bandscheibenschäden treten im Bereich der BWS eher selten auf, vermutlich infolge der geringen Beweglichkeit dieses Wirbelsäulenabschnittes. Zudem gibt es hier keinen direkten Übergang zwischen mobilen und stabilen Abschnitten. Die Literatur zu thorakalen Bandscheibenvorfällen beschränkt sich auf Einzelfallbeschreibungen, Fallsammelstudien mit wenigen Patienten und Literaturrecherchen (Whitcomb, 1995; Morgan, 1998; Turgut 2000; Wilke, 2000; Miyaguchi, 2001; Winter, 2002; Kato, 2016; Reynolds, 2016; Heckmann 2016). Studien, die den Verlauf der Erkrankung in einer größeren Patientengruppe beschreiben, fehlen. Eine Studie stellt den Verlauf aller im Zeitraum von 10 Jahren in einer Institution operierten Patienten mit großen thorakalen Bandscheibenvorfällen dar. Die Autoren zeigen, dass bei allen 17 Patienten mit minimalinvasiver Thorakotomie deutliche Verbesserungen der Symptome erreicht wurden (Roelz, 2016). Bei 76 % dieser Patienten waren die prolabierten Bandscheiben verkalkt. Die Operationsrate aufgrund thorakaler Myelopathie betrug in Japan 5,1 pro eine Million Menschen pro Jahr. Das entspricht 9 % der Operationen aufgrund einer zervikalen Myelopathie im gleichen Zeitraum. 19 % der wegen thorakaler Myelopathie operierten Patienten hatten diese im Zusammenhang mit einem thorakalen Bandscheibenvorfall entwickelt (Sato, 1998). Der Anteil thorakaler Bandscheibenvorfälle an allen Bandscheibenvorfällen wird mit 0,2–5,0 %, die jährliche Inzidenz mit eins zu einer Million angegeben (Wilke, 2000). Bei 35 konsekutiven Patienten mit thorakalen Bandscheibenvorfällen waren die Höhen BWK 6/7 und BWK 7/8 am häufigsten betroffen. Wurzelkompressionssyndrome wurden bei 18 Patienten, eine Myelopathie bei 23 Patienten diagnostiziert (Levi, 1999). Wilke et al. (Wilke, 2000) gehen davon aus, dass 90 % der Patienten, bei denen ein thorakaler Bandscheibenvorfall diagnostiziert wird, Zeichen der Rückenmarkskompression aufweisen. Herniationen des Rückenmarks nach ventral durch Einrisse in der Dura mater und Querschnittlähmungen, z. B. aufgrund einer Unterbrechung der anterioren Spinalarterie (Reynolds, 2016), wurden im Zusammenhang mit thorakalen Bandscheibenvorfällen beschrieben. Die betroffenen Patienten zeigten meistens ein Brown-Séquard-Syndrom, ein typisches Muster neurologischer Defizite bei einseitiger Rückenmarkverletzung, charakterisiert durch ipsilaterale Schwäche und Verlust des Lageempfindens und kontralateralem Verlust von Schmerz- und Temperaturempfinden (Miyaguchi, 2001). Heckmann et al. (Heckmann, 2016) beschrieben den Fall einer Patientin, die nach mehreren Wochen mit Schmerzen, die vom Schulterblattbereich in den linken Arm ausstrahlten, ein akutes Horner-Syndrom entwickelte. Beim Horner-Syndrom treten durch den Ausfall eines Teils des Sympathikus a) Pupillenverengung, b) Herabhängen des Augenlids und c) eingesunkener Augapfel auf. Bei der betroffenen Patientin bildeten sich die Symptome nach der operativen Entfernung des Bandscheibenvorfalls zurück. Die unspezifische Schmerzsymptomatik, die häufig mit thorakalen Bandscheibenschäden einhergeht, kann zu Fehldiagnosen wie Ösophagitis, Nephritis, Pankreatitis, Ulzera des Magen-Darm-Trakts oder Lungen- und Herzerkrankung führen (Whitcomb, 1995; Pal, 1997; Wilke, 2000). Deshalb werden vermutlich zahlreiche Bandscheibenverletzungen der BWS nicht oder nur verzögert erkannt.

Aufgrund der anatomischen und mechanischen Ähnlichkeit zur LWS und HWS ist es sinnvoll, für die physiotherapeutische Diagnostik und Therapie von Bandscheibenschäden der BWS analog zur LWS und HWS vorzugehen.

▸ **Obere BWS.** Bei Bandscheibenschäden und Bandscheibenvorfällen der oberen BWS sind Fehlhaltungen zu beobachten, die denen der HWS verwandt sind. Radikuläre Symptome können in den Bereich des Schulterblatts und bei Affektion der Wurzel Th 1 auch in den Oberarm und die Achsel ausstrahlen (Morgan, 1998; Wilke, 2000). Der Nervendehnungstest der oberen Extremität (ULTT) kann positiv ausfallen. Therapiebewegungen, die für die Behandlung von Bandscheibenleiden der HWS genutzt werden, können so ausgeführt werden, dass sie sich bei Weiterführung der Bewegung über das Bewegungsausmaß der HWS hinaus auf die obere BWS auswirken.

▸ **Untere BWS.** Bei Bandscheibenschäden und Bandscheibenvorfällen der unteren BWS sind Fehlhaltungen zu beobachten, die denen der LWS verwandt sind. Radikuläre Symptome können in den Bereich der LWS und in den Beckenbereich ausstrahlen. Die Nervendehnungstests der unteren

Extremität (SLR, PKB) können positiv sein (Wilke, 2000; Tokuhashi, 2001). Therapiebewegungen, die für die Behandlung von Bandscheibenschäden der LWS genutzt werden, können so ausgeführt werden, dass sie sich auf die untere BWS auswirken.

Im Folgenden werden die Sichtbefunde und die diagnostischen Tests für Erkrankungen der BWS, die Beurteilungskriterien für die physiotherapeutische Diagnosestellung und der Therapieablauf bei der Diagnose eines Bandscheibenschadens beschrieben. Die allgemeinen Gesichtspunkte zur physiotherapeutischen Diagnostik und zum Ausfüllen der Befundbögen finden sich in Kap. 4. Dazu gehören die Angaben zur Person und die Anamnese auf der Seite a und der oberen Hälfte der Seite c der Befundbögen, das Körperbild auf Seite b der Befundbögen und die Dokumentation des Schmerzes und der Sensibilität auf Seite d der Befundbögen. Zum besseren Verständnis werden einige Informationen aus den Kapiteln 4 und 5 hier noch einmal wiedergegeben.

7.1 Befunderhebung BWS

7.1.1 Sichtbefund

Im Sichtbefund werden die Haltung im Stehen und Sitzen sowie der Gangablauf beurteilt.

► **Shift.** Ein Shift der BWS kann je nach dem Bereich, in dem eine Erkrankung vorliegt, entsprechend den Gesichtspunkten zur Beurteilung eines zervikalen oder lumbalen Shifts beobachtet werden. Eine seitliche Verschiebung des Schultergürtels gegenüber dem Becken kann nach dem freien Raum zwischen den herunterhängenden Armen und dem Rumpf und Becken sowie dem Abstand der Hände vom Oberschenkel beurteilt werden. Ein hoch thorakaler Shift ist durch eine seitliche Verschiebung des Kopfes gegenüber dem Schultergürtel gekennzeichnet. Als Referenzpunkte zur Beurteilung, ob ein Shift vorhanden ist, können das Kinn und das Sternum genutzt werden.

► **Brustkyphose.** Typisch für Patienten mit Bandscheibenschäden ist eine Entlordosierung des betroffenen Wirbelsäulenabschnittes. Im Bereich der BWS entspricht ohnehin eine Kyphose der natürlichen Krümmung der Wirbelsäule. Deshalb ist schwer zu beurteilen, ob die Brustkyphose des Patienten ausgeprägter ist als vor Beginn seiner aktuellen Beschwerden.

► **Gehen.** Veränderungen des Gangbilds entstehen am ehesten infolge einer zentralen Paraparese der Beine im Sinne einer drohenden Querschnittlähmung bei Kompression des Rückenmarks (Levi, 1999; Wilke, 2000; Miyaguchi, 2001). Es ist auch zu beobachten, dass der Patient auffällig vorsichtig geht, um Bewegung und Erschütterung der BWS, die sehr schmerzhaft sein können, zu vermeiden.

7.1.2 Diagnostische Tests

Die diagnostischen Tests enthalten Muskelfunktionstests, Nervendehnungstests und die Testbewegungen der Wirbelsäule. Auffälligkeiten des motorischen Systems müssen vor allem im Bereich der Beine gesucht werden, weil diese aufgrund einer Rückenmarkkompression entstehen und in der Regel eine Operation erforderlich machen.

Muskelfunktionstests

Hier können keine Kennmuskeln getestet werden, sondern bei anamnestischen oder sichtbaren Hinweisen auf eine Muskelschwäche werden die auffälligen Muskeln oder Muskelgruppen getestet. Die Parese der von einer einzelnen thorakalen Wurzel versorgten Muskulatur verursacht keine klinisch fassbare Störung der Atmung.

Nervendehnungstests

Nervendehnungstests für die Nervenwurzeln des thorakalen Rückenmarks sind nur sehr eingeschränkt durchführbar. Die Wurzeln der oberen BWS (Th 1, 2) können mit dem Nervendehnungstest der oberen Extremität (ULTT, s. a. Kap. 8.1.2) unter Spannung gesetzt werden. Die Nervenwurzeln der unteren BWS (Th 10–12) können eventuell mit den Nervendehnungstests der unteren Extremität (PKB und SLR, s. a. Kap. 6.1.2) unter Spannung gebracht werden. Wenn Nervendehnungstests der Extremitäten genutzt werden, sollten sie immer auf beiden Seiten durchgeführt werden. Bei ausstrahlenden Schmerzen wird zuerst auf der nicht betroffenen Seite getestet. Ein kreuzender Schmerz, bei dem beim Testen auf der nicht betroffenen Seite der Schmerz auf der betroffenen Seite ausgelöst oder verstärkt wird, kann ein Hinweis auf einen Bandscheibenvorfall sein.

Die Nervenwurzeln der mittleren BWS können vermutlich nur mithilfe von Flexion der Wirbelsäule unter Spannung gesetzt werden (globaler

Wirbelsäulenbefund BWS **a**

Name: ____

Datum: ____

Aufnahmedaten

Therapeut: ____

Ärztliche Diagnose bei Anmeldung: ____

Geburtsdatum: ____

Beruf, alltägliche Aufgaben; Hobbys: ____

Haltung, Belastung: ____

Arbeitsunfähig seit: ____

Auslösender Faktor für die aktuelle Episode: ____

Dauer der aktuellen Episode: ____

Entwicklung: besser /gleich /schlechter (Zutreffendes bitte unterstreichen)

Bisherige Therapie der aktuellen Episode: Physiotherapie/Fango/Massage/ Osteopathie/Chiropraxis/Injektionen/ Medikamente/Akupunktur/andere (Zutreffendes bitte unterstreichen)

Medikamente: Muskelrelaxanzien/NSAR/Steroide/Opiate seit: ____
(Zutreffendes bitte unterstreichen)

Vorgeschichte: ____

Physiotherapeutische Diagnose: ____

Begründung für die Diagnosestellung: ____

Wirbelsäulenbefund BWS **b**

Name: ____

Datum: ____

Körperbild

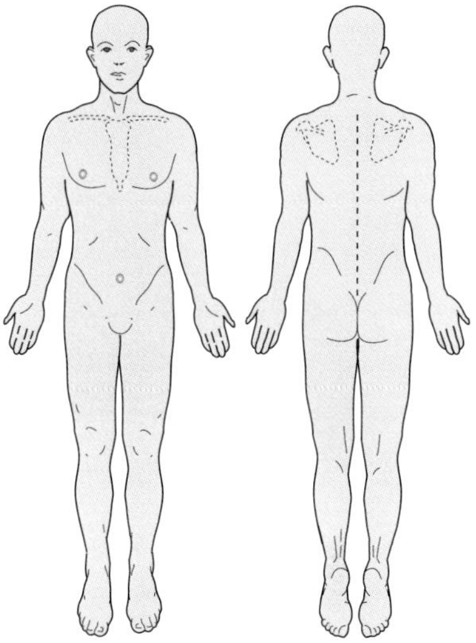

Markierung: ///// Schmerz :::: Sensibilitätsstörungen
Alternativ werden Schmerzen rot und Sensibilitätsstörungen blau markiert.

Wirbelsäulenbefund BWS **c**

Name: ____

Datum: ____

Besser: nachts/morgens/tagsüber/abends/Ruhe/Bewegung Beugen/Strecken/Sitzen/Liegen/Stehen/Gehen (Zutreffendes bitte unterstreichen)

Schlechter: nachts/morgens/tagsüber/abends/Ruhe/Bewegung Beugen/Strecken/Sitzen/Liegen/Stehen/Gehen (Zutreffendes bitte unterstreichen)

Schlafposition: ____

Husten/Niesen/Pressen

Trauma: ____

Operation: ____

Erkrankungen, momentanes Wohlbefinden:

Ungewollter Gewichtsverlust: ja/nein (____ kg in ____ Wochen)

Reaktion auf wiederholte Bewegungen der Wirbelsäule

Ausgangssituation: ____

NT, ZE, EL, PR, PE, KE, ↑, ↓ BB, BS, BNB, BNS

Bewegung	Schmerz während Bewegung	Schmerz nach Bewegung
Bauchlage		
1 × Extension im Liegen		
5 – 10 × Extension im Liegen		
1 × Rotation im Liegen Knie re		
5 – 10 × Rotation Knie re		
1 × Rotation im Liegen Knie li		
5 – 10 × Rotation Knie li		
1 × Flexion im Liegen		
5 – 10 × Flexion im Liegen		
1 × Extension im Stehen		
5 – 10 × Extension im Stehen		
1 × Flexion im Stehen		
5 – 10 × Flexion im Stehen		
Andere:		

Legende:
- NT = nicht getestet
- ZE = zentralisiert
- EL = eliminiert
- PR = produziert
- PE = peripheralisiert
- KE = kein Effekt
- ↑ = Schmerz nimmt zu
- ↓ = Schmerz nimmt ab
- BB = bleibt besser
- BS = bleibt schlechter
- BNB = bleibt nicht besser
- BNS = bleibt nicht schlechter

Wirbelsäulenbefund BWS **d**

Name: ____

Datum: ____

Shift: re li Hinken: ja nein

Kyphose: normal/akzentuiert/reduziert Gehstrecke:

Schmerzen: Bereich, Aktivität und Intensität eintragen

Basis vor PT 0 1 2 3 4 5 6 7 8 9 10 nach PT 0 1 2 3 4 5 6 7 8 9 10

0 1 2 3 4 5 6 7 8 9 10 0 1 2 3 4 5 6 7 8 9 10

maximal minimal 24 Stunden/ letzte Woche

Sensibilitätsstörungen

Bereich: ____

Charakter: ____ besser/gleich/schlechter

Auffälligkeiten im motorischen System

Nervendehnungszeichen

Slump Knieextension re	Slump Knieextension links:
PKB rechts	PKB links
ULTT rechts	ULTT links

Beweglichkeit

Flexion	Extension:	Rotation:	Shift/Translation:
Finger-Boden-Abstand		Knie re Knie li	re re

Abb. 7.1 a–d Befundbogen für die Brustwirbelsäule.

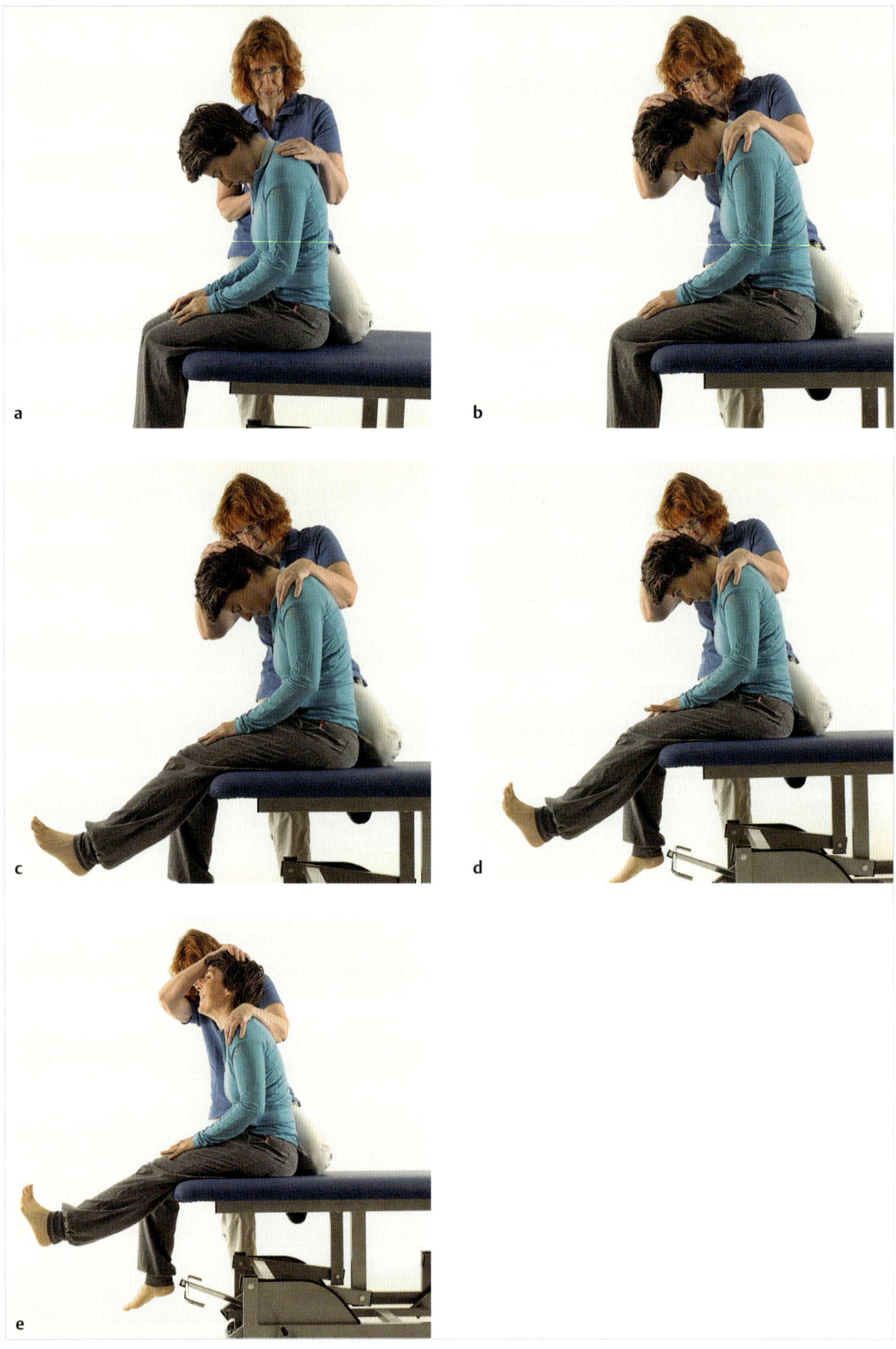
a
b
c
d
e

◄ **Abb. 7.2** Globaler Nervendehnungstest, Slump.
a Slump – Beugung der BWS.
b Slump – zusätzliche Beugung der HWS.
c Slump – zusätzliche Knieextension.
d Slump – zusätzliche Dorsalextension = maximale Spannung auf dem Nervensystem.
e Extension der HWS = Reduktion der Spannung auf dem Nervensystem.

Nervendehnungstest, Slump). Diese Bewegung ist bei dem Verdacht auf einen Bandscheibenschaden oder bei einem neuroradiologisch nachgewiesenen Bandscheibenvorfall aber nicht empfehlenswert, da sie die Verlagerung des Nucleus pulposus in Richtung des Rückenmarks verstärken könnte. In diesem Fall muss auf Informationen aus Nervendehnungstests verzichtet werden.

► **Globaler Nervendehnungstest (Slump-Test, Zusammensinken).** Dieser Nervendehnungstest übt Spannung auf viele neurale Strukturen aus: Meningen, Rückenmark, Nervenwurzeln, Plexus sacralis und N. ischiadicus und die aus ihm hervorgehenden peripheren Nerven. Der Nervendehnungsschmerz kann im Bereich der Wirbelsäule und im gesamten Versorgungsgebiet der oben aufgeführten Nervenwurzeln und Nerven verspürt werden.

► **Durchführung**

- Patient sitzt an der Bankkante ohne Bodenkontakt der Füße,
- Hände hinter den Rücken oder locker auf die Oberschenkel abgelegt,
- Kreuzbein senkrecht,
- Therapeut fixiert diese Kreuzbeinstellung mithilfe seines Knies.

a)

- Der Patient sinkt nach vorne zusammen (Flexion der Wirbelsäule, nicht der Hüftgelenke).
- Der Therapeut verstärkt die Flexion der Wirbelsäule, indem er mit seinem Unterarm und seiner Hand Druck auf Schulter und BWS des Patienten ausübt.

b)

- Der Patient beugt die HWS.
- Der Therapeut fixiert diese Beugung.

c)/d)

- Der Patient streckt ein Kniegelenk.
- Als Steigerung zieht der Patient zusätzlich den Fußrücken hoch (Dorsalextension im Sprunggelenk).
- In dieser Position wird maximale Spannung auf das Nervensystem ausgeübt.

e)

- Entspannung des Nervensystems über passive Nackenextension.
- Alternativ kann auch Plantarflexion im Sprunggelenk oder Knieflexion zur Entspannung des Nervensystems genutzt werden.

► **Beobachtungen und Kriterien zum Anhalten der Testbewegung**

- Ausweichbewegungen: Beckenkippung, Schub der Wirbelsäule nach dorsal,
- Widerstand: elastisches Bewegungsende,
- Widerstand durch reflektorische Muskelspannung: plötzlich spürbares Bewegungsende, ruckhafte Anspannung der Nackenstrecker,
- reduziertes Bewegungsausmaß der Kniestreckung und der Dorsalextension.

Der Test wird als positiv gewertet, wenn

- die dem Patienten bekannten Symptome reproduziert oder verstärkt werden,
- eine deutliche Haltungsantwort sichtbar ist, z. B. Extension im Nacken,
- eine deutliche Seitendifferenz des Bewegungsausmaßes der Knieextension besteht, bei der Schmerz provoziert wird.

Zur Differenzierung zwischen einem Nervendehnungsschmerz und Schmerzen anderer Ursache wird die Spannung an einer vom Schmerzbereich weit entfernten Stelle reduziert, z. B. bei Schmerz in der unteren BWS-Extension in der HWS oder Plantarflexion im Fuß. Lässt der Schmerz nach, war er vermutlich durch Spannung im Nervensystem verursacht. Bleibt er unverändert, ist die Schmerzursache eher in einer anderen Struktur zu suchen.

Test- und Therapiebewegungen der Wirbelsäule

Bei Schmerzsyndromen der oberen BWS sind die Tests im Sitzen oder Stehen günstiger als im Liegen, entsprechend den Tests der HWS. Bei Schmerzsyndromen der mittleren und unteren BWS werden die Tests im Liegen durchgeführt, entsprechend den Tests der LWS. Die Testbewegungen sollen für den betroffenen Wirbelsäulenabschnitt passive Bewegungen sein. Dies ist bei den Tests für die BWS nur bedingt möglich, da die Muskulatur, die die Bewegungen ausführt, zum Teil an der BWS und an den Rippen ansetzt.

Mithilfe der Testbewegungen werden die Beweglichkeit der BWS und der Einfluss von wiederholten Bewegungen der Wirbelsäule bis zum Bewegungsende auf die Symptome, vor allen Dingen auf den Schmerz untersucht.

▶ **Beurteilung der Beweglichkeit.** Die Beweglichkeit der BWS wird im Rahmen der ersten Therapieeinheit für die getesteten Bewegungen häufig nur in Extension getestet und dokumentiert. Die Beweglichkeit in andere Richtungen, wie z. B. die Rotation, wird im Rahmen der Therapie registriert, sobald von der jeweiligen Bewegung eine schmerzlindernde Wirkung erwartet wird. Die translatorische Beweglichkeit des Schultergürtels bezüglich des Beckens wird getestet, wenn der Patient in seiner spontanen Haltung einen Shift aufweist oder wenn therapieresistente asymmetrische Schmerzen bestehen. Nach dem Abklingen akuter Schmerzen wird die Beweglichkeit in alle Richtungen getestet und ggf. behandelt.

Die Beurteilung der Beweglichkeit der BWS ist durch ihre relative Steifheit im Vergleich zu LWS und HWS besonders schwierig. Deutliche Abweichungen von dem allgemein üblichen Bewegungsausmaß können dennoch beschrieben werden. Entscheidend für die Diagnostik und die Therapie in der akuten Phase ist die Beobachtung, ob eine Bewegungseinschränkung besteht und ob sich die Beweglichkeit während der Übungen und in Korrelation zum Schmerz ändert.

▶ **Wiederholte Testbewegungen.** Da die Extension des betroffenen Wirbelsäulenabschnittes bei einem Bandscheibenschaden in der Regel eine günstige Bewegung ist, wird diese zuerst getestet. Bei einer asymmetrischen Symptomatik mit Shift oder einseitigem Rückenschmerz führen häufig asymmetrische Testbewegungen zur Zentralisierung und Reduktion von Schmerzen. Deshalb werden bei fehlender Zentralisierung durch symmetrische Extension der BWS als nächster Schritt einseitige Rotation oder Shift-Korrektur im Stehen getestet. Die Vorstellung, durch die Bewegungen Druck auf den verletzten Bereich des Anulus fibrosus auszuüben, um die verlagerte Gallertmasse nach medial oder ventral zu verdrängen, wird als Arbeitshypothese genutzt. Erst wenn alle anderen Testbewegungen keine Zentralisierung oder Reduktion der Schmerzen bewirken, wird die Flexion getestet.

Tempo und Rhythmus der Bewegungen sind langsam, aber flüssig. Der Patient sollte jederzeit in der Lage sein, die Bewegung zu stoppen. Es wird kein Schwung eingesetzt. Die Bewegungen sollen mit dem größtmöglichen Bewegungsausmaß ausgeführt werden. Wenn der Patient eine Bewegung stoppt, werden die Gründe dafür erfragt. Mögliche Gründe sind Schmerz, Angst vor Schmerz oder Bewegungseinschränkung.

Die Intensität der Testbewegungen wird immer dann gesteigert, wenn eine bestimmte Bewegung einen zentralisierenden und reduzierenden Effekt hat, sich der Schmerz aber noch nicht komplett zurückgebildet hat. Die Anzahl der Wiederholungen liegt zwischen 3 und 10. Wenn der Schmerz durch die Bewegungstests verstärkt wird oder peripheralisiert und nach den Bewegungen in dieser Form verändert bleibt, bei Anzeichen von vegetativen Störungen oder Störungen im Bereich der Beine, wird höchstens 3-mal getestet. Wenn der Schmerz während der Bewegungen verstärkt wird oder peripheralisiert und nach den Bewegungen wieder auf sein ursprüngliches Niveau und die ursprüngliche Lokalisation zurückgeht, kann bis zu 10-mal getestet werden. Wenn der Schmerz zurückgeht oder zentralisiert, wird 10-mal getestet.

Vor, während und nach den Testbewegungen wird der Patient gefragt, wo und in welcher Intensität auf der numerischen Analogskala er Schmerzen wahrnimmt und ob sich durch die Bewegungen etwas an diesen Wahrnehmungen ändert. Der Therapeut fragt sachlich: „Ändert sich Ihr Schmerz oder bleibt er gleich?“, „Wo tut es jetzt weh?,“ „Wie stark ist Ihr Schmerz jetzt?“ Suggestive Fragen („Wird es jetzt besser?“) müssen vermieden werden.

Nahezu alle Patienten sind gut in der Lage, die Schmerzintensität einer Zahl zwischen 0 (kein Schmerz) und 10 (größter vorstellbarer Schmerz) zuzuordnen. Der Therapeut sollte darauf bestehen, dass der Patient sich konkret zur Veränderung seiner Schmerzen äußert. Angaben wie „Jetzt ist es schlimmer als vorher“ vermitteln keine für die weitere Therapieplanung nützliche Information. Wenn beispielsweise der Rückenschmerz zugenommen, aber der in den Bereich der Rippen ausstrahlende Schmerz abgenommen oder sich zurückgebildet hat, mag dies für den Patienten unangenehmer sein, ist aber als Verbesserung der Symptomatik zu interpretieren. Dies sollte dem Patienten erklärt werden. In aller Regel kann der Patient eine Zunahme von zentralen Schmerzen gut tolerieren, wenn ihm der positive Aspekt der Zentralisierung deutlich gemacht wurde.

Zusätzlich zum Schmerz wird bei jeder Testbewegung die Veränderung der Beweglichkeit der Wirbelsäule beurteilt und dokumentiert.

Instruktion für den Patienten

- Führen Sie die Bewegung kontrolliert und langsam aus.
- Bewegen Sie so weit wie möglich.
- Sagen Sie mir, wie sich die Stärke und der Bereich Ihres Schmerzes verhalten.
- Stoppen Sie die Bewegung, wenn der Schmerz weiter ausstrahlt.

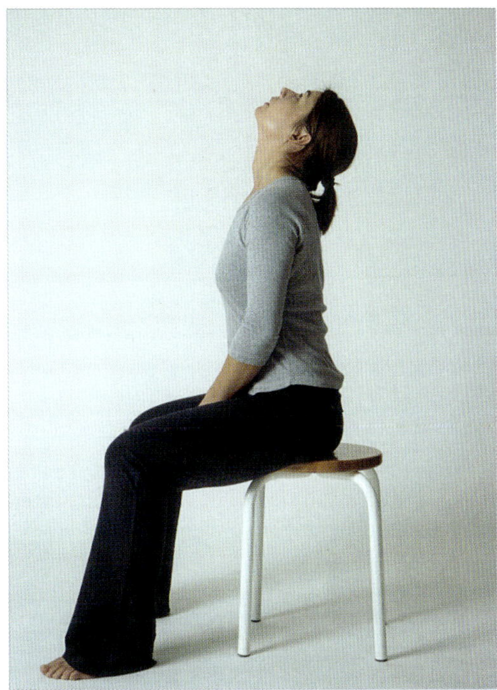

Abb. 7.3 Extension der HWS.

▶ **Test der Extension**

▶ **Extension im Sitzen (s. a. Kap. 8)**

- Sitz,
- Kopf nach hinten bewegen, während das Kinn etwa parallel zum Boden positioniert wird,
- Hinterkopf im großen Bogen rückenwärts bewegen, HWS strecken (▶ Abb. 7.3),
- die Bewegung so weiterführen, dass die obere BWS ebenfalls gestreckt wird,
- in die Ausgangsposition zurückbewegen,
- wiederholen.

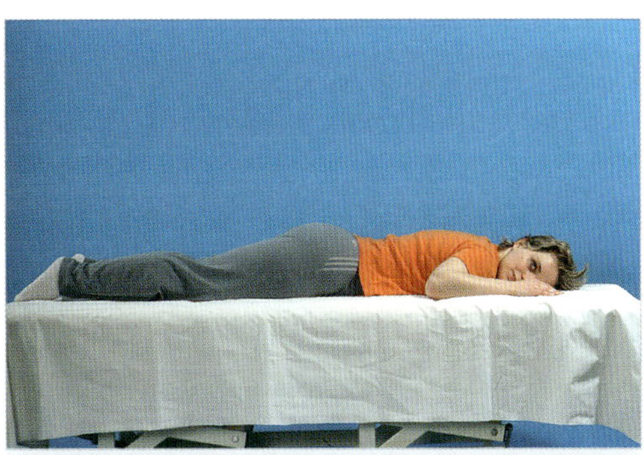

Abb. 7.4 Bauchlage.

▶ **Bauchlage**

- Entspannt auf den Bauch legen,
- ruhig atmen.

▶ **Handstütz, Extension im Liegen**

- Hände vor dem Kopf positionieren (je weiter vorne die Hände abgestützt werden, desto weiter kanial in der BWS wirkt die Extension, je weiter die Hände Richtung Schultern positioniert werden, desto weiter kaudal in der BWS wirkt die Extension),
- Ellenbogen strecken,
- so weit wie möglich hochstützen,
- ablegen – locker lassen,
- wiederholen,
- den Rücken so weit wie möglich nach hinten strecken,
- wieder aufrichten,
- wiederholen.

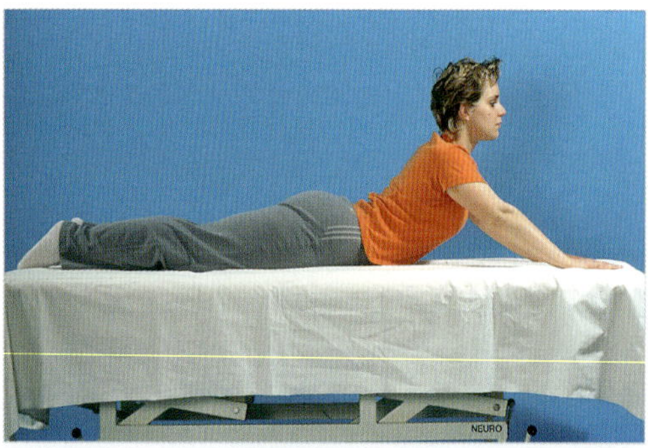

Abb. 7.5 Extension mittlere und untere BWS in Bauchlage.

► **Extension im Stehen.** Hände am Rücken in Höhe der BWS so abstützen, dass die Fingerspitzen zur Wirbelsäule und die Daumen zur Seite zeigen.

► **Asymmetrische Tests**

► **Rotation im Liegen, brustwirbelsäulenbetont**

- Seitenlage,
- Hand des oben liegenden Arms auf den Rippen ablegen,
- Oberkörper und Kopf nach dorsal drehen,
- wieder zur Mitte kommen,
- wiederholen.

Seitliche Verschiebung des Beckens im Stehen (Shift-Korrektur s. a. ▸ Abb. 6.11)

- Stand,
- seitlich mit etwa 2 Fußbreit Abstand neben eine Wand stellen,
- Füße direkt nebeneinander.
- Bei Beschwerden im Bereich der unteren BWS: Die Schulter und den Oberarm auf der Seite, zu der der Schultergürtel gegenüber dem Becken verschoben ist, an die Wand anlehnen. Ellenbogen auf dieser Seite beugen.
- Bei Beschwerden im Bereich der mittleren BWS: Den Arm auf der Seite, zu der der Schultergürtel gegenüber dem Becken verschoben ist, mit 90° Elevation (Flexion) an die Wand anlehnen.
- Das Becken zur Wand sinken lassen,
- zur Mitte zurückbewegen,
- wiederholen.

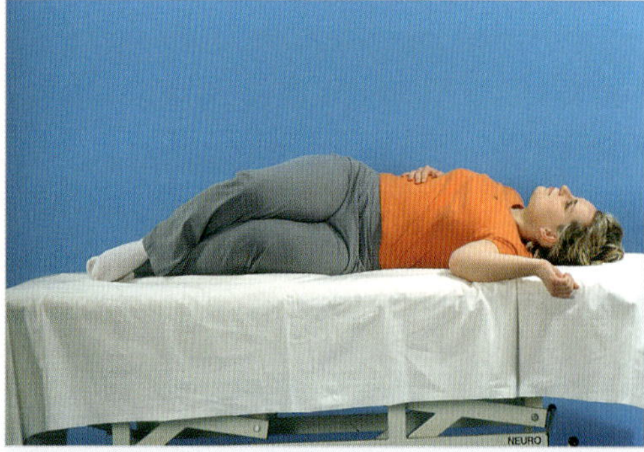

Abb. 7.6 Rotation der BWS in Seitenlage.

Steigerung a)

- Je weiter die Füße von der Wand entfernt sind, desto intensiver ist die Wirkung.

Steigerung b)

- Die Hand, die nicht der Wand zugewandt ist, am Rücken abstützen,
- Wirbelsäule so weit wie möglich strecken.

► **Test der Flexion.** In seltenen Fällen führt die Flexion in den ersten Therapieeinheiten zur Zentralisierung und Reduktion von Schmerzen bei Patienten mit Bandscheibenschäden. Außerdem ist sie in Zweifelsfällen als Differenzierungstest und als Therapiebewegung bei anderen Wirbelsäulenleiden (s. a. Kap. 10) nützlich. Deshalb soll diese

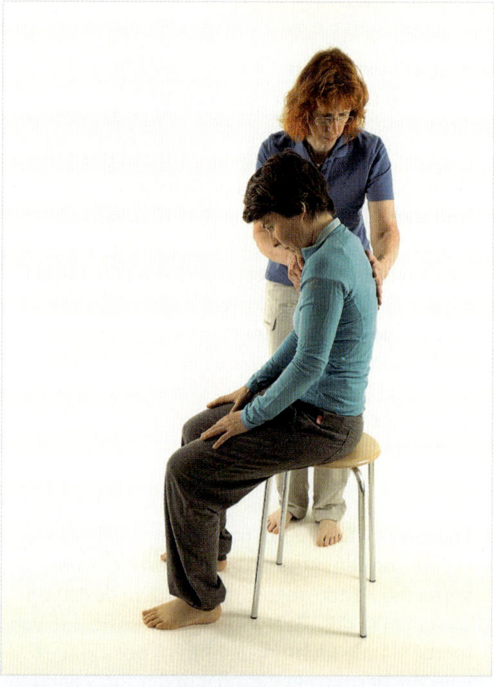

Abb. 7.7 Test der Flexion im Sitzen.

Übung nicht unerwähnt bleiben. Wenn die Flexion als nützliche Therapiebewegung identifiziert wurde, sollten beim Bandscheibenschaden die Bauchlage und die weiteren Progressionsstufen der symmetrischen Extension täglich überprüft werden. Sobald die Rotation oder die Extension der BWS ohne Zunahme und Peripheralisierung der Schmerzen möglich sind, sollte die Rotation oder die Extension geübt und die Flexion unterlassen werden.

▸ **Flexion im Sitzen**
- Sitz,
- zusammensinken,
- wieder aufrichten,
- wiederholen.

Ggf. führt der Therapeut die Bewegung.

7.2 Herleiten der Diagnose

Die grundlegenden Aspekte zum Herleiten einer Diagnose wurden in Kap. 4 erläutert. Alle Befunde aus der Anamnese, dem Sichtbefund und den diagnostischen Tests werden berücksichtigt. Die Diagnose ist als Verdachtsdiagnose und Arbeitshypothese zu verstehen. Eventuell führt sie dazu, durch Rücksprache mit dem behandelnden Arzt weitere diagnostische oder therapeutische Maßnahmen einzuleiten.

Zusammenfassung

Typische Befunde bei der Diagnose Bandscheibenschaden der BWS

Angaben in der Anamnese

Alter: 20–55 Jahre

Charakter der Beschwerden: Schmerzen im Bereich der BWS; Schmerzen im Bereich der BWS in Kombination mit dermatombezogenen ausstrahlenden Schmerzen; dermatombezogene ausstrahlende Schmerzen ohne Schmerzen im Bereich der BWS; dermatombezogene Sensibilitätsstörungen; Paresen sind selten und nur im Zusammenhang mit Rückenmarkkompression als Querschnittlähmung identifizierbar.

- Dauer der Beschwerden: kann lang oder kurz sein (akut – chronisch),
- plötzliches Auftreten,
- Auslöser Beugung,
- Veränderung bei Bewegung,
- konstant oder intermittierend,
- Sichtbefund,
- Deformierung in Kyphose/Shift,
- Bewegungshemmung in Extension und Flexion,
- Verhalten der Symptome auf wiederholte Bewegungen der Wirbelsäule,
- schnelle Veränderung während der Bewegungen,
- Anhalten der Veränderung nach den Bewegungen,
- Zentralisierung/Peripheralisierung des Schmerzes,
- Verbesserung der Beweglichkeit bei Verbesserung des Schmerzes und umgekehrt,
- Nervendehnungszeichen besser/schlechter,
- Sensibilität und Kraft ändern sich von Tag zu Tag, meist nicht innerhalb einer Therapieeinheit.

Differenzialdiagnosen, wie z. B. mechanische Störungen in der Beweglichkeit der Rippen, bedürfen spezieller differenzierender Tests, die hier nicht näher erläutert werden. Für nähere Informationen zu den differenzierenden Tests wird auf die Literatur zur manuellen Diagnostik und Therapie, z. B. das Maitland-Konzept, verwiesen (Maitland, 2000).

Mit Bandscheibenschäden häufig kombinierte Störungen wie spinale und foraminale Engen, Facettenreizung, Instabilität der Wirbelsäule und entzündete oder fibrosierte Nervenwurzeln verursachen ebenfalls gewisse stereotype Schmerzreaktionen (s. a. Kap. 10). Im Bereich der BWS könnte die natürliche Kyphose und die damit verbundene Unbeweglichkeit in Extension ein besonderes Problem bei der mechanischen Therapie von Bandscheibenschäden darstellen.

Wenn die Ergebnisse der diagnostischen Tests auf einen Bandscheibenvorfall als Ursache der Beschwerden hinweisen, wird beurteilt, ob die Symptome voraussichtlich reduzierbar sind. Wenn der Schmerz zentralisiert, kann die Aussicht auf Erfolg der konservativen Therapie vermutlich auch bei Bandscheibenschäden der BWS als hoch eingeschätzt werden. Umfangreiche Daten zu dieser Hypothese fehlen allerdings.

In manchen Fällen wird während der diagnostischen Tests keine Bewegung gefunden, die den Schmerz zentralisiert oder reduziert, sondern im Gegenteil peripheralisiert und verstärkt jede Bewegung den Schmerz. Bei einem solchen Schmerzverhalten ist die Aussicht auf Erfolg der konservativen Therapie zunächst als kritisch zu bewerten. Dennoch ist es sinnvoll, eine Operation als Alternative zu einer konservativen Therapie bei reinen Schmerzsyndromen erst nach 5 Therapieeinheiten zu diskutieren. Häufig ändert sich die Einschätzung, ob das Problem reduzierbar ist oder nicht, im Verlauf der Behandlung. Bei Bandscheibenvorfällen der BWS ist zudem eine Operation mit höheren Risiken verbunden als bei Bandscheibenvorfällen der LWS. Wenn im Rahmen der physiotherapeutischen Diagnostik Symptome und Zeichen bemerkt werden, die eine sofortige Operation notwendig machen können, etwa Blasen- und Mastdarmstörungen, plötzlich aufgetretene Paraplegie oder hochgradige Paraparese oder unerträgliche Schmerzen, sollte umgehend Kontakt mit den behandelnden Ärzten aufgenommen werden.

7.3 Therapieablauf bei der Diagnose Bandscheibenschaden

Die Bewältigung des Wegs bis zur Physiotherapiepraxis ist für Patienten mit thorakalen Bandscheibenvorfällen je nach Höhe der Schädigung unterschiedlich schwierig. Wenn sich die Symptome beim Stehen und Gehen nicht verschlechtern, kann der Patient zu Fuß oder mit öffentlichen Verkehrsmitteln in eine Physiotherapiepraxis gelangen. Bei einer Schmerzzunahme beim Stehen, Gehen und Sitzen wird der Patient weder zu Fuß noch mit öffentlichen Verkehrsmitteln noch mit dem eigenen Auto unbeschadet in eine Physiotherapiepraxis gelangen. In solchen Fällen sind ein Hausbesuch oder eine stationäre Behandlung sinnvoll. Bei einem neuroradiologisch gesicherten Bandscheibenvorfall mit radikulären, in den Bereich der Rippen oder einen Arm ausstrahlenden Schmerzen ist die konservative Therapie im Rahmen einer kurzen stationären Behandlung zu erwägen. So kann sichergestellt werden, dass sich der Patient angemessen bewegt, entlastet und die stündlichen Übungseinheiten einhalten kann.

Aus den Bewegungstests ergibt sich in aller Regel zunächst eine Bewegung, die die Symptome verbessert. Diese Bewegung soll der Patient selbstständig, jede Stunde, in der Regel 10-mal in direkter Folge, mit dem größten ihm möglichen Bewegungsausmaß wiederholen.

▸ **Zusammenfassung des Verlaufes bei einem reduzierbaren Bandscheibenproblem**

1. Innerhalb der ersten 5 Tage bestehen akute Schmerzen mit schnellen Veränderungen; der Schmerz zentralisiert bei Bewegungen der Wirbelsäule und bleibt nach den Bewegungen besser; Wohlbefinden, Schmerzintensität, maximale Schmerzausstrahlung, Schmerzdauer pro Tag, Gehstrecke und maximale Schmerzausstrahlung bessern sich.
2. In der 2. – 3. Woche sollten die Medikamente abgesetzt werden; die Verbesserungen des Wohlbefindens sowie der Zeichen und Symptome stabilisieren sich mit verminderten bis verschwundenen Schmerzen ohne schnelle Verschlechterung bei Belastung.
3. Innerhalb von 3–6 Wochen wird die Wiederherstellung der ursprünglichen Belastbarkeit und der Arbeitsfähigkeit bei normaler psychosozialer Integration angestrebt.
4. Nach 6 Wochen sollte der Alltag, der einige vorbeugende Übungen enthält, bei normaler Belastbarkeit und stabiler psychosozialer Integration, wiederhergestellt sein.

7.3.1 Bewegungen der Wirbelsäule

Die Bewegungen der BWS, die der Patient selbstständig als Eigentraining übt, entsprechen den oben beschriebenen Testbewegungen. Die Reihenfolge, in der die Bewegungen vom Patienten geübt werden, kann von der Reihenfolge abweichen, in der getestet wird. So führen häufig am Anfang der Behandlung asymmetrische Bewegungen zur Zentralisierung und Reduktion der Schmerzen, während die symmetrische Extension der BWS erst nach mehreren Tagen zur weiteren Reduktion und Eliminierung des Schmerzes geübt wird. Im Folgenden wird die bei Patienten mit thorakalen Bandscheibenvorfällen mit radikulären einseitigen Schmerzen vermutlich am häufigsten sinnvolle Reihenfolge von Therapiebewegungen dargestellt. Bei Bandscheibenvorfällen der unteren BWS entspricht der Therapieablauf in etwa dem Vorgehen bei lumbalen Bandscheibenvorfällen (s. a. Kap. 6). Bei Bandscheibenvorfällen der oberen BWS entspricht der Therapieablauf in etwa dem Vorgehen bei zervikalen Bandscheibenvorfällen (s. a. Kap. 8).

▶ **Asymmetrische Bewegungen**

▶ **Rotation in Seitenlage**

- Seitenlage,
- Hand des oben liegenden Arms auf den Rippen ablegen,
- Oberkörper und Kopf nach dorsal drehen,
- wieder zur Mitte kommen,
- 10-mal wiederholen.

Steigerung

- Seitenlage,
- Hand des oben liegenden Arms hinter den Kopf,
- Hand des unten liegenden Arms fixiert die Beine,
- Oberkörper und Kopf nach dorsal drehen,
- Ellenbogen des oberen Arms möglichst weit nach dorsal bewegen,
- wieder zur Mitte kommen,
- 10-mal wiederholen.

▶ **Seitliche Verschiebung des Beckens im Stehen (Shift-Korrektur)**

- Stand,
- seitlich mit etwa 2 Fußbreit Abstand neben eine Wand stellen,
- Füße direkt nebeneinander.
- Bei Beschwerden im Bereich der unteren BWS: Die Schulter und den Oberarm auf der Seite, zu der der Schultergürtel gegenüber dem Becken verschoben ist, an die Wand anlehnen. Ellenbogen auf dieser Seite beugen.
- Bei Beschwerden im Bereich der mittleren BWS: Den Arm auf der Seite, zu der der Schultergürtel gegenüber dem Becken verschoben ist, mit 90° Elevation (Flexion) an die Wand anlehnen,
- das Becken zur Wand sinken lassen,
- zur Mitte zurückbewegen,
- 10-mal wiederholen.

Steigerung a)

- Je weiter die Füße von der Wand entfernt sind, desto intensiver ist die Wirkung.

Steigerung b)

- Die Hand, die nicht der Wand zugewandt ist, am Rücken in der Höhe der Beschwerden abstützen,
- Wirbelsäule so weit wie möglich strecken.

▶ **Symmetrische Extension im Sitzen (besonders für die obere BWS)**

▶ **Retraktion und Extension**

- Sitz,
- Kopf nach hinten bewegen, während das Kinn etwa parallel zum Boden positioniert wird,
- Hinterkopf im großen Bogen so rückenwärts bewegen, dass das Gesicht in Richtung Decke zeigt und die BWS gestreckt wird,
- in die Ausgangsposition zurückbewegen,
- 10-mal wiederholen.

▶ **Symmetrische Extension im Liegen (besonders für die mittlere und untere BWS)**

▶ **Bauchlage**

- Entspannt auf den Bauch legen,
- ruhig atmen.

▶ **Hochstützen, Extension im Liegen**

- Hände so vor dem Körper abstützen, dass die Extension besonders in dem betroffenen BWS-Abschnitt wirkt,
- Ellenbogen langsam strecken,
- Rücken- und Gesäßmuskulatur locker lassen,
- so weit wie möglich hochstützen,
- ablegen – locker lassen,
- 10-mal wiederholen.

In seltenen Fällen führt die Flexion in den ersten Therapieeinheiten zur Zentralisierung und Reduktion von Schmerzen bei Patienten mit Bandscheibenschäden. Außerdem ist sie in Zweifelsfällen als Differenzierungstest und als Therapiebewegung bei anderen Wirbelsäulenleiden (s. a. Kap. 10) nützlich. Wenn die Flexion als nützliche Therapiebewegung identifiziert wurde, sollten beim Bandscheibenschaden in der BWS die Rotation in Seitenlage, die Bauchlage und die weiteren Progressionsstufen der symmetrischen Extension täglich überprüft werden. Sobald die Rotation oder die Bauchlage ohne Zunahme und Peripheralisierung der Schmerzen möglich sind, sollten die Rotation oder die Extension im Liegen geübt und die Flexion unterlassen werden.

▶ **Flexion**

▶ **Flexion im Sitzen**

- Sitzen,
- BWS beugen, „zusammensinken“,
- wieder in die Ausgangsposition zurückkehren, so aufrecht wie möglich,
- 10-mal wiederholen.

Nach der Übung der Flexion sollen die Schmerzen in flacher Rückenlage und beim Gehen reduziert oder zentralisiert bleiben. Wenn das nicht der Fall ist, sollte die Flexion nicht geübt werden.

▸ **Passive Bewegungen der BWS.** In seltenen Fällen erscheinen passive Bewegungen der Wirbelsäule als Ergänzung zu den Eigenübungen sinnvoll (s. Kap. 6.3.2).

7.3.2 Bewegungen zur Mobilisation des Nervensystems

Zur Mobilisation des Nervensystems wird während der Physiotherapie der Effekt von passiven und aktiven Bewegungen getestet. Bei Bandscheibenschäden der oberen BWS werden zunächst Bewegungen der Arme und bei denen der unteren BWS Bewegungen der Beine durchgeführt. Bei Bandscheibenschäden der mittleren BWS wird der Effekt von Arm- und Beinbewegungen auf die Symptome getestet. Bewegungen der BWS in Flexion, die ebenfalls einen mobilisierenden Effekt auf die Nervenwurzeln der BWS ausüben, werden in der akuten Phase wegen der Gefahr der Verlagerung von Bandscheibengewebe in Richtung Rückenmark nicht durchgeführt. Wenn die passiven Bewegungen der Extremitäten eine symptomreduzierende Wirkung erzielen und sich nach der Therapie ein größeres Bewegungsausmaß bei dem Nervendehnungstest zeigt als vorher, werden sie wiederholt durchgeführt, und der Patient wird zu entsprechendem Eigentraining angeleitet.

Der Patient wird aufgefordert, Veränderungen seiner Symptome, die durch die Therapie hervorgerufen werden, sofort mitzuteilen. Die Behandlungsmethode und die Behandlungsintensität richten sich nach der Art und der Irritierbarkeit (s. a. Kap. 4.5.2) der Symptome. In einer sehr irritierbaren Situation wird weit entfernt vom Auslöser der Symptome behandelt, z. B. mit Dorsalextension im Handgelenk bei hoch thorakalem Bandscheibenvorfall oder Dorsalextension im Sprunggelenk bei tief thorakalem Bandscheibenvorfall. Grundsätzlich wird zuerst die Extremität auf der nicht betroffenen Seite bewegt. Es sollten keine zusätzlichen Symptome ausgelöst werden. Sobald die Symptome nur noch bei intensiver Bewegung ausgelöst werden und schnell wieder verschwinden, können die Anzahl der Wiederholungen und die Stärke der Spannung gesteigert werden. Das kurzfristige Auslösen von Schmerzen am Ende der Bewegung wird dann toleriert. Alle durch die Therapie ausgelösten Symptome sollten sich nach dem Ende der therapeutischen Bewegungen rasch wieder zurückbilden.

Schmerzen, die durch Mobilisationstechniken an den Nerven ausgelöst werden, entstehen häufig erst mehrere Stunden nach den Übungen. Deshalb muss grundsätzlich vorsichtig begonnen werden, mit wenig Spannung. Bewegungen der Extremitäten werden flüssig und langsam ausgeführt, ohne im Schmerz zu verharren. Widerstand, Ausweichbewegungen und reflektorische Muskelanspannung müssen berücksichtigt werden. Als Eigentraining kommen zunächst nur 3 Wiederholungen der therapeutischen Bewegungen 3-mal am Tag zum Einsatz.

▸ **Progressionsstufen der aktiven oder passiven Bewegungen.** Ziel der folgenden Übungen ist die Verbesserung von Schmerz und neurologischen Defiziten sowie der neuronalen Beweglichkeit, gemessen im ULTT (besonders für die obere BWS).

1.

- Sitz, Stand oder Rückenlage,
- Arme liegen neben dem Körper (Nullstellung),
- Dorsalextension des Handgelenks,
- Palmarflexion des Handgelenks,
- 3- bis 5-mal wiederholen.

2.

- Sitz, Stand oder Rückenlage,
- 90°-Abduktion des Oberarms,
- Ellenbogenextension und Palmarflexion im Handgelenk bei Neutralstellung des Unterarms,
- Ellenbogenflexion und Dorsalextension im Handgelenk bei Neutralstellung des Unterarms,
- 3- bis 10-mal wiederholen.

3.

- Sitz, Stand oder Rückenlage,
- 90°-Abduktion des Oberarms,
- Supination des Unterarms,
- Ellenbogenextension und Palmarflexion im Handgelenk,
- Ellenbogenflexion und Dorsalextension im Handgelenk,
- 3- bis 10-mal wiederholen.

4.

- Sitz, Stand oder Rückenlage,
- Schulterdepression,

- 90°-Abduktion im Schultergelenk,
- Außenrotation im Schultergelenk,
- Supination des Unterarms,
- Ellenbogenextension mit Palmarflexion im Handgelenk,
- Ellenbogenflexion und Dorsalextension im Handgelenk und Fingerextension,
- 3- bis 10-mal wiederholen.

5.
- Sitz, Stand oder Rückenlage,
- Schulterdepression,
- 90°-Abduktion im Schultergelenk,
- Dorsalextension im Handgelenk,
- Extension der Finger I–III,
- Abduktion des Daumens,
- Supination des Unterarms,
- Außenrotation im Schultergelenk,
- Ellenbogenextension,
- Ellenbogenflexion,
- 5- bis 15-mal wiederholen.

Diese Bewegung entspricht dem Bewegungsmuster des ULTT (s. a. ▸ Abb. 8.8a und b).

Ziel der folgenden Übungen ist die Verbesserung von Schmerz und neurologischen Defiziten sowie der neuronalen Beweglichkeit, gemessen im SLR.

1.
- Rückenlage,
- Dorsalextension des Sprunggelenks,
- Plantarflexion des Sprunggelenks,
- 3- bis 10-mal wiederholen.

2.
- Rückenlage,
- Flexion im Hüftgelenk bis 90° und maximale Flexion im Kniegelenk,
- Extension in Hüft- und Kniegelenk (das Bein liegt wieder auf der Unterlage),
- 3- bis 10-mal wiederholen.

3.
- Rückenlage,
- für das Eigentraining ein Handtuch benutzen, um das Beingewicht mit den Händen zu tragen (s. a. ▸ Abb. 6.14a und b), oder den Oberschenkel mit den Händen halten (▸ Abb. 6.31),
- maximale Flexion in Hüft- und Kniegelenk,
- Nachlassen der Flexion im Hüftgelenk, Extension im Kniegelenk,
- 3- bis 10-mal wiederholen.

4.
- Rückenlage,
- maximale Flexion in Hüft- und Kniegelenk, Dorsalextension im Sprunggelenk,
- Nachlassen der Flexion im Hüftgelenk, Bewegung Richtung Extension im Kniegelenk, Plantarflexion im Sprunggelenk,
- 3- bis 10-mal wiederholen.

5. (s. a. ▸ Abb. 6.14a und b)
- Rückenlage,
- maximale Flexion in Hüft- und Kniegelenk, Fuß entspannt,
- nachlassen der Flexion im Huftgelenk, Extension im Kniegelenk, am Ende der Bewegung zusätzlich Dorsalextension im Sprunggelenk,
- 5- bis 15-mal wiederholen.

Ziel der folgenden Übungen ist die Verbesserung von Schmerz und neurologischen Defiziten sowie der neuronalen Beweglichkeit, gemessen im PKB (besonders für die mittlere und untere BWS).

1.
- Bauchlage,
- Kniegelenk beugen, dabei das Becken so fixieren, dass keine Hüftbeugung auf der getesteten Seite möglich ist,
- Unterschenkel wieder in Nullstellung ablegen,
- 3- bis 10-mal wiederholen.

2.
- Bauchlage,
- Kniegelenk beugen, dabei das Becken so fixieren, dass keine Hüftbeugung auf der getesteten Seite möglich ist,
- zusätzlich mit der Hand den Fuß näher Richtung Gesäß ziehen (s. a. ▸ Abb. 6.18),
- Unterschenkel wieder in Nullstellung ablegen,
- 5- bis 15-mal wiederholen.

Ziel der folgenden Übungen ist die Verbesserung von Schmerz und neurologischen Defiziten sowie der neuronalen Beweglichkeit, gemessen im Slump-Test.
- Die Bewegungen des Slump-Tests werden erst wiederholt als Übung ausgeführt, wenn die Stabilisierungsphase erreicht ist und durch die Beugung der BWS keine Schmerzen und Bewegungseinschränkungen mehr ausgelöst werden, die nach den Bewegungen bestehen bleiben.

- Zur Verbesserung der Beweglichkeit, gemessen im Slump-Test, kann der gesamte Bewegungsablauf dieses Tests wiederholt durchgeführt werden (s. a. ▶ Abb. 7.2).
- Um sicherzustellen, dass durch die endgradige Flexion der BWS, die mit diesem Test verbunden ist, Bandscheibengewebe nicht nach dorsal verlagert wird, sollte vor und nach den wiederholten Bewegungen die Extension in Bauchlage durchgeführt werden.

7.3.3 Bewegungsverhalten in der akuten Phase

Bei Patienten mit thorakalen Bandscheibenvorfällen ist vermutlich in aller Regel keine Schmerzzunahme beim Stehen und Gehen zu erwarten, sodass eine Entlastung in Form von Bettruhe nicht sinnvoll ist. Wenn in Belastung durch das Stehen und Gehen gegenüber der Entlastung im Liegen die Schmerzen deutlich zunehmen, sollte der Patient 2–3 Tage lang viel Zeit im Liegen verbringen. Bei Schmerzausstrahlung im Bereich der Rippen könnte die Atmung behindert sein. Dies sollte bei bettlägerigen Patienten kontrolliert werden, und es sollte gegebenenfalls zusätzlich zu der mechanischen Physiotherapie der Wirbelsäule eine Atemtherapie durchgeführt werden.

Bei der aufrechten Haltung sind Kopf, Schultergürtel, Becken und Füße genau untereinander. Die natürliche Schwingung der Wirbelsäule mit einer leichten Brustkyphose bleibt erhalten. Die Bauch- und Rückenmuskulatur arbeiten harmonisch zusammen. Die Schulterblätter werden nicht nach dorsal gezogen, um etwa die Streckung der BWS zu unterstützen. Arme und Schulterblätter können frei und ohne Mühe bewegt werden, während die Wirbelsäule aufrecht stabilisiert wird.

▶ Nützliche Verhaltensregeln während der akuten Phase. Allgemeine Hinweise zu alltäglichem Bewegungsverhalten finden sich in Kap. 5.6. Hier wird speziell auf Patienten mit Bandscheibenverlagerung im Bereich der BWS eingegangen.

Instruktionen für den Patienten

- Liegen: Stellen Sie Ihr Bett ganz flach und drücken das Kopfkissen in Rückenlage flach oder lassen es ganz weg. Wechseln Sie zwischen flacher Bauchlage, Seitenlage und flacher Rückenlage ab. Rollen Sie sich zum Wechsel zwischen diesen Positionen flach über das Bett, sodass die LWS, BWS und HWS gerade bleiben. Schlafen Sie nur dann in Bauchlage, wenn Sie dies gewöhnt sind, sonst können Schmerzen in der HWS durch die ungewohnte Drehung ausgelöst werden. Positionieren Sie in Seitenlage den Kopf in Verlängerung der gestreckten Wirbelsäule, also weiter zurück als gewöhnlich. Benutzen Sie ein weiches, formbares Kopfkissen. Auch die halbe Bauchlage oder „Fechterstellung“ kommt als Schlafposition infrage.
- *Aufstehen und Hinlegen:* Strecken Sie die Wirbelsäule vor dem Lagewechsel und halten Sie sie gestreckt; wechseln Sie von der Rückenlage über die Seitenlage zum Sitzen und umgekehrt.
- *Zähneputzen*: Stellen Sie die Füße weit auseinander und lehnen Sie sich am Waschbecken an. Stützen Sie sich mit einer Hand am Waschbecken ab. Halten Sie die Wirbelsäule gestreckt und neigen sich nur leicht nach vorne.
- *Sitzen* Sie möglichst wenig. Wenn Sie sitzen, sollten Sie aufrecht und immer wieder auch angelehnt sitzen.
- *Husten, Niesen:* Wenn Sie niesen oder husten müssen, strecken Sie die BWS so gut es geht. Vermeiden Sie bewusst die Krümmung des Oberkörpers nach vorne, die sich beim Niesen und Husten sonst automatisch einstellt.
- *Haltungskontrolle:* Kopf, Schultergürtel, Becken und Füße sollen lotrecht zueinander positioniert werden. Die BWS soll bewusst etwas mehr in Richtung Streckung positioniert werden als gewohnt. Im Bereich der HWS und LWS ist die Wirbelsäule leicht nach vorne gewölbt. Sobald diese Haltung ohne Zunahme von Schmerzen möglich ist, soll sie eingenommen und beibehalten werden.

7.3.4 Stabilisierungsphase

Bei intermittierenden Schmerzen mit reduzierter Intensität, die bei ursprünglich ungünstigen Bewegungen nicht mehr unmittelbar produziert und verstärkt werden, kann von Stabilisierung des Gesundheitszustands gesprochen werden. In dieser Phase werden zusätzlich zu den Bewegungen der Wirbelsäule in Rotation und Extension auch Bewegungen der Extremitäten zur Verbesserung der Nervengleitfähigkeit getestet und als Eigentraining genutzt. Die Haltungskontrolle wird vertieft und die stabilisierende Muskulatur zusätzlich zur anfänglichen Aktivierung auch gekräftigt (s. a. Kap. 9). Eine Erhöhung der Muskelspannung, die zu einer Druckzunahme in den Bandscheiben führt, wird jetzt gut toleriert.

7.3.5 Wiederherstellung der ursprünglichen Belastbarkeit

Stabilität der Gelenke, Beweglichkeit, Kraft, Koordination, Gleichgewicht und Kondition sind Voraussetzungen für die Wiederherstellung der Belastbarkeit des Patienten und sollten in einem Trainingsprogramm für Patienten mit Bandscheibenschäden berücksichtigt werden. Im Folgenden werden spezielle Übungen für Patienten mit thorakalen Bandscheibenschäden beschrieben. Die allgemeinen Aspekte zu Rehabilitation und Prophylaxe von Bandscheibenschäden und zur Pflege der Gelenke finden sich in Kap. 9.

Welcher Grad an Beweglichkeit als freie Beweglichkeit zu bezeichnen ist, kann bei der BWS besonders schwer beurteilt werden, da sie im Vergleich zu den angrenzenden Wirbelsäulenabschnitten der HWS und LWS relativ unbeweglich ist. Auf isolierte Zielwerte für die anzustrebende Beweglichkeit der BWS kann kaum zurückgegriffen werden. Starke Abweichungen von der „allgemein üblichen" Beweglichkeit können beurteilt werden. Eine frei bewegliche BWS ist immer schmerzfrei. Wird durch Bewegungen ein Schmerz ausgelöst, kann dies auf eine mechanische Beeinträchtigung des aktiven und passiven Bewegungsapparates hinweisen. Überbeweglichkeit im Bereich der BWS ist selten. Instabilität im Sinne von minimalen unnatürlichen Wackelbewegungen ist dennoch z. B. nach einer Bandscheibenverletzung möglich. Den daraus resultierenden Reizzuständen der Facetten, Osteophytenbildung und spinalen Engesyndromen sollte gezielt vorgebeugt werden. Deshalb wird im nächsten Schritt die stabilisierende Muskulatur der Wirbelsäule weiter aktiviert und gekräftigt und die Gewichtsbelastbarkeit gesteigert. Außerdem ist die Kräftigung der Arm- und Beinmuskulatur notwendig, um Belastungen des Alltags gut zu verteilen. Ausführliche Informationen und Übungsanleitungen zu diesen Themen finden sich in Kap. 9. Hier werden die wichtigsten Übungen, die speziell die BWS betreffen, kurz dargestellt.

▸ **Stabilisierende Muskelaktivität.** Die stabilisierende Muskulatur der BWS wird bei der aufrechten Haltung mit dem Motto „Kopf hoch" oder „Kopf Richtung Decke schieben" aktiviert. Eine nützliche Referenz für die aufrechte Haltung ist es, wenn der Bauchnabel dabei automatisch leicht nach innen gezogen wird. Die Schulterblätter sollen nicht nach hinten oder unten gezogen werden, denn die dafür zuständigen Muskelgruppen gehören nicht zu den Stabilisatoren, ermüden schnell und beginnen zu schmerzen.

Man kann die stabilisierenden Muskeln auch dadurch trainieren, dass man Aktivitäten ausführt, die die Koordination oder das Gleichgewicht herausfordern. Als gut geeignet zur regelmäßigen Aufrichtung und Tonisierung haben sich die 5 folgenden Aktivitäten (Top 5) bewährt: Einbeinstand (▸ Abb. 9.15), Wippen (▸ Abb. 9.16), Mini-Kniebeugen mit angehobenen Fersen (▸ Abb. 9.14), Laufen auf der Stelle (▸ Abb. 9.17) und Hüpfen (▸ Abb. 9.18). Der Therapeut beobachtet, wie der Patient die Übungen spontan durchführt. Richtet er sich automatisch auf, ohne Korrekturen zu beanspruchen, und spürt, dass der Bauchnabel leicht nach innen gezogen wird, ohne dass er dies willentlich herbeiführen muss, ist die Übung als kurze Unterbrechung stereotyper Haltungen geeignet. In der Regel finden sich 2–3 der 5 Aktivitäten, mit der der Patient dann jede Stunde für ca. 20 Sekunden seine Aufrichtung und Stabilität unterstützen sollte.

Einfache Hantelübungen bieten weitere Möglichkeiten, die Stabilität der Wirbelsäule zu fördern. Die Übungen im Liegen sind häufig noch vor den „Top 5" machbar, da sie in Wirbelsäulenentlastung ausgeführt werden. Ab-/Adduktion der gestreckten Arme in Rückenlage (▸ Abb. 9.13) sind einfach durchführbar und führen zur automatischen Stabilisierung der Wirbelsäule.

Vierfüßlerstütz oder Liegestützposition sind ebenfalls Übungen, die Wohlbefinden und Stabilität insbesondere der BWS fördern (▶ Abb. 9.25).

▶ **Kräftigung paretischer Muskeln.** Spezielle Übungen zur Kräftigung einzelner Muskeln, die durch eine Wurzelkompression im Bereich der BWS paretisch sind, sind nicht möglich.

▶ **Freie Beweglichkeit**

▶ **Wiederherstellung der Extension.** *Handstütz, Extension im Liegen*

- Bauchlage,
- Hände in Höhe des Kopfes oder weiter vorne abstützen, je nachdem, in welchen Bereich der BWS der Effekt der Übung am stärksten wirken soll,
- Kopf anheben, HWS strecken,
- Ellenbogen langsam strecken, dabei die Wirbelsäule in allen Abschnitten, Wirbel für Wirbel strecken,
- so weit wie möglich hochstützen,
- ablegen – locker lassen,
- 10- bis 15-mal wiederholen.

▶ **Wiederherstellung von Flexion und Extension im Sitz**

- Sitz,
- Kopf in Richtung Decke schieben,
- BWS strecken und leicht beugen im Wechsel,
- 10- bis 15-mal wiederholen.

▶ **Wiederherstellung der Rotation**

▶ **Rotation in Seitenlage**

- Seitenlage,
- Hand des oben liegenden Arms hinter den Kopf,
- Hand des unten liegenden Arms fixiert die Beine,
- Oberkörper und Kopf nach dorsal drehen,
- Ellenbogen des oberen Arms möglichst weit nach dorsal bewegen,
- wieder zur Mitte kommen,
- 10- bis 15-mal wiederholen,
- Seite wechseln.

Das gesonderte Üben der freien Beweglichkeit der BWS in Beugung ist vermutlich aufgrund der physiologischen Brustkyphose nicht notwendig.

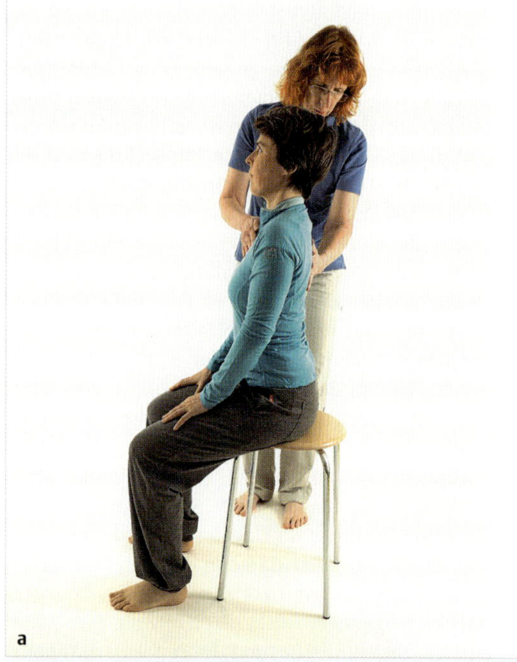

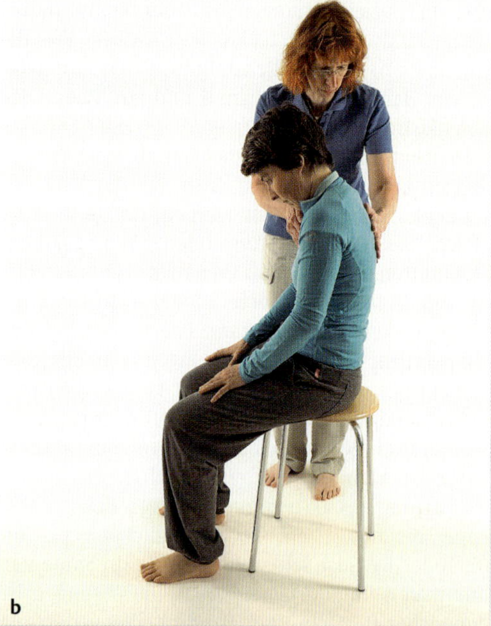

Abb. 7.8 Flexion und Extension BWS im Sitz.
a Extension der BWS im Sitz.
b Flexion der BWS im Sitz.

► **Wiederherstellung der freien Nervengleitfähigkeit.** Die Progressionsstufen der vom Patienten selbst durchgeführten Extremitätenbewegungen zum Erreichen freier Beweglichkeit der Beine und Arme und damit der Nervenwurzeln und peripheren Nerven entsprechen den Progressionsstufen der passiven Bewegungen. Zusätzlich zu den Bewegungen der Extremitäten sollte bei symptomatischem Slump-Test zur Mobilisation des Nervensystems der Bewegungsablauf des Slump-Tests wiederholt geübt werden.

7.3.6 Rehabilitation, Alltag und Prophylaxe

Nach einer Bandscheibenverletzung oder einem Bandscheibenvorfall sollten Patienten, die vor der Erkrankung einer Berufstätigkeit nachgingen, nach möglichst kurzer Krankheitsdauer die Arbeit wieder aufnehmen. Auf die Wiedereingliederung in den Alltag sollte im Rahmen der Physiotherapie gezielt hingewirkt werden. Ausführliche Anleitungen zum Üben der Stabilisierung und symmetrischen Beweglichkeit aller Gelenke, der Koordination, des Gleichgewichts, der Kraft und einer angemessenen Herz-Kreislauf-Belastbarkeit finden sich in Kap. 9. Für den Alltag sollte der Patient einige Verhaltensinstruktionen und ein realistisches Maß an individuellen, prophylaktischen Übungen erhalten.

Instruktion für den Patienten

- Halten Sie sich häufiger aufrecht als bisher.
- Unterstützen Sie beim längeren Sitzen die Wölbung der LWS nach vorne mit einem kleinen Kissen oder einer Rolle. Diese Maßnahme trägt auch zur Aufrichtung der BWS bei.
- Legen Sie sich morgens vor dem Aufstehen auf den Bauch. Stützen Sie sich morgens und abends in Bauchlage hoch, um die BWS so weit wie möglich zu strecken und damit die Gallertmasse der Bandscheiben nach vorne zu drücken.
- Strecken Sie die gesamte Wirbelsäule regelmäßig, wenn Sie länger gesessen haben oder eine Tätigkeit in gebeugter Haltung ausgeübt haben. Strecken Sie sich, bevor Schmerzen auftreten. Schaffen Sie immer Ausgleich für einseitige Belastungen.
- Aktivieren Sie jede Stunde die stabilisierende Muskulatur und richten die Wirbelsäule auf, z. B. mit Einbeinstand, Wippen, Mini-Kniebeugen, Laufen auf der Stelle oder Hüpfen.
- Belasten Sie sich regelmäßig und angemessen.
- Leisten Sie sich von Zeit zu Zeit eine Physiotherapieeinheit, um ungünstige Haltungsgewohnheiten, Bewegungseinschränkungen, Asymmetrien und Kraftmängel zu analysieren und zu behandeln. Der Trainingsplan sollte an Ihre Bedürfnisse und Ihre Fitness angepasst werden. Außerdem dient ein solches gemeinsames Training der Motivation.

7.4 Wenn eine Operation notwendig war

Da in der Literatur nur Fallbeschreibungen einzelner Patienten zur Verfügung stehen, kann über den postoperativen Verlauf und die anzustrebende Behandlung keine wissenschaftlich fundierte Aussage gemacht werden. Nach einer Operation wird, auch bei präoperativer konservativer Therapie, eine neue ärztliche Anweisung für Physiotherapie oder Krankengymnastik eingeholt.

Es erscheint sinnvoll, auch postoperativ bei Patienten mit thorakalen Bandscheibenvorfällen entsprechend den Konzepten zur Behandlung von Patienten vorzugehen, die wegen lumbaler oder zervikaler Bandscheibenvorfälle operiert wurden. Die Befunderhebung bei Patienten, die wegen eines Bandscheibenvorfalls operiert werden, entspricht der in Kap. 4 dargestellten Befunderhebung. Wenn möglich, sollte vor der Operation ein vollständiger physiotherapeutischer Befund aufgenommen werden (s. a. Kap. 4), um postoperative Veränderungen zu dokumentieren. Die Dokumentation des postoperativen Behandlungsverlaufs entspricht ebenfalls der Dokumentation des konservativen Behandlungsverlaufes (s. a. Kap. 5).

Postoperativ sollte der Patient zur Gewährleistung der unbehinderten Wundheilung und zur Vermeidung eines sofortigen Rezidivs die nützlichen Verhaltensregeln während der akuten Phase wie oben beschrieben einhalten. Wenn möglich, werden die Bewegungsübergänge bereits präoperativ mit dem Patienten geübt.

Die Atmung sollte kontrolliert werden. Bei Schmerzzunahme durch Atembewegungen und bei eingeschränkter, asymmetrischer Atembewegung sollte eine Atemtherapie durchgeführt werden.

Die in der Literatur beschriebenen Patienten, die wegen eines thorakalen Bandscheibenvorfalls operiert wurden, litten häufig an einer Querschnittlähmung. Wenn im Rahmen der physiotherapeutischen Befunderhebung eine Paraparese der Beine festgestellt wird, werden alle Maßnahmen durchgeführt, die auch bei einer traumatischen Querschnittslähmung angebracht sind, z. B. passives oder aktiv unterstütztes Bewegen der Beine.

Zur Thromboseprophylaxe wird der Patient aufgefordert, in den ersten postoperativen Tagen, falls er viel Zeit im Liegen verbringt, mindestens eine Minute lang pro Stunde Dorsalextension und Plantarflexion in den Sprunggelenken zu üben. Dabei soll jeweils kräftige Muskelspannung, besonders in der Wadenmuskulatur, aufgebaut werden, unter der Vorstellung, mit dieser Maßnahme den venösen Rückfluss zu gewährleisten und einer Thrombusbildung vorzubeugen.

Zur Verbesserung des venösen Rückflusses, als Kreislauftraining und zur Aktivierung der Rumpfmuskulatur werden ab dem ersten postoperativen Tag isometrische Spannungsübungen (Stemmübungen) durchgeführt.

▶ **Einfache Stemmübung in Rückenlage**

▶ **Variante a (beinbetont)**

- Flache Rückenlage,
- Füße aufstellen, sodass die Hüftgelenke etwa 30° gebeugt sind,
- Fußspitzen maximal hochziehen,
- Füße gegen einen gedachten Widerstand schräg in Richtung Boden und Fußende stemmen, dabei die Beine nicht bewegen. Die extendierende Muskulatur schiebt und die flektierende Muskulatur bildet den Widerstand,
- den Kopf gleichzeitig in Richtung Kopfende schieben. Die Muskelspannung überträgt sich auf die Rumpfmuskulatur, die Wirbelsäule wird stabilisiert. Der Therapeut prüft, ob Bauch- und Rückenmuskelspannung spürbar sind,
- die Spannung während 2 Atemzügen halten,
- loslassen – 2 Atemzüge entspannen – 5- bis 10-mal wiederholen.

▶ **Variante b (armbetont)**

- Flache Rückenlage,
- Arme gestreckt auf das Bett legen,
- in den Schultergelenken nach außen drehen,
- gestreckte Arme auf das Bett drücken,
- Hände Richtung Fußende schieben,
- den Kopf gleichzeitig zum Kopfende hin schieben. Die Muskelspannung überträgt sich auf die Rumpfmuskulatur, die Wirbelsäule wird stabilisiert. Der Therapeut prüft, ob Bauch- und Rückenmuskelspannung spürbar sind,
- die Spannung während 2 Atemzügen halten,
- loslassen – 2 Atemzüge entspannen,
- 5- bis 10-mal wiederholen.

▶ **Variante c (Stemmen mit Beinen und Armen)**

- Die oben beschriebenen Bewegungsabläufe miteinander kombiniert und gleichzeitig ausführen,
- die Spannung während 2 Atemzügen halten,
- loslassen – 2 Atemzüge entspannen,
- 5- bis 10-mal wiederholen.

Der Patient wird aufgefordert, die isometrischen Spannungsübungen jede Stunde 5- bis 10-mal zu üben.

Ebenfalls aus Gründen der Thromboseprophylaxe und zusätzlich als Pneumonieprophylaxe und Kreislauftraining sollte der Patient so bald wie möglich aufstehen und umhergehen. In den meisten Fällen benötigt der Patient dafür zunächst Hilfe, da es postoperativ zu Kreislaufproblemen kommen kann. Bei einer komplikationslos verlaufenen Bandscheibenoperation kann der Patient manchmal noch am Operationstag oder spätestens am ersten postoperativen Tag aufstehen.

Ab dem zweiten postoperativen Tag werden die isometrischen Spannungsübungen durch Bewegungen der BWS mit geringem Bewegungsausmaß ergänzt. Die Rotation und die hubfreie Extension werden in Seitenlage geübt. Dabei wird der Patient instruiert, die Bewegungen nur in einem solchen Bewegungsausmaß und mit so viel Kraft auszuführen, dass Schmerz oder Ziehen an der Wunde ausbleiben. In der Regel ist die Bauchlage problemlos möglich und sollte von dem Patienten mehrmals am Tag für ca. 5 Minuten eingenommen werden. Der Bewegungsübergang von Rücken- in Bauchlage wird so durchgeführt, dass die Wirbelsäule gerade bleibt (Rückenlage – Seitenlage – Bauchlage).

Ab dem dritten postoperativen Tag verläuft die physiotherapeutische Behandlung nach denselben Gesichtspunkten und mit denselben Therapiebewegungen wie die primär konservative Therapie. Die Behandlungsschwerpunkte richten sich nach dem Befund. Die Therapie verläuft symptomorientiert. Bei einem komplikationslosen Verlauf kann jeden Tag eine Therapiebewegung ergänzt werden.

7.5 Fallbeispiel

Vorgestellt wird eine 25-jährige Zahnarzthelferin, die mit akut aufgetretenen heftigen Schmerzen im Brustwirbelbereich und akuter Halbseitensymptomatik rechts notfallmäßig in die Neurologische Klinik eingewiesen wurde (Brötz, 2005). Am Tag nach der stationären Aufnahme hatte sich die Halbseitensymptomatik zurückgebildet. Kraft, Reflexe, Blasen- und Mastdarmfunktion waren normal. Die Patientin gab eine fluktuierende Sensibilitätsstörung im rechten Bein und Schmerzen im Verlauf des mittleren Rippenbereiches rechts an. Als Schmerztherapie nahm die Patientin 2 × 75 mg Diclofenac (Voltaren®) pro Tag ein.

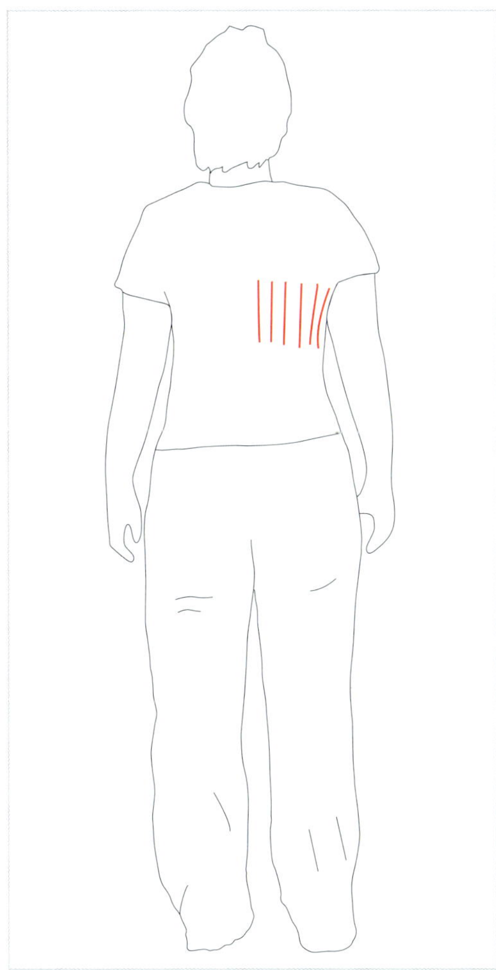

Abb. 7.9 Fallbeispiel initialer Schmerzbereich.

► **Physiotherapeutische Diagnostik.** Bei der physiotherapeutischen Untersuchung gab die Patientin konstante Schmerzen im Bereich der mittleren und unteren BWS, rechts paravertebral und im Verlauf der Rippen nach ventral ausstrahlend an (► Abb. 7.9). Die maximale Schmerzintensität innerhalb der letzten 24 Stunden betrug 10/10 auf der visuellen Analogskala (VAS). Die Beweglichkeit war in Extension und Flexion der Wirbelsäule hochgradig eingeschränkt. Die Nervendehnungszeichen SLR (► Abb. 7.10a + b) und PKB (► Abb. 7.11a + b) waren auffällig und zeigten eine deutliche Seitendifferenz. In Bauchlage (► Abb. 7.12) ging die Schmerzintensität zurück, beim Unterarmstütz (► Abb. 7.13) verschwand die distale Ausdehnung des ausstrahlenden (radikulären) Schmerzes, zentralisierte also, und nach mehreren Wiederholungen verschwand der Schmerz. Diese Veränderung blieb auch nach den Übungen erhalten, als die Patientin stand und ging. Auf der

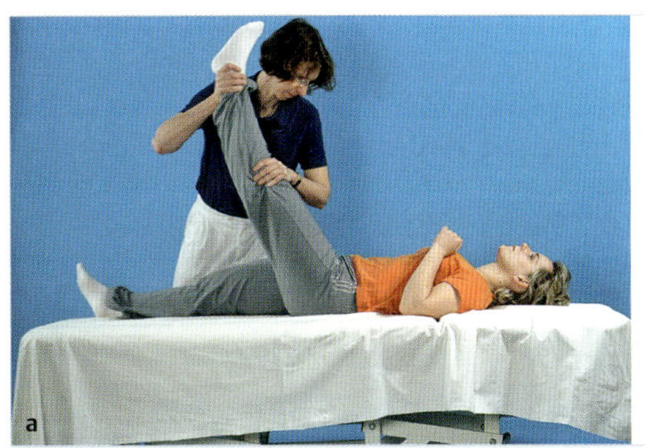

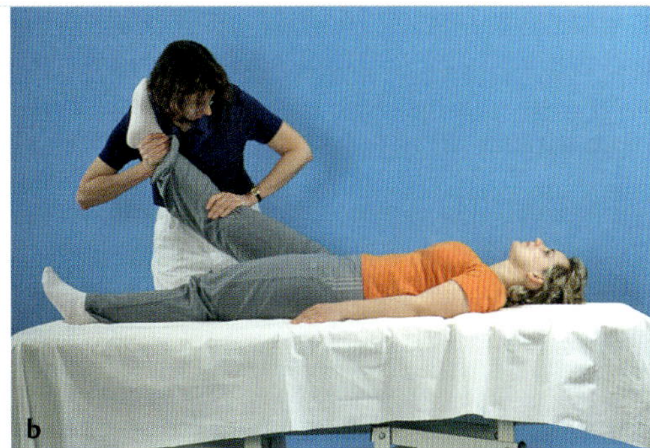

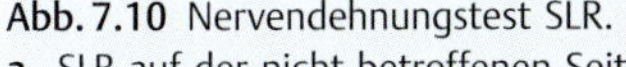

Abb. 7.10 Nervendehnungstest SLR.
a SLR auf der nicht betroffenen Seite.
b SLR auf der betroffenen Seite.

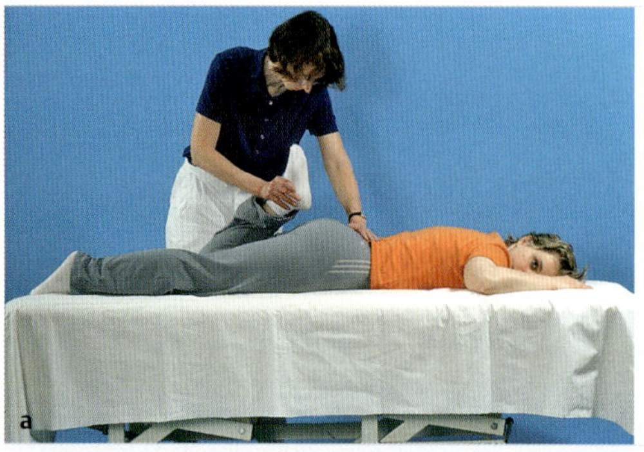
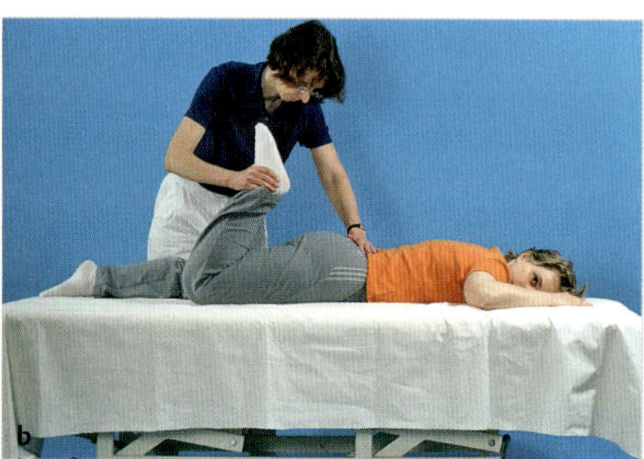

Abb. 7.11 Nervendehnungstest PKB.
a PKB auf der nicht betroffenen Seite.
b PKB auf der betroffenen Seite.

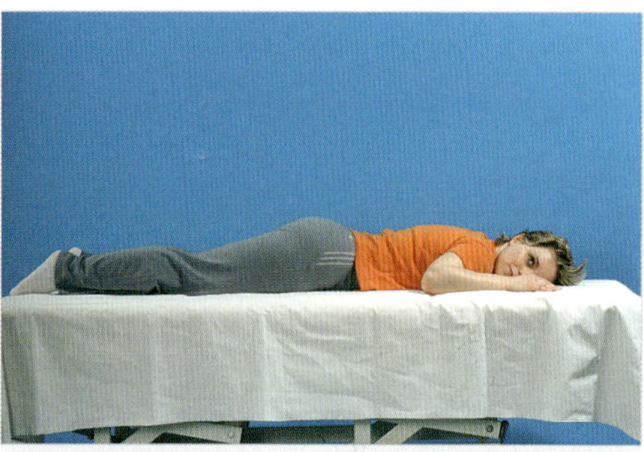

Abb. 7.12 Bauchlage.

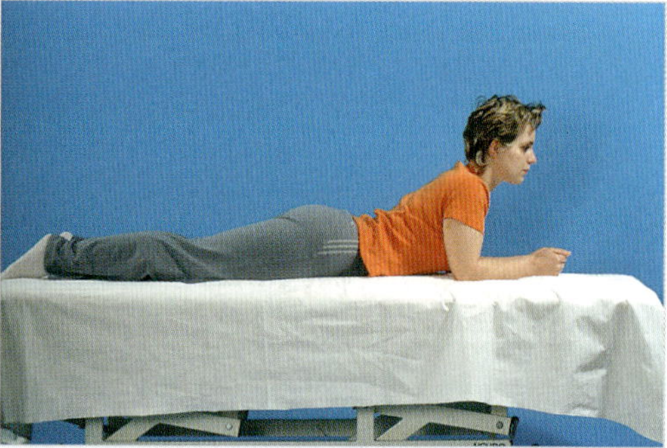

Abb. 7.13 Unterarmstütz.

Grundlage dieses Schmerzverhaltens wurde die physiotherapeutische Diagnose „reduzierbare Symptomatik eines Bandscheibenschadens der BWS" gestellt.

▶ **Neuroradiologischer Befund.** Die MRT zeigte drei mediolaterale thorakale Bandscheibenvorfälle rechts auf den Höhen Th 6/7, 8/9 und 10/11 (▶ Abb. 7.14a + b) und erhärtete die physiotherapeutische Diagnose. Der größte Bandscheibenvorfall war in Höhe Th 8/9 lokalisiert. In diesem Bereich war das Myelon leicht abgeplattet, es lag keine Signalveränderung im Myelon und somit keine Myelomalazie vor.

▶ **Physiotherapie.** Die Patientin wurde über die Anatomie von Wirbelsäule und Nervensystem, Pathomechanismen der Bandscheibenschädigung, die günstige Prognose, die Notwendigkeit des Eigentrainings und die Umsetzung des Erlernten in ihren Alltag informiert. Sie wurde aufgefordert, stündlich auf dem Bauch zu liegen und Unterarmstütz zu üben, nicht zu sitzen und die Wirbelsäule nicht zu beugen. Im Verlauf wurden der Unterarmstütz durch Hochstützen in Bauchlage (▶ Abb. 7.15) und Extension im Stehen und die Rotation der Wirbelsäule nach rechts (▶ Abb. 7.16) und später nach links jeweils mit 10 Wiederholungen pro Stunde geübt.

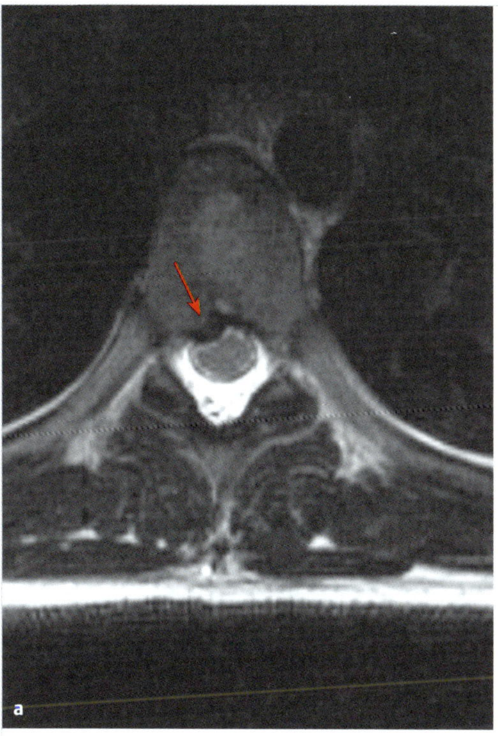

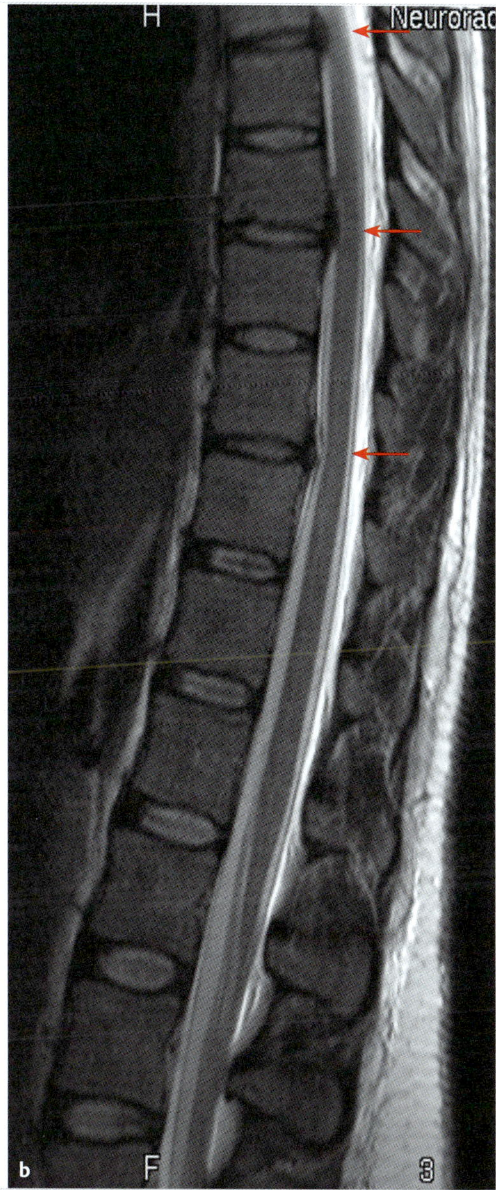

Abb. 7.14 MRT der BWS. (Abbildung: Prof. Dr. T. Nägele, Abteilung für Neuroradiologie, Universitätsklinikum Tübingen)
a MRT axialer Schnitt.
b MRT sagittaler Schnitt.

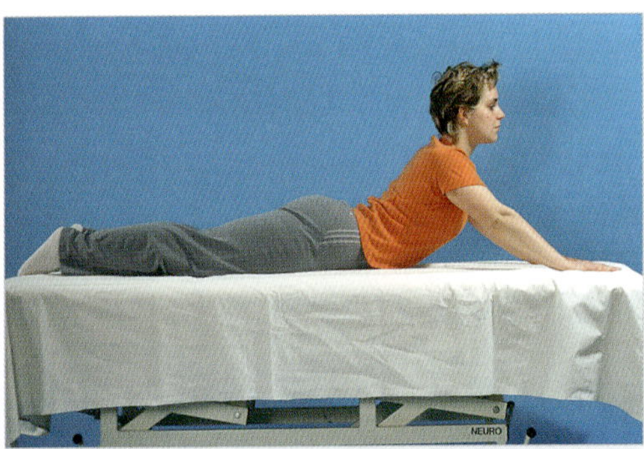

Abb. 7.15 Hochstützen in Bauchlage.

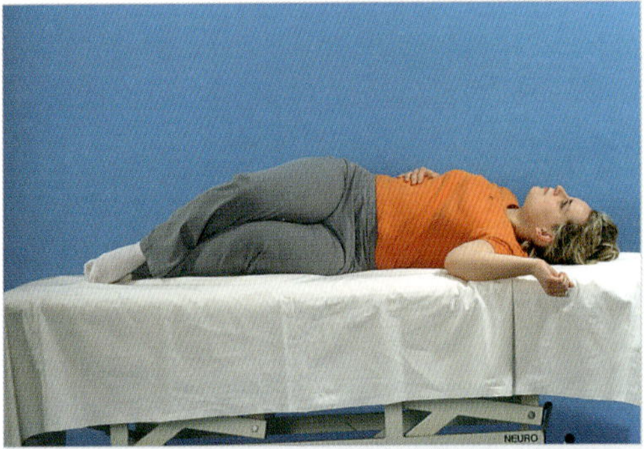

Abb. 7.16 Rotation in Seitenlage.

▸ **Ergebnisse.** Bis zur Entlassung nach 7 Tagen nahmen die schmerzfreien Tagesabschnitte auf ca. 80 % zu. Der maximale Schmerz innerhalb von 24 Stunden betrug 2/10 (VAS). Der distale Schmerz war verschwunden (zentralisiert), die Ausstrahlung reichte nur noch bis ca. 5 cm rechts paravertebral. Die Nervendehnungszeichen hatten sich gebessert. An- und Auskleiden sowie Sitzen, Duschen und Zähneputzen waren im Gegensatz zum initialen Befund wieder möglich. Die Patientin war zum Zeitpunkt der Entlassung nicht arbeitsfähig, aber zufrieden mit dem Verlauf der Genesung.

Nach der Entlassung wurde die Patientin in einer Rehabilitationseinrichtung für 4 Wochen mit verschiedenen Therapiemaßnahmen behandelt. Dabei führte sie die wiederholte Extension der Wirbelsäule im Liegen und die Rotation weiter selbstständig durch. Sieben Wochen nach der Entlassung war sie wieder arbeitsfähig. Drei Monate nach der Entlassung gab die Patientin an, beschwerdefrei, voll belastbar, frei beweglich und zufrieden zu sein. Sie übte regelmäßig Extension im Liegen vor dem Aufstehen und im Stehen während kurzer Arbeitsunterbrechungen Extension und Rotation nach rechts zum Ausgleich ihrer stereotypen nach links gebeugten Arbeitshaltung. Es wurde empfohlen, die Nervenmobilität weiter zu prüfen und ggf. zu behandeln. Außerdem sollte ein tägliches Trainingsprogramm zur Stabilisierung der Wirbelsäule und zur Kräftigung erstellt, geübt und umgesetzt werden.

8 HWS

Spinale Schmerzsyndrome treten im Bereich der HWS häufiger auf als im Bereich der BWS, jedoch etwas seltener als im Bereich der LWS. Entsprechend sind die Ursachen von Schmerzsyndromen der HWS gut untersucht. Wenn die Schmerzen zentral im Bereich des Nackens empfunden werden, spricht man von Nackenschmerzen oder Zervikalgie, im amerikanischen Sprachraum von *Neck Pain*. Ausstrahlende Schmerzen in einen Arm werden als Brachialgie bezeichnet. Zervikobrachialgie (Brachiozervikalgie) bezeichnet Nackenschmerz kombiniert mit Schulter- und Armschmerz. Zervikale Bandscheibenschäden treten am häufigsten in den Höhen HWK5/6 und HWK6/7 auf.

Im Folgenden werden die Sichtbefunde und die diagnostischen Tests für Erkrankungen der HWS, die Beurteilungskriterien für die physiotherapeutische Diagnosestellung und der Therapieablauf bei der Diagnose eines Bandscheibenschadens beschrieben. Die allgemeinen Gesichtspunkte zur physiotherapeutischen Diagnostik und zum Ausfüllen der Befundbögen finden sich in Kap. 4. Dazu gehören die Angaben zur Person und die Anamnese auf der Seite a und der oberen Hälfte der Seite c der Befundbögen, das Körperbild auf Seite b der Befundbögen und die Dokumentation des Schmerzes und der Sensibilitätstörung auf Seite d der Befundbögen. Zum besseren Verständnis werden einige Informationen aus den Kapiteln 4, 5 und 6 hier noch einmal wiederholt.

8.1 Befunderhebung HWS

8.1.1 Sichtbefund

Im Sichtbefund werden die Haltung im Stehen oder Sitzen und das Verhalten beim Gehen beurteilt.

► **Shift.** Bei Erkrankungen der HWS ist ein Shift durch eine seitliche Verschiebung des Kopfes gegenüber dem Schultergürtel gekennzeichnet. Als Referenzpunkte zur Beurteilung, ob ein Shift vorhanden ist, können das Kinn und das Sternum genutzt werden. Bei einem Shift nach rechts ist bei vertikal positioniertem Gesicht das Kinn gegenüber dem Sternum nach rechts verschoben.

► **Protraktion.** Typisch für Patienten mit Bandscheibenschäden der HWS ist eine Entlordosierung bzw. eine Flexion der unteren und mittleren HWS in Form einer Protraktion (► Abb. 8.2). Dabei ist das Kinn horizontal nach ventral geschoben. Die Unterkante des Unterkiefers ist nahezu parallel zum Boden, während das Gesicht vor die Körperlängsachse verlagert ist.

► **Schonhaltung des Arms.** Patienten mit einem Wurzelreizsyndrom im Bereich der HWS tragen häufig beim Gehen den betroffenen Arm gebeugt am Körper und nehmen das Eigengewicht dieses Arms mithilfe des nicht betroffenen Arms ab. Beim natürlichen Herabhängen des betroffenen Arms empfinden die Patienten eine Schmerzzunahme. Vermutlich löst das Eigengewicht des Arms einen Nervendehnungsschmerz aus.

8.1.2 Diagnostische Tests

Die diagnostischen Tests enthalten die Muskelfunktionstests, die Nervendehnungstests und die Testbewegungen der Wirbelsäule.

Muskelfunktionstests

In der Erstuntersuchung werden bei jedem Patienten Muskelfunktionstests der Kennmuskeln durchgeführt, die den Nervenwurzeln C6–C8 zugeordnet sind. Wenn der Verdacht auf die Kompression einer anderen Wurzel oder ein neuroradiologisch diagnostizierter Bandscheibenvorfall in einer anderen Höhe vorliegt, werden die zugehörigen Kennmuskeln zusätzlich getestet. Im Seitenvergleich wird geprüft, wie das individuelle normale Bewegungsausmaß und die individuelle normale Kraft sind.

► **Durchführung und Beurteilung**

► **Mm. interossei dorsales und palmares (C8)**

- Sitz,
- die Handfläche des Patienten zum Boden zeigend,
- Finger gestreckt,
- Finger spreizen (Mm. interossei dorsales),
- Therapeut setzt in Höhe der Endphalangen des 2. Fingers radial und des 3. Fingers ulnar bzw. des 4. und 5. Fingers ulnar und des 3. Fingers radial Widerstand entgegen,
- Patient adduziert (schließt) die gestreckten Finger (Mm. interossei palmares),

Wirbelsäulenbefund HWS **a**

Name: ______

Datum: ______

Aufnahmedaten

Therapeut: ______

Ärztliche Diagnose bei Anmeldung: ______

Geburtsdatum: ______

Beruf, alltägliche Aufgaben; Hobbys: ______

Haltung, Belastung: ______

Arbeitsunfähig seit: ______

Auslösender Faktor für die aktuelle Episode: ______

Dauer der aktuellen Episode: ______

Entwicklung; besser /gleich /schlechter (Zutreffendes bitte unterstreichen)

Bisherige Therapie der aktuellen Episode: Physiotherapie/Fango/Massage/ Osteopathie/Chiropraxis/Injektionen/ Medikamente/Akupunktur/andere (Zutreffendes bitte unterstreichen)

Medikamente: Muskelrelaxanzien/NSAR/Steroide/Opiate seit: ______
(Zutreffendes bitte unterstreichen)

Vorgeschichte: ______

______

______

Physiotherapeutische Diagnose: ______

Begründung für die Diagnosestellung: ______

______

______

Wirbelsäulenbefund HWS **b**

Name: ______

Datum: ______

Körperbild

Markierung: ///// Schmerz :::: Sensibilitätsstörungen
Alternativ werden Schmerzen rot und Sensibilitätsstörungen blau markiert.

Wirbelsäulenbefund HWS **c**

Name: ______

Datum: ______

Besser: nachts/morgens/tagsüber/abends/Ruhe/Bewegung Beugen/Strecken/Sitzen/Liegen/Stehen/Gehen (Zutreffendes bitte unterstreichen)

Schlechter: nachts/morgens/tagsüber/abends/Ruhe/Bewegung Beugen/Strecken/Sitzen/Liegen/Stehen/Gehen (Zutreffendes bitte unterstreichen)

Schlafposition: ______

Husten/Niesen/Pressen

Trauma: ______

Operation: ______

Erkrankungen, momentanes Wohlbefinden:

Ungewollter Gewichtsverlust: ja/nein (____ kg in ____ Wochen)

Reaktion auf wiederholte Bewegungen der Wirbelsäule

Ausgangssituation: ______

NT, ZE, EL, PR, PE, KE, ↑, ↓ BB, BS, BNB, BNS

Bewegung Sitz/Liegen	**Schmerz während Bewegung**	**Schmerz nach Bewegung**
1 × Retraktion		
5 – 10 × Retraktion		
1 × Extension		
5 – 10 × Extension		
1 × Rotation re		
5 – 10 × Rotation re		
1 × Rotation li		
5 – 10 × Rotation li		
1 × Lateralflexion re		
5 – 10 × Lateralflexion re		
1 × Lateralflexion li		
5 – 10 × Lateralflexion li		
1 × Flexion		
5 – 10 × Flexion		
Andere:		

Legende:
NT = nicht getestet
ZE = zentralisiert
EL = eliminiert
PR = produziert
PE = peripher-alisiert
KE = kein Effekt
↑ = Schmerz nimmt zu
↓ = Schmerz nimmt ab
BB = bleibt besser
BS = bleibt schlechter
BNB = bleibt nicht besser
BNS = bleibt nicht schlechter

Wirbelsäulenbefund HWS **d**

Name: ______

Datum: ______

HWS Shift: re li Lordose: normal/akzentuiert/reduziert

Schwindel

Schmerzen: Bereich, Aktivität und Intensität eintragen

Basis vor PT 0 1 2 3 4 5 6 7 8 9 10 nach PT 0 1 2 3 4 5 6 7 8 9 10

0 1 2 3 4 5 6 7 8 9 10 0 1 2 3 4 5 6 7 8 9 10

maximal minimal 24 Stunden/ letzte Woche

Sensibilitätsstörungen

Bereich: ______

Charakter: ______ besser/gleich/schlechter

Muskelfunktionstest

	re	li		re	li
C5 M. deltoideus					
C6 M. biceps brachii			M. brachioradialis		
C7 M. triceps			M. pronator		
C8 Mm. interossei					

Nervendehnungszeichen

ULTT 1 rechts	ULTT 1 links

Beweglichkeit

Retraktion	Extension	Flexion	Protraktion
Lateralflexion		Rotation	
re		re	
li		li	

Abb. 8.1 Befundbogen für die Halswirbelsäule.

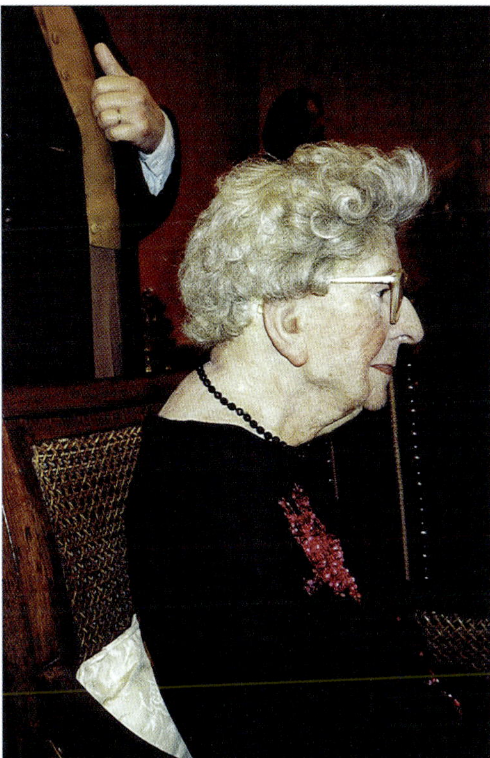

Abb. 8.2 Haltung mit Protraktion.

- Therapeut setzt am 2. Finger ulnar und am 4. und 5. Finger radial Widerstand entgegen.

Beurteilung
- Volle Kraft 5/5: 5-mal volles Bewegungsausmaß gegen kräftigen Widerstand auf dem Weg und am Ende,
- 4/5: volles Bewegungsausmaß gegen mäßigen Widerstand auf dem Weg und am Ende,
- 3/5: volles Bewegungsausmaß gegen die Schwerkraft,
- 2/5: Bewegungen nicht im vollen Bewegungsausmaß möglich,
- 0–1/5: eine Kontraktion der Mm. interossei ist durch ihre Lage zwischen den Mittelhandknochen kaum durch Tasten festzustellen.

▸ M. triceps brachii (C 7)
- Rückenlage,
- 90° Elevation (Flexion) im Schultergelenk des zu testenden Arms, Neutralstellung der Schulter bezüglich Abduktion und Adduktion, Innenrotation im Schultergelenk,
- die Hand der zu testenden Seite auf der kontralateralen Schulter ablegen,
- das Ellenbogengelenk strecken, ohne den Oberarm zu bewegen,
- der Therapeut setzt in Höhe des distalen Unterarms Widerstand entgegen.

Beurteilung
- Volle Kraft 5/5: 5-mal volles Bewegungsausmaß gegen kräftigen Widerstand auf dem Weg und am Ende. Erst ab ca. 90° Ellenbogenflexion kann voller Widerstand entgegengesetzt werden. Eine normal kräftige Person kann den Ellenbogen aus voller Flexion (Hand auf der gegenüberliegenden Schulter) nicht gegen kräftigen Widerstand strecken. Der Seitenvergleich gibt im Zweifel Aufschluss darüber, ob eine Kraftminderung vorhanden ist oder nicht.
- 4/5: volles Bewegungsausmaß gegen mäßigen Widerstand auf dem Weg und am Ende,
- 3/5: volles Bewegungsausmaß gegen die Schwerkraft,
- 2/5: Untersuchung in Rückenlage mit um 90° abduziertem und außenrotiertem Oberarm, volles Bewegungsausmaß ohne Schwerkraft,
- 1/5: eine Kontraktion des M. triceps brachii kann durch Tasten der Sehne an der Dorsalseite des Ellenbogengelenkes und der Muskelfasern auf der Rückseite des Oberarms festgestellt werden,
- 0/5: keine Kontraktion tastbar.

▸ M. biceps brachii und M. brachioradialis (C 6). Die Flexoren des Unterarms werden gemeinsam an beiden Armen gleichzeitig getestet. So werden Ausweichbewegungen in der Wirbelsäule vermieden und es wird direkt im Seitenvergleich beurteilt.
- Aufrechter Sitz,
- Unterarme in Nullstellung bezüglich Supination/Pronation,
- Patient beugt die Ellenbogen, wobei Oberarme und Oberkörper nicht bewegt werden,
- Therapeut setzt in Höhe der distalen Unterarme Widerstand entgegen.

Beurteilung:
- Volle Kraft 5/5: 5-mal volles Bewegungsausmaß gegen kräftigen Widerstand auf dem Weg und am Ende,
- 4/5: volles Bewegungsausmaß gegen mäßigen Widerstand auf dem Weg und am Ende,

- 3/5: volles Bewegungsausmaß gegen die Schwerkraft,
- 2/5: Untersuchung in Rückenlage mit um 90° abduziertem und außenrotiertem Oberarm: volles Bewegungsausmaß ohne Schwerkraft,
- 1/5: eine Kontraktion des M. biceps brachii kann durch Tasten der Sehne in der Ellenbeuge und der Muskelfasern auf der Vorderseite des Oberarms festgestellt werden,
- 0/5: keine Kontraktion tastbar.

▶ **M. deltoideus (C 5).** In der Regel ist es ausreichend, den mittleren (a) und vorderen (b) Anteil des M. deltoideus zu testen. Es wird an beiden Armen gleichzeitig getestet. So werden Ausweichbewegungen in der Wirbelsäule vermieden und es wird direkt im Seitenvergleich beurteilt.

a) Mittlerer Anteil:

- Sitz,
- Patient beugt die Ellenbogen bis 90° und positioniert die Oberarme parallel zum Rumpf,
- Patient abduziert die Oberarme bis ca. 90°,
- Therapeut setzt im Bereich der Ellenbogengelenke Widerstand entgegen.

▶ **Beurteilung**

- Volle Kraft 5/5: 5-mal volles Bewegungsausmaß gegen kräftigen Widerstand auf dem Weg und am Ende,
- 4/5: volles Bewegungsausmaß gegen mäßigen Widerstand auf dem Weg und am Ende,
- 3/5: volles Bewegungsausmaß gegen die Schwerkraft,
- 2/5: Untersuchung in Rückenlage: volles Bewegungsausmaß ohne Schwerkraft,
- 1/5: eine Kontraktion des mittleren Anteils des M. deltoideus kann durch Tasten der Muskelfasern an der lateralen Seite des oberen Drittels des Oberarms festgestellt werden,
- 0/5: keine Kontraktion tastbar.

b) Vorderer Anteil:

- Sitz,
- Patient beugt die Ellenbogen bis 90° und positioniert die Oberarme parallel zum Rumpf,
- Patient flektiert die Oberarme im Schultergelenk bis ca. 90°,
- Therapeut setzt im Bereich der Ellenbeuge Widerstand entgegen.

▶ **Beurteilung**

- Volle Kraft 5/5: 5-mal volles Bewegungsausmaß gegen kräftigen Widerstand auf dem Weg und am Ende,
- 4/5: volles Bewegungsausmaß gegen mäßigen Widerstand auf dem Weg und am Ende,
- 3/5: volles Bewegungsausmaß gegen die Schwerkraft,
- 2/5: Untersuchung in Seitenlage: volles Bewegungsausmaß ohne Schwerkraft,
- 1/5: eine Kontraktion des vorderen Anteils des M. deltoideus kann durch Tasten der Muskelfasern an der Vorderseite des oberen Drittels des Oberarms festgestellt werden,
- 0/5: keine Kontraktion tastbar.

Nervendehnungstest der oberen Extremität

Die Nervendehnungstests werden immer nacheinander auf beiden Seiten durchgeführt. Bei ausstrahlenden Schmerzen wird zuerst der nicht betroffene Arm getestet.

▶ **Upper-Limb-Tension-Test (ULTT).** Dieser Nervendehnungstest bringt Spannung auf das zentrale Nervensystem und auf folgende Nervenwurzeln und periphere Nerven: Nervenwurzeln C 4 – Th 1, Plexus brachialis, N. medianus. Der Nervendehnungsschmerz kann in der HWS und im gesamten Verlauf des Plexus brachialis und des N. medianus verspürt werden. Es kann eine Sensibilitätsstörung in dem Bereich ausgelöst oder verstärkt werden, der der betroffenen Nervenwurzel zuzuordnen ist, am häufigsten ist dies im Bereich der Hand zu beobachten.

Instruktion für den Patienten

- Ich bewege Ihren Arm.
- Lassen Sie ganz locker.
- Ich führe die Bewegung langsam aus.
- Es kann ein Ziehen oder Schmerz entstehen.
- Sagen Sie mir bitte, wenn die Bewegung unangenehm wird, dann stoppe ich.
- Sagen Sie mir bitte, wenn Schmerz auf der anderen Seite produziert oder verstärkt wird (bei einseitigem Schmerz und Test der nicht betroffenen Seite).
- Sagen Sie mir bitte, wo der Schmerz entstanden ist.

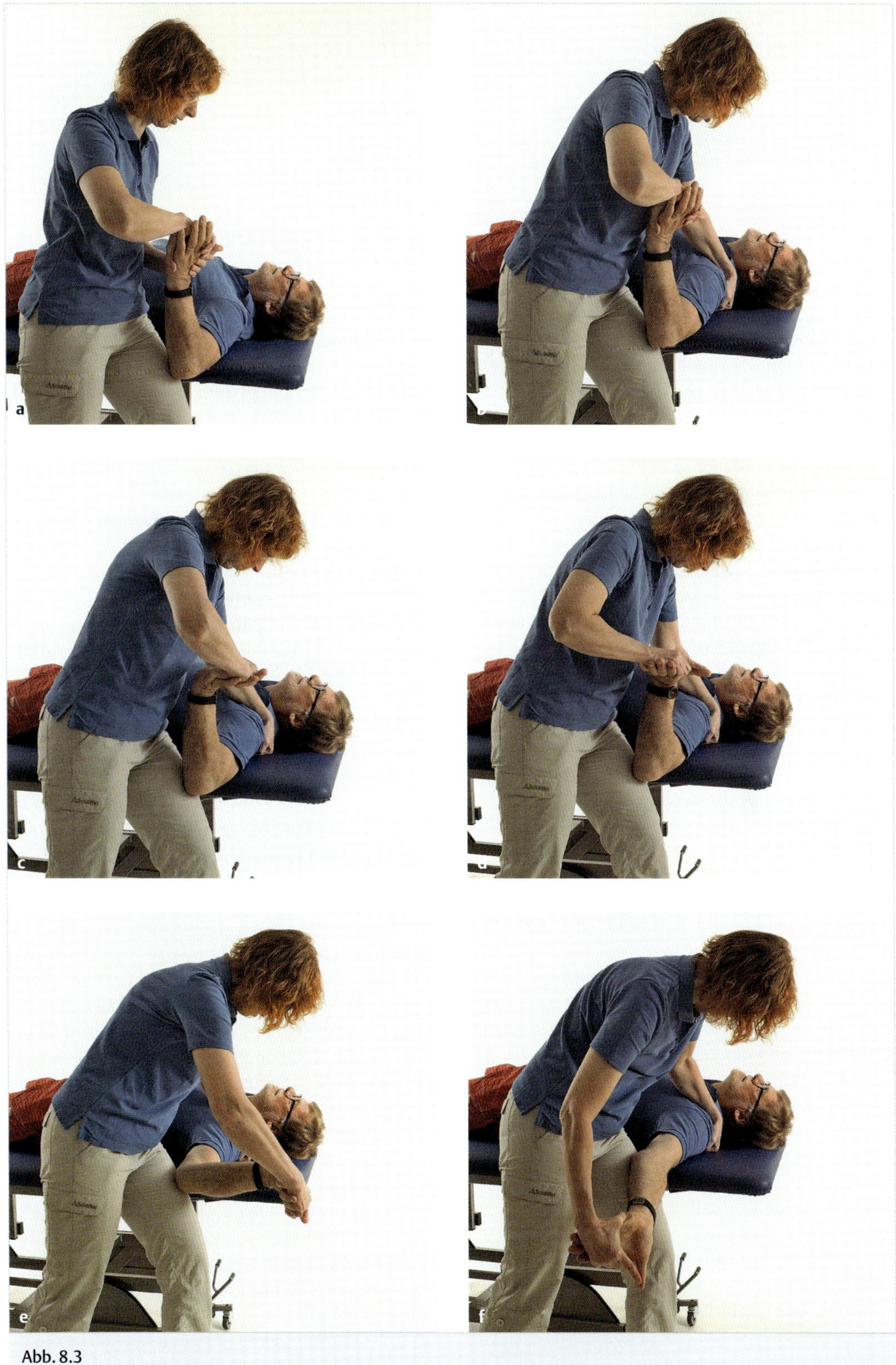

Abb. 8.3

◂ **Abb. 8.3** Nervendehnungstest der oberen Extremität (ULTT, upper limb tension test).
a Greifen der Hand mit Abduktion des Daumens.
b Depression der Schulter.
c Dorsalextension im Handgelenk.
d Supination des Unterarms.
e Außenrotation im Schultergelenk.
f Extension im Ellbogengelenk.

- Der Patient liegt flach auf dem Rücken,
- die Wirbelsäule ist gerade, ohne Seitneigung,
- kein Kissen unter dem Kopf,
- der Patient legt die Hand, die nicht untersucht wird, neben dem Körper oder auf dem Bauch ab,
- der Therapeut führt den Oberarm des Patienten mithilfe seines Oberschenkels in Abduktion bis 90° und fixiert ihn dort,
- der Therapeut greift die Hand des Patienten so, dass seine Handfläche in der Handfläche des Patienten liegt und dass er mit seinem Daumen den Daumen des Patienten abduziert (▸ Abb. 8.3a),
- der Therapeut bewegt die Schulter auf der zu testenden Seite in Richtung Fußende (Depression), bis er Widerstand spürt, und fixiert diese Position (▸ Abb. 8.3b),
- Dorsalextension im Handgelenk mit Fingerextension und Abduktion des Daumens (▸ Abb. 8.3c),
- Supination im Unterarm (▸ Abb. 8.3d),
- der Therapeut führt die Hand des Patienten langsam kopfwärts, sodass eine Außenrotation im Schultergelenk ausgeführt wird (▸ Abb. 8.3e),
- der Therapeut streckt das Ellenbogengelenk langsam (▸ Abb. 8.3ff).

▸ Beobachtungen und Kriterien zum Anhalten der Testbewegung

- Ausweichbewegungen: Annäherung des Hinterkopfes an den Schultergürtel oder auch Nackenstreckung, Seitneigung der Wirbelsäule in einem Abschnitt oder der gesamten Wirbelsäule zur getesteten Seite hin,
- Widerstand: elastisches Bewegungsende,
- Widerstand durch reflektorische Muskelspannung: plötzlich spürbares Bewegungsende, ruckhafte Anspannung der Flexoren von Fingern, Handgelenk und Ellenbogen.

Der Test wird als positiv gewertet, wenn

- die dem Patienten bekannten Symptome reproduziert oder verstärkt werden,
- eine deutliche Haltungsantwort sichtbar ist, z. B. Extension im Nacken,
- eine deutliche Seitendifferenz besteht.

Ein kreuzender Schmerz, ausgelöst auf der betroffenen Seite beim Testen des nicht betroffenen Arms, tritt besonders häufig bei einem Bandscheibenvorfall auf.

Zur Differenzierung zwischen einem Nervendehnungsschmerz und Schmerzen anderer Ursache wird die Spannung an einer vom Schmerzbereich weit entfernten Stelle reduziert, z. B. Elevation der Schulter oder Lateralflexion der HWS zur getesteten Seite hin bei Schmerz im Bereich des Unterarms oder Palmarflexion der Hand bei Schmerzen im Nacken. Lässt der Schmerz nach, war er vermutlich durch Spannung im Nervensystem verursacht. Bleibt er unverändert, ist die Schmerzursache eher in einer anderen Struktur zu suchen. Gibt der Patient Schmerzen im Bereich von Schulter und Oberarm an, sollte die Beweglichkeit und Schmerzempfindlichkeit des Schultergelenkes isoliert geprüft werden.

Test- und Therapiebewegungen der Wirbelsäule

Bei wiederholten Bewegungen der HWS bis zum Bewegungsende müssen gewisse Vorsichtsregeln beachtet werden. Endgradige Extension, kombiniert mit Rotation der HWS, führen zu einer Verringerung des Lumens der A. vertebralis. Bei vorbestehender Gefäßenge kann bei diesen Bewegungen der HWS die Blutzufuhr zur A. basilaris und damit zum Hirnstamm und zum Kleinhirn unterbunden werden. Dies macht sich in Form von Hirnstammsymptomen und zerebellaren Ausfallserscheinungen wie Schwindel, Doppelbilder, Ohnmacht, Sprachstörungen, Schluckstörungen oder Ataxie bemerkbar (s. a. Kap. 3.1). Deshalb wird die kombinierte Bewegung Extension plus Rotation bis zum Bewegungsende weder getestet noch geübt. Treten dennoch oben genannte Symptome auf, werden die Bewegungstests sofort abgebrochen und wird Rücksprache mit dem behandelnden Arzt genommen.

Sowohl bei Bandscheibenvorfällen als auch bei knöchernen spinalen Engen besteht die Gefahr einer Myelonkompression. Diese kann sich in Form von Schmerzen, Sensibilitätsstörungen und Paresen in allen vier Extremitäten äußern (s. a. Kap. 3.1.2). Eine knöcherne spinale Enge führt bei Extension der HWS zu einer Verengung des Lumens des zervikalen Spinalraumes und kann damit eine Myelonkompression bewirken. Bei einem Bandscheibenvorfall kann vermutlich vor allem durch die Flexion der HWS Bandscheibengewebe nach hinten, in Richtung Rückenmark bewegt werden. Beim Auftreten von Symptomen in beiden Armen oder in den Beinen werden die Bewegungstests abgebrochen und wird Rücksprache mit dem behandelnden Arzt genommen. Bei Einhaltung dieser Vorsichtsmaßnahmen gehen von den Testbewegungen keine Gefahren für die Gesundheit des Patienten aus.

Mithilfe der Testbewegungen werden die Beweglichkeit der Wirbelsäule und der Einfluss wiederholter Bewegungen der Wirbelsäule auf die Symptome, vor allen Dingen auf den Schmerz untersucht.

► **Beurteilung der Beweglichkeit.** Die Beweglichkeit der Wirbelsäule wird im Rahmen der ersten Therapieeinheit für die getesteten Bewegungen, häufig nur für die Retraktion, Extension und die Rotation zu beiden Seiten dokumentiert. Nach dem Abklingen akuter Schmerzen wird die Beweglichkeit in alle Richtungen getestet und ggf. mithilfe von Übungen verbessert.

Maßstäbe für freie Beweglichkeit werden weiter unten angegeben (s. a. Kap. 8.3.6). Auf den Abbildungen zu den Testbewegungen ist jeweils freie Beweglichkeit abgebildet (s. a. ► Abb. 8.4, ► Abb. 8.5, ► Abb. 8.6 bis ► Abb. 8.7). Entscheidend für die Diagnostik und die Therapie in der akuten Phase ist die Beobachtung, ob eine Bewegungseinschränkung besteht und ob sich die Beweglichkeit während der Übungen und in Korrelation zum Schmerz ändert.

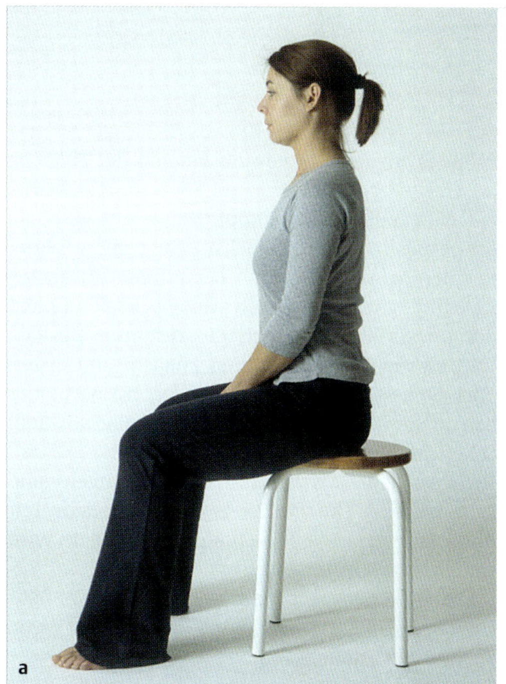

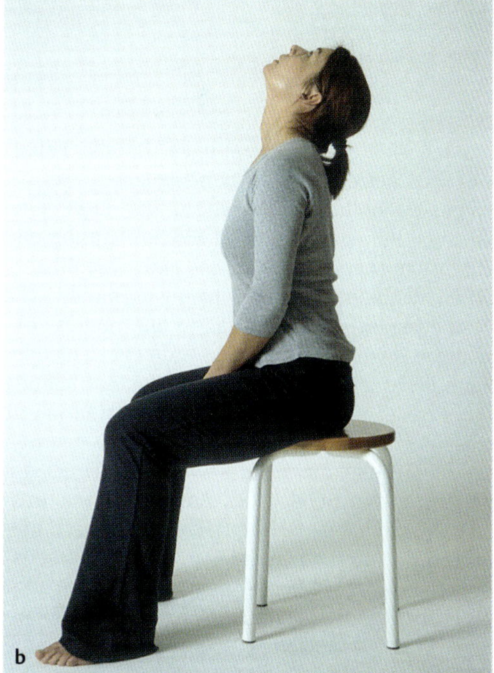

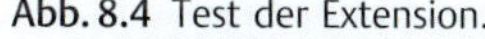

Abb. 8.4 Test der Extension.
a Aufrichtung.
b Extension bis zum Bewegungsende.

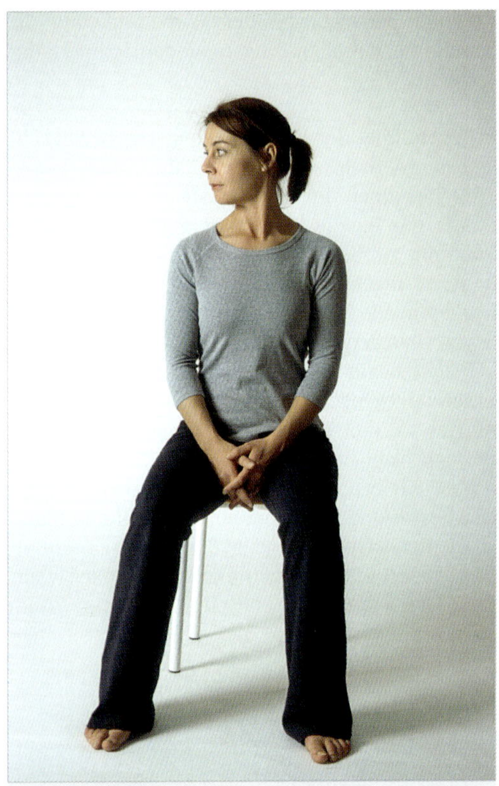

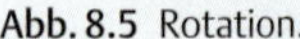

Abb. 8.5 Rotation.

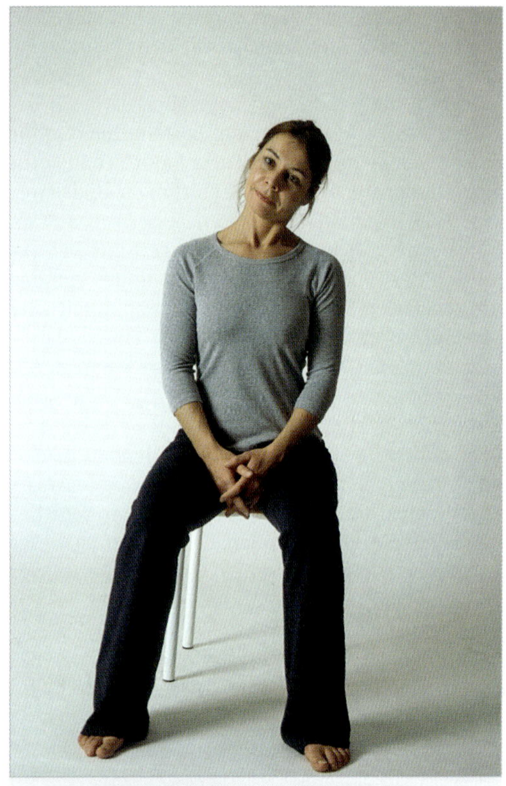

Abb. 8.6 Lateralflexion.

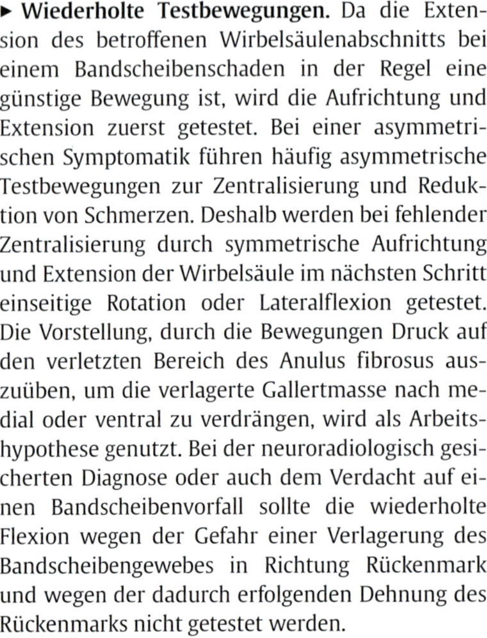

▸ **Wiederholte Testbewegungen.** Da die Extension des betroffenen Wirbelsäulenabschnitts bei einem Bandscheibenschaden in der Regel eine günstige Bewegung ist, wird die Aufrichtung und Extension zuerst getestet. Bei einer asymmetrischen Symptomatik führen häufig asymmetrische Testbewegungen zur Zentralisierung und Reduktion von Schmerzen. Deshalb werden bei fehlender Zentralisierung durch symmetrische Aufrichtung und Extension der Wirbelsäule im nächsten Schritt einseitige Rotation oder Lateralflexion getestet. Die Vorstellung, durch die Bewegungen Druck auf den verletzten Bereich des Anulus fibrosus auszuüben, um die verlagerte Gallertmasse nach medial oder ventral zu verdrängen, wird als Arbeitshypothese genutzt. Bei der neuroradiologisch gesicherten Diagnose oder auch dem Verdacht auf einen Bandscheibenvorfall sollte die wiederholte Flexion wegen der Gefahr einer Verlagerung des Bandscheibengewebes in Richtung Rückenmark und wegen der dadurch erfolgenden Dehnung des Rückenmarks nicht getestet werden.

Für Schmerzsyndrome im Bereich der HWS ist im Gegensatz zur BWS und LWS die Gewichtsbelastung auf der Wirbelsäule durch eine vertikale Körperposition in der Regel kein relevanter Faktor, der den Schmerz deutlich beeinflusst. Zusätzlich ist bei den Tests im Sitzen weniger Kraftaufwand nötig, um die Bewegungen auszuführen. Deshalb werden die Testbewegungen zunächst im Sitzen oder Stehen durchgeführt. Das Eigengewicht des betroffenen Arms kann durch Lagerung auf dem Schoß verringert werden.

Tempo und Rhythmus der Bewegungen sind langsam, aber flüssig. Der Patient sollte jederzeit in der Lage sein, die Bewegung zu stoppen. Es wird kein Schwung eingesetzt.

Die Bewegungen sollen mit dem größtmöglichen *Bewegungsausmaß* ausgeführt werden. Wenn der Patient eine Bewegung stoppt, werden die Gründe dafür erfragt. Mögliche Gründe sind Schmerz, Angst vor Schmerz oder Bewegungseinschränkung.

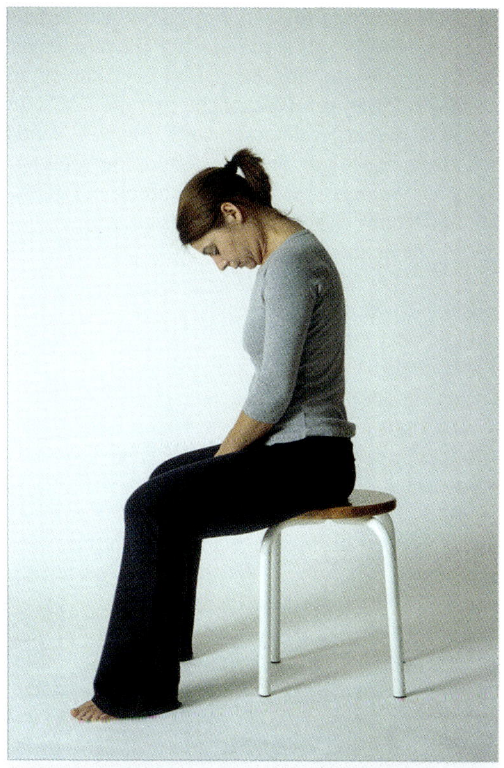

Abb. 8.7 Flexion.

Die *Intensität* der Testbewegungen wird immer dann gesteigert, wenn eine bestimmte Bewegung einen zentralisierenden und reduzierenden Effekt, sich der Schmerz aber noch nicht komplett zurückgebildet hat.

Die Anzahl der *Wiederholungen* liegt zwischen 3 und 10. Wenn der Schmerz durch die Bewegungstests verstärkt wird oder peripheralisiert und nach den Bewegungen in dieser Form verändert bleibt oder wenn Anzeichen einer Beeinträchtigung der Durchblutung im Versorgungsgebiet der A. vertebralis angegeben werden, wird höchstens 3-mal getestet. Wenn der Schmerz während der Bewegungen verstärkt wird oder peripheralisiert und nach den Bewegungen wieder auf sein ursprüngliches Niveau und die ursprüngliche Lokalisation zurückgeht, kann bis zu 10-mal getestet werden. Wenn der Schmerz zurückgeht oder zentralisiert, wird 10-mal getestet.

Vor, während und nach den Testbewegungen wird der Patient gefragt, wo und in welcher Intensität auf der numerischen Analogskala er Schmerzen wahrnimmt und ob sich durch die Bewegungen etwas an diesen Wahrnehmungen ändert. Der Therapeut sollte darauf bestehen, dass der Patient sich konkret zur Veränderung seiner Schmerzen äußert. Angaben wie „Jetzt ist es schlimmer als vorher“ vermitteln keine für die weitere Therapieplanung nützliche Information. Wenn z. B. der Nackenschmerz zugenommen, aber der ausstrahlende Armschmerz abgenommen oder sich zurückgebildet hat, mag dies für den Patienten unangenehmer sein, ist aber als Verbesserung der Symptomatik zu interpretieren. Dies sollte dem Patienten erklärt werden. In aller Regel kann der Patient eine Zunahme von zentralen Nackenschmerzen gut tolerieren, wenn ihm der positive Aspekt der Zentralisierung deutlich gemacht wurde.

Zusätzlich zum Schmerz wird die Beweglichkeit der HWS beurteilt und dokumentiert. Nach Beenden der Testbewegungen wird ggf. der Nervendehnungstest wiederholt und nochmal nach dem Verhalten der Sensibilität gefragt.

Instruktion für den Patienten

- Bewegen Sie den Kopf langsam und mit wenig Kraftaufwand.
- Bewegen Sie ihn so weit wie möglich.
- Sagen Sie mir, wie sich die Stärke und der Bereich Ihres Schmerzes verändern.
- Stoppen Sie sofort, wenn Schwindel auftritt.
- Stoppen Sie die Bewegung, wenn der Schmerz weiter ausstrahlt.

Protraktion ist eine häufig eingenommene Fehlhaltung. Sie ist mit Flexion der unteren HWS und der BWS verbunden und damit potenzieller Auslöser für Bandscheibenverletzungen. Patienten mit Bandscheibenschäden verharren häufig in dieser Position, da vermutlich eine Massenverschiebung nach dorsal innerhalb der Bandscheibe die Extension der HWS blockiert. Die relative Retraktion im Sinne von Aufrichtung und die Extension sind daher wichtige Zielbewegungen zur Behandlung von zervikalen Bandscheibenschäden.

▸ **Test der Extension.** Bei der Retraktion wird der Kopf nach dorsal bewegt, während das Kinn – im Sitzen und Stehen – parallel zum Boden bewegt wird. Diese Bewegung ist mit einer Flexion der oberen und einer Extension der unteren HWS verbunden. Die BWS wird gleichzeitig aufgerichtet.

Bei der Protraktion wird das Gesicht nach ventral bewegt (s. a. ▶ Abb. 8.2). Diese Bewegung ist mit einer Extension der oberen und einer Flexion der unteren HWS verbunden. Die BWS wird in der Regel gleichzeitig flektiert. Bei Flexion der gesamten HWS findet mehr Flexion in der unteren HWS statt als bei Protraktion. Bei Extension der gesamten HWS findet mehr Extension in der unteren HWS statt als bei Retraktion (Ordway, 1999). Da bei vermuteten oder bereits diagnostizierten Bandscheibenverletzungen die Tests für die untere HWS ausschlaggebend sind und weil eine endgradige Retraktion, über das Maß einer natürlichen Aufrichtung hinaus, häufig neue Schmerzen auslöst, wird die endgradige Retraktion nicht getestet. Zum Test der maximalen Extension der unteren HWS wird die Aufrichtung mit anschließender Extension genutzt (▶ Abb. 8.4a und b).

Die Bewegungsrichtungen Rotation und Lateralflexion werden aus einer möglichst aufrechten Haltung der HWS getestet. Deshalb wird die Retraktion auch für die Rotation und Lateralflexion als erste Bewegungsrichtung instruiert.

▶ Aufrichtung

- Stand oder Sitz,
- Kopf nach hinten bewegen, während das Kinn etwa parallel zum Boden positioniert wird, bis die aufrechte Haltung erreicht ist,
- locker lassen,
- wiederholen.

▶ Extension

- Stand oder Sitz,
- aufrichten,
- Hinterkopf im großen Bogen so rückenwärts bewegen, dass das Gesicht in Richtung Decke zeigt,
- in die Ausgangsposition zurückbewegen,
- wiederholen.

▶ Asymmetrische Tests

▶ Rotation. Die Kopfrotation zu der von einem Bandscheibenschaden betroffenen Seite hin führt häufiger zu Zentralisierung und Reduktion der Schmerzen als die Kopfrotation zur nicht betroffenen Seite hin.

- Stand oder Sitz,
- aufrichten,
- Kopf drehen,
- in die Ausgangsposition zurückbewegen,
- wiederholen,
- in die andere Richtung genauso verfahren.

Die Lateralflexion zu der von einem Bandscheibenschaden betroffenen Seite hin führt häufiger zu Zentralisierung und Reduktion der Schmerzen als die Lateralflexion zur nicht betroffenen Seite hin. Da die kontralaterale Lateralflexion Bandscheibengewebe zur Seite des Bandscheibenschadens hin verlagert, wird diese Richtung nur getestet und geübt, wenn sie die einzige schmerzlindernde Bewegung ist.

▶ Lateralflexion

- Stand oder Sitz,
- aufrichten,
- Kopf zur Seite neigen, dabei bleibt das Gesicht nach ventral ausgerichtet,
- in die Ausgangsposition zurückbewegen,
- wiederholen.

Bleiben Zentralisierung oder Reduzierung des Schmerzes aus, soll in die andere Richtung genauso verfahren werden.

▶ Test der Flexion. In seltenen Fällen führt die Flexion in den ersten Therapieeinheiten zur Zentralisierung und Reduktion von Schmerzen bei Patienten mit Bandscheibenschäden. Außerdem ist sie in Zweifelsfällen als Differenzierungstest und als Therapiebewegung bei anderen Wirbelsäulenleiden (s. a. Kap. 10) nützlich. Wenn die Flexion als nützliche Therapiebewegung identifiziert wurde, sollten beim Bandscheibenschaden, sobald die Rotation oder die Extension der HWS ohne Zunahme und Peripheralisierung der Schmerzen möglich sind, diese Bewegungen geübt und die Flexion unterlassen werden.

▶ Flexion

- Stand oder Sitz,
- Kinn in Richtung Brustbein bewegen,
- in die Ausgangsposition zurückbewegen,
- wiederholen.

8.2 Herleiten der Diagnose

Die grundlegenden Aspekte zum Herleiten einer Diagnose wurden in Kap. 4 erläutert. Dabei werden alle Befunde aus der Anamnese, dem Sichtbefund und den diagnostischen Tests berücksichtigt. Die Diagnose ist als Verdachtsdiagnose und Arbeitshypothese zu verstehen. Eventuell führt sie dazu, durch Rücksprache mit dem behandelnden Arzt weitere diagnostische oder therapeutische Maßnahmen einzuleiten.

Zusammenfassung

Typische Befunde bei der Diagnose Bandscheibenschaden der HWS

Angaben in der Anamnese

- Alter: 20–55 Jahre,
- Charakter der Beschwerden: Schmerzen im Bereich der HWS; Schmerzen im Bereich der HWS in Kombination mit dermatombezogenen ausstrahlenden Schmerzen; dermatombezogene ausstrahlende Schmerzen ohne Schmerzen im Bereich der HWS; dermatombezogene Sensibilitätsstörungen; Paresen, meist einzelner Kennmuskeln,
- Dauer der Beschwerden: kann lang oder kurz sein (akut – chronisch),
- plötzliches Auftreten,
- Auslöser Beugung,
- Veränderung bei Bewegung,
- konstant oder intermittierend.

Sichtbefund

- Deformierung in Protraktion/Shift,
- Bewegungshemmung in Extension und Flexion,
- Schonhaltung des Arms.

Verhalten der Symptome auf wiederholte Bewegungen der Wirbelsäule

- Schnelle Veränderung während der Bewegungen,
- Anhalten der Veränderung nach den Bewegungen,
- Zentralisierung/Peripheralisierung des Schmerzes,
- Verbesserung der Beweglichkeit bei Verbesserung des Schmerzes und umgekehrt,
- Nervendehnungszeichen besser/schlechter,
- Sensibilität und Kraft ändern sich von Tag zu Tag, meist nicht innerhalb einer Therapieeinheit.

Differenzialdiagnosen außerhalb der Wirbelsäule wie zum Beispiel Engesyndrome der Sehnen von Außenrotatoren und M. biceps brachii, die durch das Schultergelenk ziehen, bedürfen spezieller differenzierender Tests. Die Befunde, die bei der Diagnose zervikaler Bandscheibenschäden typisch sind, werden bei diesen Differenzialdiagnosen nicht gefunden. Wiederholte Bewegungen der HWS haben auf Beschwerden, die im Bereich des Schultergelenkes verursacht werden, kaum Einfluss. Für nähere Informationen zu den differenzierenden Tests wird auf die Literatur zur Manuellen Diagnostik und Therapie, z.B. das Maitland-Konzept, verwiesen (Maitland, 2000).

Mit Bandscheibenschäden häufig kombinierte Störungen wie spinale und foraminale Engen, Facettenreizung, Instabilität der Wirbelsäule und eine entzündete oder fibrosierte Nervenwurzel verursachen ebenfalls gewisse stereotype Schmerzreaktionen (s. a. Kap. 10).

Bei der Physiotherapie mithilfe wiederholter Bewegungen der HWS können möglicherweise die Bewegungen, die zur Therapie des Bandscheibenschadens günstig wären, Symptome anderer Ursache provozieren und verstärken (s. a. Kap. 10). Deshalb ist eine erfolgreiche konservative Therapie bei solchen kombinierten Erkrankungen schwieriger. Dies gilt im Bereich der HWS in besonderem Maße, da der Raum zwischen den Nervenwurzeln und den umgebenden knöchernen Strukturen vor allem in den Foramina intervertebralia besonders gering ist. Dadurch wird eine gereizte Nervenwurzel bei der zur Behandlung der Bandscheibenverlagerung günstigen Extension schnell eingeengt und verursacht Schmerz und ggf. neurologische Defizite.

Wenn die Ergebnisse der diagnostischen Tests auf einen Bandscheibenvorfall als Ursache der Beschwerden hinweisen, wird beurteilt, ob die Symptome voraussichtlich reduzierbar sind. Wenn der Schmerz zentralisiert, kann die Aussicht auf einen Erfolg der konservativen Therapie als relativ hoch eingeschätzt werden.

In manchen Fällen wird während der diagnostischen Tests keine Bewegung gefunden, die den Schmerz zentralisiert oder reduziert, sondern im Gegenteil, dass jede Bewegung den Schmerz peripheralisiert und verstärkt. Bei einem solchen Schmerzverhalten ist die Aussicht auf Erfolg der konservativen Therapie zunächst als kritisch zu bewerten. Eine nützliche Prognose kann dennoch frühestens nach 5 Therapieeinheiten, nach der Beobachtung eines Verlaufs abgegeben werden. Erst nach dieser Zeit wird bei enttäuschendem Verlauf eine Operation als Alternative zu einer konservativen Therapie diskutiert. Häufig ändert sich die Einschätzung, ob das Problem reduzierbar ist oder nicht, im Verlauf der Behandlung. Wenn im Rahmen der physiotherapeutischen Diagnostik Symptome und Zeichen bemerkt werden, die eine sofortige Operation notwendig machen können, etwa neue Symptome oder Zeichen im Bereich der Beine, Blasen- und Mastdarmstörungen, plötzlich aufgetretene Plegie oder hochgradige Parese im Bereich eines oder beider Arme, unerträgliche Schmerzen, sollte umgehend Kontakt mit den behandelnden Ärzten aufgenommen werden.

8.3 Therapieablauf bei der Diagnose Bandscheibenschaden

Die Bewältigung des Wegs bis zur Physiotherapiepraxis ist für Patienten mit zervikalen Bandscheibenvorfällen im Gegensatz zu Patienten mit lumbalen Bandscheibenvorfällen in der Regel kein Problem. Die Symptome verschlechtern sich nicht beim Stehen und Gehen, sodass der Patient zu Fuß oder mit öffentlichen Verkehrsmitteln zur Therapie gelangen kann. Da das Sitzen, speziell im Auto, für Patienten mit Bandscheibenvorfällen eine ungünstige, die Symptome verstärkende Position darstellt, sollten Autofahrten vermieden werden.

Aus den Bewegungstests ergibt sich in aller Regel zunächst *eine* Bewegung, die die Symptome verbessert. Der Patient wird aufgefordert, diese Bewegung selbstständig, jede Stunde, in der Regel 5- bis 10-mal in direkter Folge, mit dem größten ihm möglichen Bewegungsausmaß zu wiederholen. Im Verlauf der Heilung verändern sich die therapeutisch nützlichen Bewegungen. Aus diesem Grund sollte die Therapie zunächst *an 5 aufeinanderfolgenden Tagen* erfolgen.

Die präzise Durchführung der Übungen, die Einhaltung der Übungsfrequenz und die Anpassungen des alltäglichen Verhaltens sind für den Patienten herausfordernd. Grundsätzlich sollte als Eigentraining für den Patienten immer nur *eine* Übung verändert werden, um festzustellen, ob die neue Übung eine positive oder negative Auswirkung auf die Symptome hat. Auch sollten weder die Einnahme der Medikamente noch alltägliche Tätigkeiten, wie zum Beispiel die Wiederaufnahme der Arbeit, gleichzeitig mit den Übungen verändert werden.

Durch das Üben ungewohnter Bewegungen können neue Beschwerden ausgelöst werden, die mit der Bandscheibenverletzung nicht in Zusammenhang stehen. Der Patient sollte auf mögliche neue Beschwerden hingewiesen werden. Gleichzeitig wird erklärt, dass dies eine normale Entwicklung ist und keine Gefährdung der Gesundheit mit sich bringt.

▸ Zusammenfassung des Verlaufs bei einem reduzierbaren Bandscheibenproblem

1. Innerhalb der ersten 5 Tage bestehen akute Schmerzen mit schnellen Veränderungen; der Schmerz zentralisiert bei Bewegungen der Wirbelsäule und bleibt nach den Bewegungen besser; Wohlbefinden und Parameter wie Schmerzintensität, maximale Schmerzausstrahlung, Schmerzdauer pro Tag, Nervendehnungszeichen und die Beweglichkeit der HWS bessern sich.
2. In der 2. bis 3. Woche sollten die Medikamente abgesetzt werden; die Verbesserungen des Wohlbefindens sowie der messbaren Parameter stabilisieren sich mit verminderten oder komplett rückgebildeten Schmerzen ohne schnelle Verschlechterung bei Belastung.
3. Innerhalb von 3–6 Wochen werden die Wiederherstellung der ursprünglichen Belastbarkeit und die Arbeitsfähigkeit bei normaler psychosozialer Integration angestrebt.
4. Nach 6 Wochen sollte der Alltag, der einige vorbeugende Übungen enthält, bei normaler Belastbarkeit und stabiler psychosozialer Integration wiederhergestellt sein; innerhalb eines Jahres ist mit voller Belastbarkeit und vollkommener oder weitgehender Reduktion neurologischer Defizite zu rechnen

8.3.1 Bewegungen der Wirbelsäule

Die Bewegungen der HWS, die der Patient selbstständig als Eigentraining übt, entsprechen den oben beschriebenen Testbewegungen. Die Reihenfolge, in der die Bewegungen vom Patienten geübt werden, kann von der Reihenfolge abweichen, in der getestet wird. So führen häufig am Anfang der Behandlung asymmetrische Bewegungen zur Zentralisierung und Reduktion der Schmerzen, während die symmetrische Aufrichtung und Extension der HWS erst nach mehreren Tagen zur weiteren Reduktion und Eliminierung des Schmerzes eingesetzt wird. Im Folgenden wird die bei Patienten mit zervikalen Bandscheibenvorfällen und Brachialgie am häufigsten sinnvolle Reihenfolge von *Therapie*bewegungen dargestellt. Sobald die Aufrichtung ohne Schmerzzunahme möglich ist, sollte der Patient bewusst oft am Tag den Kopf in das Lot über dem Schultergürtel einstellen und sich aufrichten. So werden die stabilisierenden Muskeln der HWS aktiviert, um die Therapiebewegungen optimal zu führen und um bei alltäglichen Handlungen stabil zu sein.

► **Asymmetrische Bewegungen.** Die Rotation oder die Lateralflexion zur betroffenen Seite hin führen häufiger zur Zentralisierung und Reduktion von Schmerzen als die Kopfdrehung oder Lateralflexion zur nicht betroffenen Seite hin.

► **Rotation**

- Stand oder Sitz,
- aufrichten,
- Kopf (zur betroffenen Seite) drehen,
- in die Ausgangsposition zurückbewegen,
- 10-mal wiederholen.

► **Lateralflexion**

- Stand oder Sitz,
- aufrichten,
- Kopf (zur betroffenen Seite) zur Seite neigen,
- in die Ausgangsposition zurückbewegen,
- 5- bis 10-mal wiederholen.

Die Lateralflexion zur nicht betroffenen Seite hin wird beim Bandscheibenschaden mit derselben Vorsicht geübt wie die Flexion. Sobald Rotation, Lateralflexion zur betroffenen Seite oder Extension ohne Schmerzzunahme möglich sind, werden diese geübt und die Lateralflexion zur nicht betroffenen Seite abgesetzt.

Wegen des ungewohnten Drucks auf die empfindlichen kleinen Wirbelgelenke sollte die Lateralflexion bei Zusatzdiagnosen wie z. B. Osteochondrose oder Facettenreiz nur mit 5 Wiederholungen pro Stunde geübt werden.

► **Extension**

► **Extension in senkrechter Körperposition**

- Stand oder Sitz,
- aufrichten,
- Hinterkopf im großen Bogen so rückwärts bewegen, dass das Gesicht in Richtung Decke zeigt,
- in die Ausgangsposition zurückbewegen,
- 5- bis 10-mal wiederholen.

► **Hochstützen in Bauchlage**

- Bauchlage,
- Handteller unter die Schultern,
- Kopf anheben, HWS strecken,
- Ellenbogen etwas strecken,
- ablegen – locker lassen,
- 5- bis 10-mal wiederholen.

In manchen Fällen ist die Extension der HWS in Bauchlage angenehmer und effektiver als in einer vertikalen Körperposition.

Wegen des ungewohnten Drucks auf die empfindlichen kleinen Wirbelgelenke sollte die Lateralflexion bei Zusatzdiagnosen wie z. B. Osteochondrose oder Facettenreiz nur mit 5 Wiederholungen pro Stunde geübt werden.

Bei Bandscheibenschäden kann in seltenen Fällen eine leichte Flexion der HWS in den ersten Therapieeinheiten zur Zentralisierung und Reduktion von Schmerzen führen. Außerdem ist die Beugung in Zweifelsfällen als Differenzierungstest und als Therapiebewegung bei anderen Wirbelsäulenleiden (s. a. Kap. 10) nützlich. Wenn die Flexion als nützliche Therapiebewegung identifiziert wurde, sollten beim Bandscheibenschaden die Rotation, die Lateralflexion zur betroffenen Seite und die Extension täglich geprüft werden. Sobald eine dieser Bewegungen ohne Schmerzzunahme möglich ist, werden diese geübt und die Flexion abgesetzt.

- Stand oder Sitz,
- Kinn etwas in Richtung Brustbein bewegen,
- in die Ausgangsposition zurückbewegen,
- so weit wie möglich aufrichten,
- 5-mal wiederholen.

Nach der Übung der Flexion sollte der Kopf besser ins Lot gebracht werden können bzw. die Aufrichtung mit reduzierten oder zentralisierten Schmerzen möglich sein. Wenn das nicht der Fall ist, sollte die Flexion nicht geübt werden.

8.3.2 Vom Therapeuten passiv durchgeführte Bewegungen der Wirbelsäule des Patienten

Merke

Passive Bewegungen der HWS sollten nur von Therapeuten ausgeführt werden, die dies unter Anleitung einer Lehrkraft gelernt und geübt haben. Aus diesem Grund werden solche Bewegungen hier nicht dargestellt. Ausbildungen für Mobilisationstechniken an der Wirbelsäule werden z. B. nach dem McKenzie-Konzept, Maitland-Konzept und Kaltenborn-Konzept angeboten. Manipulation ist keine Methode der Physiotherapie, sondern der ärztlichen Therapie.

Manipulationen an der HWS bei Patienten mit Nackenschmerzen und Kopfschmerzen führen nicht zu besseren Ergebnissen als Mobilisationen (Hurwitz, 2002; Gross, 2015). Sie können aber erhebliche Zwischenfälle nach sich ziehen (Assendelf, 1996; Hurwitz, 1996; Hufnagel, 1999; Haldeman, 2002; Gross, 2015). Die häufigste Komplikation ist eine Verletzung der A. vertebralis, aus der Infarkte von Hirnstamm und Kleinhirn bis hin zum *Locked-in*-Syndrom resultieren können. Das Risiko einer Verletzung der A. vertebralis durch eine Manipulation der HWS lässt sich nicht prädiktiv erfassen (Hufnagel, 1999). Andere Komplikationen wie Rückenmarkkompression, Wirbelfraktur, Riss der Trachea, Zwerchfelllähmung, Hämatom innerhalb der A. carotis und Herzstillstand wurden beschrieben. Das Komplikationsrisiko wird auf 1 pro 40 000 Manipulationen geschätzt (Hurwitz, 1996; Yang, 2016). Die Wirkung von Manipulationen der HWS bei Patienten mit zervikalen Bandscheibenvorfällen wurde nicht systematisch untersucht. Das Risiko für Komplikationen durch Verlagerung der Bandscheibe in Richtung Rückenmark kann vermutlich bei diesen Patienten gegenüber den Patienten mit unspezifischen Nacken- und Kopfschmerzen als erhöht eingeschätzt werden. Aus diesen Gründen sollte auf Manipulationen an der HWS grundsätzlich verzichtet werden.

8.3.3 Bewegungen zur Mobilisation des Nervensystems

Während der Physiotherapie wird der Effekt von aktiven und passiven Mobilisationstechniken des Nervensystems getestet. Wenn die Bewegungen der Arme eine symptomreduzierende Wirkung erzielen und sich nach der Therapie ein größeres Bewegungsausmaß bei dem Nervendehnungstest zeigt als vorher, werden sie wiederholt durchgeführt und der Patient wird zu entsprechendem Eigentraining angeleitet.

Der Patient wird aufgefordert, Veränderungen seiner Symptome, die durch die Therapie hervorgerufen werden, sofort mitzuteilen. Die Behandlungsmethode und die Behandlungsintensität richten sich nach der Art und der Irritierbarkeit (s. a. Kap. 4.5.2) der Symptome. In einer sehr irritierbaren Situation wird weit entfernt vom Auslöser der Symptome behandelt, z. B. mit Dorsalextension im Handgelenk bei zervikalem Bandscheibenvorfall. Grundsätzlich wird zuerst die nicht betroffene Extremität bewegt. Es sollten keine zusätzlichen Symptome ausgelöst werden. Sobald die Symptome nur bei intensiver Bewegung ausgelöst werden und schnell wieder verschwinden, kann auch im anatomischen Bereich der Symptomwahrnehmung bewegt werden. Die Anzahl der Wiederholungen und die Stärke der Spannung können gesteigert werden. Das kurzfristige Auslösen von Schmerzen oder Gefühlsstörungen am Ende der Bewegung wird dann toleriert. Alle durch die Therapie ausgelösten Symptome sollten sofort nach dem Ende der therapeutischen Bewegungen wieder verschwinden.

Schmerzen, die durch Mobilisationstechniken an den Nerven ausgelöst werden, entstehen häufig erst mehrere Stunden nach den Übungen. Deshalb muss grundsätzlich vorsichtig begonnen werden, mit wenig Spannung. Bewegungen der Arme werden flüssig und langsam ausgeführt, ohne im Schmerz zu verharren. Widerstand, Ausweichbewegungen und reflektorische Muskelanspannung müssen berücksichtigt werden. Als Eigentraining kommen zunächst nur 3 Wiederholungen der therapeutischen Armbewegungen 3-mal am Tag zum Einsatz.

▸ **Progressionsstufen der aktiven oder passiven Bewegungen.** Ziel der folgenden Übungen ist die Rückbildung von Schmerz und neurologischen Defiziten sowie der Verbesserung der neuronalen Beweglichkeit, gemessen im ULTT.

1.
- Stand, Sitz oder Rückenlage,
- Dorsalextension des Handgelenks,
- Palmarflexion des Handgelenks,
- 3- bis 5-mal wiederholen.

2.
- Stand, Sitz oder Rückenlage,
- 90° Abduktion des Oberarms,
- Außenrotation der Schulter,
- Supination des Unterarms,
- Ellenbogenextension und Palmarflexion im Handgelenk,
- Ellenbogenflexion und Dorsalextension im Handgelenk, dabei den Oberarm an den Körper führen,
- 3- bis 10-mal wiederholen.

3.
- Stand, Sitz oder Rückenlage,
- 90° Abduktion im Schultergelenk,

- Außenrotation im Schultergelenk,
- Supination des Unterarms,
- Ellenbogenextension mit Dorsalextension im Handgelenk,
- Ellenbogenflexion und Palmarflexion im Handgelenk, dabei den Oberarm an den Körper führen,
- 3- bis 10-mal wiederholen.

4.

- Stand, Sitz oder Rückenlage,
- Schulterdepression, diese kann der Patient ggf. mit seiner kontralateralen Hand verstärken,
- 90° Abduktion im Schultergelenk,
- Außenrotation im Schultergelenk,
- Supination des Unterarms,
- Dorsalextension im Handgelenk und Finger strecken,
- Ellenbogenextension, dabei entsteht maximale Spannung auf den Nerv des Arms (▶ Abb. 8.8a),
- Ellenbogenflexion, dabei den Oberarm an den Körper führen (▶ Abb. 8.8b),
- 5- bis 15-mal wiederholen.

Diese Bewegung entspricht dem Bewegungsmuster des ULTT.

8.3.4 Bewegungsverhalten in der akuten Phase

Patienten mit zervikalen Bandscheibenschäden üben in aller Regel im Stehen oder Sitzen. Die relative Retraktion wird zum Erreichen der aufrechten Haltung von Beginn an angestrebt. Sobald sie zur Zentralisierung und Reduzierung der Schmerzen beiträgt, soll die aufrechte Haltung kontinuierlich beibehalten werden. Die lotrechte Positionierung des Kopfes über dem Schultergürtel sowie die mühelose Beweglichkeit der Arme bei gleichzeitiger Aufrichtung der Wirbelsäule wird bei Patienten mit zervikalen Bandscheibenschäden besonders betont (s. a. Kap. 9.1.1). „Kopf hoch“ ist ein wesentliches Motto für die Betroffenen. Zunächst ist sogar eine Kopfposition empfehlenswert, bei der das Kinn etwas über die Horizontale angehoben wird. Diese „hochnäsige“ Haltung ist für die meisten fremd und soll auch nur während der akuten Phase eingehalten werden, um die Beugung der HWS zu unterlassen.

Im Bereich der HWS ist die Gewichtsbelastung der Wirbelsäule in der Regel kein schmerzverstärkender Faktor, sodass Bettruhe als Teil der Therapiestrategie nicht in Betracht kommt.

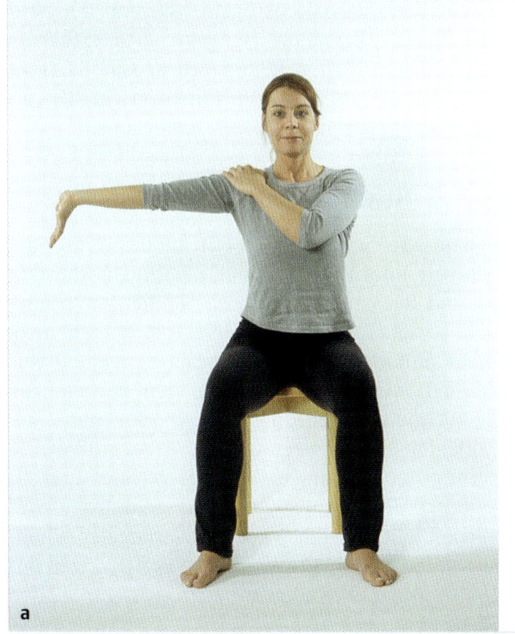

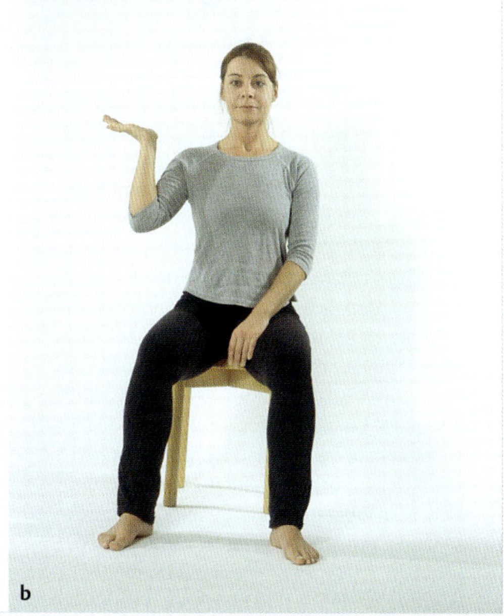

Abb. 8.8 Armbewegungen zur Mobilisation des Nervensystems.
a Maximale Spannung auf den Nerv des Arms.
b Entspannung der Nerven des Arms.

Instruktionen für den Patienten

- *Liegen:* Stellen Sie Ihr Bett ganz flach. Wechseln Sie zwischen flacher Rückenlage und Seitenlage. Drücken Sie in Rückenlage ihr Kopfkissen flach oder lassen es ganz weg. In Seitenlage sollte der Kopf so weit nach hinten, rückenwärts gelegt werden, dass die HWS gerade oder etwas gestreckt ist. Unter dem Kopf sollte das Kissen so geformt werden, dass es den Zwischenraum zwischen dem Bett und dem Kopf ausfüllt, sodass keine Seitneigung in der HWS entsteht. Rollen Sie sich zum Wechsel zwischen diesen Positionen flach über das Bett, sodass die HWS gerade bleibt.
- *Aufstehen und Hinlegen:* Strecken Sie die Wirbelsäule vor dem Lagewechsel und halten Sie den Kopf hinten; wechseln Sie von der Rückenlage über die Seitenlage zum Sitzen und umgekehrt.
- *Zähneputzen:* Lehnen Sie sich am Waschbecken an. Stützen Sie sich mit einer Hand am Waschbecken ab. Halten Sie die HWS gestreckt und neigen Sie sich nur leicht aus den Hüftgelenken nach vorne.
- *Sitzen* Sie möglichst wenig. Wenn Sie sitzen, sollte der Kopf über dem Schultergürtel lotrecht eingestellt und die HWS leicht gestreckt sein.
- *Husten, Niesen:* Wenn Sie niesen oder husten müssen, strecken Sie die HWS, indem Sie den Hinterkopf in Richtung Rücken bewegen. Vermeiden Sie ganz bewusst die Krümmung der HWS und des Oberkörpers nach vorne, die sich beim Niesen und Husten sonst automatisch einstellt.
- *Haltungskontrolle:* Kopf, Schultergürtel, Becken und Füße sollen lotrecht übereinander positioniert werden. Sobald diese Haltung ohne Zunahme von Schmerzen möglich ist, soll sie eingenommen und beibehalten werden. Ein zunächst wahrgenommenes Gefühl der „Hochnäsigkeit" bei bewusster Aufrichtung der HWS sollte in Kauf genommen werden. Schauen Sie beim Gehen nicht auf den Boden direkt vor sich. Man kann gut taktil gehen und vorausschauen, um Stolperfallen zu identifizieren. ▶ Abb. 8.9 zeigt, dass sogar auf unebenem Waldboden gehen und gleichzeitiges Jonglieren möglich ist, ohne den Kopf in Richtung Boden zu senken.

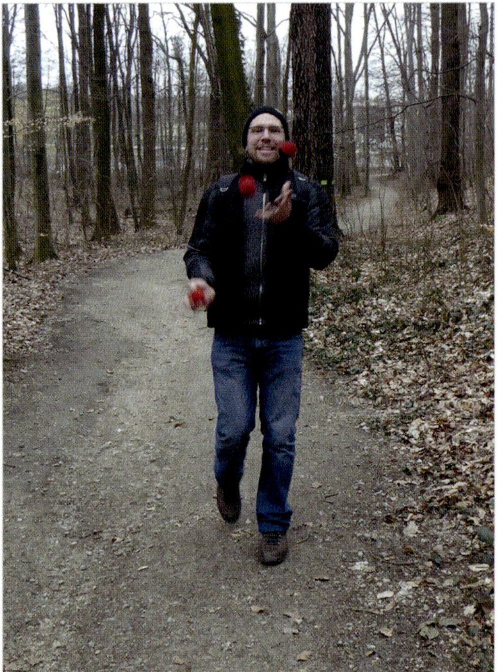

Abb. 8.9 Gehen und jonglieren, ohne auf den Boden zu schauen.

▶ **Nützliche Verhaltensregeln während der akuten Phase.** Allgemeine Hinweise zu alltäglichem Bewegungsverhalten finden sich in Kap. 5.6. Hier wird speziell auf Patienten mit Bandscheibenverlagerung im Bereich der HWS eingegangen.

8.3.5 Stabilisierungsphase

Sobald die Schmerzintensität reduziert ist, der Schmerz intermittierend und nicht mehr konstant ist und Bewegungen, die den Schmerz ursprünglich peripheralisiert und verstärkt haben, nicht mehr unmittelbar Schmerz produzieren und verstärken, werden zusätzlich zu den Bewegungen der Wirbelsäule in Rotation, Extension und Lateralflexion auch Bewegungen der Arme zur Verbesserung der Nervengleitfähigkeit getestet und als Eigentraining genutzt. Die Haltungskontrolle wird vertieft, und zusätzlich zur Aktivierung der stabilisierenden Muskulatur wird auch Kräftigung in das Übungsprogramm aufgenommen.

8.3.6 Wiederherstellung der ursprünglichen Belastbarkeit

Ein Übungsprogramm, das die Wiederherstellung der Belastbarkeit des Patienten zum Ziel hat, sollte Stabilität der Gelenke, Beweglichkeit, Kraft, Koordination, Gleichgewicht und Kondition berücksichtigen. Bei neurologischen Defiziten muss der Vernachlässigung der betroffenen Extremität und damit der asymmetrischen Belastung der Wirbelsäule entgegengewirkt werden. Im Folgenden werden spezielle Übungen für Patienten mit zervikalen Bandscheibenschäden beschrieben. Die allgemeinen Aspekte zu Rehabilitation, Prophylaxe von Bandscheibenschäden und zur Pflege der Wirbelsäule finden sich in Kap. 9.

Welcher Grad an Beweglichkeit als *freie* Beweglichkeit zu bezeichnen ist, hängt von vielen individuellen Faktoren, z. B. der Festigkeit bindegewebiger Strukturen, ab. Es gibt also keine Normwerte für freie Beweglichkeit. Dennoch ist es für Therapeuten und Patienten nützlich, auf Zielwerte für die anzustrebende Beweglichkeit zurückgreifen zu können. Solche Zielwerte werden hier angegeben. Eine frei bewegliche HWS ist immer schmerzfrei. Wird durch Bewegungen bis zum Bewegungsende ein Schmerz ausgelöst, kann dies auf eine mechanische Beeinträchtigung des aktiven und passiven Bewegungsapparates hinweisen. In seltenen Fällen liegt eine Überbeweglichkeit vor, bei der das Bewegungsausmaß über das allgemein bekannte Maß hinausgeht. Dies kann z. B. Folge eines früheren Beschleunigungstraumas sein.

Wichtiger als die Mobilität ist die Stabilität der HWS. Unnatürliche Wackelbewegungen führen zu Reizzuständen, Schmerzen und langfristig zu Osteochondrose, Osteophyten und spinaler Enge. Stabilisierende Übungen sind bei Wirbelsäulenleiden immer notwendig. Die Beweglichkeit kann auch ohne zusätzliche Übungen frei sein. Deshalb werden im nächsten Schritt die stabilisierende Muskulatur der HWS weiter aktiviert und gekräftigt und die Gewichtsbelastbarkeit gesteigert. Außerdem ist die Kräftigung der Arm- und Beinmuskulatur notwendig, um Belastungen des Alltags gut zu verteilen. Ausführliche Informationen und Übungsanleitungen zu diesen Themen finden sich in Kap. 9. Hier werden die wichtigsten Übungen, die speziell die HWS betreffen, kurz dargestellt. Sie können in der gezeigten Reihenfolge mit dem Patienten geübt werden und nach und nach in den Eigenübungsplan einfließen.

► **Stabilisierende Muskelaktivität.** Die wesentlichen Stabilisatoren der HWS sind die kurzen Rückenmuskeln (Mm. multifidi) zusammen mit der vorderen Halsmuskulatur (M. longus capitis, M. longus colli) und den oberen Kopfstabilisatoren (Mm. recti capites lateralis, posterior und anterior, Mm. obliqui capites). Sie können mäßig selektiv dadurch willentlich angespannt werden, dass man den Kopf in Richtung Decke oder Himmel schiebt. Besser bringt man sie dadurch zur Arbeit, dass man Aktivitäten ausführt, die die Koordination oder das Gleichgewicht herausfordern. Als gut geeignet zur regelmäßigen Aufrichtung und Tonisierung haben sich die 5 folgenden Aktivitäten (Top 5) bewährt: Einbeinstand (► Abb. 9.15), Wippen (► Abb. 9.16), Mini-Kniebeugen mit angehobenen Fersen (► Abb. 9.14), Laufen auf der Stelle (► Abb. 9.17) und Hüpfen (► Abb. 9.18). Zur gleichzeitigen Entspannung von Muskelgruppen, die nicht für die Gewährleistung der aufrechten Haltung geeignet, aber bei Patienten mit Beschwerden im Bereich der HWS häufig schmerzhaft sind, eignen sich Armschwung-Übungen (► Abb. 8.10a und b und ► Abb. 8.11).

► Armschwung seitlich (► Abb. 8.10a und b)

- Aufrechter Stand,
- die Arme im Wechsel leicht zur Seite und vor den Körper schwingen,
- dabei aufrechte Haltung beibehalten,
- die das Schulterblatt umgebende Muskulatur, insbesondere die Schulterblattheber (Mm. levatores scapulae) entspannen.

► Armschwung vor/zurück (► Abb. 8.11)

- Aufrechter Stand,
- die Arme im Wechsel leicht vor- und zurückschwingen,
- den Kopf geradeaus gerichtet lassen,
- den Schultergürtel jeweils mit dem Arm etwas vor- bzw. zurückbewegen. So wird die HWS von kaudal her gedreht,
- dabei aufrechte Haltung beibehalten,
- die das Schulterblatt umgebende Muskulatur, insbesondere die Schulterblattheber (Mm. levatores scapulae) entspannen.

Der Therapeut beobachtet, wie der Patient die Übungen spontan durchführt. Richtet er sich automatisch auf, ohne Korrekturen zu beanspruchen, und spürt, dass der Hals stabil ist oder dass der Bauchnabel leicht nach innen gezogen wird, ohne

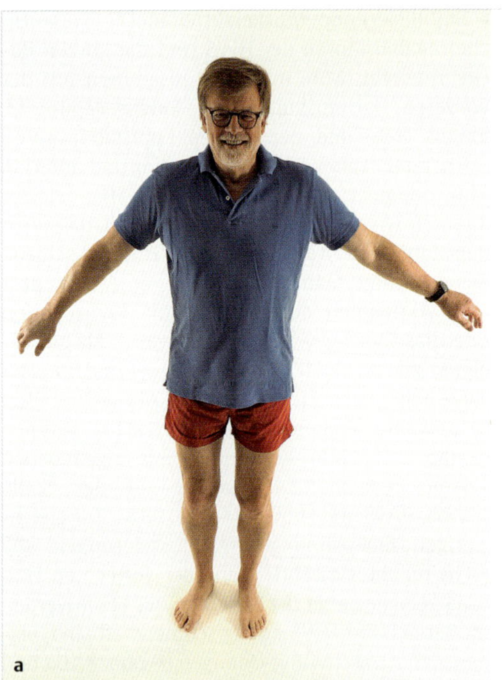

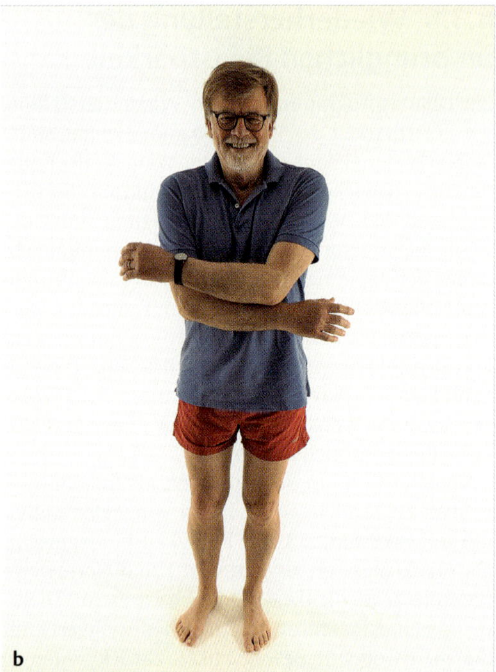

Abb. 8.10 Armschwung seitlich.
a Arme zur Seite schwingen.
b Arme vor den Körper schwingen.

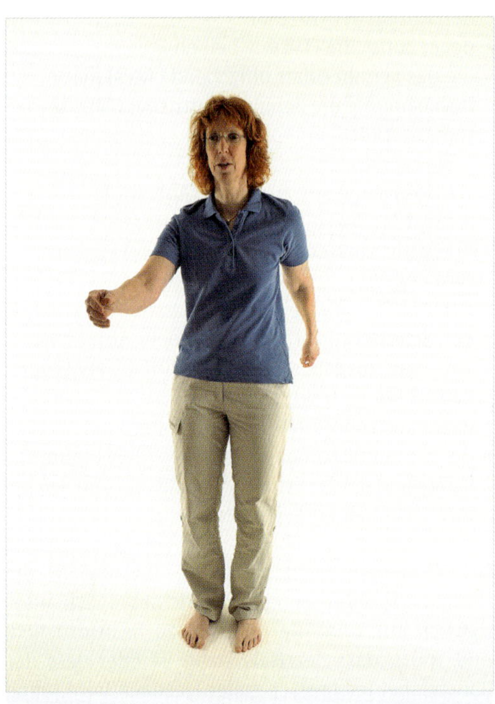

Abb. 8.11 Armschwung vor/zurück.

dass er dies willentlich herbeiführen muss, ist die Übung als kurze Unterbrechung stereotyper Haltungen geeignet. In der Regel finden sich 2–3 der 7 Aktivitäten, mit denen der Patient dann jede Stunde für ca. 20 Sekunden seine Aufrichtung und Stabilität unterstützen sollte.

Einfache Hantelübungen bieten weitere Möglichkeiten, die Stabilität der Wirbelsäule zu fördern. Die Übungen im Liegen sind häufig noch vor den „Top 5" machbar, da sie in Wirbelsäulenentlastung ausgeführt werden. Ellenbogenextension/-flexion in Rückenlage und Ab-/Adduktion der gestreckten Arme in Rückenlage (▶ Abb. 9.13) sind einfach durchführbar und führen zur automatischen Stabilisierung der Wirbelsäule. Bei Paresen muss mit besonderer Sorgfalt geprüft und sichergestellt werden, dass der Patient die Hantel kontrollieren kann.

▶ **Kräftigung paretischer Muskeln.** Bei Patienten mit einem zervikalen Bandscheibenvorfall können Paresen einzelner Arm- und Handmuskeln vorliegen. Aktivitäten des täglichen Lebens wie Waschen, Anziehen, Einkaufen und Schreiben dienen bereits der Kräftigung. Einzelne aufgrund der

Wurzelkompression paretische Muskeln sollten zusätzlich mit speziellen Übungen trainiert werden. Zu Beginn sollte, außer bei den Fingerübungen, symmetrisch mit beiden Armen trainiert werden, damit die Wirbelsäule symmetrisch belastet wird und die volle Konzentration auf die Kontrolle der kraftreduzierten Bewegung gerichtet wird.

Hinweis

Kräftigung paretischer Muskeln

Kräftigung der Muskeln, die die Finger spreizen (u. a. Mm. interossei dorsales)

- Die Hand in einen elastischen Strumpf stecken,
- Finger strecken und spreizen, das Gewebe des Strumpfes setzt der Bewegung Widerstand entgegen,
- locker lassen,
- wiederholen.

Kräftigung der Muskeln, die die Finger adduzieren (schließen) (u. a. Mm. interossei palmares)

- Einen Schwamm oder Knetmasse mit der ganzen Hand zusammendrücken, dabei die Finger schließen,
- locker lassen,
- wiederholen.

Kräftigung der Ellenbogenstrecker (M. triceps brachii)

- Bauchlage,
- Hände in Höhe der Schultern abstützen,
- Ellenbogen strecken, das Becken bleibt dabei liegen,
- ablegen, locker lassen,
- wiederholen.

Steigerung

Hantel in Rückenlage

- Rückenlage,
- eine Wasserflasche/2-kg-Hantel/Hantel bis 5 kg in die Hand nehmen,
- Ellenbogen strecken und beugen im Wechsel,
- dabei das Gewicht immer weg vom Gesicht halten,
- wiederholen.

Liegestützen

- Vierfüßlerstand,
- Beine so ausstrecken, dass der Körper auf Hände und Füße gestützt ist,
- Wirbelsäule strecken,
- Bauchmuskelspannung, sodass die LWS nicht durchhängt,
- Ellenbogen leicht beugen und strecken, ohne an der Rumpfstellung etwas zu ändern,
- in den Vierfüßlerstand zurückkehren,
- wiederholen.

Kräftigung der Ellenbogenbeuger (M. biceps brachii und M. brachioradialis)

- Aufrechter Stand,
- ein Gewicht in die Hand nehmen,
- Arm parallel zum Rumpf,
- Ellenbogen beugen,
- langsam wieder in Streckung zurückführen,
- wiederholen.

Die Steigerung wird über das Gewicht geregelt, z. B. eine mit einem Liter gefüllte Flasche, eine mit anderthalb Litern gefüllte Flasche, Hantel.

Kräftigung der Armheber (M. deltoideus)

- Aufrechter Stand,
- Arme parallel zum Rumpf,
- Ellenbogen gestreckt halten,
- Arme zur Seite (Pars medialis) bzw. nach vorne (Pars ventralis) anheben,
- langsam wieder zum Rumpf zurückführen,
- wiederholen.

Als Steigerung wird ein Gewicht in die Hand genommen: eine mit einem Liter gefüllte Flasche, eine mit anderthalb Litern gefüllte Flasche, Hantel.

▸ **Behandlung der Vernachlässigung.** Zur Vermeidung und Behandlung der bei einer Wurzelkompression sofort einsetzenden Vernachlässigung des betroffenen Arms sind bimanuelle Aktivitäten, wie z. B. Jonglieren mit zwei Bällen, besonders nützlich. Durch wiederholtes Üben wird die Symmetrie wiederhergestellt. Außerdem wird die Sensibilität dadurch verbessert, dass das Kleinhirn bei solchen Hand-Arm-Auge-Bewegungsaufgaben auf möglichst viele Informationen aus der Peripherie zurückgreift, um die Koordination optimal zu steuern. ▸ Abb. 8.12 zeigt einen komplexen Bewegungsablauf, bei dem zwei Bälle gleichzeitig von unten hochgeworfen werden, dann wird ein Unterarm in Pronation gedreht und die Bälle werden zeitgleich gefangen, einer von oben einer von un-

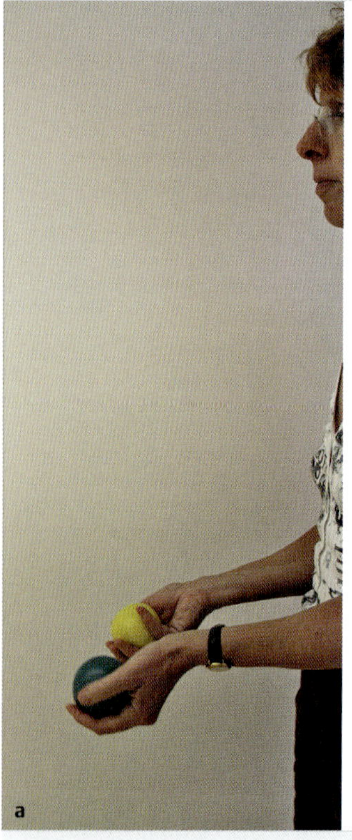

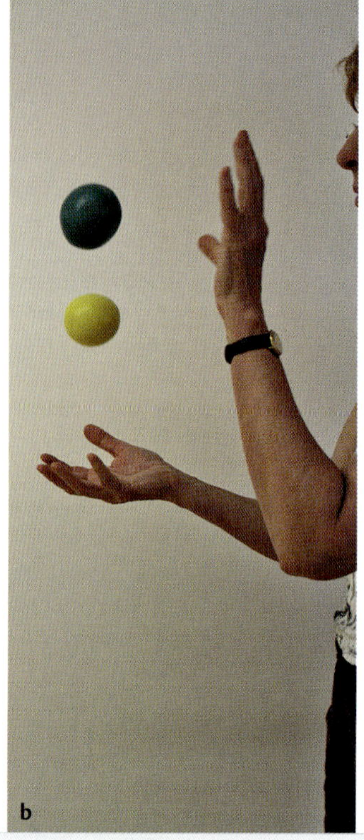

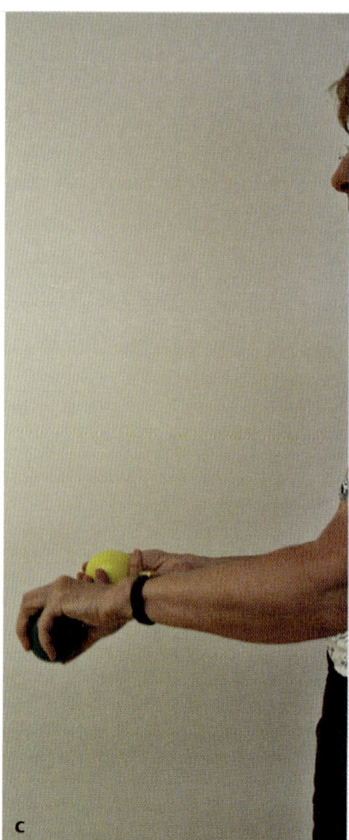

Abb. 8.12 Jonglieren.
a Abwerfen der Bälle von unten.
b Drehen eines Unterarms, Öffnen der Hände.
c Fangen der Bälle, rechts von unten, links von oben.

ten. Nach einigen Wiederholungen werden die Seiten gewechselt, sodass Asymmetrie erkannt und behoben wird.

▸ **Freie Beweglichkeit.** Die Extension ist bei einem Bandscheibenschaden eine wichtige Zielbewegung zur Therapie. Sie wird ohnehin in der akuten Phase zur Reduktion von Schmerzen geübt. Deshalb ist in der Regel das zusätzliche Üben der Extension mit dem Ziel der Mobilisierung entbehrlich. Dennoch sollte die Beweglichkeit in Extension kontrolliert und ggf. geübt werden.

▸ **Wiederherstellung der Extension**

▸ **Extension im Sitz oder Stand**

- Aufrichten,
- Hinterkopf im großen Bogen so rückwärts bewegen, dass das Gesicht in Richtung Decke zeigt,
- in die Ausgangsposition zurückbewegen,
- 5-mal wiederholen.

Freie Beweglichkeit ist erreicht, wenn bei aufrechtem Sitz das Gesicht etwa parallel zum Boden ist (s. a. ▸ Abb. 8.4b).

▸ **Handstütz, Extension im Liegen**

- Bauchlage,
- Handteller unter die Schultern positionieren,
- Kopf anheben, HWS strecken,
- Ellenbogen langsam strecken, dabei Wirbel für Wirbel anheben, Wirbelsäule strecken,
- so weit wie möglich hochstützen,
- ablegen – locker lassen,
- 5-mal wiederholen.

▸ **Wiederherstellung der Rotation**

- Sitz oder Stand,
- aufrichten,
- Kopf drehen,
- in die Ausgangsposition zurückbewegen,
- 10- bis 15-mal wiederholen,
- zur anderen Seite ebenso verfahren.

Freie Beweglichkeit ist ca. bei einem Rotationswinkel von 80° erreicht. Am Ende der Bewegung ist eine zusätzliche Lateralflexion zur gleichen Seite zu beobachten (s. a. ▸ Abb. 8.5).

▸ **Wiederherstellung der Lateralflexion.**
Variante a)
- Sitz oder Stand,
- aufrichten,
- Kopf zur Seite neigen,
- In die Ausgangsposition zurückbewegen,
- 10- bis 15-mal wiederholen,
- zur anderen Seite ebenso verfahren.

Variante b)
- Sitz,
- Arme zur Seite und Füße vom Boden anheben,
- Gewicht zu einer Seite verlagern, bis man fast das Gleichgewicht verliert,
- Kopf bleibt nach vorne gerichtet,
- als Gleichgewichtsreaktion wird eine Lateralflexion zur Gegenseite ausgeführt,
- zur Mitte zurückkommen,
- 5-mal wiederholen,
- zur anderen Seite ebenso verfahren.

Freie Beweglichkeit ist ca. bei einem Winkel von 50° erreicht (s. a. ▸ Abb. 8.6). Da in der akuten Phase eines Bandscheibenvorfalls die Lateralflexion zur nicht betroffenen Seite unterlassen wird, muss die freie Beweglichkeit in diese Richtung besonders sorgfältig geprüft und ggf. geübt werden.

▸ **Wiederherstellung der Flexion.** Bewegungseinschränkungen der HWS in Flexion finden sich am ehesten in der oberen HWS, die bei Alltagsbelastungen in der Regel gestreckt ist, in Kombination mit einer Flexion der unteren HWS. Auch nach zervikalen Bandscheibenvorfällen sind Bewegungseinschränkungen der unteren HWS in Flexion selten. Die Beweglichkeit in Flexion sollte nach dem Abklingen der Beschwerden und der Wiederherstellung der Beweglichkeit in Extension, Rotation und Lateralflexion getestet werden. Wenn dann eine Bewegungseinschränkung zu beobachten ist, sollte diese Bewegungsrichtung geübt werden.
- Aufrechter Sitz,
- Kinn in Richtung Brustbein bewegen,
- in die Ausgangsposition zurückbewegen,
- 10- bis 15-mal wiederholen.

Freie Beweglichkeit ist erreicht, wenn das Kinn bei geschlossenem Mund zum Brustbein einen Abstand von 0–5 cm erreicht (s. a. ▸ Abb. 8.7).

8.3.7 Rehabilitation, Alltag und Prophylaxe

Die Physiotherapie sollte gezielt darauf hinwirken, dass Patienten, die vor dem Bandscheibenvorfall einer Berufstätigkeit nachgingen, nach möglichst kurzer Krankheitsdauer die Arbeit wieder aufnehmen. Die Möglichkeit, Bewegungen der HWS an jedem Ort im Stehen oder Sitzen zu üben, bietet diesbezüglich einen Vorteil gegenüber Übungen für die LWS, die im Liegen ausgeführt werden.

Auch nach einem zervikalen Bandscheibenvorfall sollten die Stabilität und die freie Beweglichkeit aller Gelenke, die Koordination, das Gleichgewicht, die Kraft und eine angemessene Herz-Kreislauf-Belastbarkeit trainiert werden (s. a. Kap. 9).

Im Alltag muss der Übungsaufwand auf ein realistisches Maß reduziert werden, das auf die Lebensumstände des Patienten individuell zugeschnitten ist. Eine 15- bis 30-minütige Übungseinheit, die die wichtigsten Aspekte des individuellen Trainingsprogramms enthält, und eine kurze Aktivität zur Aufrichtung und Stabilisierung der Wirbelsäule pro Stunde sind für jede Person machbar. Zusätzlich sollte der Patient einige wichtige Tipps für das Verhalten im Alltag erhalten.

Instruktion für den Patienten
- Halten Sie sich häufiger aufrecht als bisher.
- Lesen Sie öfter in Bauchlage, z. B. auf einem Lesekeil.
- Legen Sie sich morgens vor dem Aufstehen auf den Bauch und legen den Kopf im Wechsel nach rechts und links ab. So erhalten Sie die Drehfähigkeit der HWS.
- Stützen Sie sich morgens und abends 5- bis 10-mal in Bauchlage hoch, um die gesamte Wirbelsäule zu strecken und damit die Gallertmasse der Bandscheiben nach vorne zu drücken.
- Erhalten Sie gezielt die Beweglichkeit der Nervenwurzel, die von einem Bandscheibenvorfall betroffen war.
- Strecken Sie die HWS regelmäßig, wenn Sie länger gesessen haben oder eine Tätigkeit in gebeugter Haltung ausgeübt haben. Strecken Sie sich, *bevor* Schmerzen auftreten. Schaffen Sie immer Ausgleich für einseitige Belastungen.

- Belasten Sie sich regelmäßig und angemessen.
- Leisten Sie sich von Zeit zu Zeit eine Physiotherapieeinheit, um ungünstige Haltungsgewohnheiten, Bewegungseinschränkungen, Asymmetrien und Kraftmängel zu analysieren und zu behandeln. Der Trainingsplan sollte an Ihre Bedürfnisse und Ihre Fitness angepasst werden. Außerdem dient ein solches gemeinsames Training der Motivation.

8.4 Wenn eine Operation notwendig war

Für keine Operationstechnik zervikaler Bandscheibenvorfälle existieren wissenschaftlich untersuchte und allgemein anerkannte postoperative Therapieprogramme. Nach einer Operation wird, auch bei präoperativer konservativer Therapie, eine neue ärztliche Anweisung für Physiotherapie oder Krankengymnastik eingeholt. Vorsichtsmaßnahmen, die der Operateur ggf. vorschlägt, werden eingehalten.

Die Befunderhebung bei Patienten, die wegen eines Bandscheibenvorfalls operiert wurden, entspricht der in Kap. 4 dargestellten Befunderhebung. Wenn möglich, sollte vor der Operation ein vollständiger physiotherapeutischer Befund aufgenommen werden (s. a. Kap. 4), um postoperative Veränderungen zu dokumentieren. Die Dokumentation des postoperativen Behandlungsverlaufes entspricht der Dokumentation bei primär konservativer Behandlung (s. a. Kap. 5).

Postoperativ sollte der Patient zur Gewährleistung der unbehinderten Wundheilung und zur Vermeidung eines Rezidivs die nützlichen Verhaltensregeln während der akuten Phase wie oben beschrieben einhalten. Wenn möglich, werden die Bewegungsübergänge bereits präoperativ mit dem Patienten geübt.

Besondere Maßnahmen zur Thromboseprophylaxe sind nach zervikalen Bandscheibenoperationen in der Regel nicht notwendig, da die Patienten am ersten postoperativen Tag aufstehen und gehen können. Dazu sollten die Patienten aufgefordert werden.

Zur Aktivierung der Nacken- und Rumpfmuskulatur werden ab dem ersten postoperativen Tag isometrische Spannungsübungen (Stemmübungen) durchgeführt.

▸ Einfache Stemmübung in Rückenlage

▸ Variante a (armbetont)

- Flache Rückenlage,
- Arme gestreckt auf das Bett legen,
- in den Schultergelenken nach außen drehen,
- gestreckte Arme auf das Bett drücken,
- Hände Richtung Fußende schieben,
- den Kopf gleichzeitig zum Kopfende hin schieben. Die Muskelspannung überträgt sich auf die Nacken- und Rumpfmuskulatur, die Wirbelsäule wird stabilisiert. Der Therapeut prüft, ob Nacken-, Bauch- und Rückenmuskelspannung spürbar sind,
- die Spannung während 2 Atemzügen halten,
- loslassen – 2 Atemzüge entspannen,
- 5- bis 10-mal wiederholen.

▸ Variante b (beinbetont)

- Flache Rückenlage,
- Füße aufstellen, sodass die Hüftgelenke etwa 30° gebeugt sind,
- Fußspitzen maximal hochziehen,
- die Füße gegen einen gedachten Widerstand schräg in Richtung Boden und Fußende stemmen. Dabei bewegen sich die Beine nicht, die extendierende Muskulatur schiebt und die flektierende Muskulatur bildet den Widerstand,
- den Kopf gleichzeitig in Richtung Kopfende schieben. Die Muskelspannung überträgt sich auf die Rumpfmuskulatur, die Wirbelsäule wird stabilisiert. Der Therapeut prüft, ob Bauch- und Rückenmuskelspannung spürbar sind,
- die Spannung während 2 Atemzügen halten,
- loslassen – 2 Atemzüge entspannen,
- 5- bis 10-mal wiederholen.

▸ Variante c (Stemmen mit Beinen und Armen)

- Die oben beschriebenen Bewegungsabläufe miteinander kombinieren und gleichzeitig ausführen,
- die Spannung während 2 Atemzügen halten,
- loslassen – 2 Atemzüge entspannen,
- 5- bis 10-mal wiederholen.

Der Patient wird aufgefordert, die isometrischen Spannungsübungen jede Stunde 5- bis 10-mal zu üben.

Ab dem zweiten postoperativen Tag werden die isometrischen Spannungsübungen durch Bewegungen der HWS in Rotation und Extension mit geringem Bewegungsausmaß ergänzt. Dabei wird der Patient instruiert, die Bewegungen nur in einem solchen Bewegungsausmaß und mit so viel Kraft auszuführen, dass Schmerz oder Ziehen an der Wunde ausbleiben.

Ab dem dritten postoperativen Tag verläuft die physiotherapeutische Behandlung nach denselben Gesichtspunkten und mit denselben Therapiebewegungen wie die primär konservative Therapie zervikaler Bandscheibenvorfälle. Die Behandlungsschwerpunkte richten sich nach dem Befund. Die Therapie verläuft symptomorientiert. Bei einem komplikationslosen Verlauf kann jeden Tag eine Therapiebewegung ergänzt werden. Die Reihenfolge der Übungen wird dann in etwa folgendermaßen gewählt:

1. postoperativer Tag: isometrische Spannungsübungen, Bewegungsübergänge von der Rückenlage in die Seitenlage bis zum Sitzen und umgekehrt, Gehen,
2. postoperativer Tag: zusätzlich Bewegung der HWS in Rotation und Extension mit geringem Bewegungsausmaß,
3. postoperativer Tag: Stemmen kann weitergeführt oder abgesetzt werden, Gehstrecke und Häufigkeit des Gehens steigern, Bewegung der HWS in Rotation zur betroffenen Seite mit vergrößertem Bewegungsausmaß ergänzen, Bewegung in Extension der HWS mit geringem Bewegungsausmaß weiterführen,
4. postoperativer Tag: Bewegung der HWS in Rotation zur nicht betroffenen Seite mit vergrößertem Bewegungsausmaß ergänzen, Bewegung in Extension der HWS mit geringem Bewegungsausmaß weiterführen, Gehen weiter steigern, gegebenenfalls paretische Muskulatur kräftigen und entsprechende Gelenke endgradig bewegen. Die Schultergelenke sollten frei beweglich sein,
5. postoperativer Tag: eventuell Medikamente reduzieren, dann keine Übung ändern,
6. postoperativer Tag: Armbewegungen zur Nervenmobilisation ergänzen, 3-mal 3 Wiederholungen am Tag,
7. postoperativer Tag: Extension der HWS mit vergrößertem Bewegungsausmaß ergänzen,
8. postoperativer Tag: Alltagsaktivitäten wie Sitzen und Heben üben, kräftigende Übungen für die Rumpfmuskulatur (s. a. Kap. 9),
9. postoperativer Tag: Lateralflexion zur betroffenen Seite ergänzen,
10. postoperativer Tag: die Wundheilung ist so weit abgeschlossen, dass die Fäden gezogen werden können, das in Kap. 9 beschriebene Training kann schrittweise durchgeführt werden.

Rehabilitationsmaßnahmen in einer speziellen Einrichtung sind in der Regel nicht notwendig. Ein auf die Symptome und Zeichen des Patienten abgestimmtes individuelles Trainingsprogramm, das der Patient selbstständig durchführt, ist einer vielfach in Gruppen durchgeführten Rehabilitation vorzuziehen. Die schnelle Wiedereingliederung in das soziale Umfeld und in den Arbeitsprozess wird auf diese Art und Weise am ehesten gewährleistet. Die Dauer der Arbeitsunfähigkeit nach einer zervikalen Bandscheibenoperation hängt ebenso wie bei der konservativen Therapie von vielen Faktoren ab und kann nicht allgemeingültig festgelegt werden (s. a. Kap. 5.2.3).

8.5 Fallbeispiel

Vorgestellt wird ein 39-jähriger Patient, der sich 8 Tage in stationärer Behandlung befand.

Diagnose: Bandscheibenvorfall HWK 6/7 links mit Wurzelkompression C 6/7 links.

MRT-Befund: Im Segment HWK 6–7 links mediolateral 4 mm nach intraspinal und partiell foraminal ragender Bandscheibenvorfall mit lokal geringer Abdrängung des Myelons sowie lokal reduziertem Liquorraum. Der Befund ragt knopfartig etwas nach oben und unten. Abhebung des hinteren Längsbandes. Das Zervikalmark ist sonst nach Kontur und Signalgebung unauffällig (▶ Abb. 8.13).

Grund der stationären Einweisung: Abklärung der Operationsindikation.

Medikation während des stationären Aufenthaltes: 75 mg Diclofenac (Voltaren resinat®) (NSAR) und 150 mg Ranitidin (Ranitic®) (Magenschutz) morgens und abends.

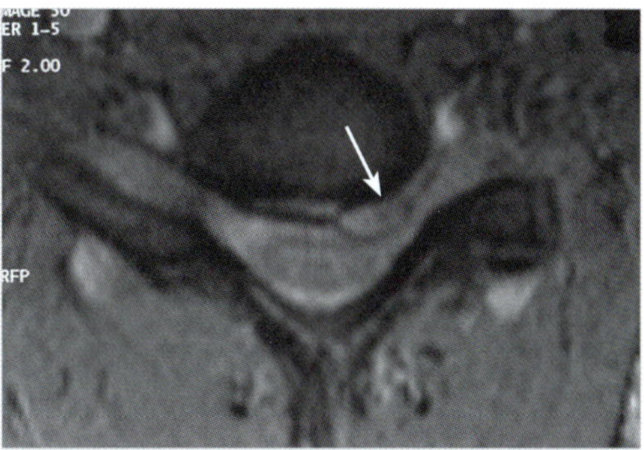

Abb. 8.13 Die MRT zeigt einen mediolateralen Bandscheibenvorfall (Pfeil). (Abbildung: Prof. Dr. T. Nägele, Abteilung für Neuroradiologie, Universitätsklinikum Tübingen)

Alter: 39 Jahre.

Beruf: Postzusteller und Musiker.

Dauer der Arbeitsunfähigkeit: 13 Tage.

Dauer der Episode und auslösender Faktor: Vor 14 Tagen beim Krafttraining in Form von Sit-ups erlitt der Patient einschießende Schmerzen vom Nacken über das Schulterblatt bis ca. 5 cm unterhalb des Ellenbogens im linken Arm (entsprechend dem Dermatom C 7).

Vorgeschichte: Der Patient hatte vorher nie Beschwerden gehabt und keine Vorzeichen wahrgenommen.

Bisherige Therapie: 2-mal chiropraktische Manöver („mehrere Wirbel waren draußen") ohne Effekt. Voltaren®: ohne Effekt.

Verlauf: gleichbleibende Beschwerden seit 14 Tagen.

▸ **Tag 1, Untersuchung und Behandlung 1 (Aufnahmebefund, Mittwoch).** *Sichtbefund:* Der Patient saß während der Befunderhebung in schlaffer, gebeugter Körperhaltung mit protrahierter Kopfposition.

Im Moment der Befunderhebung gab der Patient ausstrahlende Schmerzen vom linken medialen Schulterblattrand über die Rückseite des linken Oberarms bis ca. 5 cm unterhalb des Ellenbogens an. Im Bereich des medialen Schulterblattrandes gab er die Schmerzintensität mit 7/10 an, im Arm mit 5/10. Der minimale Schmerz in den letzten 24 Stunden wurde mit 5/10 in dem oben genannten Bereich und der maximale Schmerz in den letzten 24 Stunden mit 8/10 in dem oben genannten Bereich angegeben. Der Patient gab keinen Nackenschmerz an (▸ Abb. 8.14).

Nachts und morgens war der Schmerz am stärksten ausgeprägt und besserte sich über Tag bei Bewegung. Der Patient wurde mehrmals in der Nacht wegen der Schmerzen wach. Bezüglich bestimmter Körperhaltungen (Sitzen, Stehen, Liegen) konnte weder eine bevorzugte noch eine verschlechternde Position angegeben werden.

Sensibilitätsstörungen gab der Patient von 5 cm unter dem Ellenbogen bis in die Finger I und II als Pelzigkeit an (▸ Abb. 8.14). Im Daumen bestand seit einer Schnittverletzung bereits eine Gefühlsstörung.

Beim Muskelfunktionstest zeigte sich eine Kraftminderung im M. triceps brachii links auf Kraftgrad 3/5 (Bewegung gegen die Schwerkraft endgradig möglich, kein Bewegen gegen zusätzlichen Widerstand).

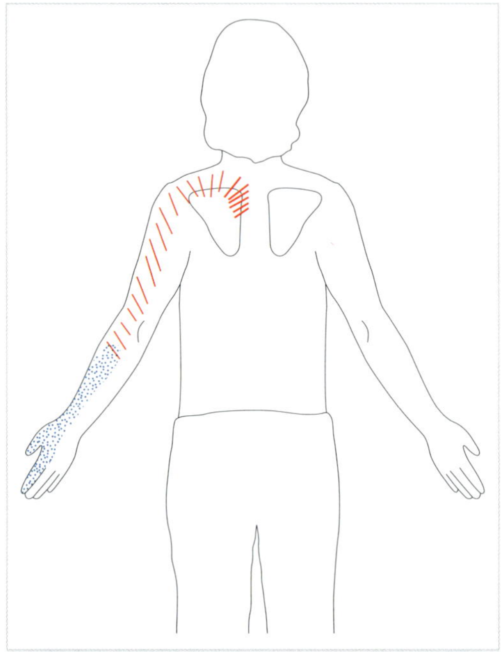

Abb. 8.14 Aufnahmebefund von Schmerzbereich (gestrichelt) und Bereich der Sensibilitätsstörungen (gepunktet).

Der Nervendehnungstest (ULTT) verstärkte die Symptome vor allem am Schulterblatt bei 90° Abduktion, 0° Außenrotation, 90° Ellenbogenflexion, Dorsalextension im Handgelenk, Extension in den Fingern, Abduktion des Daumens und Supination im Unterarm.

Bei den Bewegungstests (▸ Abb. 8.15a–e) der HWS zeigte sich bei einmaliger Bewegung eine Bewegungseinschränkung bei dem Versuch, sich aufzurichten – relative Retraktion bezogen auf die protrahierte Spontanhaltung. Diese Bewegung produzierte Nackenschmerz und eliminierte den Unterarmschmerz. Die Extension war erheblich eingeschränkt und reproduzierte den Unterarmschmerz sofort. Die Beweglichkeit in Rotation nach links und rechts und Lateralflexion nach links war frei, diese Bewegungen veränderten die bestehenden Symptome nicht.

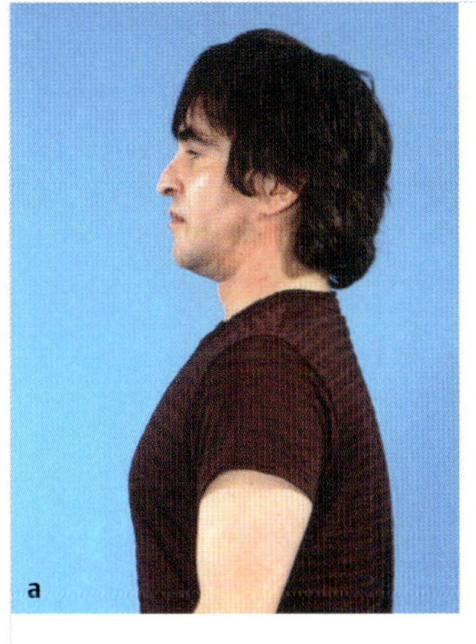

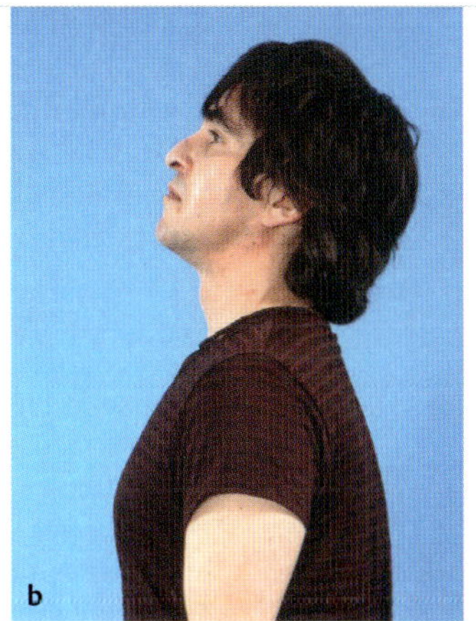

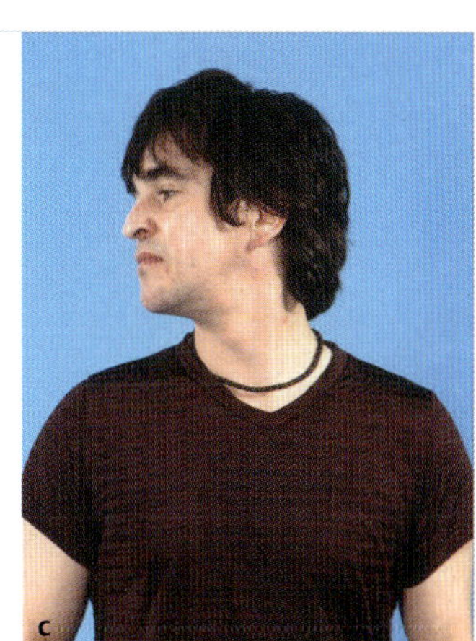

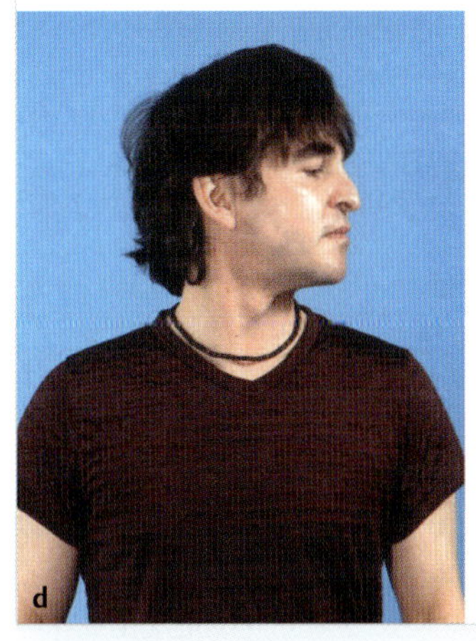

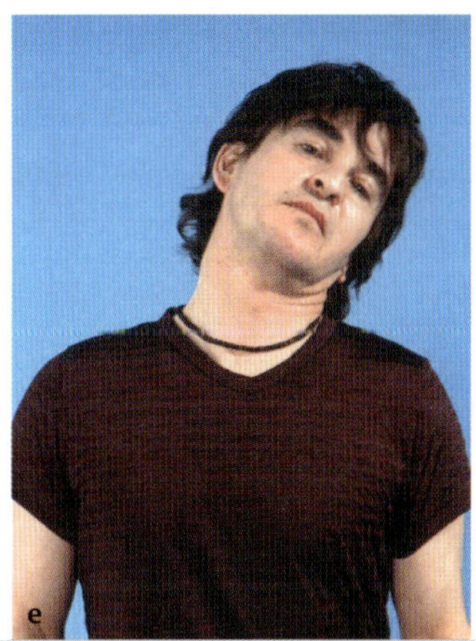

Abb. 8.15 Bewegungstests der HWS.
a Aufrichtung.
b Extension.
c Rotation rechts.
d Rotation links.
e Lateralflexion links.

▸ **Wiederholte Bewegungen.** 10-mal wiederholte Aufrichtung – relative Retraktion – eliminierte den Unter- und Oberarmschmerz, reduzierte den Schulterblattschmerz auf 5/10 und produzierte zentrale Nackenschmerzen (▸ Abb. 8.16b). Diese Veränderung hielt auch nach den Bewegungen an. Das Bewegungsausmaß in Retraktion wurde im Verlauf der Wiederholungen größer, sodass der Patient eine lotrechte Haltung erreichte.

▸ **Physiotherapeutische Diagnose.** Die Symptomatik wurde als durch mechanische Physiotherapie reduzierbare Symptomatik eines Bandscheibenvorfalls eingestuft.

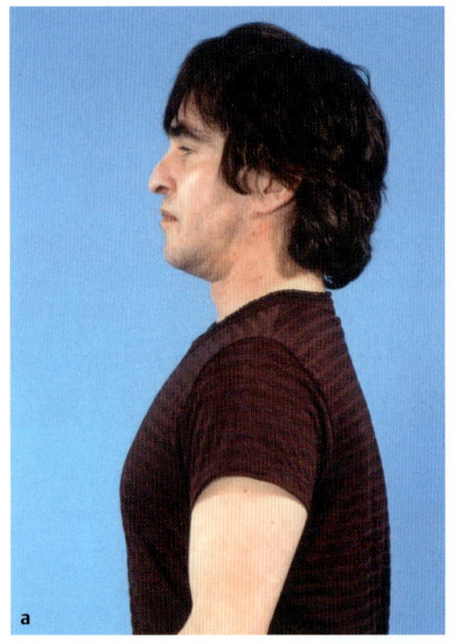

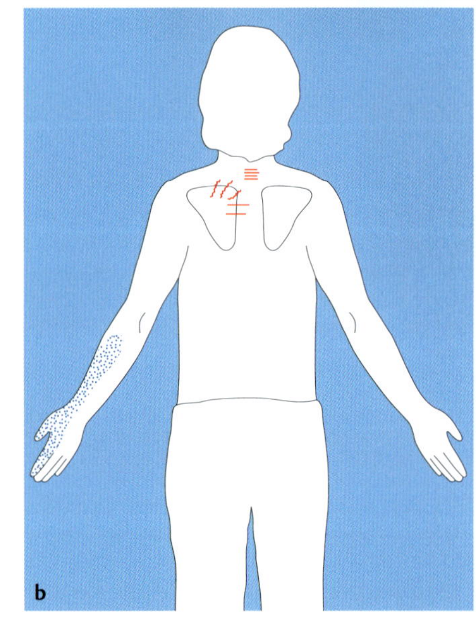

Abb. 8.16 Erste therapeutische Übung und deren Effekt.

a Aufrichtung.

b Aufrichtung zentralisiert den Schmerz und wird als erste therapeutische Übung genutzt.

Kommentar

Der Schmerz veränderte sich bei wiederholter Aufrichtung/Retraktion der HWS so, wie es für eine reduzierbare Symptomatik eines Bandscheibenvorfalls typisch ist. Der periphere Schmerz wurde eliminiert, der Schulterblattschmerz wurde reduziert und zentraler Nackenschmerz neu produziert. Diese Veränderung hielt auch nach den Bewegungen an.

Untypisch war die gute Beweglichkeit der HWS in Lateralflexion und Rotation.

Die Reproduktion der Unterarmschmerzen bei Extension wurde auf den zunehmenden Druck auf die gereizte Nervenwurzel durch Verengung des Foramen intervertebrale zurückgeführt.

▸ **Eigenübungen 1.** Der Patient wurde aufgefordert, sich aufrecht zu halten, jegliche Beugung der HWS zu unterlassen, viel zu gehen, nicht zu sitzen, im Bett ohne Kopfkissen flach auf dem Rücken zu liegen. Zusätzlich erhielt er die „Hausaufgabe“, jede Stunde 10-mal den Kopf so weit nach hinten zu bewegen, dass er in eine lotrechte Körperhaltung kam. Er wurde instruiert, die Symptome genau zu beobachten und nur dann weiterzuüben, wenn der Schmerz sich nach zentral verlagerte oder gleich blieb. Er sollte die Übungen abbrechen, falls der Schmerz weiter nach unten in den Arm ausstrahlen würde.

▸ **Tag 2, Donnerstag.** Der Patient gab eine deutliche Besserung an. Er hatte die Aufrichtung 10-mal pro Stunde geübt und war viel gegangen, hatte wenig gesessen und gelegen. Die Haltungskorrektur gelang ihm offensichtlich gut. In den letzten 24 Stunden war der maximale Schmerz 8/10 im Bereich medialer Skapularand bis ca. 5 cm unterhalb des Ellenbogens nachts und morgens vor dem Aufstehen. Der minimale Schmerz wurde mit 3/10 im Bereich medialer Skapularand bis ca. 2/3 des Oberarms angegeben. Der Nackenschmerz war nicht wieder entstanden.

Im Moment der Befunderhebung gab der Patient Schmerzen im Bereich der Skapula von 3/10 und im Bereich des Oberarms von 4/10 an.

Die Sensibilitätsstörung, die Kraftminderung und der Nervendehnungstest der oberen Extremität waren unverändert.

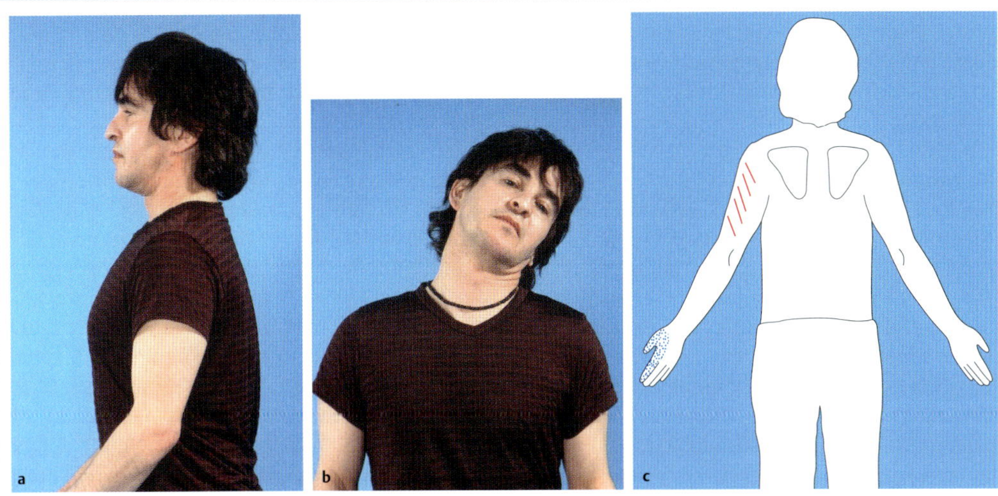

Abb. 8.17 Wiederholte Bewegungen.
a Aufrichtung,
b mit Lateralflexion,
c nach links (zur betroffenen Seite hin) reduziert den Oberarmschmerz und eliminiert den Skapulaschmerz.

▶ **Wiederholte Bewegungen**

- 5-mal Aufrichtung reduzierte den Oberarmschmerz auf 3/10.
- 5-mal Aufrichtung und Rotation nach links hatte keinen Effekt.
- 5-mal Aufrichtung und Rotation nach rechts hatte keinen Effekt.
- 1-mal Aufrichtung und Extension verstärkte den Schmerz im gesamten Bereich bei einem etwas größeren Bewegungsausmaß als am Vortag.
- 5-mal Aufrichtung und Lateralflexion nach links reduzierte den Oberarmschmerz auf 2/10 und eliminierte den Skapulaschmerz (▶ Abb. 8.17a–c). Diese Verbesserung hielt auch nach den Bewegungen an.

▶ **Eigenübungen 2.** Der Patient wurde aufgefordert, zusätzlich zu der konsequenten Haltungskontrolle jede Stunde 10-mal Aufrichtung und Seitneigung nach links zu üben.

▶ **Tag 3, Freitag.** Verlauf: der Patient verspürte eine weitere Besserung. Er hatte die Übungen wie vereinbart ausgeführt und dadurch eine Schmerzlinderung erfahren. Der minimale Schmerz in den letzten 24 Stunden wurde im Bereich der Skapula mit 2/10 und im Bereich der oberen 2/3 des Oberarms mit 1/10 angegeben. Der maximale Schmerz in den letzten 24 Stunden hatte sich auf 6/10 morgens im oben beschriebenen Bereich reduziert. *Der Patient hatte zum ersten Mal wieder durchgeschlafen.*

Im Moment der Befunderhebung gab der Patient Schmerzen im Bereich der Skapula von 2/10 und im Bereich des Oberarms von 0,5/10 an.

Die Sensibilitätsstörung war im Unterarm nicht mehr wahrnehmbar. Der Patient gab lediglich im Bereich des radialen Handrückens bis zu den Fingern I und II eine Pelzigkeit an.

Die Kraftminderung war unverändert.

Beim Nervendehnungstest wurden die Symptome an Skapula und Oberarm erst bei einem größeren Bewegungsausmaß verstärkt als am Vortag, nämlich bei 90° Abduktion, Supination, Dorsalextension, Extension in den Fingern, Abduktion des Daumens, 90° Außenrotation im Schultergelenk und 130° Ellenbogenextension (50° Ellenbogenflexion).

▶ **Wiederholte Bewegungen**

- 5-mal Aufrichtung und Lateralflexion nach links eliminierte den Skapulaschmerz, hatte jedoch keinen Effekt auf den leichten (0,5/10) Oberarmschmerz.
- In Rückenlage bildeten sich danach die Schmerzen zurück. *Der Patient hatte zum ersten Mal seit 16 Tagen keine Schmerzen (0/10).*
- Im Sitzen kam ein leichtes Ziehen (0.5/10) im Oberarm zurück.

▶ **Eigenübungen 3.** Wegen des guten Erfolges wurden keine weiteren Testbewegungen durchgeführt und das Eigentraining nicht verändert.

Kommentar
Der Patient hatte vor dem Beginn der hier beschriebenen Physiotherapie 14 Tage lang konstante starke Schmerzen gehabt. Während und nach jeder Therapieeinheit und dem selbstständigen Üben verspürte er eine deutliche Besserung seiner Symptome. Da die Gabe von Schmerzmitteln nicht geändert wurde, ist die eingetretene Besserung mit großer Wahrscheinlichkeit auf die geübten Bewegungen zurückzuführen.

▶ **Tag 6, Montag.** Verlauf: Der Patient hatte sich gut gefühlt und am Sonntag eine 30-minütige Ausfahrt mit dem Auto unternommen, um im Tonstudio zu arbeiten. Während und nach der Fahrt verstärkte sich der Oberarmschmerz, strahlte aber nicht unterhalb des Ellenbogens aus. Er hatte die Übungen wie vereinbart ausgeführt und dadurch eine Schmerzlinderung erfahren. Der stärkste Schmerz in den letzten 24 Stunden war wieder 6/10 im Oberarm, der minimale Schmerz war 0/10.

Im Moment der Befundaufnahme gab der Patient Schmerz von 3/10 im Oberarm und von 0/10 im Bereich des Schulterblatts an. Die Beweglichkeit der HWS war unverändert frei in Aufrichtung, Rotation nach links und rechts und Lateralflexion nach links. Die Lateralflexion nach rechts und die Flexion wurden nicht getestet. Die Extension war weniger stark eingeschränkt als am Freitag (▶ Abb. 8.18a und b), und der Oberarmschmerz verstärkte sich erst bei einem größeren Bewegungsausmaß.

Die Gefühlsstörung war im Bereich des radialen Handrückens und der Finger I und II unverändert.

Beim Muskelfunktionstest zeigte sich eine deutliche Besserung der Kraft des M. triceps brachii, nämlich 4/5 (Extension des Ellenbogens gegen Widerstand auf dem Bewegungsweg und am Ende der Bewegung). Beim Nervendehnungstest wurde der Oberarmschmerz verstärkt und der Skapulaschmerz reproduziert. Das Bewegungsausmaß war jedoch größer als am Freitag, nämlich bei 90° Abduktion, Supination, Dorsalextension, 90° Außenrotation im Schultergelenk und 150° Ellenbogenextension (30° Ellenbogenflexion).

▶ **Wiederholte Bewegungen**

- 5-mal Aufrichtung hatte keinen Effekt.
- 5-mal Aufrichtung mit Lateralflexion nach links reduzierte den Oberarmschmerz auf 2/10, veränderte aber nicht die Lokalisation des Schmerzes (keine Zentralisierung).
- Passive Nervengleittechniken (*Sliders*, ▶ Abb. 8.19a und b) des linken Arms eliminierten den Oberarmschmerz. Der Patient wurde schmerzfrei (▶ Abb. 8.20a und b).

Nach den Bewegungen blieb diese Besserung auch im Sitzen bestehen.

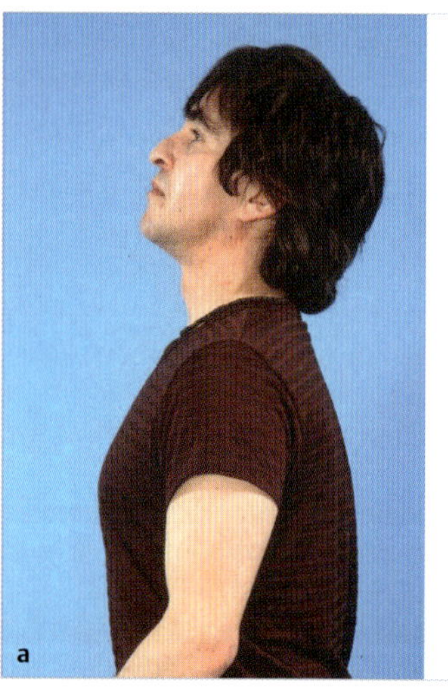

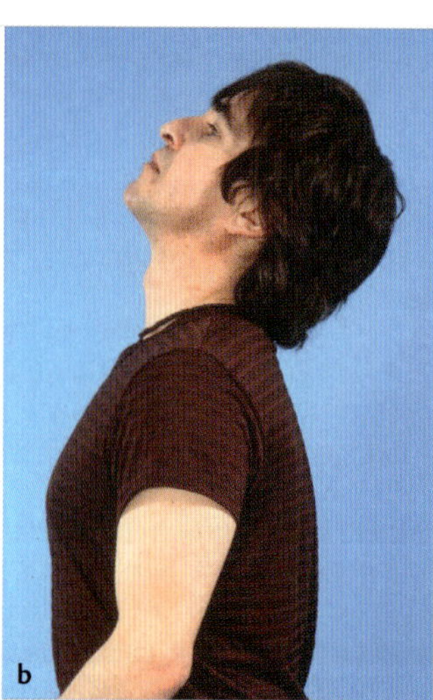

Abb. 8.18 Vergleich der Beweglichkeit in Extension.
a Tag 1.
b Tag 6.

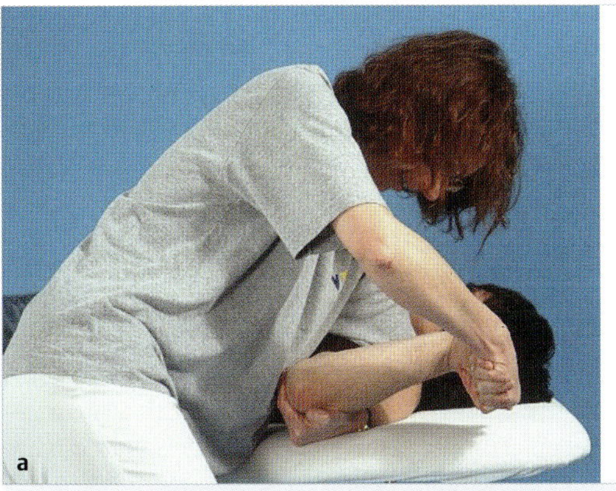

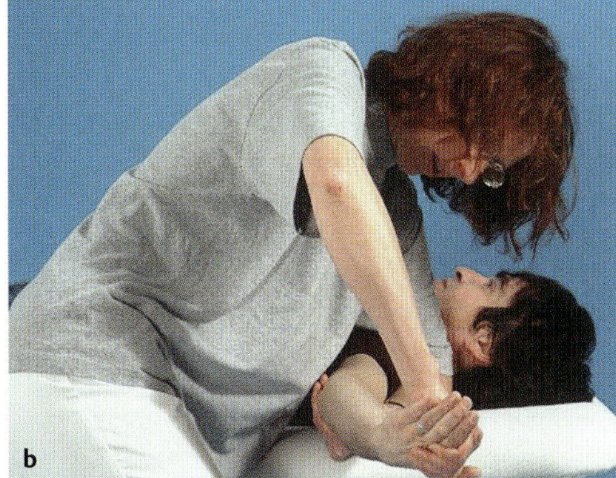

Abb. 8.19 Passive Bewegungen des Arms (Sliders) mit dem Ziel, die Nervengleitfähigkeit zu verbessern.
a Ellenbogenflexion und Dorsalextension der Hand.
b Ellenbogenextension und Palmarflexion der Hand.

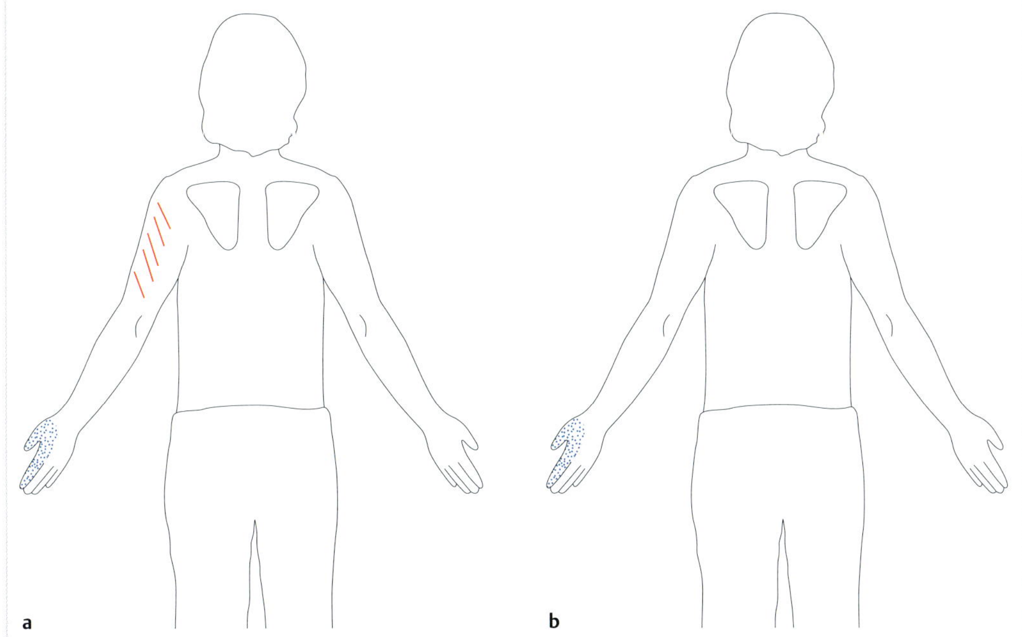

Abb. 8.20 Die Armbewegungen eliminieren den Oberarmschmerz.
a Schmerz vor den Bewegungen.
b Kein Schmerz nach den Bewegungen.

▸ **Eigenübungen 4.** Der Patient wurde aufgefordert, zusätzlich zu der konsequenten Haltungskontrolle jede Stunde10-mal Aufrichtung und Lateralneigung nach links und 3-mal täglich 3 Wiederholungen der Gleitbewegungen mit dem rechten und linken Arm zu üben.

Kommentar

Der Schmerz hatte sich nur während der ersten Therapie in der Art zentralisiert, dass der periphere Schmerz verschwand und sich ein zentraler, im Bereich der Wirbelsäule empfundener Schmerz neu entwickelte. Im weiteren Verlauf war insofern eine Zentralisierung eingetreten, dass der peripherste Schmerz, unterhalb des Ellenbogens, nicht mehr auftrat und die maximale Schmerzausstrahlung bis zu den oberen zwei Dritteln des Oberarms reichte. Der Schmerz wurde danach eliminiert, ohne weiter nach zentral verlagert zu werden.

Bewegungen des betroffenen Arms eliminierten den Oberarmschmerz. Es ist naheliegend, dass dieser Effekt auf die Bewegungen der betroffenen Nervenwurzel zurückzuführen ist.

▸ **Tag 7, Dienstag.** Verlauf: Der Patient gab an, am Vortrag überwiegend schmerzfrei gewesen zu sein. Er hatte die Übungen wie vereinbart ausgeführt. Am Abend hat er vergessen, das Schmerzmittel einzunehmen, und dann am Morgen des Untersuchungstags leicht verstärkte Schmerzen bemerkt. Dennoch gab er den maximalen Schmerz in den letzten 24 Stunden mit 5/10 im Oberarm an. Im Moment der Befundaufnahme gab der Patient keinen Schmerz (0/10) an.

Das Bewegungsausmaß der HWS war unverändert. Bei Extension der HWS wurde nach wie vor der Oberarmschmerz reproduziert. Die Flexion der HWS wurde nicht getestet. Die Sensibilitätsstörung war unverändert.

Beim Muskelfunktionstest zeigte sich eine weitere Besserung der Kraft des M. triceps brachii.

Beim Nervendehnungstest wurde etwa beim gleichen Bewegungsausmaß wie am Vortag Schmerz reproduziert, allerdings ausschließlich im Oberarm, nicht mehr im Bereich der Skapula.

Die passiven Armbewegungen zur Nervenmobilisierung wurden wiederholt. Es wurde dadurch kein Schmerz ausgelöst, der Patient blieb schmerzfrei.

▸ **Eigenübungen 5.** Wegen des guten Erfolges der bisherigen Übungen wurden keine weiteren Testbewegungen durchgeführt und das Eigentraining nicht verändert.

Aufgrund der befriedigenden Besserung sowohl der Schmerzen als auch der Kraft und der Sensibilität wurde im gemeinsamen Gespräch zwischen Patient, behandelnder Ärztin und Physiotherapeutin beschlossen, von einer Operation abzusehen. Die Entlassung aus der Klinik wurde für den nächsten Tag vorgesehen und die weitere konservative Therapie wurde geplant.

▸ **Tag 8, Mittwoch – Abschlussbefund.** Der Patient gab an, überwiegend schmerzfrei zu sein. Er hatte die Übungen wie vereinbart ausgeführt. Der maximale Schmerz in den letzten 24 Stunden wurde mit 2/10 als leichtes Ziehen im Oberarm angegeben. Zum Zeitpunkt der Befunderhebung hatte der Patient keine Schmerzen.

Rotation der HWS nach links und rechts, Lateralflexion nach links und rechts waren frei, die Aufrichtung war gut möglich. Diese Bewegungen provozierten weder Schmerz noch Sensibilitätsstörung. An diesem Tag war zum ersten Mal die Extension frei und reproduzierte keine Symptome im Arm, nur ein leichtes Ziehen zentral im Bereich der HWS. Die Flexion der HWS wurde nicht getestet.

Die Gefühlsstörung im Bereich des radialen Handrückens und der Finger I und II war unverändert. ▸ Abb. 8.21a und b zeigt die Entwicklung des maximalen Schmerzbereiches und der Sensibilitätsstörung im Verlauf von 8 Tagen.

Die Kraft hatte sich weiter verbessert und war nur noch minimal reduziert.

Der Nervendehnungstest zeigte das gleiche Ergebnis wie am Vortag.

Bei wiederholter Aufrichtung und Extension wurde das Ziehen zentral im Bereich der HWS immer weniger empfunden und trat nach 10 Wiederholungen nicht mehr auf. Nach den Bewegungen war der Patient wie vorher beschwerdefrei.

Die Lagerung auf dem Lesekeil wurde getestet und von dem Patienten als angenehm empfunden.

Kommentar

Die Tatsache, dass die Bewegung in Extension frei war und keine Symptome mehr im Arm reproduzierte, wurde folgendermaßen interpretiert: Die Nervenwurzel war abgeschwollen und wurde nicht mehr von Bandscheibenmaterial gedrückt, sodass die Verengung des Foramen intervertebrale bei Extension keine Druckbelastung für die Nervenwurzel mehr darstellte.

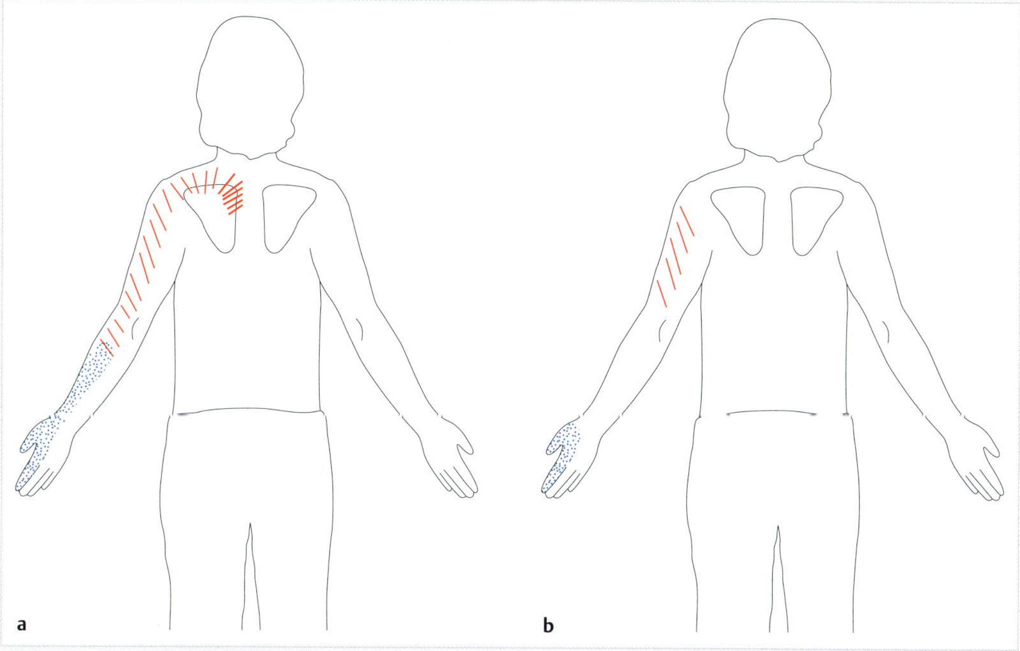

Abb. 8.21 Verlauf von maximalem Schmerz und Sensibilitätsstörung.
a Tag 1.
b Tag 8.

▶ **Planung des weiteren Vorgehens.** Die therapeutischen Bewegungen wurden von der asymmetrischen Bewegung Lateralflexion auf die symmetrische Bewegung Extension umgestellt. Als Eigentraining für die nächste Woche wurden 5-mal Extension pro Stunde sowie Armbewegungen zur Nervenmobilisation in intensivierter Form (5 Wiederholungen, 5-mal pro Tag) mit dem rechten und linken Arm empfohlen. Zusätzlich wurde dem Patienten empfohlen, zum Lesen und Schreiben auf dem Lesekeil zu liegen.

Der Patient wurde aufgefordert, sich sofort zu melden, wenn sich sein Befinden wieder verschlechtern sollte. Ein Nachuntersuchungs- und Behandlungstermin wurde für 2 Wochen später vereinbart.

Die Schmerzmittel sollten am folgenden Tag zunächst morgens abgesetzt werden. Bei konstanter Besserung sollte das Schmerzmittel 2 Tage später ganz abgesetzt werden.

▶ **Kontrollbefund 14 Tage nach der Entlassung.** Der Patient führte die Übungen konsequent durch und verspürte dadurch einen positiven Effekt. Die einzige Situation, die ihm noch Schmerzen bereitete, waren Autofahrten, die länger als 2 Stunden dauerten. Die dadurch produzierten Schmerzen wurden im Oberarm und Nacken empfunden.

Die Schmerzmittel hatte der Patient noch eine Woche nach der Entlassung eingenommen und dann abgesetzt.

Die Beweglichkeit der HWS war in alle Richtungen frei.

Beim Muskelfunktionstest des M. triceps brachii zeigte sich normale Kraft 5/5 (Extension des Ellenbogens gegen kräftigen Widerstand auf dem Bewegungsweg und am Ende der Bewegung).

Die Gefühlsstörung im Bereich der Hand hatte sich gebessert, sodass nur noch die Sensibilitätsstörung im Bereich des Daumens empfunden wurde, die schon vor dem Bandscheibenvorfall nach einer Schnittverletzung bestanden hatte.

Der Patient war arbeitsfähig, fühlte sich beim Gitarrespielen in keiner Weise eingeschränkt und war mit dem Verlauf zufrieden.

Zur weiteren Stabilisierung des Heilungserfolges wurde ein Trainingsprogramm empfohlen, das zur Stabilisierung der Wirbelsäule, zur Kräftigung der Arm- und Beinmuskulatur und zur Verbesserung der Kondition beiträgt (s. a. Kap. 9). Die Koordination der Hände wurde vermutlich durch das regelmäßige Gitarrespielen ausreichend geübt.

9 Rehabilitation und Prävention

Die Wiederherstellung normaler Belastbarkeit und die Wiedereingliederung in den Arbeitsprozess und in das soziale Leben (Rehabilitation) sind die langfristigen Ziele therapeutischer Maßnahmen bei Patienten mit Bandscheibenschäden (▸ Abb. 9.1).

Nach den Phasen der Therapie, in denen die Symptomreduktion mithilfe mechanischer Manöver das primäre Ziel ist, schließt sich die Phase der Belastungssteigerung an. Wenn sich die Symptome weitgehend oder vollkommen zurückgebildet haben oder wenn keine weitere therapeutische Option zur Symptomreduktion zur Verfügung steht, sollten die Arbeitsfähigkeit und normale Belastbarkeit gezielt erarbeitet werden. Der Patient wird zum Trainierenden. Schmerzen werden in dieser Phase immer weniger thematisiert. Die Beurteilung und Dokumentation der Stabilität der Gelenke, der Beweglichkeit, der Kraft, der Gehstrecke und der Zeit, die ohne Beschwerden im Sitzen verbracht werden kann, tritt in den Vordergrund. Körperliche Aktivität im täglichen Leben verbessert die Stabilität der Wirbelkörper und der Bandscheiben (Porter, 1989). Stabilität (lat: Standhaftigkeit, Robustheit, Beständigkeit) der Wirbelsäule und dauerhaftes Wohlbefinden sollen hergestellt werden.

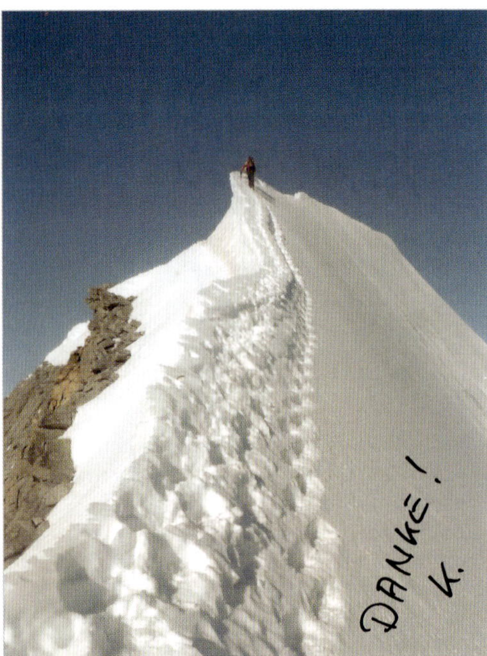

Abb. 9.1 Postkarte eines ehemaligen Patienten, der nach überstandenem Bandscheibenvorfall wieder Bergtouren unternimmt.

Merke

Stabilität der Wirbelsäule ist gegeben, wenn sie Druck- und Zugbelastungen standhält und die Bewegungsfähigkeit des Halteapparates so begrenzt wird, dass neurale Strukturen nicht beschädigt oder irritiert werden und auch der Halteapparat selbst intakt bleibt.

Oft müssen Körperhaltung und Bewegungsverhalten gegenüber früheren Gewohnheiten geändert werden. Zusätzlich sollte ein individuelles Übungsprogramm in den Alltag integriert werden. Dazu sind komplizierte koordinative und psychologische Lernprozesse notwendig. Schonung oder Entlastung ist also nicht das Ziel von Rehabilitation und Prophylaxe, sondern den individuellen Möglichkeiten angemessene Belastung.

Unter dem Begriff Prävention werden Maßnahmen zur Vermeidung (hier von Krankheiten) zusammengefasst. Die Prävention von Rückenschmerzen sollte schon in der Kindheit und Jugend beginnen. Etwa 50 % der 18- bis 20-jährigen Personen in Dänemark haben bereits Episoden von Rückenschmerzen erlebt (Leboeuf-Yde, 1998). Prävention hat hier das Ziel, nach einem symptomatisch gewordenen Bandscheibenschaden ein erneutes Auftreten von Beschwerden (Rezidiv) oder gar die Entwicklung eines Bandscheibenvorfalls zu verhindern.

▸ **Rückenschulen.** Das Ziel der Prävention und Rehabilitation von Rückenschmerzen verfolgen auch die „Rückenschulen“. Im Rahmen dieser Programme wird in Gruppentherapie über Aufbau und Funktion der Wirbelsäule informiert, und es werden rückenschonende Haltungen und Bewegungen geübt. Weitere Inhalte können Gruppenspiele, Übungen zur Körperwahrnehmung sowie Kraft- und Fitness-Training sein. Die Inhalte der Rückenschulprogramme sind nicht einheitlich festgelegt. Auch über die günstigsten Hebetechniken und die optimale Position beim Sitzen herrscht kein Konsens. So sind die Informationen und Übungen, die in einem Rückenschulprogramm genutzt werden, von der individuellen Meinung des jeweiligen Trainers abhängig und häufig nicht durch wissenschaftliche Untersuchungen gestützt. Daten aus systematischen Literaturrecherchen, in die ausschließlich kontrollierte Studien eingeschlossen wurden, untermauern die Effektivität von Rückenschulen nicht (Van Tulder, 2000; Maier-Riehle, 2001; Heymans, 2005; Becker, 2006; Poquet, 2016).

Vermutlich führen Einzelbehandlungen, die die individuellen Schwierigkeiten und Möglichkeiten des Patienten berücksichtigen, schneller zum Ziel der Rehabilitation als Gruppentherapien, die immer auch Übungen enthalten, die für einzelne Patienten nicht geeignet sind. Der Gruppenzwang sollte nicht unterschätzt werden. Solange die völlige Wiederherstellung der Belastbarkeit noch nicht erreicht ist, können Überlastungen und Beschwerden die Folge sein. Im Rahmen der Prävention können Gruppen eventuell nützlich sein, aber auch hier sollte auf eine möglichst homogene Zusammenstellung der Teilnehmer geachtet werden. Übungen, die z. B. für Teilnehmer günstig sind, die einen Bandscheibenvorfall erlitten hatten, könnten für einen Teilnehmer mit einer Instabilität der Wirbelsäule kontraindiziert sein. Bei einer heterogenen Zusammenstellung der Teilnehmer entstehen Konflikte, wenn einzelne Teilnehmer durch einzelne Übungen Symptome produzieren und dann aufgefordert werden müssen, bei den für sie kontraindizierten Übungen auszusetzen.

▸ **Normale Bewegung.** Komplexe Bewegungsabläufe sind im Alltag ebenso notwendig wie Koordination, Gleichgewicht, Beweglichkeit, Kraft und Ausdauer, um sich normal zu bewegen.

Definition

Normale Bewegung

Unter normaler Bewegung versteht man Bewegung, die selbstverständlich, angemessen und vertraut ist. Sie ist effizient und selektiv.

Das Urteil, ob eine Bewegung natürlich oder normal ist, setzt die Beobachtung und Kenntnis vielfältiger Varianten von Bewegungsmustern voraus. Ein funktionsfähiges Feedback-System über die Tiefen- und Oberflächensensibilität, angemessene Aktivität der stabilisierenden Muskulatur, schmerzfreie Beweglichkeit bis zu dem individuellen alltagsrelevanten Limit sowie den Anforderungen entsprechende Kraft und Ausdauer sind dafür die wichtigsten Voraussetzungen.

Bei einem Bandscheibenschaden können alle Grundbedingungen für normale Bewegungsabläufe gestört sein. Die stabilisierende Muskulatur arbeitet verlangsamt, sodass bloße Armbewegungen bereits Scherkräfte auf die Wirbelsäule bringen. Schon eine geringe Störung der Sensibilität kann zu Koordinationsstörungen, einer sensiblen Ataxie, führen. Paresen und schmerzhafte Bewegungseinschränkungen können einzelne Bewegungen unmöglich machen. Die Vernachlässigung der betroffenen Extremität führt zu asymmetrischen Bewegungsabläufen. Je nach Dauer und Ausprägung der Erkrankung kann die Kondition erheblich reduziert sein. Diese Defizite zu lindern und zu beseitigen, ist das Ziel von Maßnahmen der Rehabilitation und der Prävention. Dabei ist der Übergang fließend zu einem Trainingsprogramm, das Wohlbefinden und Fitness steigert.

▸ **Übungsprogramme.** Bei der Ausarbeitung eines Übungsprogramms, das die normale Belastbarkeit wiederherstellen und Bandscheibenschäden vorbeugen soll, muss den vielfältigen Anforderungen an die Wirbelsäule Rechnung getragen werden. Statik (Stillstand) und Dynamik (Bewegung) müssen gewährleistet sein. Die Körperhaltung und das Bewegungsverhalten müssen geändert werden. Auch das Verhalten bezüglich der eigenen Gesundheit muss geändert werden. Jeden Tag sollten eine Zeit für gezielte Übungen reserviert und stereotype Bewegungen und Haltungen, z. B. bei der Arbeit, regelmäßig kurz unterbrochen werden, um Ausgleichsbewegungen vorzunehmen und den Haltungstonus zu erhöhen. Folgende Gesichtspunkte sollte ein Übungsprogramm trainieren:

- Stabilität aller Gelenke,
- alltagsrelevante symmetrische Beweglichkeit aller Gelenke,
- alltagsrelevante symmetrische Beweglichkeit des Nervensystems,
- Koordination und Gleichgewicht,
- Kraft, Ausdauer und Schnelligkeit der gesamten Muskulatur,
- angemessene Herz-Kreislauf-Belastbarkeit.

Ein Defizit in einem dieser Bereiche führt zu kompensatorischen Bewegungsmustern. Degenerative

Veränderungen und schmerzhafte Funktionseinschränkungen können die Folge sein. Aktivitäten wie Stehen, Gehen, Sitzen und Heben begleiten den Alltag aller Menschen. Sie so durchzuführen, dass die Gelenke mithilfe der stabilisierenden Muskulatur geschützt werden und sich die Belastung auf alle Strukturen des Bewegungsapparates möglichst gleichmäßig verteilt, muss geschult werden. Jede betroffene Person sollte zusätzlich zu diesen allgemeinen Aktivitäten speziell Bewegungen üben, die alltäglichen, individuellen, einseitigen Bewegungen entgegengerichtet sind.

Einzelne Übungen zur Stabilisierung der Wirbelsäule, die Übungen zur Erarbeitung freier Beweglichkeit einzelner, von einem Bandscheibenschaden betroffener Wirbelsäulenabschnitte und die Kräftigung der von einer Wurzelkompression betroffenen Muskulatur wurden bereits in den entsprechenden Kapiteln 6–8 dargestellt. Im Folgenden finden sich Hinweise und Übungsanleitungen, die auf die Optimierung der Belastbarkeit des gesamten Körpers abzielen und nicht auf isolierte Wirbelsäulenabschnitte fokussiert sind.

9.1 Haltungsschulung

Muss Haltung geschult werden? Jeder Mensch lernt als Kind, sich gegen die Schwerkraft vom Liegen über das Sitzen und den Vierfüßlerstand bis zum Stand aufzurichten. Ein Kind übt und trainiert mit sehr vielen Wiederholungen, jeden Tag. Es hat viel Freude daran und ist stolz, wenn es eine neue Fähigkeit erlernt hat. Bewegung und Training liegen in der Natur des Menschen. Der Bewegungsapparat und das Herz-Kreislauf-System brauchen solche Impulse. Der moderne Lebensstil unterdrückt natürliche Bewegungsimpulse. Schon kleine Kinder positionieren sich vor einen Bildschirm, vor dem sie still sitzen und sich nur über die Augen beschäftigen. In der Schule und später im Berufsalltag sind die meisten Menschen gezwungen, überwiegend zu sitzen oder zu stehen. Der Bewegungsapparat wird einseitig und passiv belastet, Muskulatur verkümmert, Körpergefühl und Koordination gehen verloren. Viele Menschen befassen sich erst bewusst mit dem Körper, wenn er schmerzt. Haltung sollte also geschult werden. Man muss lernen, seine Gelenke so zu positionieren und zu bewegen, dass sie optimal belastet und durch Muskeln geführt werden. Im Folgenden wird die Haltung im Stehen und Gehen, im Sitzen und im Liegen dargestellt.

9.1.1 Haltung im Stehen und Gehen

Eine aufrechte Haltung, bei der Kopf, Schultern, Becken und Füße lotrecht übereinander angeordnet sind, entspricht dem, was man unter *guter* Haltung versteht. Dabei ist die Wirbelsäule derart in einer S-Form geschwungen, dass eine Lendenlordose, eine Brustkyphose und eine Halslordose bestehen. Bei aufgehobener Lendenlordose gerät die gesamte Wirbelsäule in Flexion, bis auf die obere Halswirbelsäule, die in eine kompensatorische Extension gebracht wird. Die Strukturen des aktiven und passiven Halteapparats tragen gleichermaßen dazu bei, die aufrechte Haltung zu gewährleisten. Bauch- und Rückenmuskulatur arbeiten harmonisch zusammen, sodass der Rumpf das stabile Zentrum bildet, von dem aus Arme und Beine koordiniert und ohne Mühe bewegt werden können. Die Muskeln haben die optimale Zugrichtung und können mit dem geringstmöglichen Aufwand die größtmögliche Funktion erfüllen. Mithilfe von Muskelaktivität werden die Gelenke so geführt oder gehalten, dass Belastungen auf verschiedene Gelenke verteilt werden und möglichst geringe Hebelwirkungen und Scherkräfte entstehen.

Offensichtlich werden solche aktiven Haltungsmuster nicht automatisch generiert. Haltungsgewohnheiten, bei denen wenig Muskelaktivität eingesetzt wird und die Gelenke passiv belastet werden, sind selbst bei ansonsten sportlichen Menschen weit verbreitet. Das bedeutet, dass zum Schutz der Gelenke ein grundsätzlich neuer Plan erlernt werden muss: Schonung der Gelenke und Aktivierung der Muskulatur.

Exkurs in die Physik

Zwei physikalische Einflussfaktoren sind für den Bewegungsapparat des Menschen von besonderer Bedeutung. *Hebelwirkungen* und *Scherkräfte* können zu Schädigungen des Bewegungsapparates führen.

Hebel

Bereits in der Antike hat Archimedes in Anspielung auf die Hebelgesetze den Satz „Gebt mir einen festen Punkt und ich hebe die Welt aus den Angeln“ geprägt. Ein starrer Körper, der um einen Drehpunkt drehbar ist, wird als Hebel bezeichnet. Eine Wippe z. B. ist ein zweiseitiger Hebel

(▶ Abb. 9.2a). Als Hebelarm wird der Abstand zwischen Drehpunkt und Angriffspunkt einer Kraft bezeichnet. Unter Drehmoment wird der Effekt einer Krafteinwirkung auf einen Hebel verstanden. Mit einem langen Hebelarm kann man mit geringer Kraft ein großes Drehmoment ausüben. Beispielsweise kann sich ein 20 kg schweres Kind auf einer Wippe mit seinem 80 kg schweren Vater in der Balance halten, wenn es 2 Meter vom Drehpunkt entfernt sitzt, während der Vater nur 0,5 Meter vom Drehpunkt entfernt sitzt. Die physikalische Formel lautet: Kraft mal Kraftarm gleich Last mal Lastarm. Abbildung 9.2b zeigt, wie ein Gewicht von 0,5 kg über einen langen (7-mal länger als auf der Gegenseite) Hebelarm 6 kg anheben kann. Die Kräfte, die auf den Hebel selbst wirken, verbiegen ihn und können zum Brechen des Hebels führen. Auch auf dem Drehpunkt ruhen große Lasten – je länger der Hebel, umso größer der Druck auf dem Drehpunkt.

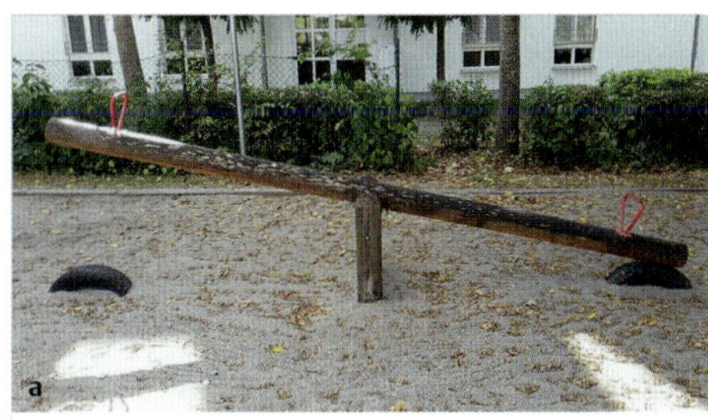

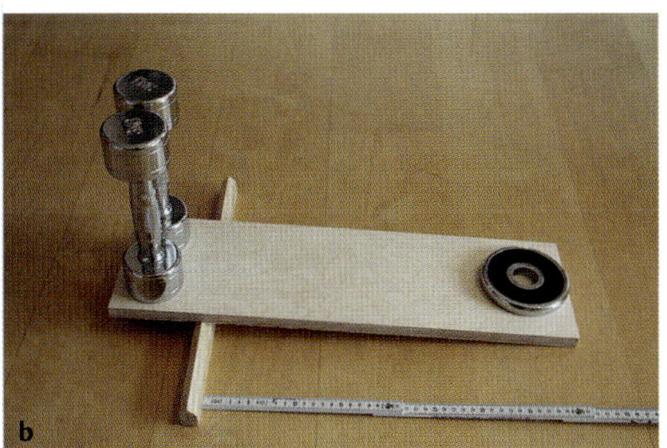

Abb. 9.2 Hebelwirkungen.
a Eine Wippe ist ein zweiseitiger Hebel auf einem mittigen Drehpunkt.
b Ein Brett als Hebel auf einer Leiste als Drehpunkt.

Bedeutend für die Wirbelsäule sind die Hebelgesetze z. B. beim Anheben von Lasten. Neigt man den Oberkörper nach vorne, um eine Sprudelkiste anzuheben, wirkt der Rumpf als Hebelarm. Die Last, die auf die unteren Wirbel trifft, ist also um ein Vielfaches höher als das Gewicht der Sprudelkiste selbst (Nachemson, 1970; Wilke, 1999). Die Wirbelkörper werden vorne angenähert, die vordere Kante bildet den Drehpunkt. Die Bandscheiben werden nach hinten gedrückt und die Rückenmuskulatur muss mit enormer Kraft arbeiten, um diesen Effekt auf ein Minimum zu reduzieren. Geht man aber mit senkrecht kontrolliertem Rumpf in die Knie, um die Sprudelkiste zu heben, lastet genau das Gewicht der Kiste auf der Wirbelsäule. Die Kraft ist zudem in diesem Fall nicht im Sinne einer Annäherung der Vorderkanten der Wirbelkörper gerichtet. Auch bei allen Arm- und Beinbewegungen spielen die Hebelgesetze eine bedeutende Rolle. Bei Aktivitäten mit ausgestreckten Armen wird wesentlich mehr Last auf den Rumpf übertragen als bei Aktivitäten mit gebeugten Armen (Nachemson, 1970; Wilke, 1999).

Scherkräfte

Zwei an einem Körper angreifende, parallel zueinander in entgegengesetzte Richtungen wirkende Kräfte bewirken eine Scherung des Körpers und heißen deshalb Scherkräfte. Dabei kommt es zu einer Parallelverschiebung der Körperoberflächen (▶ Abb. 9.3).

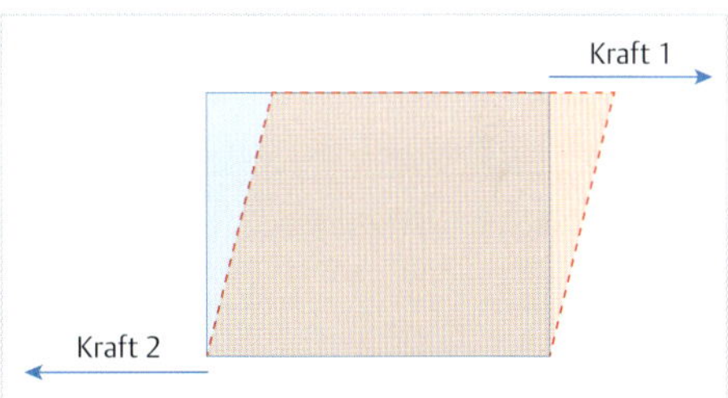

Abb. 9.3 Kräfte, die parallel zueinander in entgegengesetzte Richtungen wirken, lösen eine Scherung des Körpers aus.

Für die Wirbelsäule sind Scherkräfte in zahlreichen Lebenssituationen bedeutend. Beispielsweise bei einer Körperhaltung mit nach hinten verlagertem Brustkorb schiebt der Brustkorb von hinten nach vorne, während das Becken von vorne nach hinten geschoben wird. Im Bereich der dazwischenliegenden Lendenwirbel mit ihren Bandscheiben und kleinen Wirbelgelenken kommt es zu Scherkräften mit einer unnatürlichen Parallelverschiebung der Wirbel gegeneinander. Ebenso wirken Scherkräfte beim Schieben und Ziehen von Lasten. Reizung der Facettengelenke und langfristig Osteochondrose, Osteophyten und spinale Enge können die Folgen sein. Zur Vermeidung solcher Entwicklungen sind eine lotrechte Haltung ohne Scherkrafteinwirkung und Aktivierung der stabilisierenden Muskulatur vor der Einwirkung von Scherkräften notwendig.

Die Haltung ist aber außer der Bewahrung einer Körperposition auch eine Ausdrucksform des individuellen Gesamtverhaltens (s. a. ▶ Abb. 9.4). Wenn eine neu erlernte Haltung zu einem aufgesetzten und inadäquaten Erscheinungsbild führt, wirkt der Mensch unglaubwürdig. Das bedeutet, dass Patienten ihre Haltung allmählich und in einer Art, die in gewisser Weise ihrem Charakter entspricht, verändern sollten. Man muss nicht „aristokratisch" oder „hochnäsig" daherkommen (▶ Abb. 9.4a), eine etwas aufrechtere Haltung als bisher (▶ Abb. 9.4b und ▶ Abb. 9.4d) kann man aber mit seiner Lebenshaltung in Einklang bringen. Dies wird durch die Überzeugung und das Empfinden unterstützt, dass die aufrechte Haltung bestehende Schmerzen lindern und zur Vermeidung neuer Schmerzen beitragen kann.

Das Erlernen einer neuen Körperhaltung ist noch aus einem dritten Grund herausfordernd. Man hat kein realistisches Gefühl für seine spontane Haltung. Auch Personen, die in ihrer spontanen Haltung ihren Brustkorb deutlich hinter das Lot bringen (▶ Abb. 9.5a), haben von sich selbst den Eindruck, aufrecht und im Lot zu stehen. Diese Illusion kann man im Rahmen der Physiotherapie mithilfe eines Fotos, das man vom Patienten macht, in eine realistische Einschätzung umwandeln. Korrigiert man nun die Haltung, indem man den Brustkorb vor und das Becken leicht zurück führt (▶ Abb. 9.5b), hat der Patient das Gefühl, nach vorne geneigt zu stehen wie ein Skiflieger (▶ Abb. 9.5c). Auch hier ist ein Foto hilfreich, um ein realistisches Bild zu erlangen. Ein Spiegel hingegen ist selten hilfreich, da durch die notwendige Rotation der HWS die Haltung verändert wird. Außerdem hat der Patient nicht in allen Lebenslagen einen Spiegel zur Verfügung. Wie kann der Patient nun die lotrechte Haltung alleine reproduzieren? Das erste Motto bei Menschen mit einer nach hinten gelehnten Haltung heißt: „Das obere Ende des Brustbeines vorbewegen", dabei soll die Belastung auf die vorderen und hinteren Bereiche der Füße

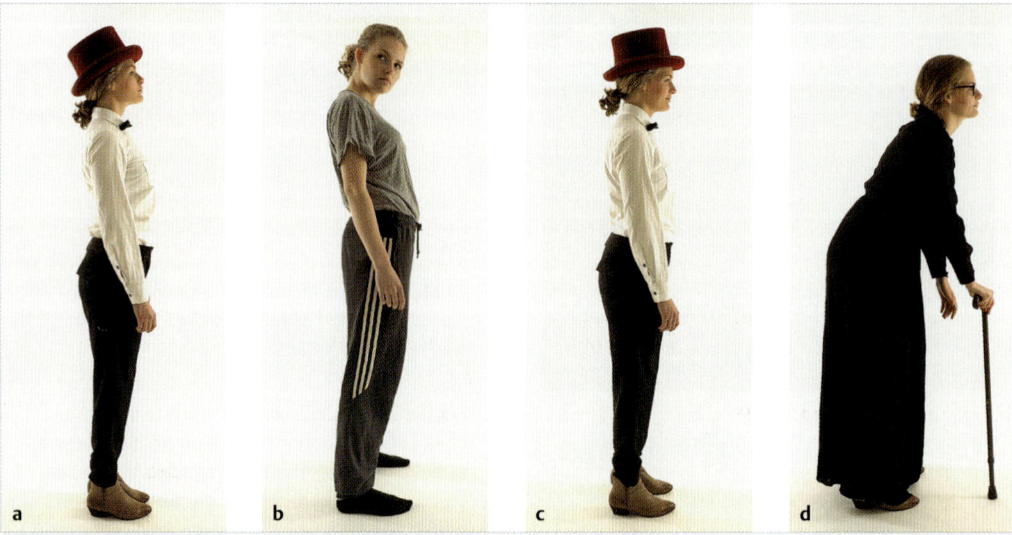

Abb. 9.4 Haltung im Stehen.
a „Hochnäsige" Haltung mit übermäßiger Anspannung der Rückenmuskulatur.
b Nach hinten gelehnte krumme Haltung.
c Lotrechte Haltung mit angemessenem Muskeltonus.
d Vorgeneigte Haltung im Alter.

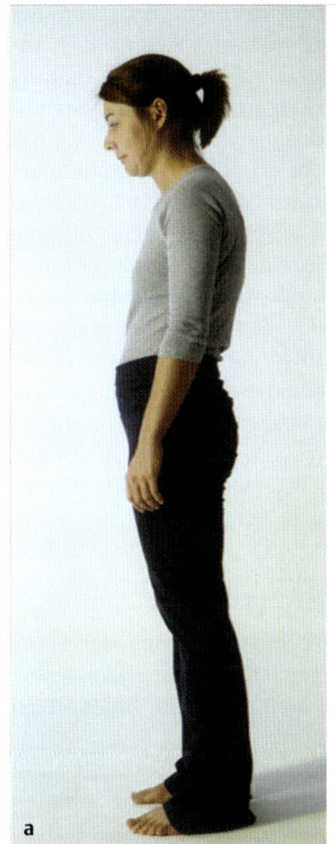

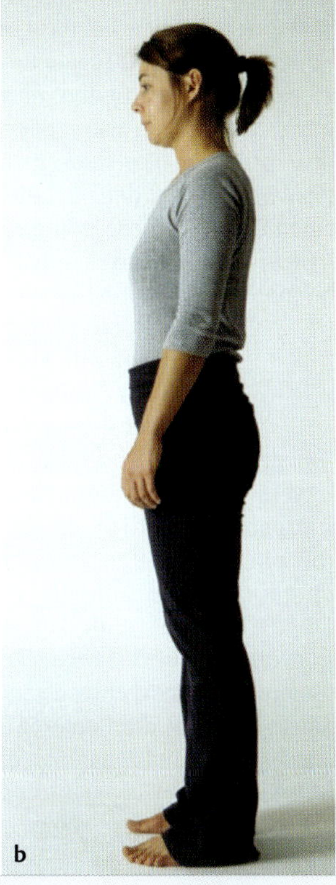

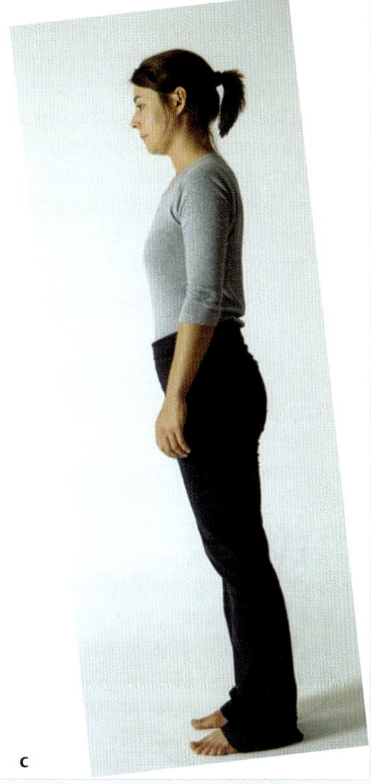

Abb. 9.5 Haltungsillusion.
a Spontane nach hinten gelehnte Haltung.
b Lotrechte Haltung.
c Bei der lotrechten Haltung fühlt sich die Person nach vorne geneigt.

gleichermaßen verteilt bleiben. Als zusätzliche Referenz kann die spürbare Aktivität der Bauchmuskeln genutzt werden. Im Gegensatz zur lotrechten Haltung arbeiten die Bauchmuskeln bei einer nach hinten gelehnten Haltung nicht.

► **Erarbeitung einer lotrechten, aktiven Haltung**
- Füße etwa eine Handbreit voneinander entfernt positionieren,
- Fußaußenkanten leicht runterdrücken,
- Knie minimal beugen,
- Becken – Schultergürtel – Kopf übereinander positionieren,
- Schultern locker.

Eine schmale Spurbreite bringt eine kleinere Unterstützungsfläche als das typische breitbeinige Stehen. Dadurch wird bereits die stabilisierende Muskulatur zur Arbeit gebracht. Ebenso führt das minimale Beugen der Knie im Gegensatz zu am Bewegungsende eingerasteten Knien zur Aktivierung der Bein- und Rumpfmuskulatur. Bei der Korrektur einer nach hinten gelehnten Haltung (► Abb. 9.5a und ► Abb. 9.4b) ist es sinnvoll, zunächst den oberen Bereich des Brustbeins nach vorne zu bringen. In der Regel werden automatisch das Becken und der Kopf leicht zurückbewegt, da man andernfalls nur das Gewicht nach vorne verlagern und umfallen würde. Die bei älteren Menschen häufig zu beobachtende nach vorne geneigte Spontanhaltung (► Abb. 9.4d) erfordert die entgegengesetzte Rumpfkorrektur.

Die Erarbeitung der lotrechten Haltung ist sehr komplex und benötigt in der Regel mehrere Therapieeinheiten, Zeit und sehr viel Geduld. Wichtig ist es, die Grundprinzipien des motorischen Lernens hier besonders sorgfältig zu beachten (Chiviacowsky, 2007; Iacoboni, 2007; Marco-Pallarés, 2007;

Chiviacowsky, 2009; Wulf, 2010; Stoate, 2013). Der Übende soll sich zunächst auf einen Aspekt der Haltungskorrektur fokussieren, nicht den Anspruch haben, dass er alle Aspekte sofort richtig macht. Der Therapeut macht die Bewegung aus der ungünstigen in die lotrechte Haltung vor, er gibt Rückmeldung bei den gelungenen Versuchen, fokussiert sich hierbei auch zunächst auf einen Gesichtspunkt. Außerdem vermittelt er die Gewissheit, dass die lotrechte Haltung gelernt und in den Alltag integriert wird.

9.1.2 Haltung im Sitzen

Die Empfehlungen zu Sitzpositionen und Sitzgelegenheiten, die als rückenschonend gelten, werden viel diskutiert. Druckmessungen in der Bandscheibe (Wilke, 1999) zeigten bei einem Probanden beim entspannten, gebeugten Sitzen einen geringeren Druck als beim aufrechten Stand. Diese Erkenntnis führte zu einer breiten Diskussion über die in Rückenschulen und von Physiotherapeuten propagierte aufrechte Sitzhaltung und über die Aussage, dass das Stehen dem Sitzen vorzuziehen sei. Die Messsonde war allerdings in der Mitte des Nucleus pulposus platziert, sodass der praktische Nutzen dieser Messungen fraglich ist, denn eine differenzierte Aussage über die Druckverteilung und Druckrichtung ist nicht möglich. Die Messung zeigte lediglich, dass beim entspannten Sitzen eine Druckabnahme gegenüber dem Stand in der Mitte der Bandscheibe entsteht. Die im Sitzen zu erwartende Verlagerung des Nucleus pulposus nach dorsal (Adams, 1985; Fennell, 1996) lässt jedoch eher eine Druckzunahme im dorsalen und dorsolateralen Bereich der Bandscheibe erwarten. Die Druckbelastung in diesem Bereich ist von besonderer Bedeutung für die Entstehung von Bandscheibenschäden. Zudem ergibt sich das entspannte Sitzen von selbst, da ein aktives Beibehalten der aufrechten Körperhaltung über den ganzen Tag kaum realisiert werden kann. Als vorbeugende Maßnahme gegen Rückenschmerzen sollte das entspannte, gebeugte Sitzen also nicht explizit empfohlen werden.

Die Beugung der Hüftgelenke, die mit dem Sitzen verbunden ist, führt über die daraus resultierende Beckenstellung zu einer Aufhebung der physiologischen Lendenlordose. Nur mit Krafteinsatz der Rückenstrecker ist eine graduelle Extension der Lendenwirbelsäule möglich. Die andauernde maximale Aktivität der Rückenstrecker ist aber aufgrund der damit verbundenen Drucksteigerung in den Bandscheiben und in den kleinen Wirbelgelenken nicht wünschenswert und aufgrund der Tatsache, dass man während des Sitzens auch andere Aufgaben erfüllt, als an der eigenen Haltung zu arbeiten, unrealistisch. Im Sitzen sollte der Rücken also immer wieder angelehnt sein.

Die Rückenlehne der Sitzgelegenheit sollte bis zu den Schulterblättern reichen. Die Lendenlordose sollte durch den Sitz oder z. B. mithilfe einer Schaumstoffrolle, einem zusammengerollten Handtuch oder einer aufblasbaren Rolle passiv unterstützt werden. Bei vielen Stühlen beginnt die sogenannte Lendenstütze der Rückenlehne direkt an der Sitzfläche, also im Bereich des Beckens, und endet im Bereich der Lendenwirbelsäule. Dann ist die Lendenlordose nicht unterstützt. An einem Computerarbeitsplatz ist eine Nackenstütze entbehrlich, da der Kopf in der Regel vor der Senkrechten positioniert wird. In öffentlichen Verkehrsmitteln (▶ Abb. 9.6) findet sich häufig eine vor dem Lot positionierte Nackenstütze. Diese führt zwangsläufig zu einer Beugung der HWS. Aufrechtes Sitzen ist so nicht möglich. Dem Zwang in die Beugung kann man nur durch freies Sitzen und Aufstehen entgehen.

Die Rückenlehne eines guten Sitzes sollte nach hinten geneigt oder in ihrer Neigung nach hinten

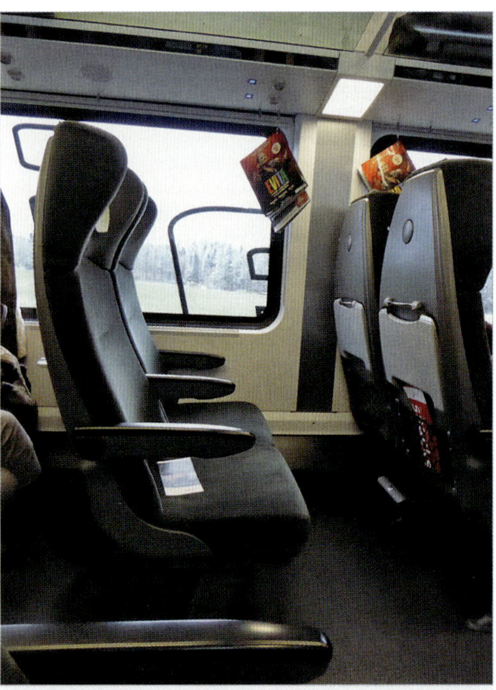

Abb. 9.6 Sitz in einer Eisenbahn.

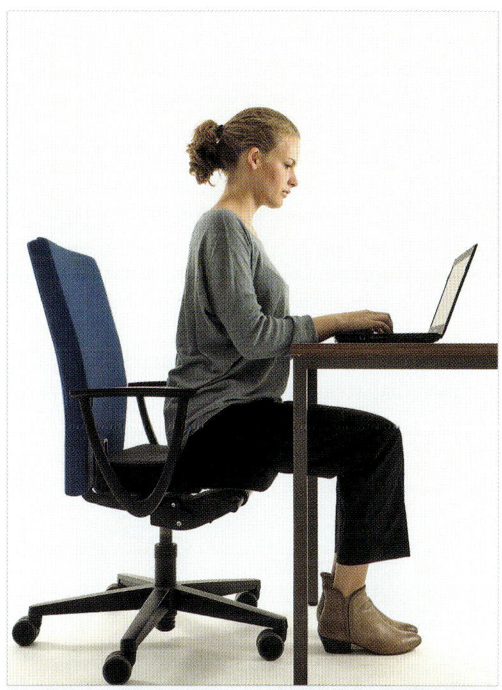

Abb. 9.7 Aufrechte Haltung mit entspannten Schultermuskeln.

verstellbar sein. Die Sitzfläche sollte so tief sein, dass nahezu der ganze Oberschenkel aufliegen kann, wenn das Gesäß bis zur Rückenlehne nach hinten gebracht wurde. Bei kleinen Personen mit kurzen Oberschenkeln sollte darauf geachtet werden, dass die Sitzfläche nicht so tief ist, dass ein Zurückrutschen mit dem Gesäß bis zur Rückenlehne unmöglich ist. Dies würde eine gebeugte Sitzhaltung beim angelehnten Sitz nach sich ziehen.

Die Sitzfläche sollte waagrecht oder in ihrer Neigung nach vorne verstellbar sein. Eine Neigung der Sitzfläche nach hinten oder eine Kuhle in der Sitzfläche im Bereich des Gesäßes führen zu einer Flexion der Lendenwirbelsäule. Solche Sitzmöbel sollten vermieden werden. Die Sitzhöhe sollte verstellbar sein. Zu tiefes Sitzen führt zu vermehrter Flexion der Lendenwirbelsäule und Protraktion der Halswirbelsäule.

Beim freien Sitzen sollte man nicht einfach den Oberkörper vorneigen (▶ Abb. 9.8), sondern im vorderen Bereich der Sitzfläche Platz nehmen (▶ Abb. 9.7). Die Füße werden unter den Kniegelenken flach auf den Boden gestellt. Auf diese Weise kann ein Teil des Körpergewichts von den Beinen aufgenommen werden. Das Becken wird nach vorne gekippt, sodass die Lendenwirbelsäule in Richtung Extension bewegt wird. Die Arme werden entspannt auf dem Tisch abgelegt. Der Kopf wird lotrecht über dem Schultergürtel positioniert. Ideal ist ein von der Tastatur unabhängiger Bildschirm, der so hoch positioniert wird, dass der Blick geradeaus gerichtet werden kann. Dazu ist es günstig, blind schreiben zu können, ohne auf die Tastatur schauen zu müssen.

Bei akuten Bandscheibenbeschwerden sollte auf das Sitzen so weit wie möglich verzichtet werden, da Sitzen und Aufstehen vom Sitzen ein häufiger Auslöser von Schmerzen sind. Grundsätzlich sollte das Sitzen regelmäßig durch Aktivitäten im Stehen, Umhergehen oder auf dem Bauch Liegen unterbrochen werden.

Muskelschmerz

Arbeiten an Bildschirmen wie Smartphones und Computer sind mit stereotyper Haltung von Wirbelsäule und Armen verbunden und können Ursache von Muskelschmerzen im Nackenbereich sein (Ahn, 2015). Dabei spielt das aktive Hochziehen der Schultern vermutlich eine bedeutende Rolle (▶ Abb. 9.8).

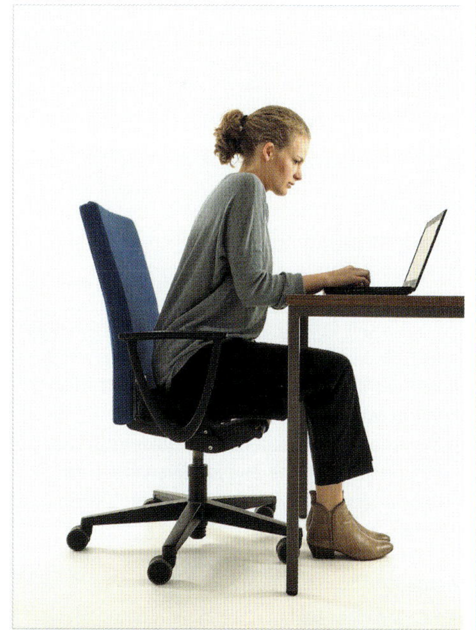

Abb. 9.8 Nach vorne gebeugte Haltung mit hochgezogenen Schultern.

Im Gegensatz zu Wirbelsäulenleiden der BWS und LWS, für die eine muskuläre Ursache von Schmerzen nicht nachweisbar war, fand man bei manchen Patienten mit Nackenschmerzen im Bereich einiger Muskeln hohe Konzentrationen an inflammatorischen Substanzen, verminderten Blutfluss und spontane Muskelaktivität in Ruhe (Lluch, 2015). Im Bereich des Ansatzes des M. levator scapulae am Angulus superior und Margo medialis scapulae geben Betroffene einen flächigen, teils zum Nacken hin ziehenden Schmerz an. Die Gewohnheit, die Schultern hochzuziehen, kann man im Gespräch, bei der Haltungskorrektur und bei anderen Übungen beobachten. Als therapeutische Gegenmaßnahme haben sich Übungen zur aktiven Entspannung bewährt. Dabei macht man sich die physiologische antagonistische Hemmung zunutze. Durch kräftige kurze Anspannung der Gegenspieler des M. levator scapulae, insbesondere des M. latissimus dorsi, wird eine reflektorische Entspannung des schmerzhaften Muskels ausgelöst (▶ Abb. 9.9). Schmerzreduktion durch Verbesserung der Durchblutung mit Abtransport inflammatorischer Stoffe aus dem Muskel sind vermutlich die Folgen. Nach der Übung sollte der Schmerz reduziert sein und eine aufrechte Haltung mit entspannten Schultern beibehalten werden. Im Gegensatz zu häufig angewandten Maßnahmen wie Wärmeanwendung und Massage lernt der Patient mithilfe dieser Übung, sich selbst zu entspannen und dauerhaft seine Haltungsgewohnheiten zu ändern.

Aktive Entspannung der Schulterblattheber

- Sitz oder Stand,
- Ellenbogen 90° beugen,
- Ellenbogen kräftig in Richtung Boden schieben (▶ Abb. 9.2a),
- Wirbelsäule bleibt dabei aufrecht kontrolliert,
- sofort wieder entspannen.
- Maximal 3-mal wiederholen, da der mit der Übung verbundene Zug an den Nerven zu Schmerzen und Gegenspannungen führen kann.

Variante

- Sitz auf dem Boden oder in einem Sessel mit Armlehnen,
- Hände auf Stützblöcke oder Armlehnen positionieren,
- Ellenbogen strecken, sodass der Rumpf hochgehoben wird und das Gesäß abhebt,
- Schulterblätter dabei passiv in Richtung Ohren verlagert (▶ Abb. 9.9b),
- Rumpf jetzt mithilfe der seitlichen Rumpfmuskulatur, M. latissimus dorsi, zwischen den Schulterblättern weit hochstützen (▶ Abb. 9.9c),
- bei gestreckten Ellenbogen den Rumpf wieder etwas nach unten sinken lassen,
- 5-mal wiederholen,
- nach der Übung aufrechte Haltung bei entspannter Schultermuskulatur beibehalten.

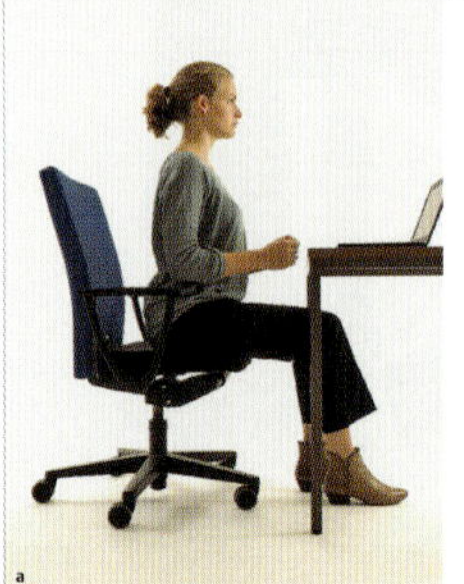

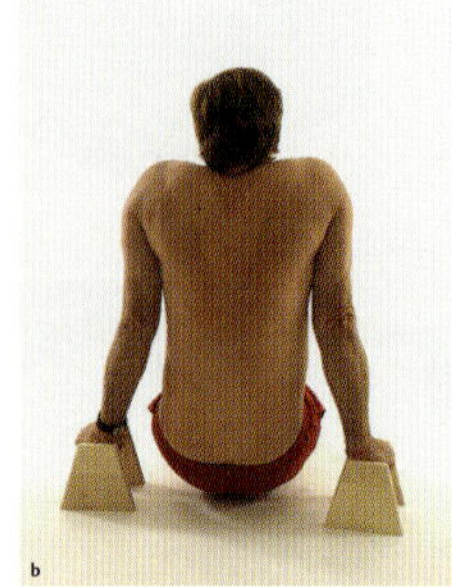

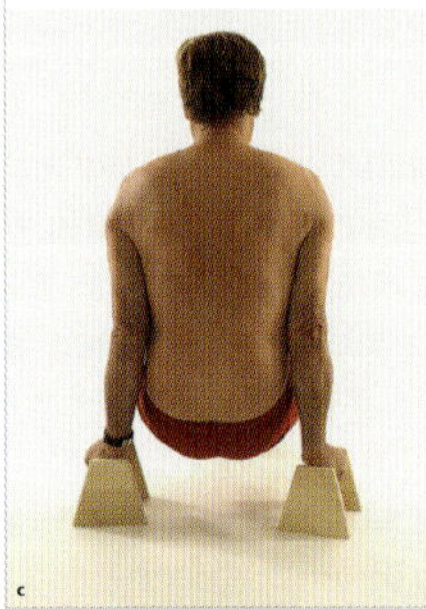

Abb. 9.9 Aktive Entspannung der Schulterblattheber.
a Ellenbogen Richtung Boden schieben im Sitzen.
b Stützen auf Stützblöcke, Ausgangsposition mit passiver Annäherung des Schulterblatts zum Ohr.
c Endposition weit hochgestützt auf Stützblöcken.

9.1.3 Liegen

Auf die Vorzüge der Seitenlage und der halben Bauchlage sowie die jeweils richtige Positionierung wurde bereits in Kap. 5 eingegangen. Außerdem wurden die Liegepositionen erläutert, die in der akuten Phase von Bandscheibenleiden für die einzelnen Wirbelsäulenabschnitte günstig sind (s. a. Kap. 6–8). Nach der akuten Phase eines Bandscheibenschadens werden weitere Aspekte wie Liegepositionen, Schlafpositionen, Auswahl einer Matratze und Übungen vor dem Aufstehen relevant. Darauf wird hier eingegangen.

Obwohl wissenschaftliche Daten zu Matratzen fehlen, können einige Ratschläge erteilt werden. Hygienisch, haltbar und wärmeregulierend sind Matratzen aus Kaltschaum. Sie sollten an der Oberfläche weich und im Kern mittelhart und formstabil sein. Dies entspricht nach europäischem Standard einem mittleren Härtegrad auf der H-Skala von 5–6. Zwei etwas weichere Zonen im Bereich von Schulter- und Beckengürtel sind günstig. In der Regel haben gute Matratzen drei Zonen, die Schultergürtelzone wiederholt sich dann aus Gründen der Symmetrie im Fußbereich. Einige Händler bieten den Service, dass man eine Matratze ca. 4 Wochen lang testen kann. Wenn man nicht gut liegt oder morgens Rückenschmerzen hat, sollte man die Matratze austauschen. Teure, gelegentlich als „Gesundheitsmatratzen“ bezeichnete Produkte sind einfachen, aber soliden Produkten nicht überlegen. Matratzen aus Material, das sich der Körperform anpasst, sind nur für schwer kranke bettlägrige Personen geeignet.

Langfristig sollte jeder Mensch anstreben, beschwerdefrei auf dem Bauch liegen zu können. Die Bauchlage sollte entweder als eine Schlafposition genutzt oder zumindest jeden Morgen eingenommen werden.

Merke

Die Bauchlage unterstützt die freie Beweglichkeit der Halswirbelsäule in Rotation. Außerdem gewährt die Bauchlage eine entlastete und gerade Position der Brust- und Lendenwirbelsäule, die Streckung der Hüftgelenke und die Palmarflexion der Füße.

Manche Patienten beklagen auch nach dem Abklingen von Bandscheibenbeschwerden morgens ein Gefühl der Steifigkeit und flächige dumpfe Schmerzen im Bereich der Lendenwirbelsäule. Dies ist oft ausgeprägter an Feiertagen oder im Urlaub, wenn man besonders lange liegen bleibt. Reizzustände an den kleinen Wirbelgelenken sind vermutlich die Ursache solcher Beschwerden. Zur Linderung haben sich die „Top-3-Guten-Morgen-Übungen“ bewährt. Sie zielen darauf ab, den Stoffwechsel und die stabilisierende Muskulatur zu aktivieren, die lotrechte Haltung vorzubereiten und die Bandscheiben leicht nach vorne zu bringen.

Top-3-Guten-Morgen-Übungen

- Rückenlage – Füße aufstellen – Knie/Becken/Wirbelsäule leicht nach rechts – links drehen – 10- bis 20-mal wiederholen.
- Seitenlage – Becken leicht aufrichten und kippen, sodass die Wirbelsäule leicht gebeugt und gestreckt wird – 10- bis 20-mal wiederholen.
- Bauchlage für 5 Minuten – 5-mal hochstützen.

Das Aufstehen vom Bett und das Hinlegen sollten für den Rest des Lebens immer über die Seitenlage durchgeführt werden. Dabei ist die Wirbelsäule gerade und kontrolliert ausgerichtet. Bandscheibenverlagerungen nach hinten und Schmerzen durch Instabilität werden vermieden.

9.2 Stabilität

Nach einem Bandscheibenvorfall ist der passive Halteapparat geschwächt, und eine segmentale Instabilität mit Rückenschmerzen kann die Folge sein. Für die Kontrolle von Haltung und Bewegung sind spezielle tonische, tief liegende und gelenknahe Muskelgruppen zuständig. Diese müssen gezielt aktiviert und tonisiert werden, um für Stabilität zu sorgen. Die lokal stabilisierende Muskulatur arbeitet in Kokontraktion und kontrolliert so Bewegung gleichzeitig von vorne und von hinten, im Gegensatz zu den bewegenden Muskeln, die antagonistisch arbeiten. Im Bereich der Lendenwirbelsäule und der unteren Brustwirbelsäule sind die wichtigsten stabilisierenden Muskelgruppen die Mm. multifidi, die kurzen Rückenmuskeln zusammen mit den quer verlaufenden Bauchmuskeln Mm. transversi (siehe ▸ Abb. 9.10). Zusätzlich halten die Beckenbodenmuskeln den unteren Rumpf. Im Bereich der Halswirbelsäule und der oberen Brustwirbelsäule stabilisieren hauptsächlich eben-

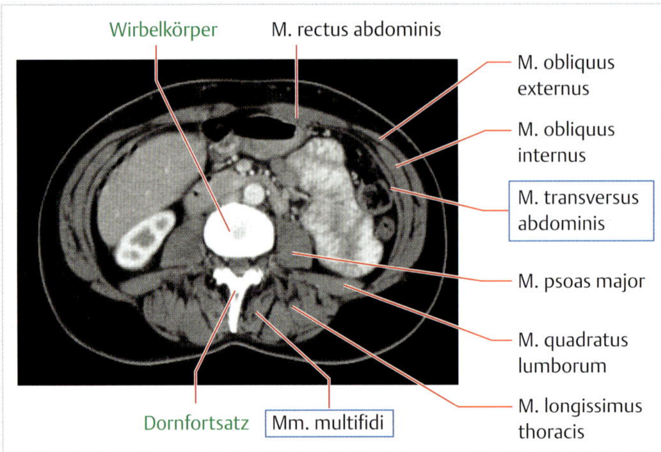

Abb. 9.10 Das axiale MRT auf Höhe des Bauchnabels zeigt die primär stabilisierende (blau) und die primär bewegende (schwarz) Muskulatur der Lendenwirbelsäule. (Abbildung: PD Dr. W. Küker, Abteilung für Neuroradiologie, Universitätsklinikum Tübingen)

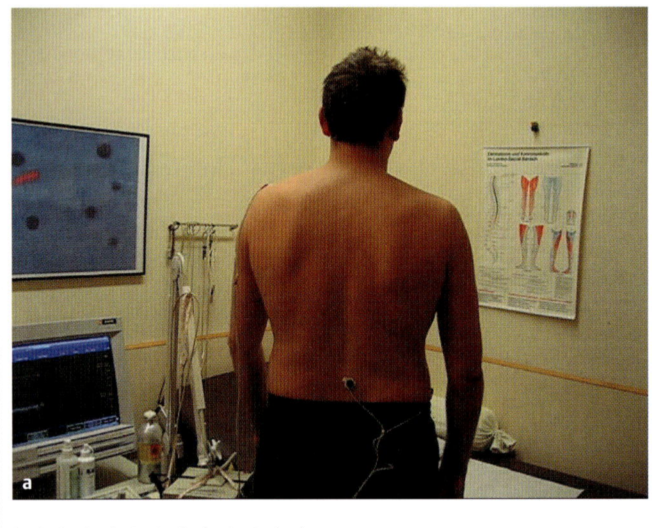

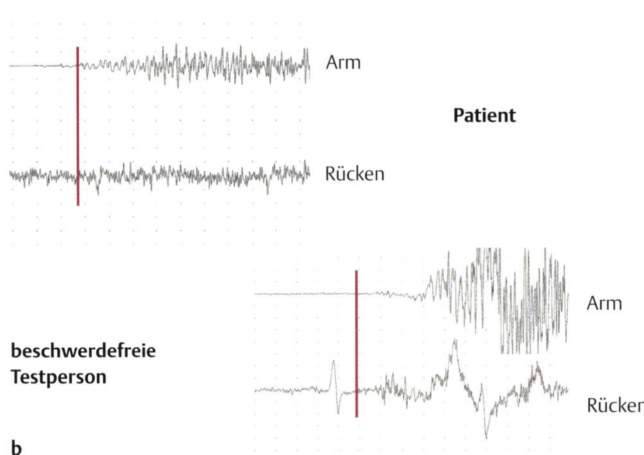

Abb. 9.11 EMG-Messung an M. deltoideus und Mm. multifidi. (Abbildung: Dr. M. Hermisson, Neurologische Klinik, Universitätsklinikum Tübingen)
- **a** Versuchsaufbau der ersten Messung – zeitliche Abfolge der Muskelaktivität des M. deltoideus und der Mm. multifidi bei Armhebung.
- **b** Oberflächen-EMG des M. deltoideus und der Mm. multifidi bei Armhebung.

falls von dorsal die Mm. multifidi, im Brustwirbelbereich von lateral und ventral die Mm. pectorales, die Mm. serrati posterior, superior und inferior, im Halswirbelbereich von ventral die Mm. longus colli, longus capitis, rectus capitis anterior und sternocleidomastoideus.

Beim Gesunden steigt schon bei der Planung einer Armbewegung die Spannung in der stabilisierenden Muskulatur des Rumpfes, bevor die Armbewegung einsetzt (Falla, 2004). Bei Menschen mit Rückenschmerzen, unabhängig von der Genese, beginnt in der Regel die Armbewegung, bevor die stabilisierende Muskulatur ihren Tonus an eine zusätzliche Belastung angepasst hat. ▸ Abb. 9.11a zeigt einen Versuchsaufbau zu Oberflächen-EMG-Messungen mit Elektroden über den Mm. multifidi und dem M. deltoideus. Gemessen wurde der zeitliche Ablauf von Aktivitätsänderungen in den Muskeln. Der rote Balken in ▸ Abb. 9.11b zeigt den Beginn einer Aktivitätsänderung beim Anheben des Arms. Oben sieht man, dass bei der Person mit Rückenschmerz die Aktivität im Arm zunimmt, ohne dass in den Mm. multifidi eine erhöhte Aktivität generiert wird. Im Vergleich dazu sieht man unten, dass bei der Person ohne Rückenschmerz die Aktivität in den Mm. multifidi deutlich vor der Armaktivität steigt.

Bei verzögerter oder ausbleibender Steigerung der Aktivität der Rumpfstabilisatoren trifft eine unkontrollierte Krafteinwirkung auf die Wirbelsäule, die zu Gleitvorgängen mit Schmerzen und langfristig zu Schädigungen des passiven Halteapparates führen kann (Richardson, 2004). Die Aktivierung der lokal stabilisierenden Muskulatur muss also geübt werden. Sie stellt sich nicht von alleine wieder ein (Hides, 1996; Richardson, 2004). Patienten, die segmentale Stabilisierung trainieren, leiden weniger unter Schmerzen und zeigen eine bessere Funktion als Patienten, die allgemeine Kräftigung der Bauch- und Rückenmuskulatur, Muskeldehnung und Gelenkbewegung üben (Kladny, 2003). Die Stabilisierung wird in fünf Stufen erlernt (in Anlehnung an Richardson (Richardson, 2004)):

1. a) Willentliche Aktivierung stabilisierender Muskulatur ohne Bewegung der Wirbelsäule in Rückenlage, Sitz und Stand, Wahrnehmungsschulung (z. B. Bauchnabel einziehen); b) Reaktive Aktivierung stabilisierender Muskulatur ohne Bewegung der Wirbelsäule, in der einfachen Ausgangsposition Rückenlage, Wahrnehmungsschulung (z. B. gestreckte Arme abspreizen mit Hanteln). Dabei soll gleichzeitig die Überaktivität der globalen, oberflächlichen, bewegenden Muskeln reduziert werden.
2. Reaktive Aktivierung stabilisierender Muskulatur in den schwierigeren Ausgangspositionen Sitz und Stand, Wahrnehmungsschulung und Haltungsschulung (z. B. Ellenbogen beugen mit Hanteln).
3. Willentliche Aktivierung der stabilisierenden Muskulatur mit Bewegung der Wirbelsäule in der einfachen Ausgangsposition Rückenlage (z. B. Rotation mit angehobenen Beinen).
4. Reaktive Aktivierung stabilisierender Muskulatur in schwierigen Bewegungsmustern ohne Wirbelsäulenbewegung (z. B. Schlingentrainer – vorlehnen).
5. Reaktive Aktivierung stabilisierender Muskulatur in schwierigen Bewegungsmustern mit Wirbelsäulenbewegung (z. B. Schlingentrainer – Beine beugen und Wirbelsäule drehen im Stütz oder Ballspiele).

9.2.1 Willentliche Aktivierung der stabilisierenden Muskulatur

Die quer verlaufenden Bauchmuskeln und die Beckenbodenmuskeln sind willentlicher Ansteuerung zugänglich. Die kurzen Rückenmuskeln gezielt willentlich anzusteuern ist hingegen nicht möglich. Bei der willentlichen Anspannung der Mm. transversi spannen die Mm. multifidi und die Beckenbodenmuskeln automatisch mit an. Ebenso wird der Tonus der Mm. transversi und der Mm. multifidi bei der Anspannung der Beckenbodenmuskeln automatisch erhöht. Man kann also die Wahrnehmung der Spannung in den jeweils nicht willentlich angesteuerten Muskelgruppen als Referenz für die korrekte Ausführung der Übung nutzen.

▸ Aktivierung der die Wirbelsäule lokal stabilisierenden Muskulatur (▸ Abb. 9.12)

- Rückenlage, Stand oder Sitz (▸ Abb. 9.12a),
- quer verlaufende Bauchmuskeln so anspannen, dass sich der Bauchnabel in Richtung Wirbelsäule bewegt und die Taille schmal wird (▸ Abb. 9.12b),
- dabei die Wirbelsäule unbewegt lassen,
- Beckenbodenmuskulatur und die kurze Rückenmuskulatur spannt automatisch mit an,
- weiter ruhig in den Bauch atmen,
- loslassen,
- wiederholen.

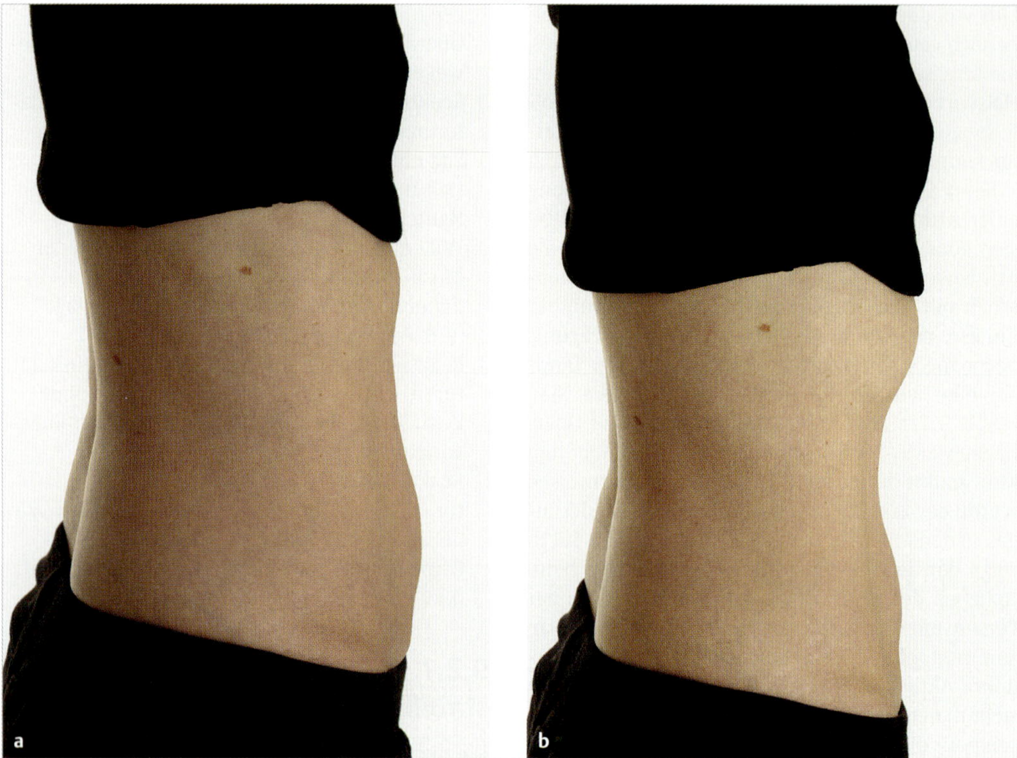

Abb. 9.12 Aktivierung der die Wirbelsäule lokal stabilisierenden Muskulatur.
a Entspannt.
b Aktiv.

► **Willentliche Anspannung der Beckenbodenmuskulatur**

- Stellen Sie sich bitte vor, Sie seien auf dem Weihnachtsmarkt. Sie müssen dringend auf die Toilette, aber es ist keine in der Nähe.
- Bei dieser Vorstellung spannt man die Beckenbodenmuskulatur an.
- Der Therapeut und der Patient können zusätzlich von außen an Bauch und Rücken spüren, dass der Bauchnabel eingezogen wird und die kurzen Rückenmuskeln aktiv werden.

Sobald die Ansteuerung der stabilisierenden Muskulatur korrekt durchgeführt wird, soll folgendermaßen geübt werden:

- Oft am Tag, also etwa alle 15 Minuten, entweder Bauchnabel oder Beckenboden leicht einziehen – dann den alltäglichen Aktivitäten weiter nachgehen. Loslassen soll dann nicht geübt werden. Ziel ist es, einen dauerhaft höheren Grundtonus der stabilisierenden Muskulatur zu erreichen.

9.2.2 Reaktive Aktivierung der stabilisierenden Muskulatur

In Rückenlage kann man mithilfe von Armbewegungen eine reaktive Stabilisierung der Wirbelsäule erreichen. Bei den meisten Menschen funktioniert dies ohne Notwendigkeit von Korrekturen. Die folgende Übung ist spürbar effektiv und so einfach, dass sie frühzeitig in den Übungsplan übernommen werden sollte.

► **Gestreckte Arme abspreizen/zur Mitte führen mit Gewichten** (► **Abb. 9.13**)

- Rückenlage,
- 1-Liter-Flaschen bzw. 2- bis 5-kg-Hanteln Richtung Decke heben, Ellenbogen strecken,
- gestreckte Arme im Wechsel bis maximal 60° abspreizen – wieder zur Mitte kommen,
- 10-mal in zügigem Tempo wiederholen.

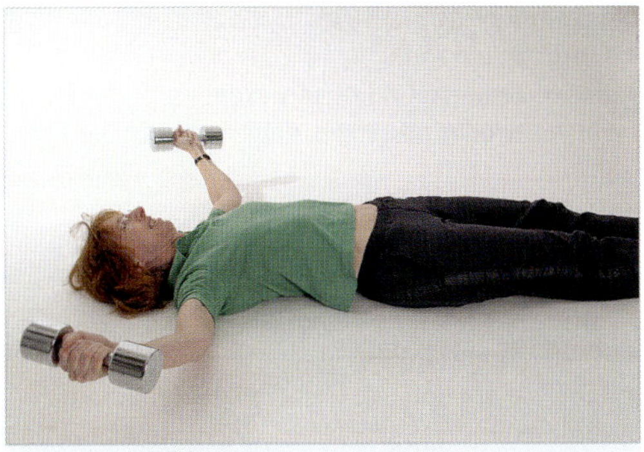

Abb. 9.13 Abduktion der gestreckten Arme in Rückenlage mit Hanteln.

Achtung

Beim ersten Üben reicht der Therapeut dem Patienten die Hanteln und nimmt sie ihm auch wieder ab. Er begleitet zunächst die Bewegung, um sicherzustellen, dass der Patient die Gewichte kontrollieren kann. Dies ist nicht nur bei Lähmungen in Armmuskeln, sondern bei jedem Patienten empfehlenswert. Sobald der Patient Übungen mit Gewichten im Liegen als Eigenübung bekommt, muss das Aufnehmen und Ablegen der Gewichte über die Seitenlage geübt werden. Wenn der Patient die Gewichte über Abduktion und Außenrotation in der Schulter zur Seite ablegt, besteht Verletzungsgefahr.

Aktivitäten, die das Gleichgewicht und die Koordination herausfordern, fördern zugleich die Aktivierung der stabilisierenden Muskulatur. Das liegt vermutlich daran, dass das Kleinhirn Gleichgewicht, Koordination und Muskeltonus gleichzeitig steuert. Vestibuläre Stimuli steigern außerdem die Aktivität der Beinmuskulatur beim Gehen (Dakin, 2013). Solche kurz durchgeführten Aktivitäten lassen sich gut in den Arbeitsalltag integrieren. Diese Verhaltensänderung bringt mit wenig Aufwand einen großen Effekt für die Gesundheit der Wirbelsäule.

Top-5-Übungen

Die besten 5 Aktivitäten zur Aufrichtung und Tonisierung (Top 5) sind: Mini-Kniebeugen, Einbeinstand, Wippen, Laufen auf der Stelle und Hüpfen mit sachtem Aufkommen. Eine davon sollte stündlich jeweils für 20 Sekunden stereotype Haltungen unterbrechen.

► **Mini-Kniebeugen** (► **Abb. 9.14**)
- Aufrechter Stand,
- leicht in die Knie gehen, bis die Fersen den Boden verlassen,
- Rumpf dabei senkrecht lassen,
- zum normalen Stand zurückkehren,
- ca. 20 Sekunden wiederholen.

► **Einbeinstand** (► **Abb. 9.15**)
- Aufrechter Stand,
- einen Fuß anheben, es reicht ein unauffälliges minimales Anheben,
- für ca. 20 Sekunden auf einem Fuß stehen.

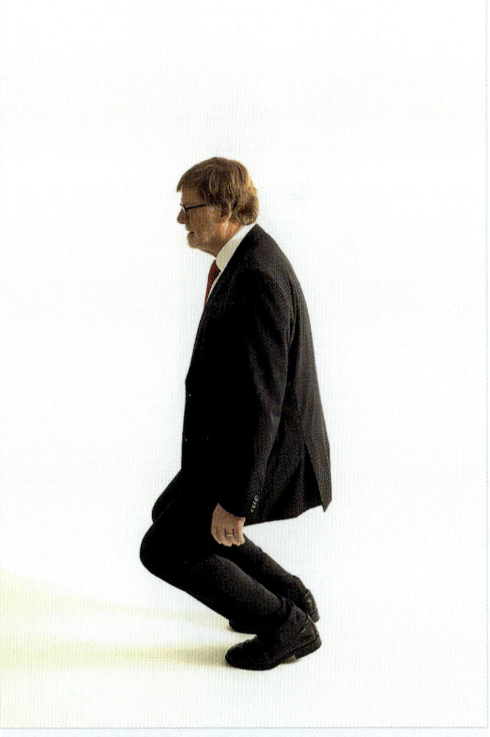

Abb. 9.14 Mini-Kniebeugen.

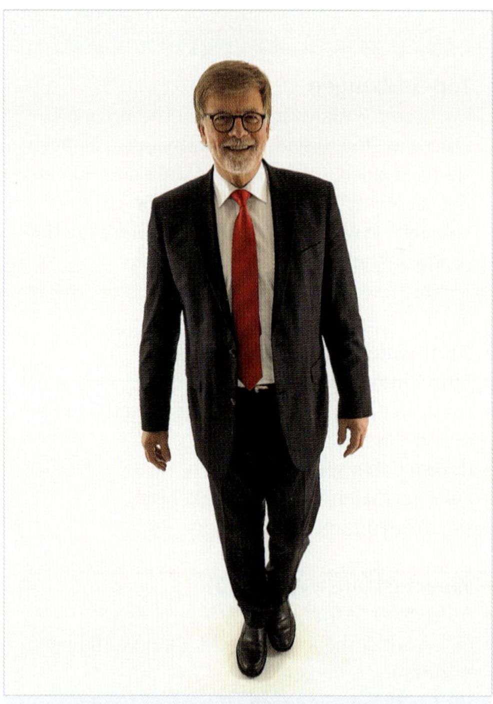

Abb. 9.15 Einbeinstand.

▶ **Wippen** (▶ **Abb. 9.16**)

- Aufrechter Stand,
- in den Zehenstand hochdrücken,
- Fersen wieder absenken, dabei leicht in die Knie gehen,
- ca. 20 Sekunden wiederholen.

▶ **Laufen auf der Stelle** (▶ **Abb. 9.17**)

- Aufrechter Stand,
- auf der Stelle laufen,
- dabei sachte und mit leicht gebeugten Knien aufkommen,
- Becken soll eine reine Auf-ab-Bewegung und keine seitliche Bewegung ausführen,
- ca. 20 Sekunden laufen.

▶ **Hüpfen** (▶ **Abb. 9.18**)

- Aufrechter Stand,
- auf der Stelle hüpfen,
- dabei sachte mit leicht gebeugten Knien aufkommen,
- ergänzend kann man eine Drehbewegung des Beckens ausführen,
- ca. 20 Sekunden hüpfen.

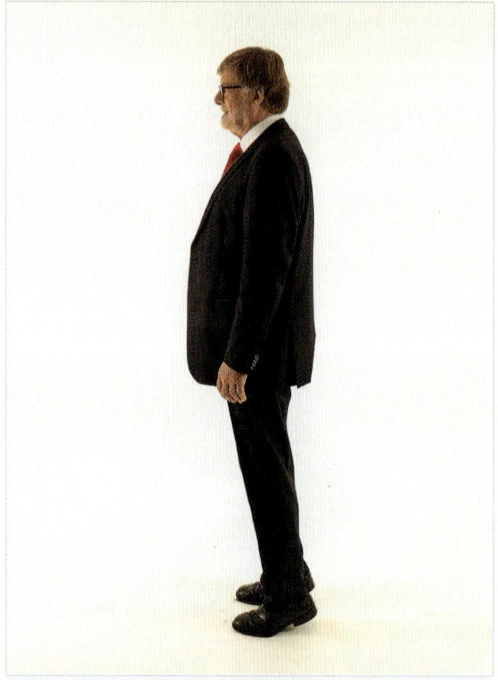

Abb. 9.16 Wippen.

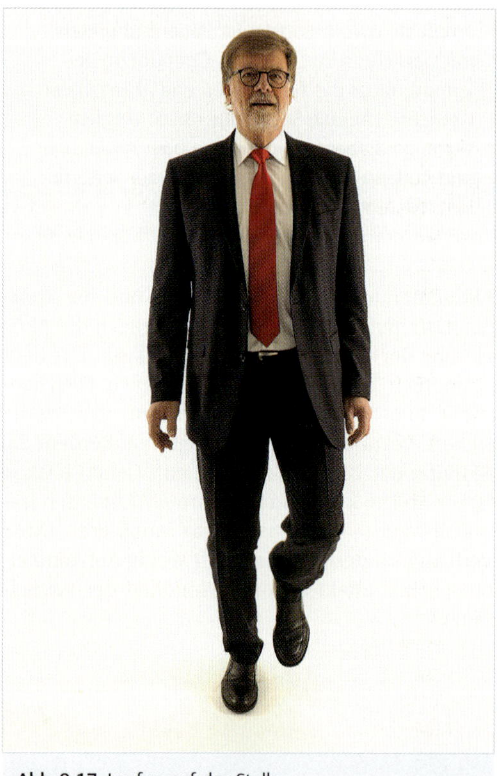

Abb. 9.17 Laufen auf der Stelle.

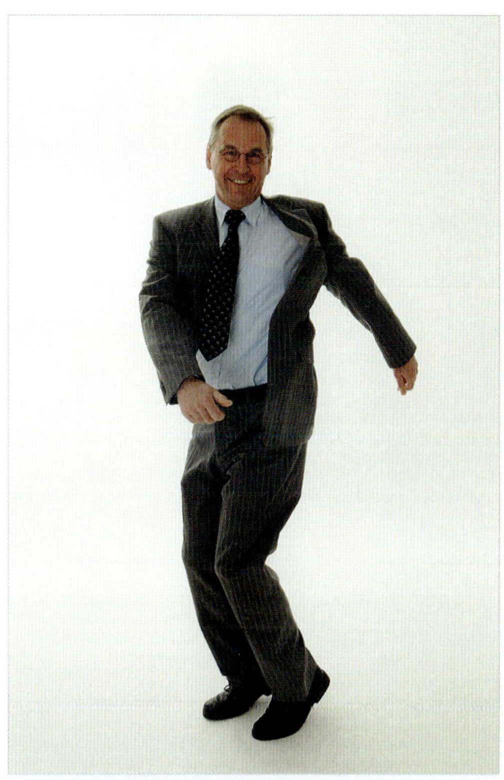

Abb. 9.18 Hüpfen.

Wichtig ist, dass die kurze Aktivität einfach ist und ohne Korrekturen auskommt. Man kann sie in Anzug und Krawatte ebenso wie in bequemer Kleidung durchführen. Man kann nebenher telefonieren oder aus dem Fenster sehen und seine Gedanken weiterdenken. Der Therapeut beobachtet, wie die Person die Aktivität ausführt, und beurteilt, ob sie sich spontan lotrecht aufrichtet und während des ganzen Bewegungsablaufs lotrecht bleibt. Ist beides gegeben, so ist die Aktivität für die betreffende Person geeignet. Wird aber der Oberkörper nach hinten oder vorne aus dem Lot gebracht, sodass Schub- und Hebelkräfte auf die Wirbelsäule einwirken, ist die Aktivität nicht zur kurzen Unterbrechung der alltäglichen Haltung geeignet. In der Regel findet man für jede Person 2–3 Aktivitäten aus den Top 5, die geeignet sind. Sie können nach Belieben und Machbarkeit im Wechsel ausgeführt werden.

Behält man die lotrechte Haltung bei, während man die Arme aus dem Lot bewegt, so muss automatisch der Tonus in den stabilisierenden und in jeweils bestimmten großen Muskeln steigen. Auf diese Weise kann man mithilfe von Hantelübungen im Stehen die Rumpfstabilität fördern und die Rumpf- und Armmuskulatur kräftigen.

▸ Ellenbogen beugen im Stand mit Gewichten (▸ **Abb. 9.19**)

- Lotrechter Stand, dieser soll während des ganzen Bewegungsablaufs unverändert bleiben,
- 1-Liter-Flaschen bzw. 2- bis 5-kg-Hanteln in den Händen halten, Unterarme in 0-Stellung, Ellenbogen gestreckt,
- Ellenbogen beugen und dabei die Unterarme supinieren,
- Muskelspannung im Bauch und im Halsbereich nimmt spürbar zu,
- wieder strecken und zur 0-Stellung zurück,
- 10-mal wiederholen.

▸ Schulterflexion im Stand mit Gewichten

- Lotrechter Stand, dieser soll während des ganzen Bewegungsablaufs unverändert bleiben,
- 1-Liter-Flaschen bzw. 2- bis 5-kg-Hanteln in den Händen halten, Hände in Schulterhöhe,
- Arme in Richtung Decke strecken,
- Muskelspannung im Bauch und im Halsbereich nimmt spürbar zu,
- Arme wieder beugen, sodass die Hände in Schulterhöhe positioniert sind,
- 5-mal wiederholen.

Diese Übung ist besonders wichtig, um Lasten kontrolliert über den Kopf anheben zu können. Vom Mehl, das in ein Küchenregal einsortiert wird, über Aktenordner, Koffer, die ins Gepäcknetz sollen, oder einem Fahrrad, das auf das Autodach montiert werden soll, begleitet diese Anforderung den Alltag (▸ Abb. 9.30).

9.2.3 Jonglieren

Jonglieren führt über die Anforderungen an die Koordination zur reaktiven Stabilisierung. Zusätzlich werden Konzentration und motorisches Lernen trainiert (Draganski, 2004).

Jedem ist der Mechanismus vertraut, dass bei Konzentration die Muskelspannung steigt. Dieser Vorgang soll beim Jonglieren so gelenkt werden, dass die positive Wirkung der gesteigerten Stabilität entsteht, ohne ein Gefühl der Verspannung zu bewirken. Zusätzliche wohltuende Effekte des Jonglierens sind unter anderem Spaß, Konzentration auf einen einzigen wertfreien Vorgang und damit

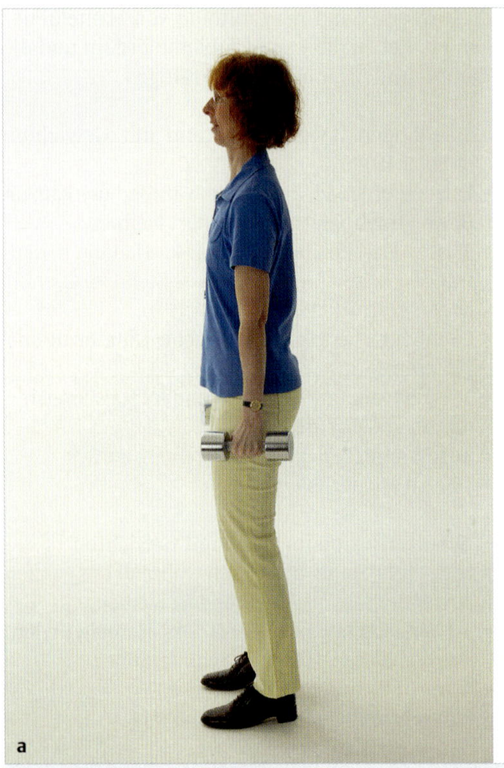

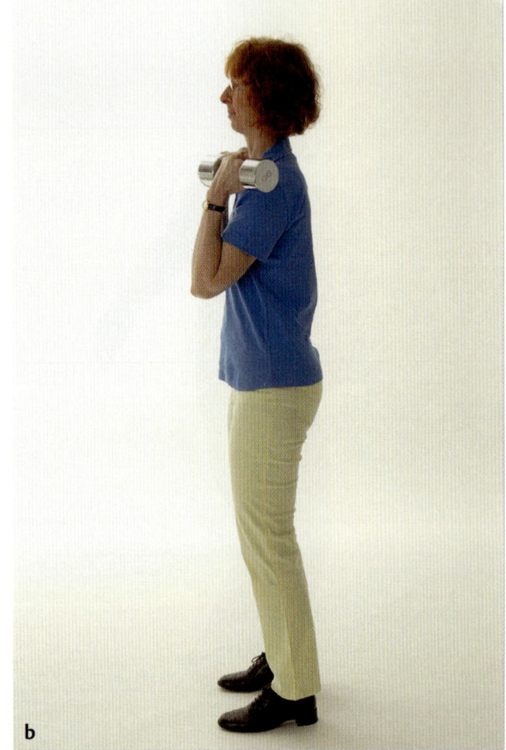

Abb. 9.19 Ellenbogen beugen/strecken im Stand mit Hanteln.
a Gestreckt.
b Gebeugt.

Ablenkung von jeglichen unangenehmen Gedanken und Verbesserung der allgemeinen Koordinationsfähigkeit.

Beim Fallen des Balles soll man nicht mit einer hektischen Beugung der Wirbelsäule reagieren, sondern kontrolliert in die Knie gehen. So trainiert man nebenbei zahlreiche Kniebeugen.

Komplizierte Bewegungsabläufe lernt man am besten dadurch, dass man einzelne Sequenzen des Ablaufs übt und danach die Abschnitte zu einem Ablauf zusammensetzt (Huys, 2004). Wurf- und Fangübungen werden zuerst mit der dominanten Hand, meist der rechten, dann mit der anderen Hand wiederholt. Danach wird ein Ball von einer Hand in die andere Hand geworfen, zwei Bälle mit beiden Händen gerade hoch oder überkreuz geworfen und zuletzt mit drei Bällen jongliert. Bücher und DVD-Lehrgänge helfen mit genauen Jonglierübungsanleitungen weiter (Ehlers, 2005). Hier werden nur wenige Übungen dargestellt, um einen ersten Anfang zu machen und die Neugierde auf mehr zu wecken.

▸ **Grundhaltung**

- Aufrecht stehen, Füße hüftbreit auseinander, Knie in leichter Beugestellung,
- Oberarme mit wenig Muskelspannung neben dem Rumpf halten,
- Ellenbogen etwa 90° gebeugt,
- Hände immer wieder in die Grundhaltung, also etwa Taillenhöhe, zurückbringen,
- Bälle auf etwas über Augenhöhe werfen und in Taillenhöhe fangen.

▸ **Säulen mit zwei Bällen**

- In jeder Hand einen Ball halten,
- beide Bälle gleichzeitig gerade hochwerfen,
- in Taillenhöhe fangen,
- wiederholen.

▸ **Steigerung 1**

- Einen Ball von oben und einen von unten fangen (▸ Abb. 8.12).

▶ **Steigerung 2** (▶ Abb. 9.20)
- Die Hände beim Fangen überkreuzen,
- aus dieser Position die Bälle wieder gerade hochwerfen,
- Hände wieder zurückbewegen zur Ausgangsstellung,
- Bälle wieder fangen.

▶ **Jonglieren einer Kaskade mit zwei oder drei Bällen**
- Beim Jonglieren einer Kaskade werden die Bälle auf einer Bahn, die einer liegenden 8 entspricht, so geworfen und gefangen, dass ein rhythmischer, harmonischer Bewegungsablauf entsteht,
- den Ball aus der rechten Hand von Taillenhöhe nach links in Schulterhöhe werfen,
- wenn dieser Ball beginnt, nach unten zu fallen, wird der Ball aus der linken Hand nach rechts in Schulterhöhe geworfen und kurz darauf der andere Ball in der linken Hand gefangen,
- immer so weiter.
- Die Kaskade mit zwei oder drei Bällen zu zweit gegenüberstehend werfen,
- dabei benutzt eine Person ihre rechte und die andere Person ihre linke Hand.

Der Therapeut beobachtet, wie sich der Patient beim Agieren mit einer Hand hält. Wie in ▶ Abb. 9.21 kommt es häufig dazu, dass sich der Patient zur Seite der aktiven Hand hin neigt. Dies sollte bewusst gemacht und abtrainiert werden.

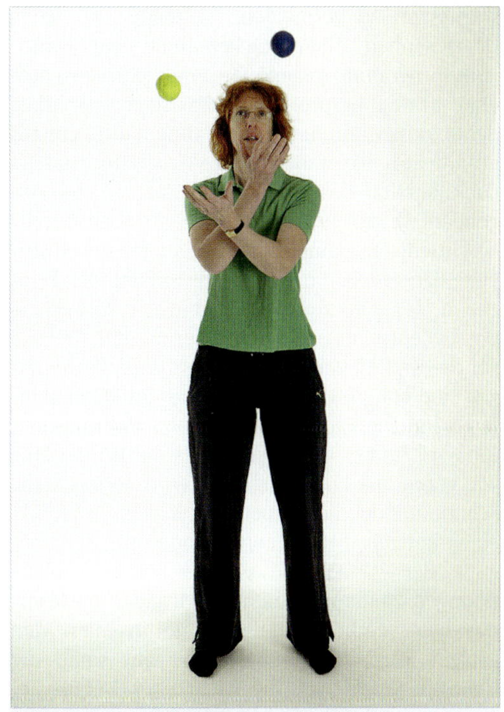

Abb. 9.20 Zwei Bälle gerade hochwerfen, Hände kreuzen.

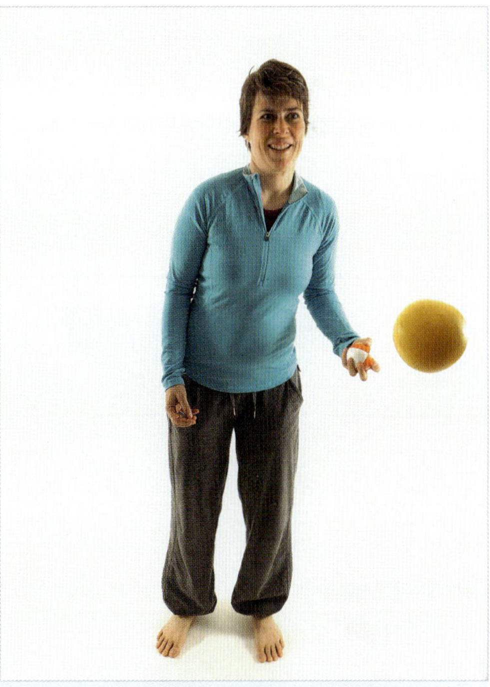

Abb. 9.21 Jonglieren zu zweit gegenüber.

9.3 Kraft

Der Übergang von der Stabilisierung der Wirbelsäule zur Kräftigung der primär stabilisierenden und auch der primär bewegenden Muskulatur ist fließend. Keine Kraftübung soll auf eine instabile Wirbelsäule treffen. Die Aktivierung der stabilisierenden Muskulatur steht immer im Vordergrund. Sie wird bewusst oder unbewusst, willentlich oder reaktiv immer einbezogen. Der Therapeut achtet auf die präzise Durchführung der Übungen und kontrolliert die Stabilität der Wirbelsäule visuell oder durch Tasten. Unkontrollierte Bewegungsabläufe sollen nicht wiederholt werden.

Die Kräftigung der Rücken- und Bauchmuskulatur steht in vielen Rückenschulprogrammen und auf vielen Verordnungen für Patienten mit Rückenschmerzen im Vordergrund. Helewa et al. (Helewa, 1999) untersuchten, ob die Kräftigung der Rumpfmuskulatur dazu beiträgt, Rückenschmerzen zu vermeiden. Es zeigte sich keine Überlegenheit einer Rückenschule mit Kräftigungsprogramm gegenüber einer Rückenschule ohne Kräftigungsprogramm. Das liegt vermutlich daran, dass Kräftigungsprogramme häufig die zugrunde liegende Stabilität der Wirbelsäule und die Funktionalität des Trainings missachten. Im Folgenden werden ergänzend zu dem oben bereits beschriebenen Hanteltraining Übungen zur Kräftigung dargestellt, die alltagsnah sind und den Prinzipien des funktionellen Trainings entsprechen. Das bedeutet, dass die Stabilisierung der Gelenke vor der Krafteinwirkung generiert wird. Bewegungen sind komplex, koordinativ und im Idealfall interessant. Die Bauch-, Rücken- und Halsmuskulatur wird immer so belastet, dass die Wirbelsäule von vorne und hinten gehalten wird, sodass keine Scherkräfte auf die Wirbelsäule wirken. Auf Krafteinwirkungen in die Beugung oder aus der Beugung der Wirbelsäule wird verzichtet. Solche Übungen können Bandscheibenschäden auslösen. Das hier beschriebene Programm trainiert den ganzen Körper. Der Physiotherapeut sollte die Übungen vormachen, die wichtigsten Details der Ausführung und das Ziel der jeweiligen Übung erklären. Nur präzise ausgeführt erreicht das Training einen gesundheitsfördernden Effekt. Bei unkontrollierten Krafteinwirkungen können Reizzustände an den Facettengelenken und Schmerzen entstehen. Die Übungsanleitung erfordert vom Therapeuten ein sehr gutes Körpergefühl, ein hohes Maß an Konzentration, gute Beobachtungsfähigkeit, pädagogisches Geschick und Geduld.

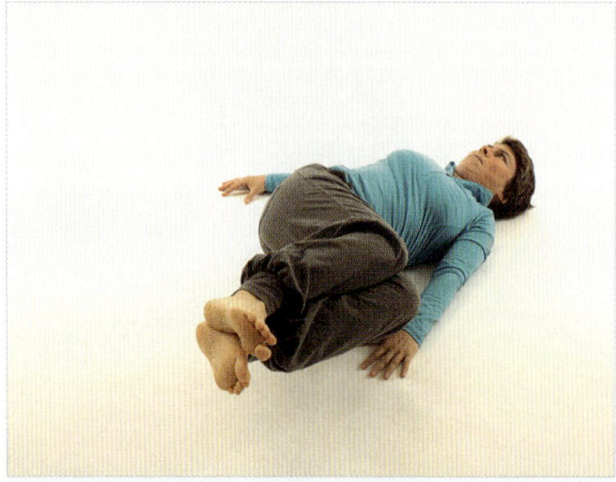

Abb. 9.22 Rotation in Rückenlage mit angehobenen Beinen – zur Kräftigung der Rumpf- und Halsmuskulatur.

▸ **Rotation in Rückenlage mit angehobenen Beinen.** Zur Kräftigung der Rumpf- und Halsmuskulatur.

- Rückenlage,
- einen Fuß nach dem anderen aufstellen,
- Bauchnabel einziehen,
- ein Bein anheben,
- Wirbelsäule mithilfe der Bauchmuskeln fixieren, bevor das andere Bein zusätzlich angehoben wird – nicht die Wirbelsäule herunterdrücken,
- Beine sollen frei getragen werden in einem Winkel von 90° Hüft- und Kniebeugung,
- Knie/Becken/Wirbelsäule drehen bis maximal 60°,
- zur Mitte zurückbewegen,
- kontrollieren, ob der Bauchnabel noch innen ist – ggf. erneut anspannen,
- zur anderen Seite drehen,
- 5- bis 15-mal in jede Richtung wiederholen.

Diese Übung fördert intensiv die Stabilität der Wirbelsäule. Sie ist bei Bandscheibenverletzungen und Facettenreiz in der Regel spontan wohltuend und schmerzlindernd. Nach der Übung bleiben im Stehen die Schmerzlinderung und das Gefühl der Stabilität erhalten.

▸ **Kniebeugen**

- Aufrechter Stand,
- Arme nach vorne ausstrecken,
- in die Knie gehen, dabei bleibt der Körper lotrecht,
- Beinachse so einhalten, dass bei hüftbreitem Stand auch die Knie hüftbreiten Abstand halten,
- Tonus der stabilisierenden Muskulatur in Bauch, Rücken und Hals steigt automatisch,
- Fersen müssen den Boden verlassen,
- wieder zum normalen Stand hochkommen,
- 5- bis 20-mal wiederholen.

▸ **Steigerung.** Bei derselben Übung die Arme neben dem Körper hängen lassen.

▸ **Halbkniestand.** Zur Kräftigung der Bein- und Rumpfmuskulatur und zum Training des Gleichgewichtes.

- Aufrechter Stand,
- großen Schritt rückwärts machen,
- Knie so beugen, dass das hintere Knie den Boden berührt,
- vorderer Unterschenkel und hinterer Oberschenkel sollen dabei senkrecht bleiben,
- wieder zur Schrittstellung aufrichten,
- 5- bis 10-mal wiederholen.

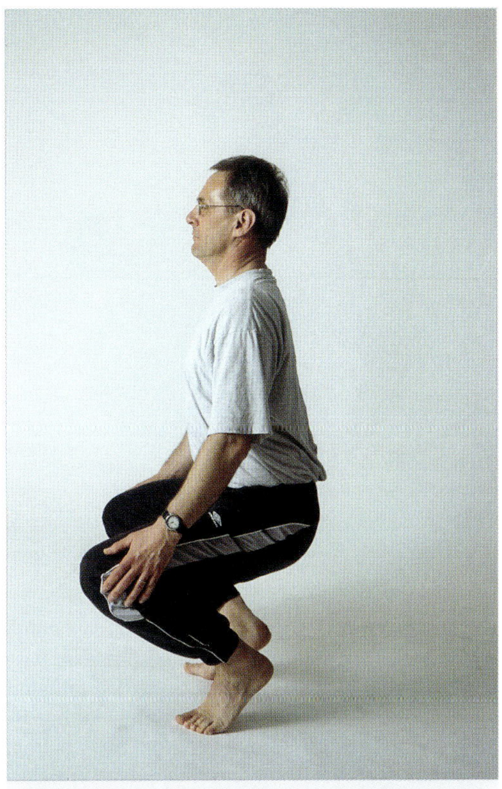

Abb. 9.23 Kniebeugen zur Kräftigung der Bein- und Rumpfmuskulatur, zum Training des Gleichgewichtes und zur Mobilisierung der Hüft- und Kniegelenke.

▶ **U-Halte in Bauchlage.** Zur Kräftigung der Rumpf-, Hals- und Schultermuskulatur und zur Mobilisierung der Schultergelenke.

- Bauchlage,
- Arme in Außendrehung neben dem Körper ablegen, Hände kopfwärts, Ellenbogen gebeugt,
- Schulterblätter dabei in Richtung Fußende stabil halten (▶ Abb. 9.24a),
- Kopf zur Mitte drehen und anheben,
- Brustkorb auf der Unterlage lassen, nur so arbeiten die Bauchmuskeln mit und Scherkräfte werden vermieden,
- Arme anheben,
- beide Arme in Richtung Kopfende strecken,
- Arme wieder neben den Körper zurückbewegen,
- 10- bis 20-mal wiederholen.

▶ **Variante.** Die Arme asymmetrisch zum Kopfende hin strecken (▶ Abb. 9.24c).

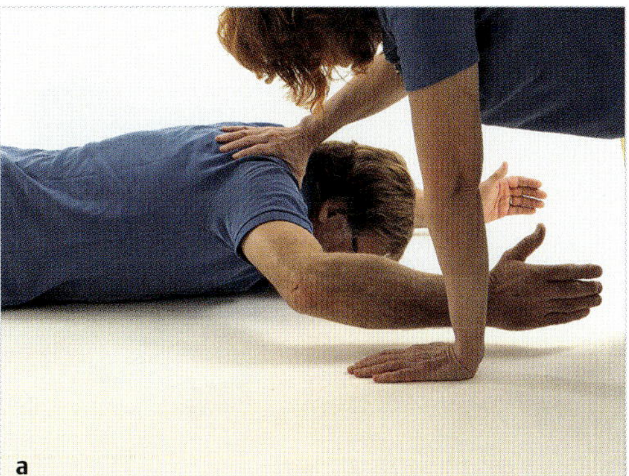

a

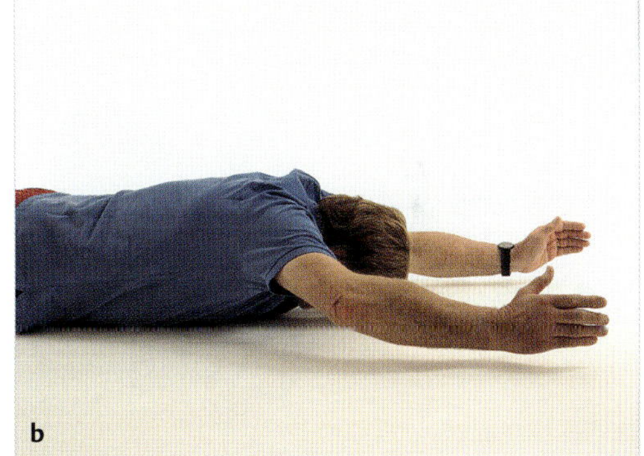

b

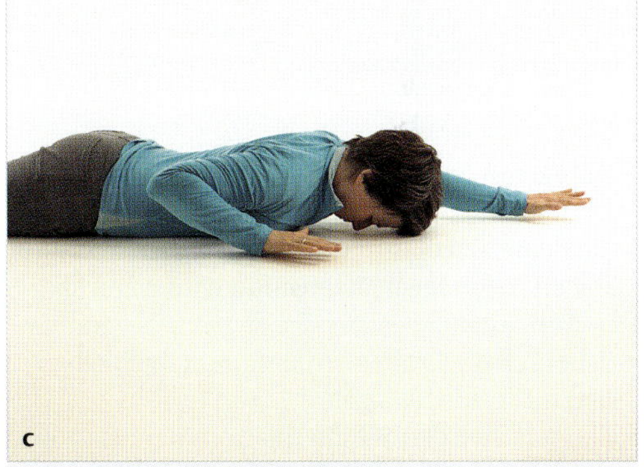

c

Abb. 9.24 U-Halte in Bauchlage.
a Die Schultern sollen von den Ohren entfernt bleiben.
b Die Arme symmetrisch zum Kopfende hin strecken.
c Die Arme asymmetrisch zum Kopfende hin strecken.

▶ **Liegestütz**

- Vierfüßlerstand,
- Wirbelsäule lang machen und zwischen den Schulterblättern in Richtung Decke rausstützen.

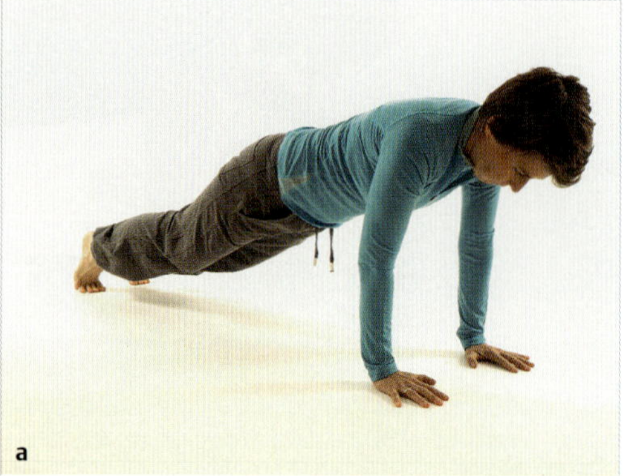

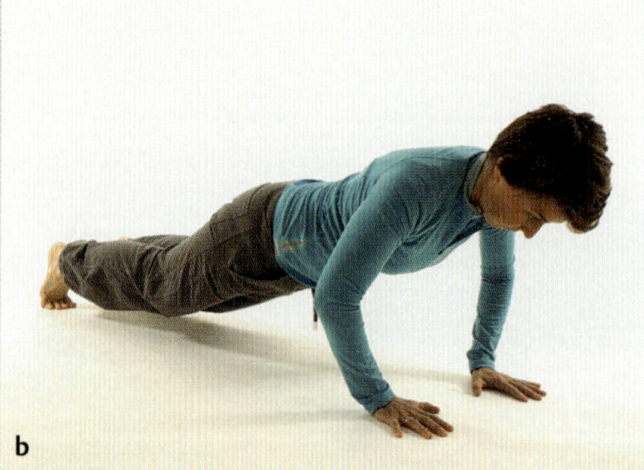

Abb. 9.25 Liegestütz zur Kräftigung der Rumpf-, Hals-, Schultergürtel- und Armmuskulatur.
a Liegestützposition.
b Liegestütz mit leichter Ellenbogenbeugung.

So fixieren die Mm. serrati die Schulterblätter am Rumpf,

- ein Bein nach dem anderen in Richtung Fußende stellen – die Liegestützposition wird erreicht (▶ Abb. 9.25a),
- dabei soll die Lendenwirbelsäule stabil bleiben und nicht durchhängen,
- die zwischen den Schulterblättern herausgestützte Position soll die ganze Zeit erhalten bleiben,
- drei Atemzüge halten,
- wieder in den Vierfüßlerstand zurückkommen,
- 5-mal wiederholen.

▶ Steigerung

- In der Liegestützposition die Ellenbogen leicht beugen/strecken (▶ Abb. 9.25b),
- dabei Wirbelsäule in sich vollkommen stabil und unbewegt lassen,
- 5- bis 15-mal wiederholen.

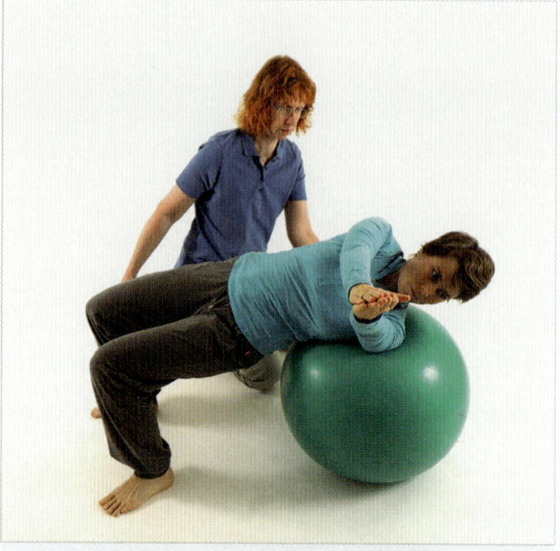

Abb. 9.26 Drehung in Rückenlage auf dem Pezziball – zur Kräftigung der Rumpf-, Hals- und Beinmuskulatur.

Bei Liegestützen müssen die Bauchmuskeln eine Brückenspannung aufbauen und verhindern, dass die Wirbelsäule durchhängt. Zusätzlich müssen die Mm. serrati die Schulterblätter am Rumpf fixieren und die Halsmuskeln den Kopf oben halten. Korrekt ausgeführt ist diese Übung sehr schwer.

▶ Drehung in Rückenlage auf dem Pezziball

- Rückenlage mit dem Schultergürtel auf dem Pezziball,
- Arme in Richtung Decke strecken, Hände aufeinanderlegen,
- Arme, Schultergürtel und Rumpf drehen,
- dabei wird der Ball etwas gerollt,
- Wirbelsäule in einer geraden Linie lassen, ohne Seitneigung oder Beugung,
- Gesäß muss angehoben und die Beinachse beibehalten bleiben,
- zur Mitte zurückkommen,
- zur anderen Seite drehen,
- 5-mal wiederholen.

▶ Vorneige mit dem Schlingentrainer oder mit einem einfachen Seil. Zur Kräftigung der Rumpf-, Hals-, Schultergürtel- und Armmuskulatur.

Ein Schlingentrainer ist ein unelastisches Band mit zwei Handgriffen. Es ist in der Länge verstellbar und wird entweder an der Decke, einem Baum oder mithilfe eines speziellen Stoppers über einer Tür befestigt. Nähere Informationen zu entsprechenden Produkten finden sich im Internet.

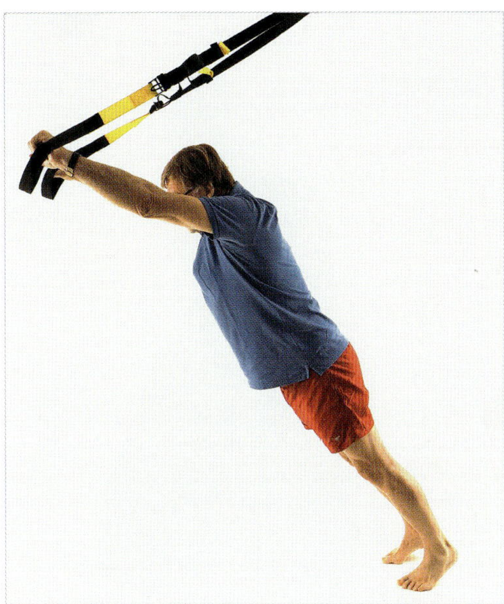

Abb. 9.27 Vorneige mit dem Schlingentrainer.

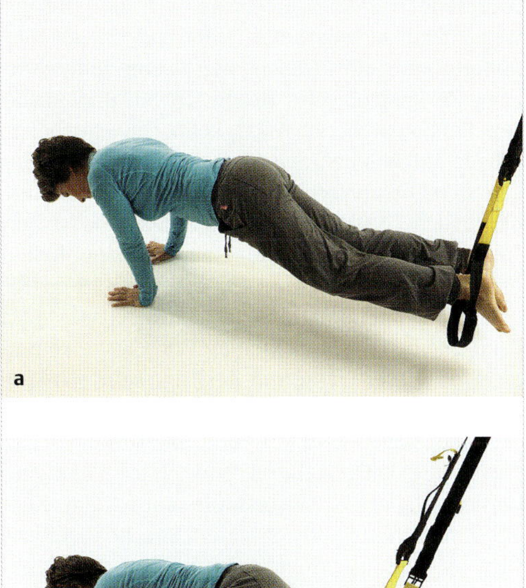

Abb. 9.28 Liegestützposition im Schlingentrainer mit Rotation.
a Gestreckte Ausgangsposition.
b Endposition in Rotation.

- Aufrechter Stand,
- mit den Händen Druck auf die Handgriffe bringen,
- ganzen Körper nach vorne neigen,
- Drehpunkt der Bewegung liegt in den Zehengelenken, weder in der Wirbelsäule noch im Hüftgelenk findet eine Bewegung statt, die Fersen werden angehoben,
- je weiter nach vorne man sich neigt, umso kräftiger müssen die geraden Bauchmuskeln einer Überstreckung der LWS entgegenwirken,
- zum aufrechten Stand zurückkommen,
- 5- bis 10-mal wiederholen.

▶ **Liegestützposition im Schlingentrainer mit Rotation.** Zur Kräftigung der Rumpf-, Hals-, Arm- und Schultergürtelmuskulatur.

- Liegestützposition mit den Füßen im Schlingentrainer (▶ Abb. 9.28a),
- Bauchnabel einziehen,
- Beine beugen und leicht zur Seite bewegen, sodass die Wirbelsäule gedreht wird (▶ Abb. 9.28b),
- Beine langsam wieder zur Mitte bewegen und strecken, dabei Bauchnabel nochmal bewusst einziehen, eine übermäßige Streckung der LWS muss verhindert werden,
- zur anderen Seite ebenso üben,
- 2- bis 5-mal wiederholen.

Auch Personen, die intensiv trainieren möchten, können mit dem hier dargestellten Übungsprogramm herausgefordert werden. Die Gewichte und die Anzahl an Wiederholungen werden dann langsam gesteigert. Auch das Bedürfnis einiger männlicher Patienten nach besonderem Training für die geraden Bauchmuskeln wird erfüllt. Auf die für die Bandscheiben schädigenden Übungen mit kraftvoller Beugung der Wirbelsäule sollte verzichtet werden.

▶ **Heben, Tragen und Abstellen von Lasten.** Das Heben von Gewichten bis zu 15 Kilogramm kann im Alltag jedes selbstständig lebenden Menschen z. B. beim Einkaufen von Getränkekisten notwendig sein. Deshalb sollte das Anheben, Tragen und Abstellen von Lasten mit jedem Patienten nach einem Bandscheibenschaden geübt werden. Alle Strukturen des passiven und aktiven Halteapparats, Knochen, Bandscheiben, Gelenke und Muskulatur, müssen durch Training auf diese Belastungen vorbereitet werden. Außerdem sind die gute Beweglichkeit vor allem der Hüft- und Kniegelenke und ein geschultes Gleichgewicht eine Voraussetzung für kontrolliertes Heben, Tragen und Absetzen. Personen, die im Alltag keine Gewichtsbelastungen auf sich nehmen, sind für solche Belastungen dementsprechend wenig belastbar. Jemand, der täglich 12 Stunden sitzend arbeitet, sollte beispielsweise, wenn er bei einem Umzug helfen möchte, keine schweren Gewichte über 15 kg tragen. Weder Endplatten der Wirbelkörper und Bandscheiben noch die kleinen Wirbelgelenke und die Muskulatur werden in der Lage sein, schwere Gewichte zu tragen, ohne Schaden zu nehmen.

Grundsätzlich wird vor dem Anheben eines Gewichts die lokal stabilisierende Muskulatur bewusst aktiviert – Wirbelsäule aufrichten, Kopf etwas nach hinten positionieren, Bauchnabel Richtung Wirbelsäule ziehen. Beim Üben der Hebetechnik, die die Wirbelsäule am wenigsten belastet, sollten das Tragen und das Absetzen der Last ebenfalls geübt werden. Diese drei Aspekte des Transports von Gewichten unterscheiden sich grundsätzlich. Beim Anheben einer Last muss die Muskulatur, die den Körper gegen die Schwerkraft streckt, dynamisch konzentrisch arbeiten. Beim Tragen einer Last arbeitet die Antigravitationsmuskulatur überwiegend statisch konzentrisch und beim Absetzen der Last dynamisch exzentrisch. Beim Absetzen des Gewichts, wenn unter Umständen bereits eine Ermüdung eingetreten ist, muss die Muskulatur also die schwierigste Aufgabe erfüllen. Außerdem konzentriert sich der Tragende häufig nur beim Anheben auf die optimale Haltung, nicht aber beim Absetzen der Last und riskiert damit eine Schädigung der Bandscheiben.

Beim Anheben und Absetzen von Gewichten sollten die Knie- und Hüftgelenke so gebeugt werden, dass das Gewicht mit lotrechter Wirbelsäule gehoben bzw. gesenkt wird. Das Gewicht wird so schnell wie möglich dicht an den Körper herangeholt, beim Tragen dicht am Körper gehalten und beim Absetzen so spät wie möglich vor den Körper gebracht (s. a. ▶ Abb. 9.29). Dieser Bewegungsablauf bedarf neben Beweglichkeit und Kraft auch ausreichend Gleichgewicht, um aus der Hocke kontrolliert aufstehen zu können.

Beim Anheben einer Last über Kopf muss darauf geachtet werden, dass das Anheben der Arme keine weiterlaufende Bewegung in die Wirbelsäule im Sinne einer übermäßigen Streckung bewirkt. Die gesamte Wirbelsäule wird im Lot kontrolliert (▶ Abb. 9.30).

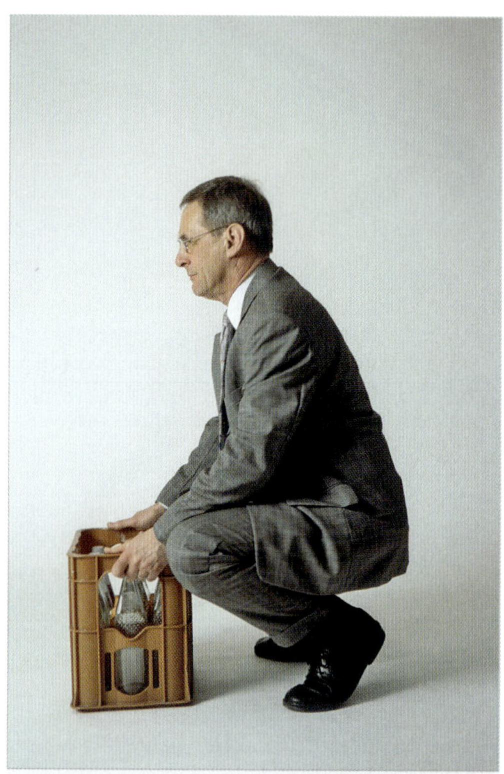

Abb. 9.29 Heben einer Sprudelkiste aus der Kniebeuge.

Die Rotation der Wirbelsäule sollte im Zusammenhang mit dem Heben von Lasten vermieden werden, da die lotrechte Haltung häufig nicht eingehalten wird und eine zusätzliche Beugung auftritt. Man kann in die Richtung der Rotation nicht in die Knie gehen. Wenn Richtungswechsel beim Transport eines Gewichtes notwendig sind, z. B. beim Heben einer Getränkekiste aus dem Einkaufswagen in den Kofferraum, wird das Gewicht angehoben, anschließend werden bei aufrechter Körperhaltung Schritte gemacht, um den Körper ohne Rotation der Wirbelsäule zu drehen. Dann wird mit Kniebeugung und möglichst geringer Vorneige bei gestreckter Wirbelsäule die Kiste in den Kofferraum gestellt.

Im Gegensatz zum Heben sollte die Wirbelsäule bei Aktivitäten ohne Gewichtsbelastung ruhig gebeugt werden, um die Beweglichkeit zu erhalten und die Facettengelenke nicht fortwährend in aufrechter Position und damit einseitig zu belasten (s. a. ▶ Abb. 9.31).

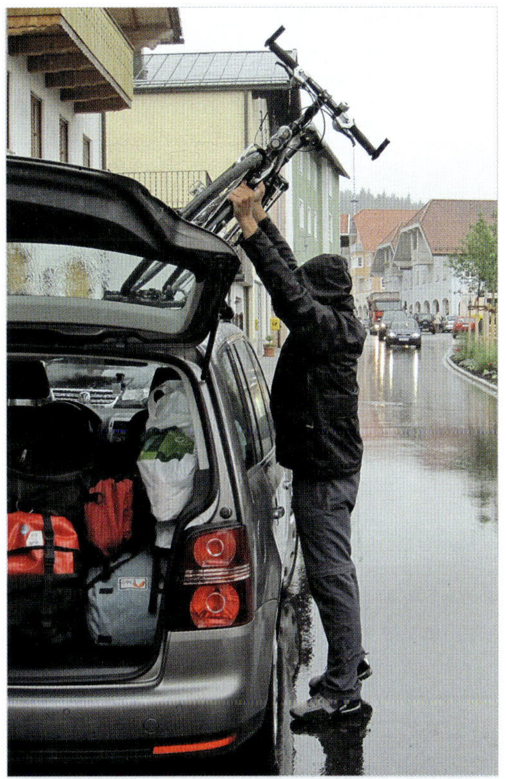

Abb. 9.30 Heben eines Fahrrads über Kopf mit kontrollierter Wirbelsäule.

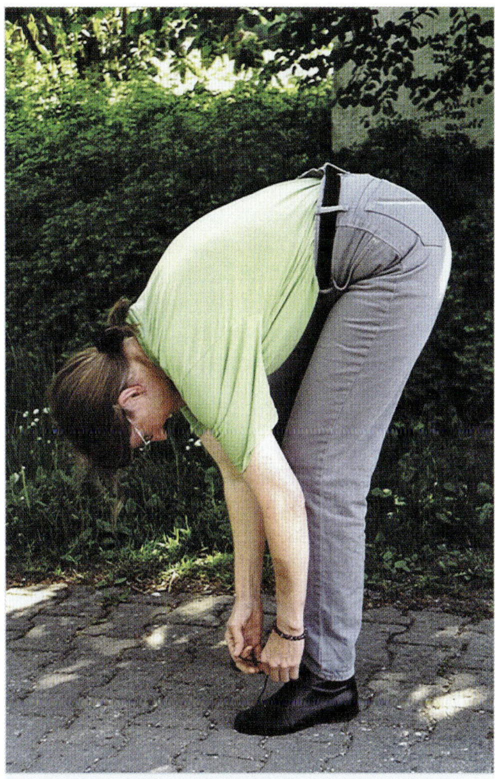

Abb. 9.31 Zum Binden der Schuhe sollte man sich ebenfalls beugen.

9.4 Beweglichkeit

Die alltagsrelevante Beweglichkeit aller Gelenke ist eine Voraussetzung für die gleichmäßige Verteilung von Belastungen auf verschiedene Strukturen des Halteapparates, für Schmerzfreiheit und für optimale Gleichgewichtsreaktionen und gute Koordination. Zur Vorbeugung von Rückenschmerzen ist also nicht nur die Beweglichkeit der Wirbelsäule maßgeblich, sondern insbesondere auch die Beweglichkeit der Schulter-, Hüft- und Kniegelenke. Bei fehlender Beugung in Hüft- und Kniegelenken ist es nicht möglich, zum Heben von Lasten in die Hocke zu gehen, sodass die Belastung der Wirbelsäule beim Heben steigt. Bei mangelnder Beweglichkeit eines Wirbelsäulenabschnitts wird die entsprechende Bewegung von einem anderen Wirbelsäulenabschnitt im Sinne einer Überbeweglichkeit kompensiert. Aus diesen Gründen wird die freie Beweglichkeit aller Gelenke geübt. Die Beweglichkeit der gesamten Wirbelsäule in Rotation sollte, wie in Kap. 6 dargestellt, geübt werden (s. a. Kap. 6.3.6). Legt man dabei die Arme gestreckt in Abduktion, hat man gleichzeitig eine Mobilisierung der Schultergelenke erreicht. Die Übung zur Streckung der Wirbelsäule und der Hüftgelenke wird durch Hochstützen in Bauchlage (Kap. 6) mit zusätzlicher HWS-Extension erreicht. Die Beweglichkeit der Schulter-, Sprung-, Hüft- und Kniegelenke sollte geprüft und ggf. geübt werden. Schonend für die Gelenke, Bänder und Sehnen sind aktive mobilisierende Bewegungen, die mit dynamischer Wiederholung geübt werden. Bei gehaltenen Positionen und bei Schwungbewegungen kann es zu Verletzungen kommen. Deshalb sind solche Methoden nicht empfehlenswert.

9.5 Koordination, Gleichgewicht und Vernachlässigung

Nach einem Bandscheibenvorfall können die Koordination und das Gleichgewicht gestört sein, besonders, wenn Schmerzen, Gefühlsstörungen und Paresen in einem oder beiden Beinen oder Armen damit einhergingen. Häufig wird von den Patienten ein Fremdheitsgefühl in der betroffenen Extremität angegeben. Dies kann zu Unsicherheit und asymmetrischen Bewegungsabläufen führen. Die Patienten stützen sich beim Aufstehen von einem Stuhl mit den Händen ab, halten sich beim Treppensteigen am Geländer fest und verlieren in der Hocke das Gleichgewicht. Ist die obere Extremität betroffen, so entwickelt sich eine Ungeschicklichkeit und die betroffene Hand wird vernachlässigt.

Die oben genannten Aktivitäten sollten so geübt werden, dass Abstützen und Festhalten nicht notwendig sind. Beim Lauftraining (s. Kap. 9.6), dem Üben von Kniebeugen und beim Jonglieren werden Gleichgewicht und Koordination zusätzlich geschult. Auf spezielle Aspekte der Vernachlässigung und Übungen zu deren Behebung wurde bereits in Kap. 6 und Kap. 8 eingegangen.

9.6 Kondition

Nach einem Bandscheibenvorfall, der eine mehr als 2-wöchige Krankheitsdauer mit sich bringt, wird die Kondition des Patienten merklich reduziert. Die erste Stufe des Konditionstrainings besteht aus Gehen. Patienten, die über mehrere Wochen durch Schmerzen am Gehen gehindert wurden, verspüren nach einem 30-minütigen Spaziergang bereits eine erhebliche Ermüdung und am darauffolgenden Tag das Gefühl des Muskelkaters in den Beinen. Diese Unannehmlichkeiten sind normal und bilden sich nach ein bis zwei Tagen zurück. Die Gehstrecke sollte kontinuierlich gesteigert werden. Auch das Treppensteigen ist ein nützliches Konditionstraining.

Wenn die Symptome weitgehend abgeklungen sind, kann mit Lauftraining begonnen werden. Beim Gehen berührt immer ein Fuß den Boden, Laufen hingegen beinhaltet eine Flugphase, während der beide Füße in der Luft sind. Gehen und Laufen sind die natürlichen Fortbewegungsarten des Menschen und somit nicht schädlich, sondern für die Gesundheit und die Teilhabe am sozialen Leben notwendig. Auch nach einem konservativ oder operativ behandelten Bandscheibenvorfall ist Laufen eine wohltuende sportliche Aktivität. Beim Laufen wird der Muskeltonus der Arme, des Rumpfs und der Beine automatisch optimiert. Die Wirbelsäule wird aufgerichtet, Bauch- und Rückenmuskulatur stabilisieren den Rumpf. Die leichte Drehbewegung der Wirbelsäule, die mit dem Laufen verbunden ist und rhythmisch abwechselnd nach rechts und links durchgeführt wird, kann zur Reduktion residualer Beschwerden beitragen. Lauftraining dient zusätzlich als Kreislauftraining und kann zur Regulation des Blutdrucks und des Körpergewichts beitragen. Diese Sportart ist kostengünstig und kann nach ein- bis zweimaliger Instruktion von jedem Patienten gefahrlos selbstständig ausgeübt werden.

► **Lauftraining** (► **Abb. 9.32**)

- Mit sehr langsamem Laufen beginnen.
- Kleine Schritte machen und den Fuß fast flach aufsetzen.
- Sanft aufkommen, jeden Schritt mithilfe der Beinmuskulatur abfedern, dabei sollte nur ein leises Geräusch zu hören sein.
- Eine Minute Laufen – eine Minute Gehen im Wechsel.

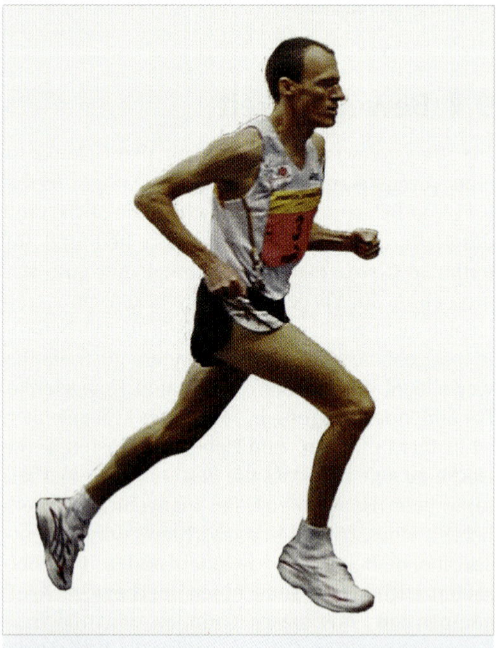

Abb. 9.32 Lauftraining.

- Der Landschaft angepasst laufen. An Steigungen und Gefällestrecken zunächst gehen und auf ebenen Strecken laufen. Gelenke und Muskeln brauchen Zeit zur Anpassung.
- Natürlich atmen, nicht die Schritte pro Atemzug zählen.
- Eine Unterhaltung sollte jederzeit möglich sein, dann sind Atmung und Pulsfrequenz angemessen. *Kein falscher Ehrgeiz!* Das Lauftempo steigert sich von selbst mit zunehmendem Training.
- Langsam steigern je nach Wohlbefinden.
- Zuerst die Streckenlänge, dann das Tempo steigern.
- Dreimal pro Woche 20–45 Minuten Lauftraining sind ein gutes Ziel.

Auch das Seilspringen ist als Herz-Kreislauf-Training geeignet. Es gibt einen kurzen intensiven Trainingsreiz. Vorteil ist ein geringer Zeitaufwand mit gutem Effekt.

▸ **Seilspringen** (▸ **Abb. 9.33**)

- Ein Springseil in der Länge so einstellen, dass man bei leicht abduzierten Armen auf dem Seil stehen und das Seil spannen kann.
- Das Seil zügig schwingen.
- Mit beiden Füßen im Schlusssprung leicht abspringen.
- Sachte landen.
- 10–100 Sprünge wiederholen.

▸ **Variante 1**

- Durch das Seil laufen.
- Dabei wird ein Bein nach vorne, das andere nach hinten angehoben.

▸ **Steigerung**

- Das Seil kürzer nehmen, sodass höhere Sprünge erforderlich werden.

9.7 Individuelle Ausgleichsbewegungen

Patienten mit Bandscheibenschäden sollten nach den Haltungen, Bewegungen und Gewichtsbelastungen befragt werden, die mit ihrer Arbeit und mit ihren Hobbys verbunden sind, und zum Üben individueller Ausgleichsbewegungen angeleitet werden. Ein Kassierer z. B., der sich während der Arbeit überwiegend nach links drehen muss, sollte als Ausgleich dieser einseitigen Belastung regelmäßig die entsprechende Drehung nach rechts üben. Ein Geiger, der durch Seitneigung der Halswirbelsäule nach rechts die Geige fixiert, sollte regelmäßig die Seitneigung der Halswirbelsäule nach links üben.

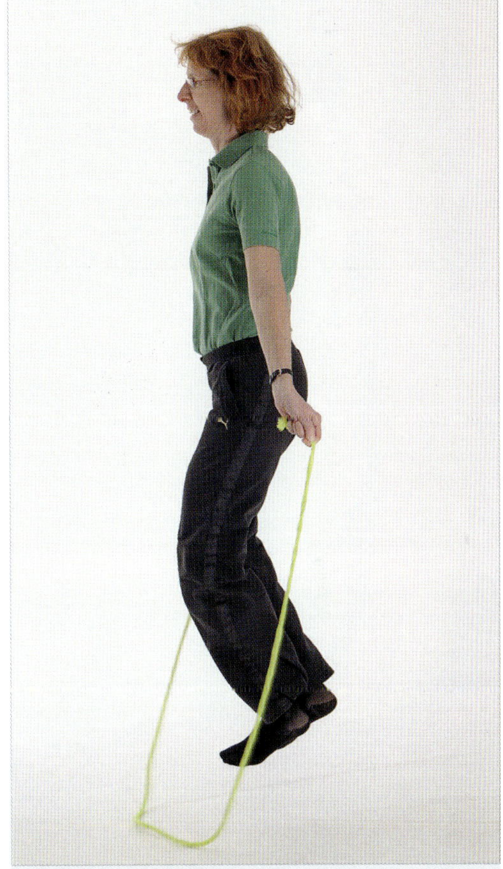

Abb. 9.33 Seilspringen.

Beispiele für Haltungskontrolle und Ausgleichsbewegungen bei der Arbeit:

- Die Tierärztin hat gelernt, bei der Behandlung des Pferdebeins in die Hocke zu gehen und ihr Knie auf dem Boden abzustützen (▸ Abb. 9.34a). So kann sie das Pferd mit fast gestreckter Wirbelsäule behandeln. Zur Sicherheit hat sie das schnelle Aufspringen aus dieser Position trainiert. Zwischen den Behandlungen macht sie eine Pause in ihrem Auto in Bauchlage und bringt mithilfe der Beugung beider Knie die Wirbelsäule in eine zusätzliche Streckung (▸ Abb. 9.34b).

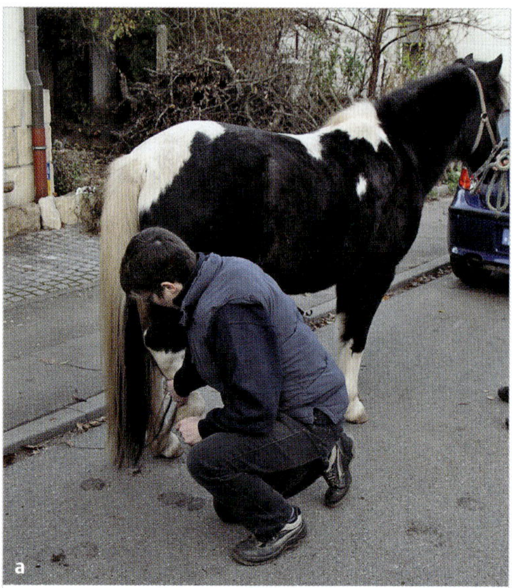

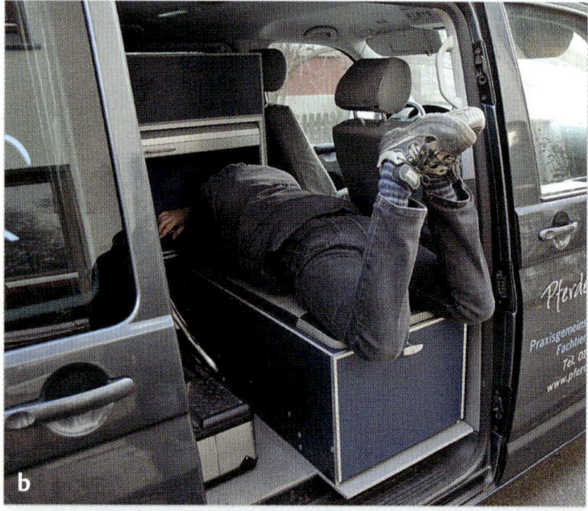

Abb. 9.34 Haltungskontrolle und Ausgleichbewegung einer Tierärztin.
a Tierärztliche Behandlung eines Pferdes.
b Ausgleichbewegung in Bauchlage plus Knieflexion.

- Ein rechtshändiger Chirurg muss sich während des Operierens mit häufiger Frequenz und lang anhaltend beugen und gleichzeitig nach links drehen (▶ Abb. 9.35a). Das führt häufig zu Bandscheibenverlagerungen der HWS und LWS nach rechts hinten. Wenn eine kurze Pause seiner Tätigkeit entsteht, sollte er sich aufrichten und nach rechts drehen (▶ Abb. 9.35b). Zusätzlich sollte er diese Bewegung nach jeder Operation mit großem Bewegungsausmaß und ca. 10 Wiederholungen üben.

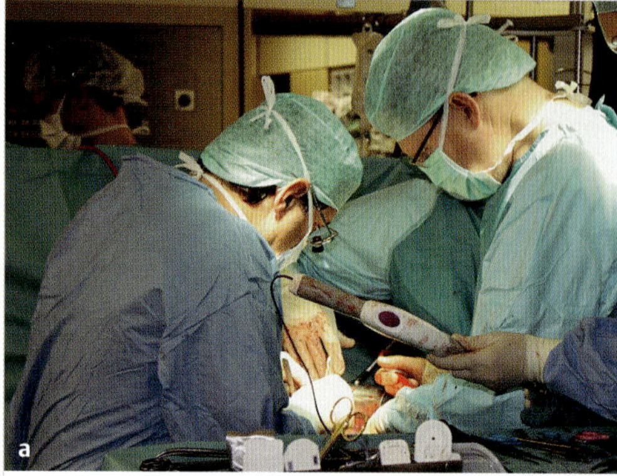

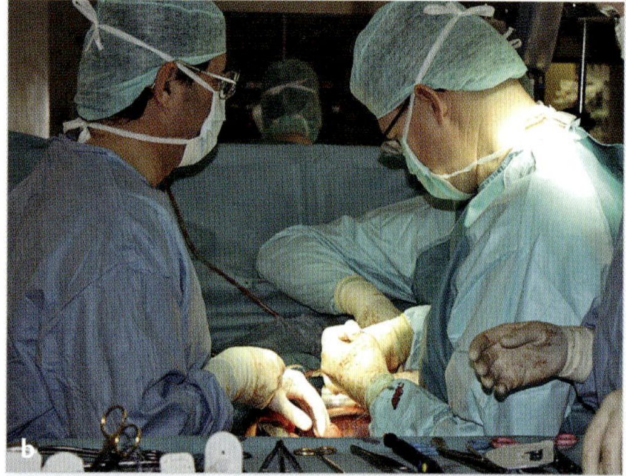

Abb. 9.35 Haltungskontrolle und Ausgleichbewegung eines Chirurgen.
a Der Chirurg dreht und beugt sich während des Operierens nach links.
b Der Chirurg richtet sich in einer kurzen Wartephase auf.

- Schreibende und denkende Menschen, die gewöhnlich im Sitzen arbeiten, sollten ihre Position etwa jede Stunde ändern. Man kann gut im Stehen an einem höhenverstellbaren Schreibtisch arbeiten (▶ Abb. 9.36). Auch die Bauchlage auf einem Lesekeil, wie er hier links an der Wand lehnt, ist eine sinnvolle und machbare Alternative zum dauernden Sitzen.

Personen, die im Alltag viel sitzen, sich beugen und heben, sollten zusätzlich zu den oben genannten Top-5-Aktivitäten zur Aufrichtung und Stabilisierung regelmäßig die Extension der Wirbelsäule üben (Abb. 9.37).

Pope (Pope, 1998) zeigte elektromyografisch, dass Vibrationen des ganzen Körpers bei einer unerwarteten Gewichtsbelastung zu einer verlang-

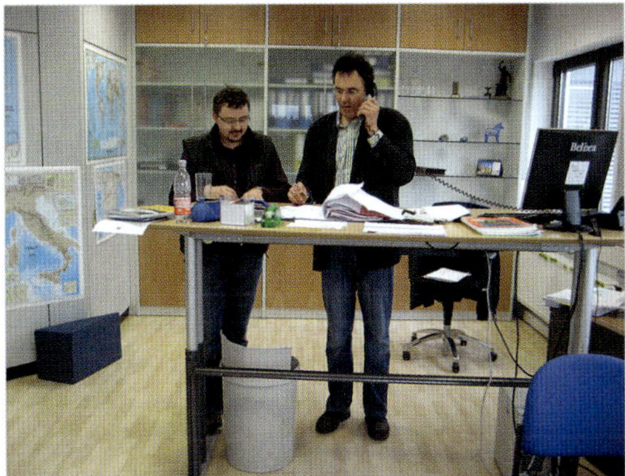

Abb. 9.36 Gemeinsam im Stehen arbeiten.

samten Anspannung der Rückenmuskulatur führen. Infolgedessen sind z. B. Lastwagenfahrer, die nach dem Sitzen mit längerer Vibrationsexposition während des Fahrens schwere Lasten tragen, ohne sich angemessen aufrichten zu können, besonders gefährdet für die Entwicklung von Bandscheibenschäden. Es wurde ferner gezeigt, dass 5-minütiges Gehen vor dem Ausladen eines Lastwagens diesen Effekt aufhebt (Pope, 1998). Kinder und Jugendliche, die in der Schule bereits stundenlang sitzen müssen, sollten gelegentlich in Bauchlage ihre Hausaufgaben machen.

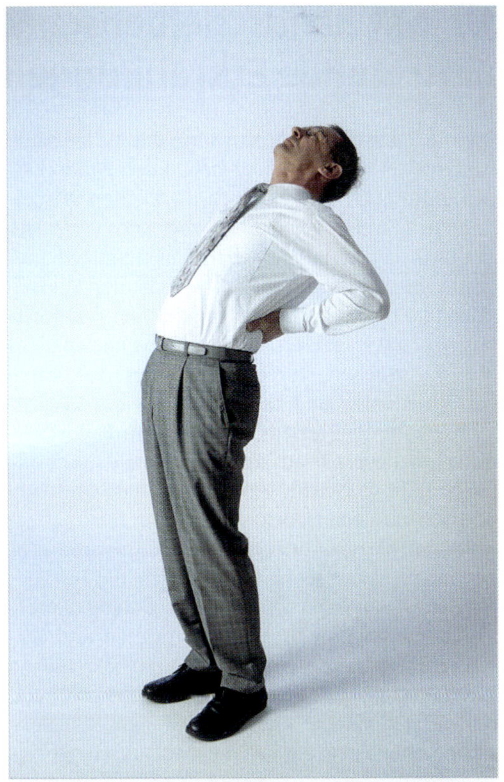

Abb. 9.37 Extension im Stehen als Ausgleich für gebeugte Haltungen.

10 Mit Bandscheibenschäden häufig kombiniert auftretende Erkrankungen

Die mechanische Beanspruchung der Wirbelsäule kann im Verlauf des Lebens neben den Bandscheiben und Nervenwurzeln auch die kleinen Wirbelgelenke (Facettengelenke) reizen und verletzen. Mit Bandscheibenschäden häufig kombinierte mechanische Störungen wie Instabilität der Wirbelsäule und Facettenschmerz, spinale oder foraminale Enge sowie beeinträchtigte Nervenbeweglichkeit verursachen stereotype Schmerzreaktionen bei Bewegungs- und Belastungstests der Wirbelsäule. Außerdem lassen sich wie beim Bandscheibenschmerz bereits aus der Geschichte der Erkrankung erste Rückschlüsse auf die mechanischen Schmerzursachen ziehen.

Bei der hier beschriebenen Physiotherapie können möglicherweise die Bewegungen, die zur Therapie des Bandscheibenschadens günstig wären, Symptome anderer Ursache provozieren und verstärken. Die konservative Therapie bei solchen kombinierten Erkrankungen ist entsprechend schwieriger als die Therapie bei Bandscheibenschäden ohne eine zusätzliche mechanische Beeinträchtigung.

Neben mechanischen Zusatzerkrankungen können auch andere, z. B. neurologische Erkrankungen die Behandlung von Patienten mit Bandscheibenschäden beeinträchtigen.

10.1 Mechanisch wirkende Zusatzerkrankungen

Die vermutlich zusammen mit den Bandscheiben und Nervenwurzeln empfindlichsten Strukturen im Bereich der Wirbelsäule sind die Facettengelenke. So zeigen radiologische Befunde häufig neben einer Bandscheibenprotrusion oder einem Bandscheibenvorfall Osteochondrosen und Osteophyten in mehreren Höhen. Osteochondrosen sind im MRT als Verdickungen der knorpeligen Anteile des Bewegungsapparats sichtbar, als Osteophyten werden knöcherne Anbauten bezeichnet. Bestehen sie über längere Zeit, können knöcherne spinale und foraminale Engesyndrome die Folge sein. Neben den Erkrankungen der Wirbel mit ihren Gelenken und Bandscheiben sind entzündete oder fibrosierte Nervenwurzeln, häufig als Folge einer Bandscheibenschädigung, Ursache von Schmerzen und neurologischen Defiziten. In seltenen Fällen sind in Kombination mit Bandscheibenleiden der HWS Muskelschmerzen und Schwindel zu beobachten. Das typische Schmerzverhalten bei bestimmten kombinierten Erkrankungen und der daraus resultierende Konflikt mit den therapeutisch nützlichen Bewegungen bei Bandscheibenschäden werden im Folgenden zusammengefasst.

10.1.1 Instabilität und Facettenschmerz

Die Wirbelsäule kann in einem oder mehreren Segmenten instabil oder unnatürlich beweglich sein. Dabei kommt es zu Verschiebungen der Wirbel gegeneinander, die gering ausgeprägt und durch bildgebende Verfahren nicht darstellbar oder z. B. bei der Spondylolisthese im MRT und in Röntgenaufnahmen deutlich sichtbar sein können (▶ Abb. 10.1).

Solche quer zu den natürlichen Bewegungen verlaufenden Gleitvorgänge bringen übermäßige Druck- und Zugkräfte auf die kleinen Wirbelgelenke. Es kann zu Reizzuständen, Gefühlen der Blockade und Schmerzen kommen. Im Verlauf von Jahren kompensiert der Körper die unnatürliche Beweglichkeit dadurch, dass er im Bereich der Gelenke und an den Wirbelkörpern in Form von Osteochondrosen Knochen anbaut. Foraminale und spinale Engesyndrome können die Folge sein (Kalichman, 2008).

Merke

Facettenschmerzen werden flächig, dumpf im Bereich von Nacken, Rücken oder Kreuzbein wahrgenommen. Manche Betroffene beschreiben ein „Abbrechgefühl“. Typische Auslöser sind lang anhaltende statische Belastungen, insbesondere Stehen und langsames Gehen, sowie ruckhafte und weit ausladende Bewegungen.

Bei den Testbewegungen verstärkt die Extension den Schmerz. Kurzes Sitzen oder Beugen der Wirbelsäule lindern den Schmerz (Kalichman, 2008). Tragen von Gewichten und willentliche Aktivie-

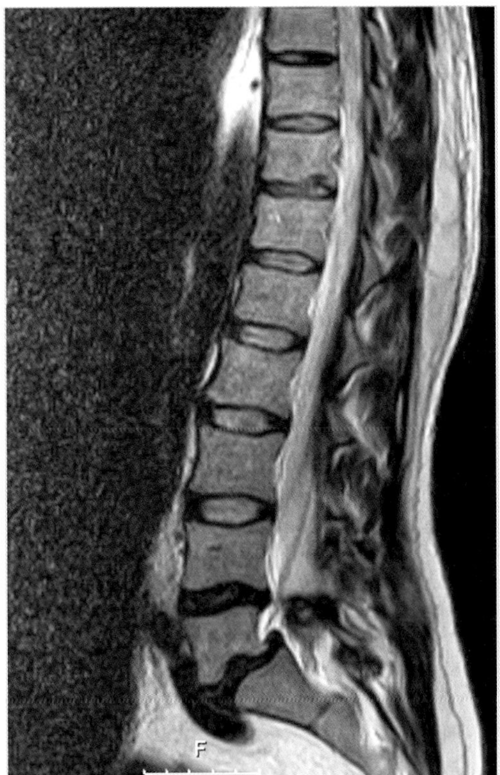

Abb. 10.1 Spondylolisthese LWK5 über SWK1. (Abbildung: PD Dr. W. Küker, Abteilung für Neuroradiologie, Universitätsklinikum Tübingen)

rung der stabilisierenden Muskulatur lindern die Schmerzen ebenfalls. Häufig geben die Patienten an, dass die Wirbelsäule bei Bewegungen knackt, manche lösen dies häufig am Tag durch ruckhafte Kopf- oder Rumpfbewegungen selbst aus. Die Betroffenen empfinden dadurch ein Gefühl befreiter Bewegung nach einer „Blockade“. Solche „Deblockierungen“ werden auch bei chiropraktischen Manövern angestrebt. Man muss aber davon ausgehen, dass wiederholte ruckhafte Bewegungen den passiven Halteapparat schwächen und die Facettengelenke reizen. Deshalb sind Übungen, die den aktiven Halteapparat aktivieren und kräftigen, solchen passiven Bewegungen vorzuziehen.

Klinisch kann die sichtbare Beweglichkeit der Wirbelsäule normal, hypermobil oder hypomobil sein. Die Instabilität kann segmental, also nur in einem Wirbelsäulenabschnitt, oder global, also in mehreren oder allen Wirbelsäulenabschnitten vorhanden sein. Im letzteren Fall sind die Individuen meist insgesamt hypermobil, z. B. mit überstreckbaren Ellenbogen- und Kniegelenken. Es stehen zuverlässige Tests zur klinischen Diagnostik einer Instabilität zur Verfügung (Algarni, 2011; Luomajoki, 2008). Tastbefunde sind nur dann aussagekräftig, wenn sie im Zusammenhang mit Symptomprovokation beurteilt werden (Schneider, 2008). Da die Physiotherapie aber das Ziel verfolgt, Symptome zu reduzieren, sollte auf provozierende Tests verzichtet werden.

Im Zusammenhang mit einem Bandscheibenvorfall sind drei Gesichtspunkte zu beachten:

- Leidet ein Patient unter einer Kombination aus Bandscheibenverlagerung und Facettenreizung, wird die Behandlung durch diesen mechanischen Konflikt erschwert. Die Bandscheibenverlagerung wird am ehesten durch die Extension der Wirbelsäule reduziert, diese bringt aber gleichzeitig mehr Druck auf die Facettengelenke. Der Facettenschmerz wird durch Entlastung in Beugung reduziert, dies verstärkt aber die Bandscheibenverlagerung. In diesem Fall sind Drehbewegungen und mittelgradige Streckung der Wirbelsäule günstig.
- Nach der akuten Phase einer Bandscheibenverlagerung muss das anfangs intensive Üben der Streckung mit 10 Wiederholungen pro Stunde, rechtzeitig reduziert werden, um keinen Facettenschmerz zu provozieren. Nach ca. 5 Tagen, wenn der Schmerz zentralisiert und reduziert ist, wird die Frequenz der Übungen auf alle zwei Stunden und dann zügig auf 3-mal täglich reduziert.
- Ein Bandscheibenvorfall führt zu einer Schwächung des passiven Halteapparates und damit zu einer Reduzierung der Stabilität der Wirbelsäule. Deshalb muss die Stabilität nach einem abgeheilten Bandscheibenvorfall zur Prävention in jedem Fall geübt und trainiert werden (Kap. 9).

▸ **Fallbeispiel.** Berichtet wird über einen 50-jährigen Bauingenieur mit dem radiologischen Befund einer Spondylolisthese LWK5 über SWK1 mit Bandscheibenprotrusion dort, mit breitbasigem subligamentärem medianem Diskusprolaps LWK4/5 mit Affektion der Nervenwurzeln links mehr als rechts, mäßiggradigen Osteochondrosen LWK4SWK1 und Spondylarthrosen nach kaudal hin, zunehmend mit leichten Einengungen der Neuroforamina bei normal weitem Spinalkanal.

Beschwerden bei physiotherapeutischer Erstuntersuchung: Seit 2 Jahren täglich Schmerz im

Bereich der LWS links bis ISG-Bereich; fluktuierende Gefühle im linken Bein wie „Muskelverspannungen". Die Beschwerden wurden provoziert beim langsamen Gehen, z. B. Stadtbummel, beim Sitzen auf einem wackeligen Stuhl, bei unkontrollierten Rückenbewegungen, bei längerem Stehen. Besser waren Sitzen auf einem stabilen Stuhl, Ruhe und zügiges Gehen. Erste physiotherapeutische Diagnose: Beschwerden aufgrund von Facettenreiz bei Instabilität oder Engesyndrom der Wirbelsäule.

▸ **Ergebnisse der Testbewegungen**

- Ausgangsbasis: Rückenlage flach Schmerz 1/10 li der LWS bis ISG-Bereich,
- Füße aufstellen eliminierte den Schmerz,
- Rückenlage – Füße aufgestellt – Rotation Knie nach links war wohltuend – nach der Bewegung kein Schmerz in flacher Rückenlage,
- Rückenlage – Füße aufgestellt – Rotation Knie nach rechts provozierte den Schmerz wieder – nach der Bewegung kein Schmerz in flacher Rückenlage,
- Bauchlage provozierte den Schmerz li der LWS bis ISG-Bereich – über ca. 3 Minuten Bauchlage wurde der Schmerz stärker. Anschließend blieb der Schmerz in flacher Rückenlage stärker – das Aufstellen der Füße reduzierte und eliminierte den Schmerz wieder.
- Der Bewegungsübergang Rückenlage zum Sitz provozierte den Schmerz erneut und löste ein knackendes Geräusch in der Wirbelsäule aus; wurde der Bewegungsübergang mit stabilisierender Muskelaktivität „Bauchnabel leicht einziehen" durchgeführt, so war er schmerzfrei und es wurde kein „Knacken" ausgelöst.

Danach gab der Patient im Stehen an, keine Schmerzen mehr zu haben.

Zweite physiotherapeutische Diagnose: Schmerz auf Grundlage eines Facettenreizes. Als erste therapeutische Übung wurde dem Patienten empfohlen, ca. alle 15 Minuten den Bauchnabel leicht einzuziehen, um die stabilisierende Muskulatur zu aktivieren. Bewegungsübergänge sollten ausschließlich kontrolliert durchgeführt werden. Motto „Bauchnabel leicht einziehen". Ruckhafte und weit ausgreifende Bewegungen sollten weggelassen werden.

Verlauf: Dem Patienten gelang die Bewegungskontrolle gut, und nach wenigen Tagen war er überwiegend schmerzfrei. Das Übungsprogramm wurde erweitert, sodass der Patient täglich einmal Stabilisierung mit 5-kg-Hanteln in Rückenlage und Stand, Drehung der Wirbelsäule mit angehobenen Beinen und Liegestützen übte. Zusätzlich unterbrach er statische Belastungen stündlich und übte für ca. 20 Sekunden Mini-Kniebeugen oder Laufen auf der Stelle. Inzwischen ist der Patient seit Jahren schmerzfrei, trotz gravierender radiologischer Befunde und einer Anamnese lange anhaltender Schmerzen.

10.1.2 Spinale oder foraminale Enge

Da die Lumina des Spinalkanals und der Foramina intervertebralia bei Extension der Wirbelsäule kleiner werden, provozieren Extension des von einem Engesyndrom betroffenen Wirbelsäulenabschnittes sowie längeres Stehen und Gehen Symptome. Schmerzen und Sensibilitätsstörungen können dabei im Bereich der Wirbelsäule empfunden werden oder in Arme und Beine ausstrahlen. Eine zervikale spinale Enge kann zu zentral ausgelösten Symptomen in den Beinen führen.

Bei kombiniertem Auftreten eines Engesyndroms mit einem Bandscheibenvorfall (siehe ▸ Abb. 10.2) können wiederholte Bewegungen der Wirbelsäule dazu führen, dass der Schmerz bei mittelgradiger Extension der Wirbelsäule zentralisiert und reduziert, während er bei Extension bis zum Bewegungsende verstärkt und peripheralisiert wird. Der Bereich, in dem diese Symptome empfunden werden, kann von dem Bereich, der dem Bandscheibenvorfall zuzuordnen ist, abweichen, wenn die spinale oder foraminale Enge in einer anderen Höhe besteht als der Bandscheibenvorfall. Nach den Bewegungstests bilden sich die Symptome, die erst bei endgradiger Bewegung provoziert wurden, umgehend zurück. Beim Sitzen und bei mittelgradiger Flexion der Wirbelsäule reduziert sich der Schmerz, der bei längerem Stehen und Gehen provoziert wird. Bei Flexion der Wirbelsäule wird der Schmerz, der durch den Bandscheibenvorfall ausgelöst wird, verstärkt und peripheralisiert.

Bei der Physiotherapie werden die Bewegungen der Wirbelsäule in einem solchen Maß geübt, dass die Provokation von ausstrahlenden Schmerzen und Sensibilitätsstörungen vermieden wird. Stabilisierende Übungen, die die Facetten schützen, werden frühzeitig in das Übungsprogramm aufgenommen.

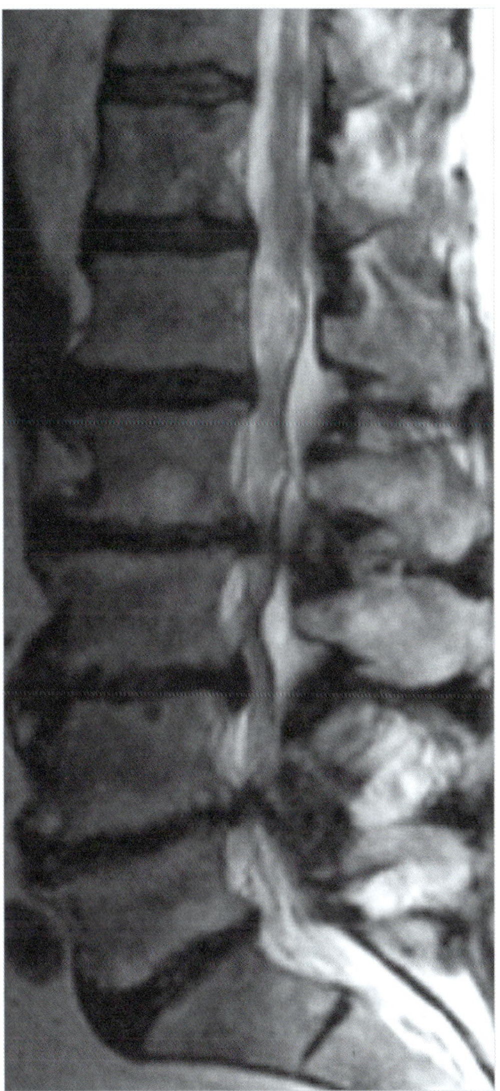

Abb. 10.2 Multisegmentale Spinalkanalstenose in Kombination mit Bandscheibenvorfällen. (Abbildung: Prof. Dr. U. Ernemann, Abteilung für Neuroradiologie, Universitätsklinikum Tübingen)

10.1.3 Entzündete oder fibrosierte Nervenwurzel

Eine entzündete oder fibrosierte Nervenwurzel kann im Foramen intervertebrale als Raumforderung wirken und bei Extension, Lateralflexion und Rotation der Wirbelsäule durch Verkleinerung des Lumens des Foramen intervertebrale komprimiert werden. Bei Bewegungen mit großem Ausmaß in Flexion oder Rotation von der betroffenen Seite weg gerät die betroffene Nervenwurzel unter Spannung und kann ebenfalls Symptome provozieren. Schmerzen und Sensibilitätsstörungen können dabei im Bereich des betroffenen Wirbelsäulenabschnitts und im Verlauf der peripheren Nerven empfunden werden, die aus der betroffenen Nervenwurzel hervorgehen.

Bei kombiniertem Auftreten einer entzündeten oder fibrosierten Nervenwurzel mit einem Bandscheibenvorfall können wiederholte Bewegungen der Wirbelsäule folgendes Schmerzverhalten bewirken: Der Schmerz zentralisiert und wird bei mittelgradiger Bewegung der Wirbelsäule reduziert, während bei endgradiger Bewegung ausstrahlende radikuläre Schmerzen und eventuell Sensibilitätsstörungen ausgelöst werden. Je nach Irritierbarkeit der Symptomatik bleiben die Beschwerden nach den Bewegungstests bestehen oder bilden sich zurück.

Bei der Physiotherapie werden die Bewegungen der Wirbelsäule so geübt, dass die Provokation von ausstrahlenden Schmerzen und Sensibilitätsstörungen vermieden wird. Häufig ist eine Besserung der Symptomatik mithilfe von Bewegungen der Extremitäten zu erreichen, die möglicherweise abschwellend auf die Nervenwurzel wirken und dann das Üben von Bewegungen der Wirbelsäule mit vergrößertem Bewegungsausmaß ermöglichen.

10.2 Nicht mechanische Zusatzerkrankungen

Neben mechanischen Störungen im Bereich der Wirbelsäule können auch andere Begleiterkrankungen den Verlauf der Therapie bei Bandscheibenschäden beeinflussen. Dazu gehören z. B. neurologische Erkrankungen, bei denen die Patienten ihre Haltungs- und Bewegungsmuster nicht kontrollieren können, oder Erkrankungen, durch die die Patienten zum vermehrten Sitzen gezwungen sind.

Eine Erkrankung, die häufig mit Bandscheibenschäden assoziiert ist, ist das idiopathische Parkinson-Syndrom. Diese neurodegenerative Erkrankung ist mit einer gebeugten Körperhaltung verbunden. Die Patienten verlieren zunehmend die Initiierung von Bewegung und damit die Kontrolle ihrer Bewegungs- und Haltungsmuster. Lumboischialgien und Bandscheibenvorfälle, vor allem der LWS, sind häufig die Folgen. Ein Schwerpunkt der Physiotherapie bei Patienten mit idiopathischem Parkinson-Syndrom sollte auf der Prophylaxe liegen. Die Patienten sollten aufgefordert werden, regelmäßig auf dem Bauch zu liegen und im Unterarmstütz oder auf dem Lesekeil zu lesen.

Für Patienten, die aufgrund ihrer Erkrankung gezwungen sind, viel zu sitzen, wie z. B. Patienten mit neurologischen Erkrankungen wie Querschnittlähmung oder multiple Sklerose oder Patienten, die eine Verletzung, z. B. eine Fraktur, der unteren Extremität erlitten haben, sollten ebenfalls aufgefordert werden, sich prophylaktisch regelmäßig auf den Bauch zu legen und sich morgens und abends 5- bis 10-mal in Bauchlage hochzustützen. So wird die Gallertmasse der Bandscheiben nach ventral gedrückt, im Gegensatz zum Sitzen, welches die Verlagerung nach dorsal bewirkt.

11 Psychosoziale Risikofaktoren

Die Wirbelsäule ist im Volksmund stark mit psychischen Assoziationen belegt. Redewendungen wie *„Der hat ein breites Kreuz“* oder *„Sie hat Rückgrat bewiesen“* drücken Stärke und Durchsetzungsvermögen aus. Schwäche und Versagen hingegen werden durch Redewendungen wie *„Sie ist gramgebeugt“*, *„Die ganze Verantwortung lastet auf seinen Schultern“*, *„Das wird ihr das Genick oder das Kreuz brechen“* oder *„Er ist aufs Kreuz gelegt worden“* zum Ausdruck gebracht.

Schmerzsyndrome im Bereich der Wirbelsäule werden ebenfalls häufig mit psychischen Faktoren in Verbindung gebracht (Waddell, 1980; Waddell, 1987; Waddell, 1998; Boos, 1995; Hildebrand, 1996; Hasenbring, 1999; Weber, 2016). Besonders dann, wenn die üblichen diagnostischen Strategien kein Ergebnis erbracht haben, die somatische Ursache der Beschwerden unklar ist und verschiedene Therapiestrategien ohne Erfolg blieben, werden psychologische Mechanismen für die Entstehung und das Leiden an Rücken- und Nackenschmerzen verantwortlich gemacht.

Patienten und Therapeuten sind beim Verdacht auf das Vorliegen psychosozialer Einflussfaktoren in aller Regel unsicher, ob psychische, soziale oder somatische Ursachen für die Beschwerden verantwortlich sind und mit welcher Form der Therapie die Beschwerden gelindert werden können. Diese Unklarheit kann zu erheblichen Belastungen des Gesundheitswesens durch Konsultationen vieler verschiedener Ärzte und Inanspruchnahme vielfältiger Behandlungsangebote sowie durch Arbeitsunfähigkeit und Frühberentung führen.

Obwohl die Identifizierung psychischer Einflussfaktoren schwierig ist, können einige psychologische Mechanismen von Physiotherapeuten und Ärzten erkannt werden und die gezielte Therapieplanung beeinflussen. Besonders bei chronischen Schmerzsyndromen, die durch eine lange Leidenszeit, Hilflosigkeit und durch die Ausbildung eines sogenannten „Schmerzgedächtnisses“ (siehe Kap. 2.3.5) zu psychischen Veränderungen wie Depressionen führen können, ist häufig unklar, ob das somatische Problem zu psychischen Problemen geführt hat oder umgekehrt. Daher sollte der Versuch unternommen werden, zu differenzieren, ob eine mechanische Störung der Wirbelsäule, eine plastische Veränderung der schmerzverarbeitenden Areale des ZNS oder eine psychische Störung oder eine Kombination vorliegen. Im Falle der Kombination ist dann zu klären, welches Problem aktuell im Vordergrund steht. Entsprechend wird bei der Therapie das dominante Problem vorrangig behandelt.

Auch für die Prävention psychischer Störungen, die aufgrund von Schmerzsyndromen entstehen können, sollten Therapeuten die Risikofaktoren kennen und ihre Therapie, vor allen Dingen die Informationen und Instruktionen der Patienten, so gestalten, dass der Entwicklung von Ängsten, Depressionen und Vermeidungsverhalten vorgebeugt wird. Bei der Planung einer Bandscheibenoperation sollten psychosoziale Risikofaktoren berücksichtigt werden, um ein vorhersehbares schlechtes Operationsergebnis zu vermeiden. Patienten mit psychosozialen Problemen sollten entweder anstatt einer Operation oder zusätzlich zu einer Operation psychologisch oder psychotherapeutisch untersucht und gegebenenfalls unterstützend behandelt werden (Waddell, 1980; Junge, 1996).

Im Folgenden werden Risikofaktoren, Beurteilungskriterien und Tests beschrieben, die dem Untersucher ermöglichen, psychosoziale Einflussfaktoren zu diagnostizieren. Zur Planung einer gezielten Therapie psychosozial dominierter Probleme wird auf die Fachliteratur der Psychologie und Psychotherapie und auf Programme zur Therapie chronischer Rückenschmerzen verwiesen (Hildebrand, 1996; Hasenbring, 1999; Grawe, 2000).

▸ **Nicht organische körperliche Zeichen nach Waddell.** Waddell et al. (Waddell, 1980) entwickelten eine standardisierte, reliable Untersuchung zur Unterscheidung organischer und nicht organischer Zeichen bei Patienten mit Rückenschmerzen (▸ Abb. 11.1). Diese einfachen Untersuchungen helfen auch psychologisch ungeschulten Physiotherapeuten und Ärzten, Patienten zu identifizieren, deren Beschwerden durch psychosoziale Faktoren dominiert werden. Allerdings unterschieden Waddell und Mitarbeiter nicht zwischen psychosozialen Faktoren und „Schmerzgedächtnis“. Darauf wird weiter unten nochmals eingegangen.

Getestet werden die 5 Parameter *Empfindlichkeit, simulierte Belastung, Übereinstimmung von SLR und Langsitz, Zuordnung von Störungen zu anatomischen Strukturverhältnissen* und *Verhalten bei Schmerzauslösung*. Jedes positive Ergebnis eines Tests zählt.

Test	negativ	positiv
Empfindlichkeit		
oberflächlich	□	□
nicht anatomisch	□	□
Simulationstest		
axiale Belastung	□	□
Rotation	□	□
Diskrepanz zwischen Straight-Leg-raise-Test und Langsitz		
regionale Störungen		
Abweichungen von neuroanatomischen Gegebenheiten	□	□
Sensibilitätsstörungen	□	□
Muskelschwäche	□	□
Überreaktion		

Abb. 11.1 Befundbogen zur Dokumentation der Tests auf nicht organische Zeichen bei Rückenschmerzen.

Merke

Erzielen 3 der 5 Parameter ein positives Testergebnis, wird der Test insgesamt als positiv gewertet. Das bedeutet, dass die Beschwerden des Patienten durch psychosoziale Einflussfaktoren dominiert werden und dass psychologische Unterstützung ratsam erscheint.

Ein einzelnes positives Testergebnis wird ignoriert. Bei Patienten mit schweren neurologischen Erkrankungen und über 60-Jährigen sind diese Tests nicht verwertbar, weil bei ihnen positive Testergebnisse auch ohne psychosoziale Komponente möglich sind.

▸ **Untersuchung.** Mithilfe von Hautverschiebungen im Bereich des Rückens wird die oberflächliche *Empfindlichkeit* geprüft. Normalerweise ist dieser Test nicht schmerzhaft. Außerdem wird der Bereich der Schmerzausbreitung bewertet. Werden große und viele verschiedene Schmerzbereiche angegeben, ist der Test als positiv zu werten.

Simulationstests täuschen eine Belastung der LWS vor. Axiale Belastung wird in Form von leichtem Druck auf den Kopf beim aufrecht stehenden Patienten appliziert. Eine rotatorische Bewegung wird dadurch simuliert, dass bei passiv an das Becken fixierten Armen eine passive Rotation des Patienten so durchgeführt wird, dass keine Rotation in der Wirbelsäule, sondern nur in Hüft- und Sprunggelenken erfolgt. Gibt der Patient bei einem dieser Tests eine Schmerzverstärkung im Bereich der Wirbelsäule an, wird der Test als positiv gewertet.

Eine *Diskrepanz* zwischen der Schmerzäußerung beim SLR und dem Langsitz oder der Kniestreckung im Sitz an der Bettkante wird als positives Testergebnis gewertet, wenn der Winkelunterschied 40° und mehr beträgt.

Regionale Störungen (z. B. Sensibilitätsstörungen und Muskelschwäche) werden danach beurteilt, ob sie mit den neuroanatomischen Gegebenheiten in Einklang stehen. Das plötzliche „Nachgeben" eines Beines ist ebenso als positives Testergebnis zu werten wie Gefühlsstörungen im ganzen Bein.

Als *Überreaktion* werden übermäßige Verbalisierung des Schmerzes, starke Grimassierung, allgemeine Muskelspannung, Tremor, Kollaps und Schwitzen gewertet. Insbesondere bei der Beurteilung dieser Überreaktionen ist allerdings zu beachten, dass auch Patienten mit organischen Störungen zur Verdeutlichung des Leidensdrucks solche Verhaltensweisen entwickeln können. Damit erscheint gerade die Überreaktion alleine wenig geeignet, eine organische Erkrankung auszuschließen.

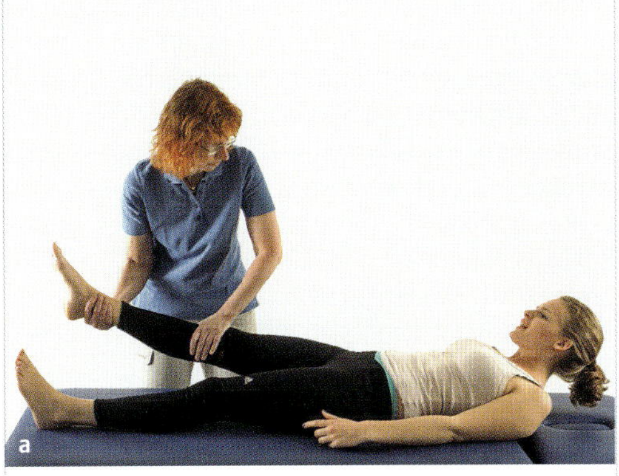

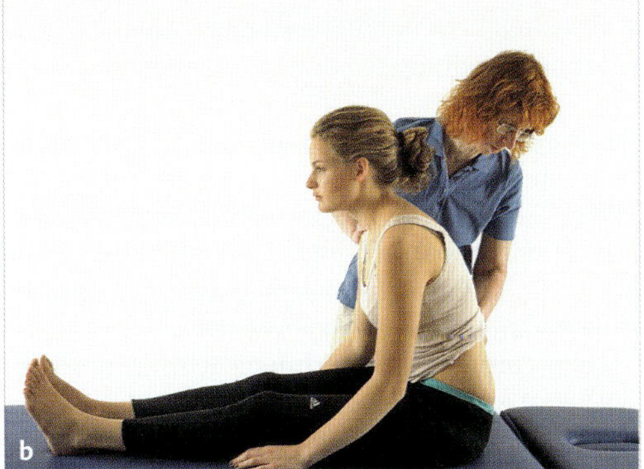

Abb. 11.2 Diskrepanz zwischen SLR und Langsitz.
a Schmerzäußerung beim Anheben des gestreckten Beines.
b Keine Schmerzäußerung im Langsitz.

Kommentar

Oberflächliche *Empfindlichkeit* und *regionale Störungen,* die über die für eine Wurzelkompression typischen Areale hinaus gehen, können auch aufgrund von Veränderungen des Nervensystems nach lang anhaltenden Reizen entstehen. Das als zentrale Sensibilisierung (central sensitization) oder „Schmerzgedächtnis" bezeichnete Phänomen ist durch eine Verstärkung neuronaler Signale innerhalb des Nervensystems charakterisiert. Es führt zu Schmerzüberempfindlichkeit und kann auch ohne psychosoziale Probleme auftreten (Nijs, 2015).

Auch die Anamnese oder eine gezielte Befragung des Patienten können auf psychosoziale Risikofaktoren hinweisen (▶ Abb. 11.3). Typische Angaben bei Patienten mit psychosozialen Risikofaktoren und pathologischem Krankheitsverhalten sind zusätzlich zu den oben bereits beschriebenen Abweichungen von bekannten anatomischen Gegebenheiten konstanter Schmerz seit Monaten bis Jahren, Therapieresistenz und notfallmäßige Einweisungen in Krankenhäuser (Waddell, 1998). Die Patienten geben an, seit Jahren keine Minute schmerzfrei gewesen zu sein. Dabei wird der Schmerz auf der numerischen Analogskala sehr hoch eingestuft (5–10/10).

Therapiemaßnahmen führen bei diesen Patienten regelhaft zu Nebenwirkungen und Schmerzsteigerung. Medikamente lösen Schwindel oder Magenschmerzen aus, und der Physiotherapie

	positiv	negativ
1. Haben Sie Schmerzen am Steißbein?	□ ja	□ nein
2. Bekommen Sie Schmerzen im ganzen Bein?	□ ja	□ nein
3. Wird das ganze Bein taub?	□ ja	□ nein
4. Gibt das ganze Bein beim Gehen und Stehen nach?	□ ja	□ nein
5. Hatten Sie im vergangenen Jahr Zeiten ohne Schmerz?	□ nein	□ ja
6. Hat Ihnen irgendeine Therapie geholfen?	□ nein	□ ja
7. Sind Sie notfallmäßig ins Krankenhaus gegangen?	□ ja	□ nein

Abb. 11.3 Befundbogen zur Dokumentation von Hinweisen auf psychosoziale Risikofaktoren bei Rückenschmerzen.

wird eine Schmerzsteigerung zugeordnet, auch wenn diese erst viele Stunden nach der Therapie empfunden wurde.

▸ **Andere psychosoziale Faktoren – Risikofaktoren und beobachtbares Verhalten.** Ständig wechselnde Angaben zu den Beschwerden, konstant hohe Bewertungen der Schmerzintensität (8–10 auf der numerischen Analogskala), viel Sprechen und wenig Zuhören während der Therapie, ständige Suche nach zusätzlichen Therapiemaßnahmen ohne konsequentes Verfolgen einer Strategie, Diskrepanz des Verhaltens (z. B. Hinken) bei Beobachtung und vermeintlicher Nichtbeobachtung sind zusätzliche Hinweise auf eine psychologische Komponente. Beim Vorliegen eines Rentenbegehrens oder eines sekundären Krankheitsgewinns durch vermehrte Zuwendung, z. B. des Ehepartners etwa bei Schmerzäußerung, tragen die psychosozialen Faktoren zur Aufrechterhaltung des Krankheitsgeschehens bei.

Merke

Menschen mit einem Rentenbegehren leiden im Gegensatz zu Menschen mit psychosozialen Problemen in der Regel weniger. Im Moment der Berentung können sich alle Beschwerden rasch zurückbilden. Eine Therapie mit dem Ziel der Schmerzbekämpfung hat in einem solchen Fall keine Aussicht auf Erfolg.

Der sekundäre Krankheitsgewinn wird in der Psychologie auch im Rahmen der *operanten Konditionierung* gedeutet (entsprechend einem Lernen durch Erfolg), die durch das Beibehalten bestimmter Verhaltensweisen aufgrund von Belohnung gekennzeichnet ist (Hasenbring, 2001). So können beispielsweise Massagen durch den Partner oder den Therapeuten zum Aufrechterhalten des Schmerzverhaltens beitragen.

Angst vor Schmerzen und das daraus resultierende Vermeidungsverhalten können ebenfalls die Ursache für Rückenschmerz und dessen Chronifizierung sein oder diese zumindest unterstützen (Waddell, 1993; McCracken, 1996; Crombez, 1999; Pfingsten, 2000). Manche Autoren vermuten, dass die Angst vor Schmerz, der durch Belastung ausgelöst werden könnte, mehr Behinderung mit sich bringt als der Schmerz selbst (Crombez, 1999).

Anhaltende *Überforderung* im Arbeitsalltag oder im sozialen Umfeld, Unzufriedenheit am Arbeitsplatz, *Depressivität* und fehlgesteuertes Bewältigungsverhalten (Coping-Verhalten) bei Schmerzen, Stress, passiver Lebensstil, unzureichende Selbstregulierung und weibliches Geschlecht sind relevante Prädiktoren für das Auftreten von akuten Rückenschmerzen und Chronifizierung (Hasenbring, 2001; Weber, 2016).

Depressivität kann sich auf folgenden 4 Ebenen äußern:

- Emotional: niedergeschlagene Stimmung,
- motivational: Antriebsverlust,
- kognitiv: Gedanken der Hilf- und Hoffnungslosigkeit,
- Verhalten betreffend: Rückzugverhalten, passive Grundeinstellung.

Zur Diagnostik der Depression hat sich eine Selbstbeurteilungsskala bewährt (Zung, 1970; Zung, 1983). Dabei werden Aspekte wie Weinerlichkeit, Schlaf- und Appetitstörungen, verminderte Libido, Erregung, Unentschlossenheit und Reizbarkeit als Hinweis auf Depressivität gewertet.

Beim chronifizierten Schmerz wird in der Physiotherapie, nach sorgfältigem Ausschluss einer strukturierten mechanischen Beeinflussbarkeit, eine nicht primär mechanische Therapie gewählt. Der Patient wird nicht mehr nach Schmerzen, sondern nach Aktivitäten befragt. Die Frage „Wie stark und wo haben Sie Schmerzen?“ wird durch Fragen ersetzt wie etwa: „Was haben Sie gemacht?“ Wenn der Patient wieder mehr am sozialen Leben teilnimmt und Hobbys pflegt, ist die Therapie erfolgreich. Als Maßnahme werden Bewegungen, die Spaß machen, wie Tänze oder jonglieren, aber auch leichtes Krafttraining und Ausdauertraining eingesetzt. Mit positiven Reizen kann so potenziell das „Schmerzgedächtnis“ gelöscht werden.

Merke

Bei Patienten mit Wirbelsäulenbeschwerden können psychosoziale Gesichtspunkte eine große Rolle spielen, insbesondere bei der Chronifizierung. Die Aufgabe von Physiotherapeuten und Ärzten gleichermaßen besteht darin, rechtzeitig zu erkennen, welche Patienten professionelle psychologische bzw. psychotherapeutische Unterstützung benötigen.

Dem häufig beschriebenen Angst- und Vermeidungsverhalten ist das pathologische *Verhalten der ständigen Überlastung* entgegengesetzt. Manche Menschen haben das Bedürfnis, sich immer wieder körperlich so stark zu belasten, bis sie die Grenze ihrer Belastbarkeit spüren. Dieses offensichtlich unvernünftige, aber nicht kontrollierbare Verhalten kann als eine Art „Sport-Sucht" bezeichnet werden. Die Betroffenen erleiden wiederholt vorhersehbare Verletzungen durch Überlastung. In der Therapie z. B. eines Bandscheibenschadens neigen sie dazu, die Anzahl der vorgegebenen Wiederholungen und die vorgeschlagenen Gewichte der Hanteln zu überschreiten. Ein schriftlicher Übungsplan mit dem Hinweis, in keinem Fall höher zu belasten, ist für diese Patienten besonders wichtig. Manche dieser Patienten bringen sich trotz ursprünglich guter Aussicht auf Erfolg einer konservativen Therapie zu einer derartigen Verschlechterung der Symptomatik, dass Schmerzen und Lähmungen sie zur Abstinenz von sportlicher Belastung zwingen. Die Frustration ist dann besonders groß und die Frustrationstoleranz besonders niedrig, sodass sich die Betroffenen oft schnell für eine Operation entscheiden. Postoperativ besteht eine Herausforderung darin, strukturiert und langsam wieder Belastbarkeit aufzubauen.

12 Ausgewählte Studien zum Thema

Das wissenschaftliche Interesse an Wirbelsäulenleiden und deren Therapie ist sehr groß. Dies führte in den letzten 20 Jahren zu enormem Erkenntnisgewinn. Dennoch beginnen viele Publikationen zum Thema Rückenschmerz nach wie vor so oder so ähnlich: „Rückenschmerzen sind verbreitet und stellen eine enorme Belastung für das Gesundheitssystem und die Gesellschaft dar." In der Schlussfolgerung am Ende des Textes wird häufig bemerkt: „Mehr gut konzipierte Studien sind nötig." Als wesentliches Merkmal guter Studien wird die Randomisierung angesehen. Dabei werden mindestens 2 Gruppen von Patienten nach dem Zufallsprinzip einer von mehreren zu vergleichenden Therapiemethoden zugeordnet. Häufig werden die konservativen Behandlungsmethoden mit ungenauen Begriffen wie Übungen, Physiotherapie, Manipulation, Manuelle Therapie oder Informationsbroschüren unzureichend zusammengefasst. Selten wird beschrieben, welche Übungen ein Patient mit einem bestimmten Beschwerdebild in welcher Phase seiner Erkrankung mit welcher Intensität geübt hat. Solche Informationen wären aber für eine Bewertung der Ergebnisse notwendig. Gelegentlich wird eine Übungsbatterie mit vorher festgelegten Bewegungen als „Physiotherapie" definiert und stereotyp über eine gewisse Zeit mit den Patienten geübt. Eine solche Strategie ist von vornherein ungünstig, da in der akuten Phase einer Wirbelsäulenerkrankung andere Übungen heilsam sind als in der fortgeschrittenen Heilungsphase. So ist z. B. „Hochstützen in Bauchlage" mit einer Intensität von 10 Wiederholungen pro Stunde in der ersten Woche eines Bandscheibenvorfalls häufig ratsam und führt zu Zentralisierung und Eliminierung von Schmerzen. Übt der Patient mit dieser Intensität über 6 Wochen, so wird er die kleinen Wirbelgelenke überlasten und neue Schmerzen entwickeln. Im Vergleich mit irgendeiner anderen Therapie werden dann Übungen, die in einer bestimmten Situation gut sind, als grundsätzlich unnütz oder schädlich dargestellt. Hosseinifar et al. (Hosseinifar, 2013) verglichen den Nutzen von McKenzie-Übungen bezogen auf Schmerz, Behinderung und Dicke der stabilisierenden Muskulatur mit stabilisierenden Übungen. Es erstaunt nicht, dass wiederholte Bewegungen der Wirbelsäule, die mit den Armen herbeigeführt wurden (McKenzie-Übungen), die Rumpfmuskulatur nicht kräftigten. Das ist auch nicht ihr Ziel. Außerdem ist nachvollziehbar, dass wiederholte endgradige Bewegungen der Wirbelsäule (McKenzie-Übungen) über 6 Wochen hinweg nicht geeignet sind, die Belastbarkeit im Alltag zu steigern. Trotzdem ist die folgende Schlussfolgerung unzulässig: „Stabilisierende Übungen sind effektiver als McKenzie-Übungen, um Schmerz und Funktion zu verbessern und um die Dicke der Mm. transversi zu erhöhen." Ein weiterer großer Mangel, der zu unbefriedigender Qualität vieler Therapiestudien beiträgt, ist das Fehlen klinisch-diagnostischer Bemühungen, insbesondere beim „unspezifischen" Rückenschmerz und beim chronischen Rückenschmerz, aber auch beim Bandscheibenvorfall. Übersichtsartikel fassen die Ergebnisse mehrerer randomisierter Studien zusammen und bilden daraus eine Schlussfolgerung. Der Frage „Wie untersuche ich den Patienten, um eine optimale Therapie für ihn zu entwickeln?" nähern sich aber oft kleine, einarmige Studien hilfreicher als große randomisierte Studien. Manche wertvollen Erkenntnisse wurden schon vor vielen Jahren gewonnen, und manche alten Gedanken zum Rückenschmerz sind nach wie vor aktuell und werden deshalb hier ebenso wie neue Studien dargestellt.

Bei der Pubmed-Suche nach wissenschaftlichen Studien, die zwischen 1966 und 2015 veröffentlicht wurden, findet man zum Thema Rückenschmerzen (*low back pain*) 26 746 Arbeiten. Zu Nackenschmerzen (*neck pain*) finden sich weniger, nämlich 20 607 Arbeiten. Wenn man das Thema auf den Bandscheibenvorfall (*disc herniation, disc prolapse*) einschränkt, sinkt die Zahl der Studien auf rund 17 400. Bandscheibenvorfall und Übungen (*disc herniation exercises*) bringt ganze 300 Treffer. Aus dieser Flut von Informationen diejenigen Arbeiten herauszufinden, die für die physiotherapeutische Arbeit von praktischem Nutzen sind, ist schwierig. Mithilfe der nachfolgend vorgestellten exemplarischen Studien soll eine Übersicht über die aus Studien gewonnenen klinisch-wissenschaftlichen Erkenntnisse zum Thema Rücken- und Nackenschmerz sowie Bandscheibenvorfall vermittelt werden.

Ausgewählt wurden Studien, deren Erkenntnisse eine Grundlage für die hier beschriebene Diagnostik und Therapie bilden, die den Nutzen dieser Therapie untermauern oder eine Diskussionsgrundlage z. B. für oder gegen eine Operationsentscheidung bilden. Eine eigene MRT-Studie in gebeugter, gestreckter und neutraler Wirbelsäule mit bisher unveröffentlichten Daten wird ebenso wie eine eigene Studie zum Nutzen oder Nichtnutzen von Muskelrelaxanzien ausführlich dargestellt.

Der Inhalt der Artikel wird kurz dargestellt, unter der Überschrift „Schlussfolgerungen" wird die Interpretation der Autoren wiedergegeben, im Absatz „Kommentar" wird die Studie aus unserer Sicht bewertet.

12.1 Biomechanik beim Nervendehnungstest

Breig A, Troup JDG. Biomechanical Considerations in the Straight-Leg-raising Test. Cadaveric and clinical Studies of the Effects of medial Hip Rotation. Spine 1979; 4: 242–250

▶ **Publikationstyp.** Anatomisch-experimentelle und klinische prospektive einarmige Studie.

▶ **Fragestellung.** Zeigen klinische und anatomische Untersuchungen von Spannungsveränderungen im Plexus sacralis bei Prüfung des Lasègue-Zeichens (SLR) übereinstimmende Ergebnisse?

▶ **Hintergrund.** Lasègue beschrieb 1864 den schmerzhaften Effekt von Kniestreckung und Hüftbeugung bei Patienten mit Ischialgie. Seither ist der SLR eine anerkannte Methode zur Untersuchung von lumbalen Wurzelreizsyndromen. Fajersztajn beschrieb 1901 die Steigerung des Schmerzes bei Dorsalextension des Sprunggelenkes und Flexion des Nackens sowie beim Anheben des nicht betroffenen Beines. Woodhall und Hayes (1950) führten die Schmerzantwort beim Anheben des nicht betroffenen Beines im Zusammenhang mit Bandscheibenvorfällen auf den lateralen Zug zurück, der dabei auf die betroffene Nervenwurzel ausgeübt wird.

In anatomischen Studien wurde der Ursache der klinisch beobachteten Schmerzreaktionen näher auf den Grund gegangen. Breig et al. (Breig, 1960; Breig, 1963; Breig, 1978; Breig, 1979) untersuchten die Auswirkung von Bewegungen der Extremitäten und des Kopfes auf die Dura mater und die Sakralnerven an frischen Leichen. Bei Hüft- und Kniebeugung blieb der Plexus sacralis entspannt. Bei der Kniestreckung wurden der Plexus sacralis und die unteren lumbalen und die sakralen Nervenwurzeln unter Spannung gesetzt, die die Nervenwurzel umgebende Faszie wurde nach kaudal gezogen. Bei Simulation eines Bandscheibenvorfalls wurde die Nervenwurzel zusammen mit der sie umgebenden Faszie durch das Foramen intervertebrale nach oben gezogen. Die transforaminale Faszie oder die Wurzelscheide können somit aufgrund mechanischer Beeinträchtigung z. B. durch einen Bandscheibenvorfall zum Auslöser für eine schmerzhafte, irritierte Reaktion werden, und Fibrosierung und Schrumpfung der Wurzeltasche können die Folgen sein.

▶ **Methodik.** An 6 Leichen wurden biomechanische Untersuchungen durchgeführt, um die Zunahme der Spannungswirkung auf den Plexus sacralis bei Innenrotation der Hüfte nachzuweisen. Zunächst wurde der Plexus sacralis freipräpariert, und es wurden Markierungen auf den Nerv genäht, um die Veränderung bei Innenrotation der Hüfte fotografisch dokumentieren zu können. Danach wurde eine standardisierte Ausführung des SLR durchgeführt: neutrale Hüftrotation, flach liegend, Körper und Extremitäten in einer Ebene. Zusätzlich wurden 3 Tests ausgeführt: Dorsalextension des Sprunggelenkes, Innenrotation der Hüfte und Nackenflexion.

▶ **Ergebnisse.** Bei allen 6 Leichen nahm die Spannung im Plexus sacralis bei Innenrotation der Hüfte tastbar zu. In 4 Fällen wurden die Veränderungen fotografisch dokumentiert. Der Plexus sacralis wurde gedehnt, die Verschiebung der Marker variierte von 2–10 mm.

▶ **Methode der klinischen Studien.** Es wurden 442 Patienten untersucht, die nach einer Episode von Rückenschmerz wieder zur Arbeit zurückkehrten. Der SLR wurde mit neutraler Hüftrotation, in flach liegender Position, Körper und Extremitäten gerade ausgerichtet, getestet. Das Ausmaß der schmerzfreien Beweglichkeit wurde mit einem Goniometer gemessen. Bei allen Patienten mit einer Schmerzreaktion unter einem Winkel von 60° mit einer Seitendifferenz bezüglich Schmerzhaftigkeit oder Beweglichkeit wurden drei weitere Tests durchgeführt. Das Bein wurde bis 5° unter die Schmerzgrenze angehoben. Dann wurde der Fuß passiv dorsalextendiert, die Hüfte nach innen gedreht und zuletzt der Nacken passiv gebeugt. Jeder Schmerz wurde notiert. Zusätzlich wurde der Nacken beim sitzenden, maximal flektierten Patienten gebeugt.

▶ **Ergebnisse.** 120 (27 %) der 442 Patienten zeigten einen Seitenunterschied beim SLR von mehr als 10°. Siebzig Patienten zeigten positive Ergebnisse bei den zusätzlichen Tests. Fünfzig Patienten hatten negative Ergebnisse bei den zusätzlichen Tests. Bei 22 der 442 Patienten bestand die Seitendifferenz nur in unterschiedlicher Schmerzreproduktion. Diese Patienten zeigten jedoch ausnahmslos positive Ergebnisse bei den zusätzlichen Tests. Von 78 Patienten mit neurologischen Defiziten, deren Art nicht näher erläutert wird, zeigten 31 positive Ergebnisse bei den zusätzlichen Tests. Bei Nackenflexion im gebeugten Sitz gaben 92 (20 %) von 442 Patienten Rückenschmerzen an. Nur 25 von ihnen zeigten einen positiven SLR und positive Ergebnisse bei den zusätzlichen Tests, sodass 67 Patienten nur bei Nackenflexion einen Dehnungsschmerz entwickelten.

▶ **Schlussfolgerung.** Die Leichenstudien lassen vermuten, dass bei der Mehrzahl der Menschen bei Innenrotation der Hüfte die Spannung auf den Plexus sacralis steigt.

Wenn Nackenflexion im Sitzen und der SLR mit allen Zusatztests sowie der SLR-Test auf der nicht betroffenen Seite Schmerzen im betroffenen Bein produzieren oder verstärken, dann besteht kein Zweifel daran, dass erhöhte Spannung in der Nervenwurzel die Ursache ist. Rückenschmerzen bei den Spannungstests könnten auf eine Verklebung der Dura mater oder der Wurzelscheide mit dem Anulus fibrosus, dem Lig. flavum oder der Kapsel der Apophysealgelenke zurückgeführt werden.

Kommentar

Die potenzielle Bedeutung der standardisierten Ausführung von Nervendehnungstests wurde sowohl anatomisch als auch klinisch dargelegt. Bei einer Abweichung des Beines in Adduktion und Innenrotation wird die Spannung auf den Plexus sacralis und die in ihn mündenden Nervenwurzeln erhöht und damit eine frühere Schmerzprovokation erreicht als bei Neutralstellung des Beines. Bei Abweichungen in Abduktion und Außenrotation des Beines wird der umgekehrte Effekt erreicht. Messwerte des SLR können also nur verglichen werden, wenn die Ausführung des Tests jedes Mal exakt gleich ist.

Die Tatsache, dass 47 % der untersuchten Personen nach einer Episode von Rückenschmerzen positive Nervendehnungszeichen aufwiesen, kann als Hinweis darauf gewertet werden, dass eingeschränkte Nervenbeweglichkeit häufig mit Rückenschmerzen einhergeht. Nervenbeweglichkeit sollte also in die Diagnostik und Therapie bei Rücken- und Nackenschmerzen einbezogen werden, so wie es in dem hier beschriebenen Konzept dargestellt wird.

12.2 CT-Verlaufskontrolle bei Bandscheibenvorfällen der HWS

Maigne J-Y, Deligne L. Computed tomographic Follow-up Study of 21 Cases of nonoperatively treated cervical intervertebral Soft Disc Herniation. Spine 1994; 19: 189–191

▶ **Publikationstyp.** Retrospektive Fallsammelstudie.

▶ **Fragestellung.** Computertomografische Untersuchung von Patienten mit erfolgreich konservativ behandelten zervikalen Bandscheibenvorfällen – Vergleich der initialen Befunde mit den Befunden 1–30 Monate nach der Reduktion der Symptome.

▶ **Hintergrund.** Obwohl Bandscheibenvorfälle ein häufiger Grund für radikuläre Schmerzen sind, ist der Zusammenhang zwischen der Größe der Bandscheibenvorfälle und den klinischen Symptomen und Zeichen unklar. Zudem ist der Mechanismus, der zu klinischen Veränderungen während der Therapie führt, unbekannt. Es ist bekannt, dass lumbale Bandscheibenvorfälle im Verlauf von mehreren Monaten an Größe verlieren können (Maigne, 1992).

▶ **Patienten und Methode.** In einem Zeitraum von 3 Jahren wurden 45 Patienten mit einem zervikalen Wurzelkompressionssyndrom in die Studie eingeschlossen. Bei 37 Patienten wurde mithilfe der CT ein Bandscheibenvorfall mit Wurzelkompression diagnostiziert. Von diesen Patienten wurden 2 operiert. Die übrigen 35 Patienten wurden mit steroidalen oder nichtsteroidalen entzündungshemmenden Medikamenten, Halskrause und Traktion konservativ behandelt. 21 Patienten, denen es nach 1–30 Monaten gut ging, wurden einer zweiten CT-Untersuchung unterzogen. Komplette Rückbildung der ausstrahlenden Symptome galt als Kriterium für die Heilung, auch wenn lokaler Nackenschmerz verspürt wurde.

Die Klassifizierung der Bandscheibenvorfälle erfolgte nach ihrer anteroposterioren Ausdehnung. Als *groß* wurden Vorfälle definiert, die mehr als die Hälfte des Spinalkanals ausfüllten, *klein* waren Vorfälle, die weniger als ein Viertel des Spinalkanals ausfüllten, und *mittel* waren die Vorfälle zwischen diesen beiden. Bei dem Kontroll-CT wurde die Verringerung der Ausdehnung des Bandscheibenvorfalls in Beziehung zur ersten Untersuchung in Prozent angegeben.

► **Ergebnisse.** Die initiale CT-Untersuchung zeigte 9 kleine, 7 mittlere und 5 große Vorfälle. Im Vergleich zur Erstuntersuchung zeigte sich in der zweiten Untersuchung eine Verkleinerung des Bandscheibenvorfalls von 0–35 % in 5 Fällen, von 35–75 % in 6 Fällen und von 75–100 % in 10 Fällen. Alle großen Vorfälle schrumpften um mindestens 75 %.

► **Schlussfolgerung.** Die Schrumpfung der zervikalen Bandscheibenvorfälle zeigte die gleiche Entwicklung, die zuvor bei lumbalen Bandscheibenvorfällen beobachtet worden war (Maigne, 1992).

Dass große Vorfälle um mindestens 75 % schrumpften, könnte darauf zurückzuführen sein, dass es sich um Sequester handelte, die abgerutscht waren, oder dass große Vorfälle die Anbindung an den hydrostatischen Mechanismus der Bandscheibe haben und so schneller und mehr Wasser verlieren.

Diese Studie zeigt die Tendenz der Mehrzahl zervikaler Bandscheibenvorfälle zur Rückbildung. Da die zweite Untersuchung nur bei erfolgreich konservativ behandelten Patienten durchgeführt wurde, kann die morphologische Veränderung der Bandscheibenvorfälle nicht mit dem klinischen Verlauf korreliert werden.

Kommentar

Die Zeitspanne, in der die Nachuntersuchungen stattfanden, war sehr unterschiedlich. Es wird unklar formuliert, inwiefern sich der Zeitpunkt der Nachuntersuchung nach dem Rückgang der Symptome richtete. Warum nur Patienten ohne ausstrahlende Schmerzen untersucht wurden und nicht auch die Patienten, die weiter unter peripheren Beschwerden litten, wird von den Autoren nicht erläutert.

Die Arbeit gibt keinen Aufschluss darüber, ob die Schrumpfung der Bandscheibenvorfälle in einem Zusammenhang mit der Verbesserung der Symptome steht. Dazu wäre eine Nachuntersuchung aller Patienten, auch derer, die weiter ausstrahlende Schmerzen haben, notwendig gewesen.

Die Therapie mit Steroiden wird nicht näher beschrieben, sodass unklar bleibt, ob die stärkere Schrumpfung großer Vorfälle mit der Gabe von Steroiden zusammenhängt.

12.3 Zentralisierung ausstrahlender Schmerzen

Donelson R, Aprill C, Medcalf R, Grant W. A prospective Study of Centralization of lumbar and referred Pain. Spine 1997; 22: 1115–1122

► **Publikationstyp.** Prospektive Studie.

► **Fragestellung.** Lassen sich mithilfe wiederholter endgradiger Bewegungen der Wirbelsäule und der Beurteilung von Zentralisierung und Peripheralisierung von Schmerzen, so wie sie von McKenzie beschrieben wurden, zuverlässige Aussagen über den Zustand des Anulus fibrosus der Bandscheibe machen?

► **Hintergrund.** Das klinische Zeichen „Zentralisierung", das McKenzie als Erster beschrieb, tritt häufig während der mechanischen Untersuchung mithilfe wiederholter endgradiger Bewegungen der Wirbelsäule bei Patienten mit radikulären Schmerzen auf. Die Ausdehnung des ausstrahlenden oder radikulären Schmerzes bildet sich von distal nach proximal schnell, das heißt, während der Bewegungen, in Richtung oder bis zur Mittellinie des Rückens zurück. McKenzie postulierte auch, dass Schmerz in der Mittellinie des Rückens unter den gleichen Testbedingungen durch wiederholte endgradige Bewegung in eine einzige Richtung verschwinden kann. Als Peripheralisierung wird die umgekehrte Entwicklung bezeichnet. Nach den Bewegungen der Wirbelsäule bleibt diese Veränderung erhalten. McKenzie stellte die Hypothese auf, dass anhand der Zentralisierung und der bevorzugten Bewegungsrichtung eine Aussage über den Zustand des Anulus gemacht werden kann. Die Studie wurde unter folgenden Hypothesen durchgeführt:

- Schmerz, der zentralisiert, geht von der Bandscheibe aus und tritt nur bei intaktem Anulus auf.
- Schmerz, der nur peripheralisiert, geht auch von der Bandscheibe aus, aber der Anulus ist funktionell nicht mehr intakt.
- Ausstrahlender Schmerz, dessen Lokalisation nicht schnell durch wiederholte endgradige Bewegungen geändert werden kann, geht nicht von der Bandscheibe aus.
- Die Diskografie mit Provokation des dem Patienten bekannten Schmerzes sei die einzige reliable Möglichkeit, eine Aussage über den Zustand des Anulus zu machen und darüber, ob der bekannte Schmerz von der Bandscheibe ausgeht.

▸ **Patienten und Methode.** 63 Patienten, die länger als 3 Monate an Rücken- und teilweise Beinschmerzen gelitten hatten, wurden zunächst mechanisch von 2 McKenzie-Therapeuten und anschließend von Radiologen diskografisch untersucht. Alle Patienten wurden mit MRT untersucht. Alle Untersucher dokumentierten ihre Ergebnisse unabhängig voneinander und waren bezüglich der Einschätzung der anderen Untersucher nicht unterrichtet (verblindet). Anschließend wurde die Übereinstimmung der Befunde überprüft.

Das Schmerzverhalten während der mechanischen Untersuchung wurde von den McKenzie-Therapeuten wie folgt klassifiziert:

- Zentralisierender Schmerz,
- peripheralisierender Schmerz,
- ausstrahlender Schmerz, dessen Lokalisation nicht schnell durch wiederholte endgradige Bewegungen geändert werden kann.

Bei der Diskografie wurde ein Kontrastmittel in die Bandscheibe injiziert, die Schmerzreaktion wurde dokumentiert und mittels CT die Integrität der schmerzhaften Bandscheiben dargestellt.

Ein Diskogramm wurde als positiv gewertet, wenn sowohl der dem Patienten bekannte Schmerz exakt reproduziert wurde als auch bildgebend Einrisse des äußeren Drittels bei noch intakter äußerer Begrenzung des Anulus oder ein kompletter Durchriss des Anulus dargestellt werden konnten.

▸ **Ergebnisse.** Die p-Werte stehen für die Korrelation zwischen den Ergebnissen der mechanischen und der diskografischen Untersuchungen.

Es wurde eine hohe Übereinstimmung von Zentralisierung sowie Peripheralisierung mit positiven Diskogrammen (Einriss im Anulus fibrosus) und eine hohe Übereinstimmung von „unverändertem Schmerz" mit negativen Diskogrammen gefunden. Diese Übereinstimmung war hoch signifikant ($P < 0{,}001$). Patienten, deren Schmerz zentralisierte, hatten häufiger einen stabilen äußeren Anulus als Patienten, deren Schmerz peripheralisierte ($P < 0{,}042$). Die Ergebnisse der MRT-Untersuchungen werden nicht näher beschrieben, sondern nur als „keine Bandscheibenvorfälle" zusammengefasst.

▸ **Schlussfolgerung.** Nicht invasive bildgebende Verfahren wie natives Röntgen, CT oder MRT ermöglichen nicht, sichtbar zu machen, von welchen Strukturen der Schmerz ausgeht. Als Vorteil der Untersuchung nach McKenzie wird postuliert, dass sie ohne die Nachteile der invasiven Diskografie aufgrund der Schmerzantwort zu einer Diagnose bezüglich der Bandscheibenintegrität und zu einer

Tab. 12.1 Ergebnisse der mechanischen und der diskografischen Untersuchungen.

Ergebnisse der mechanischen Untersuchung (McKenzie)	Anzahl der Patienten	Positive Diskogramme (neuroradiologische Untersuchung)	Stabiler äußerer Anulus (neuroradiologische Untersuchung)
Zentralisierung	31 (49,2 %)	23/31 (74 %) P<0.007	21/23 (91 %) P<0.001
Peripheralisierung	16 (25,4 %)	11/16 (69 %) P<0.004	6/11 (54 %) P=0.093
keine Änderung	16 (25,4 %)	2/16 (12,5 %) P<0.001	2/2 (100 %)
Gesamtzahl	63 (100 %)	36/63 (57 %)	29/63 (46 %)

gezielten Therapie führt. Obwohl Schmerz ein subjektives Empfinden ist, können stereotyp auftretende Schmerzmuster diagnostischen und prognostischen Wert haben.

Kommentar

Eine gezielte Therapie ist ein wichtiges Ziel im Umgang mit Patienten, die an Rückenschmerzen oder ausstrahlenden Schmerzen leiden (Waddell, 1996; Cherkin, 1998a). Dazu ist als erster Schritt eine Diagnose notwendig. Dass Bandscheibenschäden mit Rückenschmerzen einhergehen und bei Vergrößerung des Schadens zu radikulären Schmerzen führen können, ist bekannt. Die Beobachtung, dass dieses Schmerzverhalten mithilfe von wiederholten endgradigen Bewegungen der Wirbelsäule in umgekehrter Richtung verlaufen kann, wurde von McKenzie (McKenzie, 1981) zum ersten Mal beschrieben. Dieses Phänomen haben wir in mehreren klinischen Studien genutzt und in jahrelanger klinischer Arbeit mit Patienten hilfebringend eingesetzt.

Der Begriff der Zentralisierung wird in der vorliegenden Studie unscharf definiert. Es wird nicht klar, ob die Autoren nur ein Zurückziehen des Schmerzes bis zur Mittellinie der Wirbelsäule als Zentralisierung bezeichnen oder auch das Verschwinden des peripheren Schmerzes allein. Die Zeichnung zur Erklärung von Peripheralisierung und Zentralisierung zeigt auch bei der größten Schmerzausbreitung bis zum Fuß noch Rückenschmerz. Wie die Zentralisierung verläuft bzw. definiert wird, wenn kein Rückenschmerz, sondern nur Beinschmerz verspürt wird, bleibt unklar.

Begriffe für den Zustand des Anulus werden teilweise widersprüchlich benutzt. McKenzie geht davon aus, dass Zentralisierung nur eintritt, wenn der Nucleus pulposus von einer intakten anulären Hülle gehalten wird. In der vorliegenden Studie wurde mit der Hypothese gearbeitet, dass Schmerz, der zentralisiert, von der Bandscheibe ausgeht und dass der Anulus bei Patienten mit zentralisierenden Schmerzen intakt ist. Als Beweis der Richtigkeit dieser Hypothese wurde ein positives Diskogramm mit intaktem äußerem Anulus herangezogen. Ein Diskogramm wurde als positiv gewertet, wenn das äußere Drittel des Anulus Risse zeigte oder der Anulus bis außen durchgerissen war. Bei den Patienten, deren Schmerz zentralisierte, war also vermutlich nicht der gesamte Anulus intakt, sondern nur die äußere Hülle.

Inzwischen wurde über den Begriff Zentralisierung oder Zentralisation viel diskutiert. Uns erscheint folgende Definition sinnvoll: „Der distalste Schmerz wird während der Bewegungen der Wirbelsäule eliminiert und bleibt auch nach den Bewegungen verschwunden.“ May et al. (May, 2008) definieren in einem Übersichtsartikel: „Centralization is the abolition of distal pain in response to repeated movements or sustained postures.“ Ob der Anulus fibrosus nur eingerissen oder durchgerissen ist, spielt weder für die Prognose noch für die Auswahl der Übungen eine entscheidende Rolle. Das kann man aus unseren Studien mit Patienten mit radiologisch nachgewiesenem und klinisch bestätigtem Bandscheibenvorfall, auch mit Sequester, schließen (Brötz, 2003; Broetz, 2008; Brötz, 2010a; Brötz 2010b).

12.4 Mechanische Physiotherapie bei lumbalen Bandscheibenvorfällen

Brötz D, Küker W, Maschke E, Wick W, Dichgans J, Weller M. A prospective Trial of mechanical Physiotherapy for lumbar Disk Prolapse. Journal of Neurology 2003; 250: 746–749

▸ **Publikationstyp.** Prospektive einarmige Studie.

▸ **Fragestellung.** Ist die Physiotherapie nach McKenzie bei Patienten mit neuroradiologisch nachgewiesenem lumbalem Bandscheibenvorfall wirksam und lässt sich die Wahrscheinlichkeit der Wirksamkeit prospektiv beurteilen?

▸ **Hintergrund.** In den meisten Publikationen zur konservativen Therapie von Rückenschmerzen werden weder die klinischen Zeichen und Symptome der Patienten noch die angewandte Therapie mit hinreichender Genauigkeit beschrieben. Für Patienten mit Bandscheibenvorfällen steht eine breite Palette an therapeutischen Maßnahmen zur Verfügung, die in verschiedenen Kombinationen Anwendung finden. Allgemein anerkannte Richtlinien zur Auswahl konservativer Therapiekonzepte existieren bisher nicht.

▶ **Patienten und Methode.** Im Rahmen einer einarmigen prospektiven Studie wurden 50 konsekutive Patienten mit neuroradiologisch nachgewiesenem lumbalem Bandscheibenvorfall nach dem McKenzie-Konzept (1981) behandelt. Nach der akuten Phase wurden therapeutische Beinbewegungen (Maitland, 1994) ergänzt. Das Ziel der Beinbewegungen war die Verbesserung der Nervengleitfähigkeit.

Eingeschlossen wurden Patienten mit einem neuroradiologisch (CT oder MRT) nachgewiesenen Bandscheibenvorfall, Lumboischialgie, mit und ohne neurologischem Defizit. Weiteres Einschlusskriterium war Zentralisierung des ausstrahlenden Schmerzes innerhalb der 5 ersten Physiotherapieeinheiten, die an 5 aufeinanderfolgenden Tagen stattfanden. Ausgeschlossen wurden Patienten mit Blasen- und Mastdarmstörungen oder mit plötzlich aufgetretenen hochgradigen (Kraftgrad 1 und weniger) Paresen oder Plegien. Diese Patienten wurden zeitnah operiert. Weiteres Ausschlusskriterium war das Ausbleiben von Zentralisierung des ausstrahlenden Schmerzes innerhalb der ersten 5 Therapieeinheiten. Alle Patienten erhielten täglich 45 Minuten dauernde Physiotherapieeinheiten. Sie wurde nach den hier beschriebenen Maßgaben von zwei Physiotherapeutinnen durchgeführt. Alle Patienten übten zusätzlich selbstständig die während der Therapie vereinbarten Bewegungen der Wirbelsäule und gegebenenfalls der Beine. Die meisten Patienten erhielten zusätzlich Schmerzmittel und Muskelrelaxanzien. Alle Befunde wurden bei der Aufnahme, der Entlassung, 6 Wochen nach der Entlassung und 1 Jahr nach der Entlassung dokumentiert.

▶ **Ergebnisse.** Von 150 Patienten mit der Verdachtsdiagnose Bandscheibenvorfall wurden 64 Patienten ausgeschlossen, weil die neuroradiologische Untersuchung nicht zweifelsfrei einen Bandscheibenvorfall zeigte, kein ausstrahlender Schmerz verspürt wurde oder eine andere Pathologie als Schmerzursache identifiziert wurde. 36 Patienten wurden wegen des Bandscheibenvorfalls operiert. 50 Patienten erfüllten die Einschlusskriterien und wurden in die Studie aufgenommen.

Die Größe der Bandscheibenvorfälle wurde nach ihrer anteroposterioren Ausdehnung im Spinalkanal gemessen. Diese betrug < 25 % bei 39 Patienten, 25–50 % bei 6 Patienten, 50–75 % bei 2 Patienten und > 75 % bei 3 Patienten. Zwei Patienten hatten foraminale Bandscheibenvorfälle. Bei 19 Patienten zeigte sich ein Sequester. Die mediane Klinikverweildauer betrug 10 Tage, die mittlere Dauer der Arbeitsunfähigkeit und der Einschränkung in Aktivitäten des täglichen Lebens 35 Tage nach der Entlassung.

Die Ergebnisse der Aufnahmeuntersuchungen und der zweiten Nachuntersuchung ca. 1 Jahr nach der Entlassung sind in ▶ Tab. 12.2 aufgeführt.

▶ **Schlussfolgerung.** Entgegen den Annahmen von McKenzie (McKenzie, 1981) und Donelson (Donelson, 1997) zeigte sich auch bei Patienten mit einem ausgeprägten Bandscheibenvorfall, teilweise größer als 50 % des Durchmessers des Spinalkanals, und bei sequestrierten Bandscheibenvorfällen das Phänomen der Zentralisierung. Diese Untersuchung zeigt, dass auch diese Patienten Kandidaten für die hier beschriebene konservative Therapie sein und dass die Erfolgsaussichten gut prospektiv beurteilt werden können.

Kommentar

Wir gehen davon aus, dass diese symptomorientierte Therapie, die die aktive Teilnahme des Patienten voraussetzt, ein hohes Potenzial besitzt, Operationen wegen Bandscheibenvorfall zu vermeiden und der Chronifizierung von Rückenschmerzen vorzubeugen. Inzwischen wurden die Patienten dieser Studie auch in einem 5-Jahres-Nachbeobachtungszeitraum beschrieben und zeigten sehr gutes Beibehalten der Eigenübungen, Zufriedenheit und eine niedrige Operationsrate [Broetz et al. 2010].

Randomisierte Studien, bei denen eine mit dieser Studie vergleichbare einheitliche Patientengruppe entweder keine Therapie, eine übliche andere konservative Therapie, operative Therapie und die hier genutzte Therapie erhält, wären wünschenswert. Solche Vergleiche sind allerdings in der Vergangenheit gescheitert, da Patienten bei Versagen der Therapie nicht in dem für sie vorgesehenen Studienarm bleiben.

Tab. 12.2 Ergebnisse der Aufnahmeuntersuchungen und der zweiten Nachuntersuchung ca. 1 Jahr nach der Entlassung.

Patientenstatus	Bei Aufnahme	Bei der zweiten Nachuntersuchung[1]
Parese (Grad 4)[2]	16/50 (32 %)	5/43 (11 %)
Parese (Grad 3 und schlechter)[2]	14/50 (28 %)	0/43 (0 %)
Schmerz 5–10[3]	27/49 (55 %)	1/43 (2 %)
Schmerz 1–4[3]	22/49 (44 %)	4/43 (9 %)
Sensibilitätsstörung	38/50 (76 %)	17/43 (39 %)
SLR (Median ± SEM in cm)[4]	44±22 (10–92)	88±11 (30–103)
Einnahme von Muskelrelaxanzien	44/50 (88 %)	0/43 (0 %)
Einnahme von Schmerzmitteln	48/50 (96 %)	5/43 (11 %)
berufstätig	36/50 (72 %)	30/43 (69 %)
unter physiotherapeutischer Behandlung	50/50 (100 %)	9/43 (20 %)
Eigentraining Physiotherapie	n.r.[5]	38/43 (88 %)
operiert	n.r.[5]	5/48 (10 %)
Zufriedenheit bezüglich des Rückenproblems, nicht operierte Patienten	n.r.[5]	40/43 (93 %)
Zufriedenheit bezüglich des Rückenproblems, operierte Patienten	n.r.[5]	3/4 (75 %)

[1] In der dritten Spalte werden nur die nicht operierten Patienten aufgeführt.
[2] Parese Grad 4: volles Bewegungsausmaß gegen Widerstand, aber keine volle Kraft; Parese Grad 3: volles Bewegungsausmaß gegen die Schwerkraft, aber Unfähigkeit gegen Widerstand zu bewegen.
[3] Schmerz wurde in einer numerischen Analogskala gemessen (0 bedeutet kein Schmerz, 10 bedeutet stärkster Schmerz).
[4] Das Nervendehnungszeichen Straight-Leg-Raise (SLR) wurde als Abstand (cm) zwischen dem äußeren Malleolus und der Unterlage gemessen.
[4] SEM: Standard Error of the Mean, statistisches Maß.
[5] n.r.: nicht relevant.

12.5 Operative versus konservative Therapie beim lumbalen Bandscheibenvorfall

Weinstein JN, Tosteson TD, Lurie JD, Tosteson ANA, Hanscom B, Skinner JS, Abdu WA, Hilibrand A, Boden SD, Deyo RA. Surgical versus nonoperative Treatment for lumbar Disk Herniation. The Spine Patient Outcomes Research Trial (SPORT): a randomized Trial. JAMA 2006; 22: 2441–2450

▸ **Publikationstyp.** Prospektive, randomisierte, zweiarmige Studie.

▸ **Fragestellung.** Untersuchung des Nutzens operativer Therapie im Vergleich zu nicht operativer Therapie bei Patienten mit lumbalen Bandscheibenvorfällen.

▸ **Hintergrund.** Die Diskektomie ist die häufigste operative Maßnahme für Patienten mit Rücken- und Beinschmerzen in den USA. Die Operationsrate variiert in den Bundesstaaten um das bis zu 15-Fache. Somit stellt sich die Frage, ob manche Operationen nicht indiziert waren. Hier werden die Ergebnisse über eine Beobachtungszeit von 2 Jahren dargestellt. Der „Spine Outcome Research Trial" (SPORT) wurde im Jahr 2000 initiiert, um die Ergebnisse operativer versus konservativer Therapie bei lumbalem Bandscheibenvorfall, Spinalkanalstenose und degenerativer Spondylolisthese zu vergleichen.

▸ **Patienten und Methode.** Die Studie wurde an 13 multidisziplinär arbeitenden Zentren in 11 US-Bundesstaaten durchgeführt. Über 18-jährige Patienten mit radiologisch nachgewiesenem lumbalem Bandscheibenvorfall und seit mindestens 6 Wochen bestehenden Symptomen trotz konservativer Maßnahmen wurden eingeschlossen. Die konservative Therapie vor Einschluss in die Studie war nicht definiert. Siebenundsechzig Prozent der Patienten hatten Physiotherapie bekommen. Festgelegte Einschlusskriterien waren radikulärer, in ein Bein ausstrahlender Schmerz, auffällige Nervendehnungszeichen oder neurologische Defizite. Ausschlusskriterien waren Wirbelsäulenoperation in der Vergangenheit, Cauda-equina-Symptome, Skoliose über 15°, segmentale Instabilität, Wirbelfrakturen, Infektionen und Tumoren, entzündliche Spondylarthropathie, Schwangerschaft, Begleiterkrankungen, die eine Operation ausschlossen, sowie Unwille, sich operieren zu lassen.

Als Behandlungsmethoden wurden entweder eine standardisierte offene Diskektomie oder eine „übliche" nicht operative Therapie eingesetzt. Diese „übliche" Therapie sollte aktive Physiotherapie, Information mit Anleitung zu Heimübungen und nichtsteroidale antiinflammatorische Medikamente, wenn sie toleriert wurden, enthalten.

Der primäre Zielparameter war der 36 Punkte umfassende Gesundheitsfragebogen (SF-36) und ein modifizierter Oswestry-Disability-Index. Bewertet wurden die Änderungen gegenüber der Ausgangsbasis nach 6 Wochen, 3 Monaten, 6 Monaten, einem Jahr und 2 Jahren. Sekundäre Zielparameter waren selbst eingeschätzte Verbesserung, Arbeitsfähigkeit und Zufriedenheit mit den Symptomen und der Behandlung. Die Ausprägung der Symptome wurde mit dem Sciatica Bothersomeness Index gemessen.

Den infrage kommenden Kandidaten wurde angeboten, entweder an der randomisierten Studie teilzunehmen oder an einer nicht randomisierten beobachteten Gruppe.

▸ **Ergebnisse.** Von 1991 geeigneten Patienten willigten 501 (25)% in die Randomisierung ein. Davon absolvierten 472 (94%) mindestens eine Nachuntersuchung. Für jeden Untersuchungszeitpunkt standen 73%–86% der Patienten zur Verfügung. Das mittlere Alter der Patienten war 42 Jahre, die meisten waren männlich, weiß und gingen einer Erwerbstätigkeit nach. 61% der Bandscheibenvorfälle waren auf Höhe LWK5/SWK1 lokalisiert.

Die nicht operativen Behandlungsstrategien waren Information (93%), antientzündliche Medikamente (61%), Injektionen (56%); aktive Physiotherapie erhielten nur 44%, obwohl 67% vor Einschluss in die Studie eine solche Behandlung erhalten hatten.

Die mittlere Operationsdauer betrug 75 Minuten. Als Komplikationen traten bei 4% der Patienten Verletzungen der Dura mit Liquorverlust auf. Innerhalb eines Jahres wurden 4% der Patienten erneut operiert.

Ein erheblicher Anteil der Patienten in beiden Gruppen wechselte die vorgesehene Behandlungsstrategie. In der für eine Operation vorgesehenen Gruppe waren zu den Nachuntersuchungen nach 6 Wochen 32% operiert, nach 3 Monaten 50%, nach 6 Monaten 57%, nach einem Jahr 59% und nach 2 Jahren 60% der Patienten. Von der für konservative Therapie vorgesehenen Gruppe waren nach 6 Wochen 18% operiert, nach 3 Monaten 30%, nach 6 Monaten 39%, nach einem Jahr 43% und nach 2 Jahren 45% der Patienten. Die Patienten, die vom konservativen Arm zur Operation wechselten, hatten tendenziell niedrigeres Einkommen, mehr Schmerz und Einschränkungen zu Beginn und im Verlauf und schlechtere Funktion als die nicht wechselnden Patienten. Entsprechend hatten die Patienten, die zur konservativen Therapie wechselten, höhere Einkommen, weniger Schmerz und Einschränkungen zu Beginn und im Verlauf.

Die Daten wurden sowohl nach dem Prinzip „vorgesehene Behandlung" (*intention to treat*) als auch nach der tatsächlich erhaltenen Behandlung statistisch analysiert. Für alle Zielparameter gab es keine statistisch signifikanten Unterschiede mit einer Tendenz zu besseren Ergebnissen in der operierten Gruppe. Zu allen Messzeitpunkten und in allen Messparametern gab es in beiden Gruppen erhebliche Verbesserungen. Die Zufriedenheit mit Symptomen und Behandlung war bei den operierten Patienten etwas höher, während sich die Arbeitsfähigkeit bei den nicht operierten Patienten besser entwickelte.

Nach 3 Monaten waren 43% der nicht operierten Patienten versus 54% der operierten Patienten mit den Symptomen zufrieden, nach einem Jahr 59% der nicht operierten versus 65% der operierten und nach 2 Jahren 64% der nicht operierten versus 68% der operierten Patienten. Nach einem Jahr waren 87% der nicht operierten versus 90% der operierten Patienten mit ihrer Behandlung zufrieden.

▸ **Schlussfolgerung.** Die Ergebnisse dieser Studie sind vergleichbar mit früheren Studien zur selben Fragestellung (Weber, 1983; Atlas, 1996; Atlas, 2001; Carragee, 2003). Da eine Verblindung bezüglich der Therapie mit z. B. einer Scheinoperation aus ethischen Gründen nicht möglich ist, können Plazeboeffekte nicht ausgeschlossen werden. Die Vielzahl und der unterschiedliche Einsatz konservativer Methoden können als individualisierte Therapie bezeichnet werden und haben möglicherweise große Vorzüge. Empfehlungen für operative oder konservative Therapie können auf Grundlage dieser Daten nicht gegeben werden.

Kommentar

Die erste randomisierte, kontrollierte prospektive Studie, die bei Patienten mit nachgewiesenem Bandscheibenvorfall den Heilungsverlauf einer operierten mit dem einer konservativ behandelten Gruppe vergleicht, stammt von Weber (Weber, 1983). Hier zeigten trotz Unterlegenheit der konservativen Therapie nach einem Jahr 60 % der konservativ behandelten Patienten befriedigende Ergebnisse. Nach 10 Jahren waren nahezu alle Paresen zurückgebildet, und keine signifikanten Unterschiede zwischen den Gruppen waren messbar.

In SPORT war die Zufriedenheit mit Symptomen in beiden Gruppen relativ gering (59 % respektive 65 %), während die Zufriedenheit mit der Behandlung relativ hoch war (87 % versus 90 %). Interessant ist die Frage, wie Zufriedenheit mit der Behandlung von den Patienten begründet wird. Wie die Autoren schon bemerkten, könnte von dem stärkeren Eingriff durch Chirurgie automatisch eine größere Zufriedenheit als Plazeboeffekt ausgehen.

Die Frage, ob eine unspezifische konservative Therapie einer spezifischen operativen Therapie unter- oder überlegen ist, konnte durch diese Studie, ebenso wie durch ihre Vorgängerinnen und die später durchgeführte Studie von Peul (Peul, 2007) nicht beantwortet werden. Für den einzelnen Patienten ist eine so global gestellte Frage allerdings auch uninteressant. Selbst wenn sich statistisch hier ein signifikant besseres Ergebnis für einen Therapiearm ergeben hätte, wären zu viele Variablen offen. Zum Beispiel wurde die postoperative Therapie nicht beschrieben. Sicherlich beeinflusst sie das Operationsergebnis. Vielleicht könnte eine definierte Operationsmethode mit einer sinnvollen Nachbehandlung wesentlich bessere Ergebnisse erbringen. Noch größer ist die Unklarheit bei der konservativen Therapie. Die meisten Behandlungen waren passiv. Nur 44 % der Patienten erhielten Physiotherapie. Auch diese wurde nicht näher beschrieben, sodass vermutlich sowohl sinnvolle als auch kontraproduktive physiotherapeutische Maßnahmen zum Einsatz kamen. Wie gut die Ergebnisse der konservativen Therapie sein könnten, wenn ausschließlich nützliche Strategien eingesetzt und die Betroffenen lernen würden, welche mechanischen Ursachen ein Bandscheibenvorfall hat und wie sie mit Übungen und ihrem alltäglichen Verhalten zur Heilung beitragen können, bleibt offen.

12.6 MRT-Untersuchung in verschiedenen Wirbelsäulenpositionen

Funktionelle Untersuchung der LWS und des Spinalkanals in Flexion, Extension und Neutralstellung bei Patienten mit lumbalem Bandscheibenvorfall mittels Magnetresonanztomografie – Erfassung morphologischer Veränderungen.

Bericht auf der Jahrestagung 2008 der Radiological Society of North America (RSNA) und bisher unveröffentlichte Daten. Idee und Patientenrekrutierung: D. Brötz, S. Burkard; Radiologie: S. Miller, J. Döring, C. Bretschneider, B. B. Klumpp, C. D. Claussen; Datenauswertung: M. Stark.

▸ **Studientyp.** Prospektive explorative Studie.

▸ **Fragestellung.** Haben Positionen in Beugung oder Streckung der Wirbelsäule Einfluss auf das prolabierte Gewebe bei einem lumbalen Bandscheibenvorfall? Und besteht eine Korrelation zu Symptomveränderungen?

▸ **Hintergrund.** Einige Studien haben sich mit der Darstellung lagerungsbedingter Änderungen des Nucleus pulposus innerhalb der Bandscheibe oder mit der Diagnostik von Bandscheibenverlagerungen mittels MRT befasst (Jinkins, 2005; Fennell, 1996). In einer eigenen Studie (Broetz, 2008) wurden morphologische Veränderungen des Bandscheibenvorfalls im Verlauf von 5 Tagen mechanischer Physiotherapie mittels MRT kontrolliert. Andere Studien haben den Langzeitverlauf von Bandscheibenvorfällen bildgebend untersucht (Bush, 1992; Maigne, 1992; Maigne, 1994; Slavin,

2001; Reyentovich, 2002; Henmi, 2002). Keine Studie hatte bis zu unserem Studienbeginn 2007 Veränderungen des vorgewölbten Bandscheibenmaterials während und nach endgradigen Positionen der Wirbelsäule in Flexion und Extension untersucht. Inzwischen haben sich zwei kleine Einzelfalluntersuchungen ebenfalls mit dieser Fragestellung befasst (Fazey, 2010; Takasaki, 2010).

Die Mehrzahl der Patienten mit radiologisch nachgewiesenem lumbalem Bandscheibenvorfall, die unter Lumboischialgien und neurologischen Defiziten leiden, kann durch symptomorientierte mechanische verhaltensorientierte Physiotherapie eine anhaltende Besserung ihrer Beschwerden bis hin zur Beschwerdefreiheit erreichen (Brötz, 2001; Brötz, 2003; Brötz, 2010a; Broetz, 2010b). In den Therapieeinheiten evaluierten Physiotherapeutin und Patient jeweils die Bewegungen der Wirbelsäule, die die Schmerzen zentralisierten oder reduzierten. Dies waren Bewegungen in die Drehung und Streckung der Wirbelsäule. Die Patienten wurden instruiert, diese Bewegungen der Wirbelsäule anfangs stündlich 10-mal, später seltener zu wiederholen. Außerdem wurde ihnen geraten, ihr alltägliches Verhalten so anzupassen, dass sie die ungünstigen Bewegungen in Beugung und Sitzen weglassen. Im Verlauf wurden stabilisierende Muskelaktivitäten und Bewegungen der Beine zur Mobilisierung der Nervenbahnen in den Übungsplan ergänzt.

► **Patienten und Methode.** Patienten mit im MRT gesichertem lumbalem Bandscheibenvorfall mit dazu passenden Beschwerden, die entsprechend ihren Symptomen für die konservative Therapie geeignet waren und nach dem hier beschriebenen Prinzip behandelt wurden, waren Kandidaten für diese Studie. Die behandelnden Physiotherapeutinnen DB oder SB informierten die geeigneten Patienten, die dann vom Radiologen SM oder JD über den Ablauf der Untersuchung aufgeklärt wurden.

► **Einschlusskriterien**

- 18–80 Jahre,
- Lumboischialgie,
- mit oder ohne neurologisches Defizit,
- zu den Symptomen passender lumbaler Bandscheibenvorfall, durch MRT dargestellt,
- Zentralisierung, Reduktion oder Eliminierung von Schmerzen durch Wirbelsäulenbewegungen,
- Tolerieren von Lagerung in Flexion und Extension der Wirbelsäule,
- Einverständnis mit der Untersuchung.

► **Ausschlusskriterien**

- Kontraindikationen gegen die MRT,
- Schwangerschaft und stillende Frauen,
- frühere Operationen wegen Bandscheibenvorfall,
- frühere traumatische Wirbelsäulenverletzung,
- Einnahme von Kortikosteroiden,
- Blasen- oder Mastdarmlähmungen,
- innerhalb von 24 h aufgetretene hochgradige Parese (Kraftgrad 1) oder Plegie,
- Herzschrittmacher, intrakranielle Metallimplantate,
- Klaustrophobie,
- je nach Bauart ferromagnetische Implantate (z. B. Hüft- oder Kniegelenksprothesen älter als 20 Jahre) außer Zahnersatz,
- fehlende schriftliche Einverständniserklärung.

► **Radiologie.** Alle Patienten wurden nach den üblichen Standards über die MRT-Untersuchung aufgeklärt. Die Untersuchungen wurden mit einem 1,5-Tesla-Kernspintomografen (Magnetom Espree, Siemens AG, Erlangen) mit einer Gradientenstärke von 40mT/m durchgeführt. Die Studienteilnehmer wurden in Rückenlage untersucht, zur Signalakquisition wurde eine Körperspule verwendet. Die Bandscheibenmorphologie wurde durch schichtweise Darstellung der Wirbelsäule in sagittaler und axialer Schnittführung über dem betroffenen Bandscheibenfach mittels T2w SE-Technik erfasst. Untersucht wurde in direkter Folge in flacher Rückenlage, in Flexion, in Extension und wieder in flacher Rückenlage (siehe ► Abb. 12.1a–d). Während und nach den einzelnen Untersuchungen wurden Beschwerden erfragt und dokumentiert. Bei Klaustrophobie oder Verstärkung von Beschwerden wurde die Untersuchung abgebrochen.

► **Auswertung.** Die Winkel zwischen den Wirbelkörpern auf der Höhe des Bandscheibenvorfalls wurden in den verschiedenen Positionen gemessen. Für die Bestimmung der Größe des Bandscheibenvorfalls erfolgte eine Ausmessung des prolabierten Bandscheibengewebes. Dabei wurde die Leonardo Workstation® (Siemens, Erlangen) verwendet. Zunächst wurde der maximal messbare Abstand des vorgefallenen Anteils der Bandscheibe vom Wirbelkörper in den verschiedenen Positionen in der sagittalen Schicht gemessen. Danach erfolgte die gleiche Messung in der transversalen Schicht. In den sagittalen Bildern wurde die Fläche (ROI) der in den Spinalkanal ragenden Bandscheibe gemessen. In den transversalen Bildern wurde die Fläche des Spinalkanals bestimmt. In einem

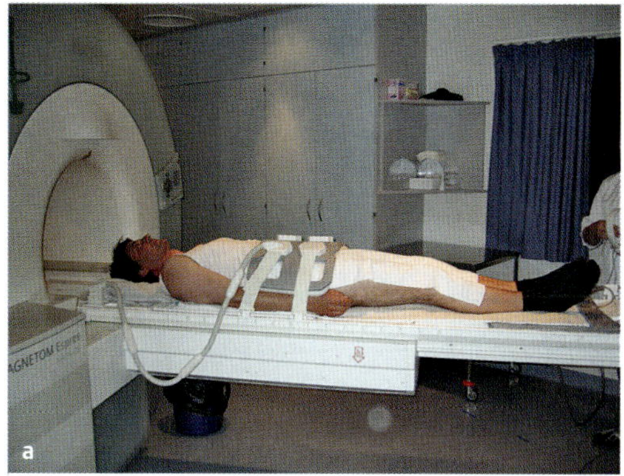

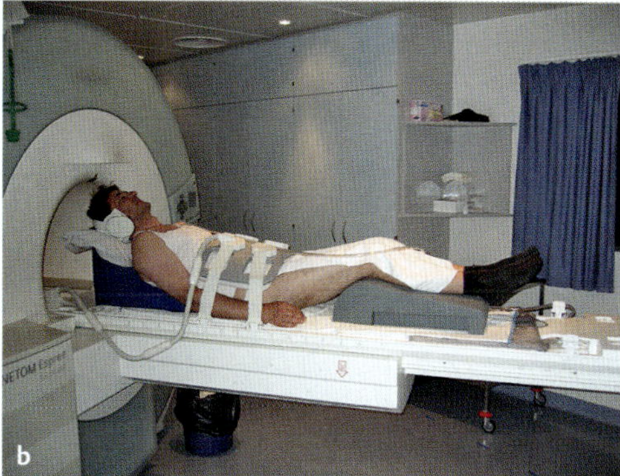

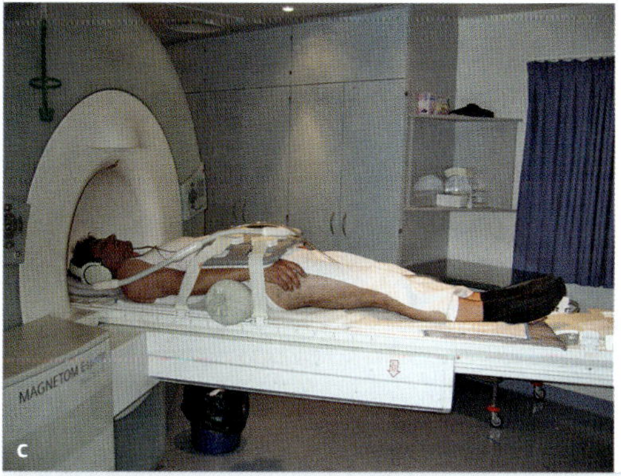

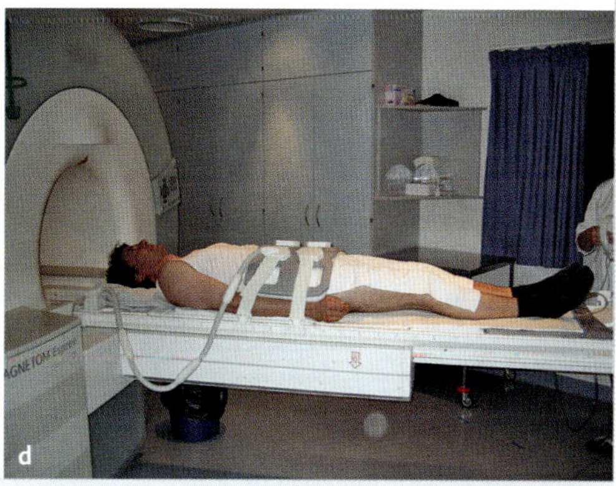

Abb. 12.1 Vier Lagerungen während der MRT-Untersuchung.
a Flache Rückenlage.
b Flexion.
c Extension.
d Flache Rückenlage.

weiteren Schritt wurde in den sagittalen Bildern das Volumen der prolabierten Bandscheibe errechnet. In der transversalen Schicht wurde das Volumen der fehlenden Fläche des Spinalkanals in den vier Positionen errechnet.

Eine Änderung der klinischen Symptomatik, Schmerzintensität (numerische Analogskala), Schmerzlokalisation und Sensibilität bei Änderung der Lagerung wurde dokumentiert.

▸ **Ergebnisse.** Alle für die Untersuchung vorgesehenen Patienten konnten entsprechend des Protokolls untersucht werden. 20 Patienten (Alter im Durchschnitt 41/25–65 Jahre, 15 männlich) mit Symptomen eines akuten Bandscheibenvorfalls wurden untersucht. In den physiotherapeutischen Behandlungseinheiten und während der Untersuchung zeigte sich bei 70 % der Patienten Zentralisierung des ausstrahlenden Schmerzes während der Extension, bei diesen Patienten wurde auch insgesamt eine Besserung und Eliminierung der Beschwerden erreicht. Sechs Patienten erreichten keine anhaltende Schmerzlinderung. Vier von diesen wurden operiert. Bei 3 der operierten Patienten trat keine Zentralisierung der Schmerzen ein.

▸ **Distanz des Bandscheibenvorfalls: sagittale Schicht.** Die maximale Distanz des vorgefallenen Bandscheibengewebes zum Wirbelkörper verringerte sich bei 80 % der Patienten zwischen der flachen Rückenlage vor der Untersuchung und der flachen Rückenlage nach der Positionierung in Extension um −4,44 % (SD ± 10,90 %; SD für Standard Deviation, statistisches Maß Standardabweichung). Noch gravierender war der Unterschied zwischen der Positionierung in Flexion zur Extension. Bei

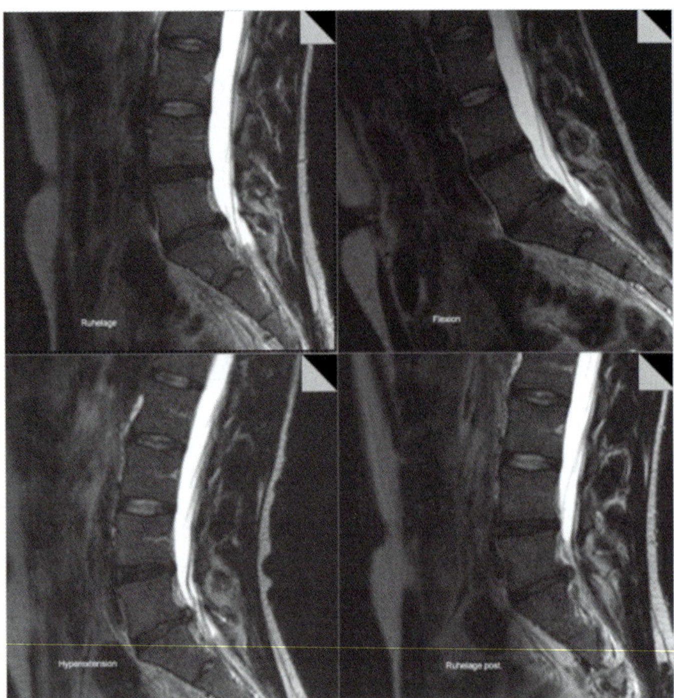

Abb. 12.2 MRT-Bilder in den vier untersuchten Positionen: flache Rückenlage, Flexion, Extension, flache Rückenlage. (Abbildung: Prof. Dr. S. Miller, Universitätsklinikum Tübingen)

90 % der Patienten nahm der Abstand des vorgefallenen Bandscheibengewebes zum Wirbelkörper um –10,59 % (SD ± 10,29 %) ab.

▶ **Distanz des Bandscheibenvorfalls: transversale Schicht.** Die maximale Distanz des vorgefallenen Bandscheibengewebes zur Hinterkante des Wirbelkörpers verringerte sich bei 80 % der Patienten zwischen der flachen Rückenlage vor der Untersuchung und der flachen Rückenlage nach der Positionierung in Extension um –13,55 % (SD ± 18,57 %). Zwischen der Positionierung in Flexion zur Extension verringerte sich die maximale Distanz bei 85 % der Patienten im Schnitt um –9,04 % (SD ± 27,05 %). Im Mittel sank die maximale Distanz des prolabierten Bandscheibengewebes von 0,61 cm auf 0,59 cm (sagittale Schicht) und von 0,38 cm auf 0,33 cm (transversale Schicht).

▶ **Fläche des prolabierten Bandscheibengewebes.** Die Fläche des prolabierten Bandscheibengewebes verringerte sich zwischen flacher Rückenlage vor und nach der Positionierung in Extension bei 45 % Patienten im Schnitt um –0,22 % (SD ± 10,06 %) (sagittaler Schnitt) bzw. bei 85 % der Patienten im Schnitt um –13,55 % (SD ± 18,57 %) (transversaler Schnitt). Zwischen der Position in Flexion zu Extension verringerte sich die Fläche bei 90 % der Patienten im Schnitt um von –12,72 % (SD ± 11,50 %) (sagittaler Schnitt) bzw. und bei 85 % der Patienten im Schnitt um –9,04 % (SD ± 27,05 %) (transversaler Schnitt).

▶ **Volumen des prolabierten Bandscheibengewebes.** Das errechnete Volumen des prolabierten Bandscheibengewebes verringerte sich zwischen flacher Rückenlage vor und nach der Positionierung in Extension bei 50 % der Patienten im Schnitt um –1,83 % (SD ± 21,86 %). Zwischen der Position in Flexion zu Extension verringerte sich das Volumen bei 70 % der Patienten um im Schnitt –8,46 % (SD ± 19,57 %).

▶ **Diskussion und Schlussfolgerung.** Mithilfe der dynamischen MRT wurden Veränderungen des prolabierten Bandscheibengewebes gezeigt, die mit den Symptomveränderungen Zentralisierung und Reduktion ausstrahlender Schmerzen korrelierten. Die Hypothese, dass durch Flexion und Extension der Wirbelsäule der Bandscheibenvorfall in seiner Lage verändert wird, wurde bestätigt. Da bei Extension die maximale Distanz und die Fläche des prolabierten Gewebes verringert und somit die potenzielle Schädigung von Nervenbahnen reduziert wurden, ist diese Bewegung bei Patienten mit lumbalem Bandscheibenvorfall anzustreben.

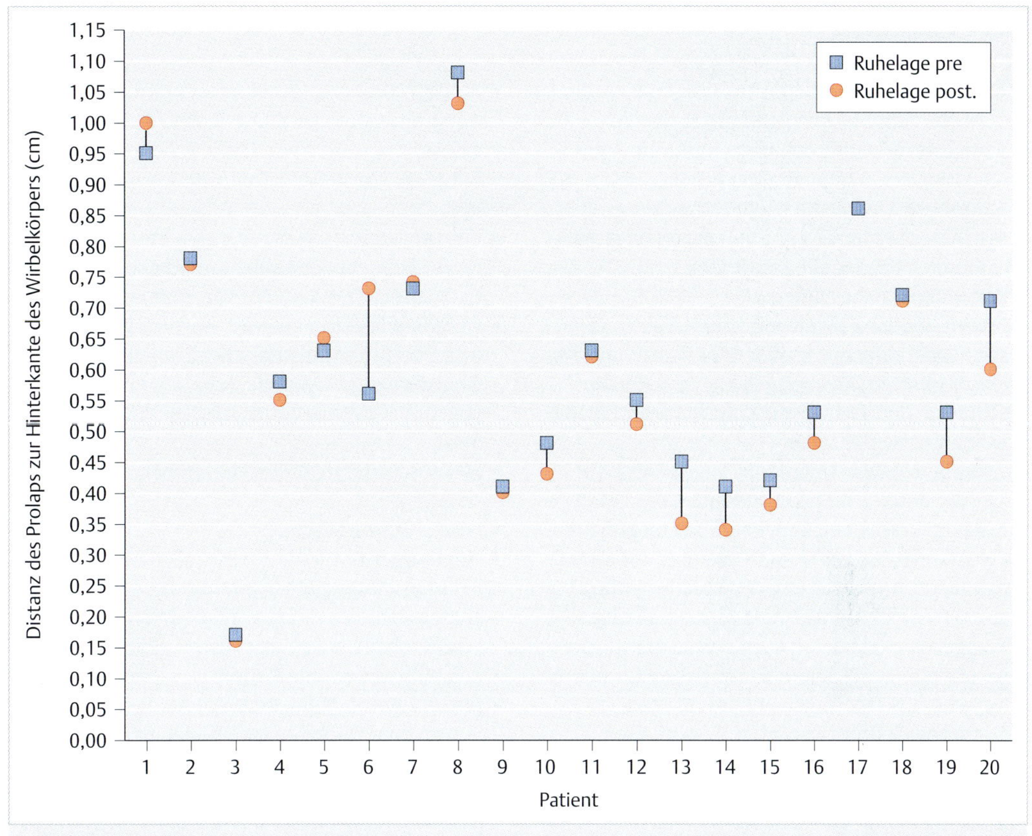

Abb. 12.3 Distanz des Prolapses: sagittale Ebene in flacher Rückenlage vor und nach der Positionierung in Extension. (Abbildung: Prof. Dr. S. Miller, Universitätsklinikum Tübingen)

13 Glossar

- **Allodynie:** Schmerzauslösung durch Reize, die normalerweise keinen Schmerz auslösen.
- **Analgesie:** fehlende Schmerzempfindung bei physiologisch schmerzhaften Reizen.
- **Anamnese:** Geschichte einer Erkrankung.
- **Arm** einer Studie: Gruppe von protokollgemäß einheitlich behandelten Patienten.
- **Brachialgie:** Armschmerz.
- **Brown-Séquard-Syndrom:** halbseitige Querschnittlähmung mit ipsilateraler Parese und Tiefensensibilitätsstörung sowie kontralateraler Schmerz- und Temperaturempfindungsstörung.
- **BWS:** Brustwirbelsäule
- **Compliance:** Einverständnis, Fügsamkeit, speziell die Bereitschaft von Patienten, die ihnen gemachten Vorgaben zur Behandlung einzuhalten.
- **Computertomografie:** bildgebendes Verfahren, das auf der Registrierung der Abschwächung von aus verschiedenen Richtungen ausgesandten Röntgenstrahlen durch die Gewebe des Körpers beruht und zur Diagnostik verschiedener neurologischer Erkrankungen eingesetzt wird.
- **Coping-Verhalten:** Bewältigungsverhalten, Krankheitsbewältigung, besonders bei chronischen Erkrankungen, Behinderungen und Erkrankungen mit zweifelhafter Prognose.
- **Depressivität:** psychischer Zustand mit niedergeschlagener Stimmung, Antriebsverlust, Gedanken der Hilf- und Hoffnungslosigkeit sowie Rückzugsverhalten.
- **Diagnose:** Zuordnung einer gesundheitlichen Störung zu einem Krankheitsbegriff.
- **Diagnostik:** Verfahren, die zur ursächlichen Abklärung gesundheitlicher Beschwerden bzw. zur Klassifizierung einer Krankheit angewandt werden. Dazu gehören Anamnese und körperliche Untersuchungen sowie ggf. auch apparative Diagnostik und Laboruntersuchungen.
- **Diskografie:** radiologisches Verfahren zur Beurteilung der Integrität der Bandscheibe, bei dem Kontrastmittel in den Zwischenwirbelraum eingebracht und ein potenzieller Kontrastmittelaustritt beobachtet wird und bei dem geprüft werden kann, ob der dem Patienten bekannte Schmerz reproduziert wird.
- **Distal:** bezeichnet die Lagebeziehung vom Zentrum des Körpers weg und hin zu den Extremitäten (Gegensatz: proximal).
- **Dysästhesie:** unangenehme, abnorme Empfindung, spontan oder durch äußere Reize ausgelöst.
- **Evidenz:** gesicherte Erkenntnis zu einem Sachverhalt.
- **Fibromyalgie:** (meist generalisierte) Schmerzen in Muskeln, Bindegewebe und Knochen, diagnostisch unsicheres Konzept von Krankheit.
- **GCP:** *Good clinical Practice*, Normen zur Planung und Durchführung klinischer Studien.
- **Gleitwirbel:** Vorwärtsverrutschen eines Wirbels gegenüber dem anderen, häufig LWK 5 über SWK 1.
- **Hexenschuss:** tiefer Rückenschmerz, Kreuzschmerz.
- **HWS:** Halswirbelsäule.
- **Hyperalgesie:** verstärkte Schmerzempfindung bei physiologischem Schmerzreiz.
- **Hyperpathie:** verstärkte Reaktion auf äußere schmerzhafte oder nicht schmerzhafte Reize, z. B. auf wiederholte Reize.
- **Inklinometer:** Winkelmessgerät, das beim Anlegen an eine Fläche deren Winkel im Bezug zur Waagerechten anzeigt.
- **Irritierbarkeit:** speziell bei Maitland und Butler: Ausmaß der Beeinflussbarkeit der Beschwerden durch mechanische Manöver.
- **Ischialgie:** Beinschmerz im Verlauf des Ischiasnervs.
- **Kernspintomografie: siehe Magnetresonanztomografie.**
- **Kohorte:** „Hundertschaft", speziell Patientengruppe mit gemeinsamen Merkmalen und Symptomen.
- **Konditionierung, operante:** Lernen durch Erfolg, Beibehalten bestimmter Verhaltensweisen aufgrund von Belohnung.
- **Kontraktur:** Bewegungseinschränkung von Gelenken, die durch Verkürzungen und Schrumpfungen der Muskeln, Sehnen, Bänder und Gelenke oder durch Verknöcherung entstehen kann. Eine Kontraktur wird nach der Bewegungsrichtung benannt, die verkürzt ist. Bei einer Beugekontraktur z. B. ist die endgradige Streckung nicht möglich, die Beugung des Gelenks kann hingegen frei beweglich sein.
- **Locked-in-Syndrom:** Eingeschlossen, Bezeichnung für die Unfähigkeit, sich zu bewegen oder zu sprechen, bei erhaltenem Bewusstsein, Ursa-

che ist in der Regel eine Durchblutungsstörung im Versorgungsgebiet der A. basilaris.

- ***Low Back Pain:*** Rückenschmerz, Kreuzschmerz.
- **Lumbago:** Rückenschmerz, Kreuzschmerz.
- **Lumbalgie:** Rückenschmerz, Kreuzschmerz.
- **Lumboischialgie:** Rückenschmerz kombiniert mit ausstrahlendem Beinschmerz.
- **LWS:** Lendenwirbelsäule.
- **Magnetresonanztomografie:** bildgebendes Verfahren, das auf der Registrierung elektromagnetischer Wellen aus dem Körper nach Anlage eines externen Magnetfeldes beruht und zur Diagnostik verschiedener neurologischer Erkrankungen eingesetzt wird.
- **Manipulation:** hier: passive impulsartige Bewegung eines Gelenkes, die mit hoher Geschwindigkeit innerhalb oder über die Grenzen der passiven Beweglichkeit hinaus durchgeführt wird.
- **Metaanalyse:** umfassende, kritisch bewertende Analyse mehrerer (meist) klinischer Studien zu einer definierten Fragestellung.
- **Mobilisation:** aktive oder passive Bewegung.
- **NAS:** *Numeric analog Scale*, Skala zur Einstufung der Schmerzintensität, bei der der Schmerz bestimmten Zahlenwerten zugeordnet wird.
- **Neuralgie:** Schmerz im Versorgungsgebiet eines peripheren Nervs.
- **Nichtsteroidale Antirheumatika** (NSAR): Schmerzmittel, die nicht auf Steroidbasis (Cortison) beruhen und auch eine entzündungshemmende Wirkung haben. Diclofenac (z. B. Voltaren®) ist ein weit verbreitetes Präparat.
- **Noninvasiv:** „nicht eingreifend", Bezeichnung für Untersuchungs- und Behandlungsverfahren, bei denen der Körper des Patienten nicht verletzt wird.
- **OECD:** Organisation for Economic Cooperation and Development; hier erhält man vergleichende Statistiken zu Themen der Krankenversorgung aus 30 Ländern, einschließlich Deutschland. Website: www.oecd.org.
- **Peripheralisierung:** die Verlagerung der distalen Ausdehnung des ausstrahlenden oder radikulären Schmerzes weiter nach distal. Dabei kann zentraler, mehr in Richtung oder im Zentrum des betroffenen Wirbelsäulenabschnittes gelegener Schmerz verschwinden. Diese Veränderung wird durch Bewegungen der Wirbelsäule verursacht und bleibt nach den Bewegungen erhalten.
- **PKB:** *Prone Knee Bend*, Beugen des Kniegelenkes in Bauchlage; Nervendehnungstest für die Nervenwurzeln der oberen LWS- und unteren BWS-Segmente und dem N. femoralis.
- **Plazeboeffekt:** alle Wirkungen therapeutischer Maßnahmen, die nicht spezifisches Ergebnis der Maßnahme an sich sind, sondern als unspezifische Reaktion der Patienten auf die Therapiemaßnahme zu interpretieren sind.
- **Polytopes Schmerzsyndrom:** Schmerzangabe an vielen Stellen des Körpers, die diagnostisch nicht näher zugeordnet werden kann.
- **Prävention:** vorbeugende Maßnahme.
- **Prospektive Studie:** Behandlung von Patienten nach einem zuvor (vorausschauend) definierten Studienprotokoll.
- **Proximal:** bezeichnet die Lagebeziehung zum Zentrum des Körpers hin (Gegensatz: distal).
- **Randomisierung:** zufällige Verteilung der Patienten auf die Studienarme. Diese erfolgt in der Regel durch zuvor erstellte Randomisierungslisten.
- **RCT:** *Randomised controlled Trial*, randomisierte kontrollierte Studie.
- **Rehabilitation:** Wiederherstellung, im weiteren Sinne Maßnahmen, die der Wiederherstellung des Zustandes vor einer Erkrankung dienen.
- **Reliabilität:** Zuverlässigkeit; Gütekriterium für ein Test- oder Messverfahren bezüglich der Fähigkeit, bei Wiederholung zu einem identischen Ergebnis zu führen; Test-Retest-Reliabilität: Zuverlässigkeit bei Wiederholung des Tests zum selben Ergebnis zu führen; Inter-Tester-Reliabilität: verschiedene Tester kommen zum selben Ergebnis; Intra-Tester-Reliabilität: ein und derselbe Tester kommt bei Wiederholung zum selben Ergebnis.
- **Retrospektive Studie:** rückblickend werden z. B. Patientenakten mit einer bestimmten Fragestellung ausgewertet, um einen vermuteten Zusammenhang zu erhärten oder auszuschließen.
- **Review:** 1. Übersichtsartikel in Abgrenzung zu Publikationen, die neue (originale) Daten referieren, 2. Prozess der Begutachtung eines zur Publikation eingereichten wissenschaftlichen Manuskriptes.
- **Rezidiv:** Rückfall, Wiederauftreten einer Krankheit nach Ausheilung.
- **Rückenschulen:** verschiedene Programme zur Prävention von Rückenschmerzen mithilfe von Information über die Entstehung von Rückenschmerzen, Schulung von Hebetechniken, Sitzpositionen und Haltungen, Kraft- und Entspannungstraining.

- **Schutzspasmus:** reflektorische Muskelaktivität, die als Schutzmechanismus angesehen werden kann.
- **Sensibel evozierte Potenziale (SEP):** Untersuchungstechnik, bei der nach peripherer Nervenstimulation über eine auf der Haut angebrachte Elektrode an verschiedenen Stellen weiter proximal, z. B. über der Wirbelsäule oder über dem Gehirn, die Reizantwort registriert wird.
- **Sensitivität:** (u. a.) Maß für die Wahrscheinlichkeit, eine vorliegende Erkrankung durch ein diagnostisches Verfahren nachzuweisen.
- **SLR:** *Straight Leg Raise*, Anheben des gestreckten Beines; Nervendehnungstest für die Nervenwurzeln der unteren Lendenwirbelsäule (L 5 und S 1), den Plexus sacralis, den N. ischiadicus, den N. peroneus, den N. tibialis, entspricht der Prüfung des Lasègue-Zeichens.
- **Spezifischer Schmerz:** die zweifelsfreie Zuordnung des Schmerzes zu einem Krankheitsbegriff ist möglich (z. B. Schmerz durch einen Bandscheibenvorfall).
- **Spezifität:** (u. a.) Maß für die Wahrscheinlichkeit, dass bei positivem Ausfall eines diagnostischen Tests tatsächlich die vermutete Erkrankung vorliegt.
- **Spondylolisthese:** Gleitwirbelbildung.
- **Symptome:** subjektive Begleiterscheinungen einer Erkrankung, die vom Patienten empfunden werden, aber für einen Beobachter (im Gegensatz zum Krankheits-„Zeichen", *Sign*) nicht sicht- oder messbar sind.
- **ULTT:** *Upper Limb Tension Test*, Nervendehnungstest der oberen Extremität, für die Nervenwurzeln der mittleren und unteren Halswirbelsäule, den Plexus brachialis und den N. medianus.
- **Unspezifischer Schmerz:** die zweifelsfreie Zuordnung des Schmerzes zu einem Krankheitsbegriff ist nicht möglich (z. B. Brachialgie).
- **Validität:** Gütekriterium für ein Test- oder Messverfahren bezüglich der Fähigkeit, den zu testenden oder zu messenden Sachverhalt zu prüfen.
- **VAS:** *Visual analog Scale*, sichtbare Skala zur Einstufung der Schmerzintensität.
- **Verblindung:** bei der einfachen Verblindung wissen die Patienten nicht, welchem Therapiearm einer mehrarmigen Studie sie zugeordnet sind. Ideal ist die doppelte Verblindung, bei der weder Patienten noch Therapeuten die Zuordnung zu den Therapiearmen kennen.
- **Zeichen:** objektive und objektivierbare Begleiterscheinungen einer Erkrankung (messbar, für einen Beobachter sichtbar).
- **Zentralisierung:** die Verlagerung der distalen Ausdehnung des ausstrahlenden oder radikulären Schmerzes nach proximal. Dabei kann zentraler, mehr in Richtung oder im Zentrum des betroffenen Wirbelsäulenabschnittes gelegener Schmerz neu entstehen oder zunehmen. Diese Veränderung wird durch Bewegungen der Wirbelsäule ausgelöst und bleibt nach den Bewegungen erhalten.
- **Zervikobrachialgie:** Nackenschmerz kombiniert mit ausstrahlendem Armschmerz.
- **Zielparameter:** In einem Studienprotokoll festgelegte Endpunkte, die zu definierten Zeitpunkten kontrolliert werden.

14 Literaturverzeichnis

Adams MA, Dolan P, Hutton WC. The lumbar spine in backward bending. Spine 1988; 13: 1019–1026

Adams MA, Dolan P. Could sudden increase in physical activity cause degeneration of intervertebral discs? Lancet 1997; 350: 734–735

Adams MA, Freeman BJC, Morrison HP et al. Mechanical initiation of intervertebral disc degeneration. Spine 2000; 25: 1625–1636

Adams MA, Green TP, Dolan P. The strength in anterior bending of lumbar intervertebral discs. Spine 1994; 19: 2197–2203

Adams MA, Hutton WC. Gradual disc prolapse. Spine 1985; 10: 524–542

Adams MA, Hutton WC. Prolapsed intervertebral disc: a hyperflexion injury. Spine 1982; 7: 184–191

Adams MA, May S, Freeman BJC et al. Effects of backward bending on lumbar intervertebral discs. Relevance to physical therapy treatments for low back pain. Spine 2000; 25: 431–437

Adams MA, McMillan DW, Green TP et al. Sustained loading generates stress concentrations in lumbar intervertebral discs. Spine 1996; 21: 434–438

Ahn JA, Kim JH, Bendik A et al. Effects of stabilization exercises with a swiss ball on neck-shoulder pain and mobility of adults with prolonged exposure to VDTs. J Phys Ther Sci 2015; 27: 981–984

Alexander H, Jones AM, Rosenbaum DH. Nonoperative management of herniated nucleus pulposus: patient selection by the extension sign. Orthopaedic Review 1992; 21: 181–188

Algarni AM, Schneiders AG, Hendrick PA. J Orthop Sports Phys Ther 2011; 41: 130–140

Altinkaya N, Cekinzez M. Lumbar multifidus muscle changes in unilateral lumbar disc herniation using magnetic resonance imaging. Skeletal Radiol 2016; 45: 73–7. Doi10.1007/s00256-015-2252-z

Amanzio M, Benedetti F. Neuropharmacological dissection af placebo analgesia: expectation-activated opioid systems versus conditioning-activated specific subsystems. The Journal of Neuroscience 1999; 19: 484–494

Andersson GB, Schulz AB, Nachemson AL. Intervertebral disc pressures during traction. Scandinavian Journal of Rehabilitation Medicine-Supplement 1983; 9: 88–91

Aota Y, Onari K, An HS et al. Dorsal root ganglia morphologic features in patients with herniation of the nucleus pulposus: assessment using magnetic resonance myelography and clinical correlation. Spine 2001 Oct 1; 26 (19): 2125–32

Aprill CN, Bogduk N. High intensity zone: a diagnostic sign of painful lumbar disc on magnetic resonance imaging. British Journal of Radiology 1992; 65: 361–369

Arbeitsgemeinschaft der Wissenschaftlichen Medizinischen Fachgesellschaften (AWMF) 2012; http://www.awmf.org/leitlinien/leitlinien-suche.html

Ashman RB. Disc Anatomy and biomechanics. Spine State Art Rev 1989; 3: 13–26

Assendelft WJ, Bouter LM, Knipschild PG. Complications of spinal manipulation: a comprehensive review of the literature. Journal of Family Practice 1996; 42: 475–480

Atlas SJ, Keller RB, Chang YC et al. Surgical and nonsurgical management of sciatica secondary to a lumbar disc herniation: five-year outcomes from the Maine lumbar spine study. Spine 2001; 26: 1179–1187

Barlocher CB, Krauss JK, Seiler RW. Central lumbar disc herniation. Acta Neurochirurgica (Wien) 2000; 142: 1369–1374

Basler HD, Jakle C, Kroner-Herwig B. Incorporation of cognitive-behavioral treatment into the medical care of chronic low back patients: a controlled randomized study in German pain treatment centers. Patient Education and Counseling 1997; 31: 113–124

Becker A, Stockfisch N, Van Tulder M et al. Evidenzbasierte Physiotherapie zur Behandlung akuter unspezifischer Kreuzschmerzen – auf der Europäischen Leitlinie basierender Bericht. Physioscience 2006; 2: 7–13

Bell MA, Weddell AGM. A morphologic study of intrafascicular vessels of mammalian sciatic nerve. Muscle and Nerve 1984; 7: 524–534

BenDebba M, van Alphen HA, Long DM. Association between peridural scar and activity-related pain after lumbar discectomy. Neurological Research 1999; 21 Supplement 1: 37–42

Bischoff HP. Manuelle Therapie für Physiotherapeuten. Balingen: PERIMED Spitta; 1994

Boden SD, Davis DO, Dina TS et al. Abnormal magnetic-resonance scans of the lumbar spine in asymptomatic subjects. The Journal of Bone and Joint Surgery 1990; 72-A: 403–408

Bogduk N, Tynan W, Wison AIS. The nerve supply to the lumbar intervertebral discs. Journal of Anatomy 1981; 132: 39–56

Bogduk N, Windsor M, Inglis A. The innervation of the cervical intervertebral discs. Spine 1988; 13: 2–8

Bogduk N. Klinische Anatomie von Lendenwirbelsäule und Sakrum. Berlin: Springer; 2000

Bogduk N. The innervation of the lumbar spine. Spine 1983; 8: 286–293

Boos N, Rieder R, Schade V et al. The diagnostic accuracy of magnetic resonance imaging, work perception, and psychosocial factors in identifying symptomatic disc herniations. Spine 1995; 20: 2613–2625

Borenstein DG. Epidemiology, etiology, diagnostic evaluation, and treatment of low back pain. Current Opinion. Rheumatology 1999; 11: 151–157

Brandt T, Dichgans J, Diener HC. Therapie und Verlauf neurologischer Erkrankungen. Stuttgart: Kohlhammer; 1998

Breig A, Marions O. Biomechanics of the lumbosacral nerve roots. Acta Radiologica (Diagn) 1963; 1: 1141–1160

Breig A, Troup JDG. Biomechanical considerations in the straight-leg-raising test. Spine 1979; 4: 242–250

Breig A. Adverse mechanical tension in the central nervous system. Stockholm: Almqvist and Wiksell; 1978

Breig A. Biomechanics of the Central Nervous System; Some Basic Normal and Pathologic Phenomena. Stockholm: Almquist & Wiksell; 1960

Brisby H, Olmarker K, Larsson K et al. Proinflammatory cytokines in cerebrospinal fluid and serum in patients with disc herniation and sciatica. European Spine Journal 2002; 11: 62–66

Brötz D, Küker W, Maschke E et al. A prospective trial of mechanical physiotherapy for lumbar disk prolapse. Journal of Neurology 2003; 250: 746–749

Brötz D. Kasuistik thorakaler Bandscheibenvorfall. Weniger Schmerz durch Extension und Rotation. Physiopraxis 2005; 3: 18–20

Broetz D, Hahn U, Maschke E et al. Lumbar disk prolapse: response to mechanical physiotherapy in the absence of changes in magnetic resonance imaging. Report of 11 cases. NeuroRehabilitation 2008; 23: 289–294

Brötz D, Maschke E, Burkard S et al. Is there a role for benzodiazepines in the management of lumbar disc prolapse with acute sciatica? Pain 2010a; 149: 470–475

Broetz D, Burkard S, Weller M. A prospective study of mechanical physiotherapy for lumbar disk prolapse: five year follow-up and final report. NeuroRehabilitaiton 2010b; 26: 155–8

Brötz D, Weller M, Küker W et al. Mechanische physiotherapeutische Diagnostik und Therapie bei Patienten mit lumbalen Bandscheibenvorfällen. Aktuelle Neurologie 2001; 28: 74–81

Brotchi J, Pirotte B, De Witte O et al. Prevention of epidural fibrosis in a prospective series of 100 primary lumbo-sacral discectomy patients: follow-up and assessment at re-operation. Neurological Research 1999; 21, Supplement 1: 47–50

Brügger A. Die Funktionskrankheiten des Bewegungsapparates: eine Standortbestimmung. In: Die Funktionskrankheiten des Bewegungsapparates. Band 8. Jena: Fischer; 1997: 14–21

Burton AK, Waddell G, Tillotson M et al. Information and advice to patients with back pain can have a positive effect. A randomized controlled trial of a novel educational booklet in primary care. Spine 1999; 24: 2484–2491

Bush K, Cowan N, Katz DE et al. The natural history of sciatica associated with disc pathology. A prospective study with clinical and independent radiologic follow-up. Spine 1992; 17: 1205–1212

Butler D. Mobilisation des Nervensystems. Berlin: Springer; 1998

Byröd G, Rydevic B, Nordborg C et al. Early effects of nucleus pulposus application on spinal nerve root morphology and function. Eurorean Spine Journal 1998; 7: 445–449

Carragee EJ, Helms E, O'Sullivan GS. Are postoperative activity restrictions necessary after posterior lumbar discectomy? A prospective study of outcomes in 50 consecutive cases. Spine 1996; 21: 1893–1897

Cavafy J. A case of sciatic nerve-streching in locomotor ataxy: with remarks on the operation. British Medical Journal of Dec 1881; 17: 973–974

Cherkin DC, Deyo RA, Battié M et al. A comparision of physical therapy, chiropractic manipulation, and provision of an educational booklet for the treatment of patients with low back pain. The New England Journal of Medicine 1998; 8: 1021–1029

Cherkin DC, Deyo RA, Street JH et al. Pitfals of patient education: limited success of a program for back pain in primary care. Spine 1996; 21: 354–355

Cherkin DC, Deyo RA, Wheeler K et al. Physician Variation in diagnostic testing for low back pain. Who you see is what you get. Artritis & Rheumatism 1994; 37: 15–22

Cherkin DC. Primary care research on low back pain. The state of the science. Spine 1998; 23: 1997–2002

Chiviacowsky S, Wulf G. Feedback after good trials enhances learning. Research Quarterly for Exercise and Sport 2007; 78: 40–47

Chiviacowsky S, Wulf G, Wally R et al. Knowledge of results after good trials enhances learning in older adults. Research Quarterly for Exercise and Sport 2009; 80: 663–668

Chrubasik S, Junck H, Zappe HA et al. A survey on pain complaints and health care utilization in a German population sample. European Journal of Anaestesiology 1998; 15: 397–408

Chou R, Qaseem A, Snow V et al. Diagnosis and Treatment of low back pain: a joint clinical practice guideline from the American college of physicians and the American pain society. Annals of Internal Medicine 2007; 147: 478–491

Chou R, Huffman LH. Nonpharmacoligic therapies for acute and chronic low back pain: a review of the evidence for an American pain society/American college of physicians clinical practice guideline. Annals of Internal Medicine 2007; 147: 492–504

Colloca L, Benedetti F. Nocebo hyperalgesia: how anxiety is turned into pain. Curr Opin Anaesthesiol 2007; 20: 435–9

Crombez G, Vlaeyen JWS, Heuts PHTG et al. Pain-related fear is more disabling than pain itself: evidence on the role of pain-related fear in chronic pain disability. Pain 1999; 80: 329–339

Dakin CJ, Inglis JT, Chua R et al. Muscle-specific modulation of vestibular reflexes with increased locomotor velocity and cadence. J Neurophysiol 2013; 110: 86–94

Deci EL, Ryan RM. Self-Determination Theory: A macrotherory of human motivation, developmet, and health. Canadian Psychology 2008; 49: 182–185

De Pascalis V, Chiaradia C, Carotenuto E. The contribution of suggestibility and expectation to placebo analgesia phenomenon in an experimantal setting. Pain 2002; 96: 393–402

Devulder J. Transforaminal nerve root sleeve injection with corticosteroids, hyaluronidase, and local anesthetic in the failed back surgery syndrome. Journal of Spinal Disorders 1998; 11: 151–154

Deyo RA, Diehl AK, Rosenthal M. How many days of bed rest for acute low back pain? A randomised clinical trial. The New England Journal of Medicine 1986; 315: 1064–1070

Deyo RA, Phillips WP. Low back pain; A primary care challenge. Spine 1996; 21: 2826–2832

Diener HC, Leonhardt. Schmerztherapie. In: Brandt T, Dichgans J, Diener HC. Therapie und Verlauf neurologischer Erkrankungen. Stuttgart: Kohlhammer; 1998: 85ff

Dommisse GF. The blood supply of the spinal cord. In: Grieve GP, Modern manual therapy of the vertebral column. Edinburgh: Churchill Livingstone; 1986

Donelson R, Aprill C, Medcalf R et al. A prospective study of centralisation of lumbar and referred pain. Spine 1997; 22: 1115–1122

Donelson R, Grant W, Kamps C et al. Pain response to sagittal endrange spinal motion. A prospective, randomized, multicentered trial. Spine 1990; 16: 206–211

Donelson R, Silva G, Murphy K. Centralisation phenomenon: its usefulness in evaluating and treating referred pain. Spine 1990; 15: 211–213

Draganski B, Gaser C, Busch V et al. Changes in grey matter induced by training. Nature 2004; 427: 311–312

Dreyfuss P, Michaelson M, Pauza K et al. The value of medical history and physical examination in diagnosing sacroiliac joint pain. Spine 1996; 21: 2594–2602

Dubourg G, Rozenberg S, Fautel B et al. A pilot study on the recovery from paresis after lumbar disc herniation. Spine 2002; 27: 1426–1432

Ehlers S. Jonglieren lernen mit Erfolgsgarantie. Norderstedt: Books on Demand GmbH, 2005

Elfering A, Semmer N, Birkhofer D et al. Young investigator award 2001 winner: risk faktors for lumbar disc degeneration. A 5-year prospective MRI study in asymptomatic individuals. Spine 2002; 27: 125–134

Ellis DJ, Mallozzi SS, Mathews JE et al. The relationship between preoperative expectations and the short-term postoperative satisfaction and functional outcome in lumbar spine surgery: a systematic review. Global Spine J 2015; 5: 436–52

Elvey RL. Physical evaluation of the peripheral nervous system in disorders of pain and dysfunction. Journal of Hand Therapy 1997; 10: 122–129

Estabrooks PA, Glasgow RE, Dzewaltowski DA. Physical activity promotion through primary care. JAMA 2003; 289: 2913–2916

Faas A, van Eijk JTM, Chavannes AW et al. A randomized trial of exercise therapy in patients with acute low back pain. Efficacy on sickness absence. Spine 1995; 20: 941–947

Faas A. Exercises: which ones are worth trying, for which patients, and when? Spine 1996; 21: 2874–2879

Fairbank JC, Davies JB, Couper J et al. The Oswestry low back pain disability questionnaire. Physiotherapy 1980; 66: 271–273

Fairbank JC, Pynsent PB. The Oswestry Disability Index. Spine 2000, Nov 15; 25 (22): 2940–52

Fajersztajn J. Über das gekreuzte Ischiasphänomen. Wiener Klinische Wochenschrift 1901; 14: 41–47

Falla D, Rainoldi A, Merletti R et al. Spatio-temporal evaluation of neck muscle activation during postural perturbations in healthy subjects. J Electromyogr Kinesiol. 2004; 14: 463–74

Fardon DF, Williams AL, Dohring EJ et al. Lumbar disc nomencla ture: version 2.0 Recommendations of the combined task forces of the North American Spine Society, the American Society of Spine Radiology and the American Society of Neuroradiology. The Spine Journal 2014; 14: 2525–2545

Fazey PJ, Takasaki H, Singer KP. Nucleus pulposus deformation in response to lumbar spine lateral flexion: an in vivo MRI investigation. Eur Spine J 2010; 19: 1115–20

Fennell AJ, Jones AP, Hukins DW. Migration of the nucleus pulposus within the intervertebral disc during flexion and extension of the spine. Spine 1996; 21: 2753–2757

Forbes PA, Siegmund GP, Happee R et al. Vestibulocollic reflexes in the absence of head postural control. J Neurophysiol 2014; 112: 1692–1702

Friberg O, Nurminen M, Kurhonen K, et al. Accuracy and precision of clinical estimation of leg length discrepancy and lumbar scoliosis: comparision of clinical and radiological measurements. International Disability Studies 1988; 10: 49–53

Fritz JM, Delitto A, Vignovic M et al. Intertester reliability of judgements of the centralization phenomenon and status change during movement testing in patients with low back pain. Archives of Physical Medicine and Rehabilitation 2000; 81: 57–61

Frost LR, Brown SH. Neuromuscular ultrasound imaging in low back pain patient with radiculopathy. Man Ther 2016; 21: 83–8 doi:10.1016/j.math.2015.05.003

Furlan AD, Brosseau L, Imamura M et al. Massage for low back pain: a systematic review within the framework of the Cochrane Collaboration Back Review Group. Spine 2002; 27: 1896–1910

Furusawa N, Baba H, Miyoshi N et al. Herniation of cervical intervertebral disc: immunohistochemical examination and measurement of nitric oxide production. Spine 2001; 26: 1110–1116

Gerber B, Wilken H, Barten G et al. Positive effect of balneotherapy on post-PID symptoms. International Journal of Fertility and Menopausal Studies 1993; 38: 296–300

Gertzbein SD, Tait JH, Devlin SR. The stimulation of lymphocytes by nucleus pulposus in patients with degererative disk disease of the lumbar spine. Clinical Orthopaedics and Related Research 1977; 123: 149–154

Grawe K. Psychologische Therapie. Göttingen: Hogrefe; 2000, 20–21

Gronblad M, Virre J, Seitsalo S et al. Inflammatory cells, motor weakness, and straight leg raising in transligamentous disc herniations. Spine 2000; 25: 2803–2807

Gross A, Langevin P, Bunie SJ et al. Manipulation and mobilization for neck pain contrasted against an inactive control or another active treatment. Cochrane Databese Syst Rev. 2015; 23: CD004249

Grundy PF, Roberts CJ. Does unequal leg length cause back pain? Lancet 1984; 4: 256–258

Hadjipavlou AG, Simmons JW, Pope MH et al. Pathomechanics and clinical relevance of disc degeneration and annular tear: a-point-of-view review. American Journal of Orthopaedics 1999; 28: 561–571

Hagen KB, Thune O. Work incapacity from low back pain in the general population. Spine 1998; 23: 2091–2095

Haldeman S, Kohlbeck FJ, McGregor M. Unpredictability of cerebrovascular ischemia associated with cervical spine manipulation therapy: a review of sixty-four cases after cervical spine manipulation. Spine 2002; 27: 49–55

Hall TM, Elvey RL. Nerve trunk pain: physical diagnosis and treatment. Manual Therapy 1999; 4: 63–73

Hampton D, Laros G, McCarron R et al. Healing potential of the anulus fibrosus. Spine 1989; 14: 398–401

Hansen HC, McKenzie-Brown AM, Cohen SP, et al. Sacroiliac joint interventeions: a systematic review. Pain Physician 2007; 10: 165–84

Hansen H, Manchikanti L, Simopoulos T et al. A systematic evaluation of the therapeutic effectiveness of sacroiliac joint interventions. Pain Physician 2012; 15: E247–E278

Hasenbring M, Haller D, Klasen B. Psychologische Mechanismen in Prozessen der Schmerzchronifizierung – unter- oder überbewertet? Schmerz 2001; 15: 442–447

Hasenbring M, Ulrich HW, Hartmann M et al. The efficacy of a risc factor-based cognitive behavioral intervention and electromyographic biofeedback in patients with acute sciatic pain. An attempt to prevent chronicity. Spine 1999; 24: 2525–2535

Heckmann JG, Pauli S. Horner syndrome and thoracic disc herniation. The Neurohospitalist 2016. Doi: 10.1177/1941874415588748

Hee HT, Ill-Whitecloud TS, Myers L et al. Do worker's compensation patients with neck pain have lower SF-36 scores? European Spine Journal 2002; 11: 375–381

Helewa A, Goldsmith CH, Lee P, et al. Does strengthening the abdominal muscles prevent low back pain – a randomized controlled trial. Journal of Rheumatology 1999; 26: 1808–1815

Henmi T, Sairo K, Nakano S et al. Natural history of extruded lumbar intervertebral disc herniation. Journal of Medical Iinvestigation 2002; 49: 40–43

Heymans MW, Van Tulder M, Esmail R et al. Back scools for nonspecific low back pain: a systematic review within the Cochrane Collaboration Back Reviewer Group. Spine 2005; 30: 2153–2163

Hides JA, Richardson CA, Gwendolen CJ. Multifidus muscle recovery is not automatic after resolution of acute, first-episode low back pain. Spine 1996; 21: 2763–2769

Hildebrand J, Pfingsten M, Franz C et al. Das Göttinger Rücken-Intensiv-Programm (GRIP) – ein multimodales Behandlungsprogramm für Patienten mit chronischen Rückenschmerzen, Teil 1. Der Schmerz. 1996; 10: 190–203

Hill R. The exciting and compelling value of being „internal". A compilation of research studies supporting the value of exhibiting internal locus or control. Beach Have New Jersey: Will To Power Press; 2011

Holm S, Maroudas A, Urban JP et al. Nutrition of the intervertebral disc: solute transport and metabolism. Connective-Tissue-Research 1981; 8: 101–119

Holm S, Nachemson A. Nutrition of the intervertebral disc: acute effects of cigarette smoking. An experimental animal study. Upsala-Journal-of-Medical-Sciences 1988; 93: 91–99

Holm S, Nachemson A. Variations in the nutrition of the canine intervertebral disc induced by motions. Spine 1983; 8: 866–874

Hosseinifar M, Akbari M, Behtash H et al. The Effects of Stabilization and McKenzie Exercises on Transverse Abdominis and Multifidus Muscle Thickness, Pain, and Disability: A Randomized Controlled Trial in NonSpecific Chronic Low Back Pain. J Phys Ther Sci 2013; 25: 1541–1545

Hrobjartsson A. What are the main methodological problems in the estimation of placebo effects? Journal of Clinical Epidemiology 2002; 55: 430–435

Hufnagel A, Hammers A, Schonle PW, et al. Stroke following chiropractic manipulation of the cervical spine. Journal of Neurology 1999; 246: 683–688

Hurwitz EL, Aker PD, Adams AH et al. Manipulation and mobilization of the cervical spine. Spine 1996; 21: 1746–1760

Hurwitz EL, Morgenstern H, Harder P et al. A randomized trial of chiropractic manipulation and mobilization for patients with neck pain: clinical outcomes from the UCLA neck-pain study. American Journal of Public Health 2002; 92: 1634–1641

Huys R, Daffertshofer A, Beek P. Multiple time scales and subsystem embedding in the learning of juggling. Human Movement Science 2004; 23: 315–336

Iacoboni M, Mazziotta JC. Mirror Neuron System: Basic Findings and Clinical Applications. Ann Neurol 2007; 62: 213–218

Ikeda T, Nakamura T, Kikuchi T et al. Pathomechanism of spontaneous regression of the herniated lumbar disc: histologic and immunohistochemical study. Journal of Spinal Disorders 1996; 9: 136–140

Indahl A, Kaigle AM, Reikeras O et al. Interaktion between the porcine lumbar intervertebral disc, zygapophysial joints, and paraspinal muscles. Spine 1997; 22: 2834–2840

Indahl A, Velund L, Reikeraas O. Good prognosis for low back pain when left untampered. A randomised clinical trial. Spine 1995; 20: 473–477

Jinkins JR, Dworkin JS, Damadian RV. Upright, weight-bearing, dynamic-kinetic MRI of the spine: initial results. Eur Radiol 2005; 15: 1815–25

Johannsen F, Remvig L, Kryger P et al. Supervised endurance exercise training compared to home training after first lumbar discectomy: a clinical trial. Clinical and Experimental Rheumatology 1994; 12: 609–614

Jönsson B, Strömqvist B. Repeat decompression of lumbar nerve roots: a prospective two-year evaluation. The Journal of Bone and Joint Surgery 1993; 75: 894–897

Jönsson B, Strömqvist B. Clinical characteristics of recurrent sciatica after lumbar discectomy. Spine 1996; 15: 500–505

Jordan JL, Holden MA, Mason EE et al. Interventions to improve adherence to exercise for chronic musculoskeletal pain in adults. Cochrane Database Syst Rev 2010; 20 CD005956 doi: 10.1002/14651858.CD001822

Jordan J, Konstantinou K, O'Dowd J. Herniated lumbar disc. Clinical Evidence 2011; 06: 1118

Junge A, Fröhlich M, Ahrens S et al. Predictors of bad and good outcome of lumbar spine surgery. A prospective clinical study with 2 years' follow-up. Spine 1996; 21: 1056–1065

Kalichman L, Hunter DJ. Diagnosis and conservative management of degenerative lumbar spondylolisthesis. Eur Spine J 2008; 17: 327–335

Kamper SJ, Ostelo RW, Rubinstein SM et al. Minimally invasive surgery for lumbar disc herniation: a systematic review and meta-analysis. Eur Spine J 2014; 23: 1021–43

Kaptchuk TJ. The placebo effect in alternative medicine: can the performance of a healing ritual have clinical significance? Annals of Internal Medicine 2002; 136: 817–825

Kato K, Yabuki S, Otani K et al. Unusual chest wall pain caused by thoracic disc herniation in a professional baseball pitcher. Fukushima J Med Sci. 2016; 62: 64–7 doi: 10.538/fms.2015-25

Kayama S, Konno S, Olmarker K et al. Incision of the anulus fibrosus induces nerve root morphologic, vascular, and functional changes. An experimental study. Spine 1996; 21: 2539–2543

Kilpikoski S, Airaksinen O, Kankaanpaa M et al. Interexaminer reliability of low back pain assessment using the McKenzie method. Spine 2002; 27: E207–214

Kjellby-Wendt G, Styf J. Early active training after lumbar discectomy. A prospective, randomized, and controlled study. Spine 1998; 23: 2345–2351

Kjellman G, Oberg B. A randomized clinical trial comparing general exercise, McKenzie treatment and a control group in patients with neck pain. Journal of Rahabilitation Medicine 2002; 34: 183–190

Kladny B, Fischer FC, Haase I. Wertigkeit der muskulären segmentalen Stabilisierung zur Behandlung von Rückenschmerz und Bandscheibenerkrankungen im Rahmen der ambulanten Rehabilitation. Z Orthop 2003; 141: 401–405

Klauber J, Geraedts M, Friedrich J et al. (Hrsg.): Krankenhaus-Report 2012. Stuttgart: Schattauer; 2012

Kleinrensink GJ, Stoeckart R, Mulder PG et al. Upper limb tension tests as tools in the diagnosis of nerve and plexus lesions. Anatomical and biomechanical aspects. Clinical Biomechanics Bristol Avon 2000; 15: 9–14

Koes BW, Assendelft JJ, van der Heijden GJMG et al. Spinal manipulation for low back pain: an updated systematic review of randomized clinical trials. Spine 1996; 21: 2860–2873

Koes BW, van Tulder MW, Ostelo R et al. Clinical guidelines for the management of low back pain in primary care: an international comparision. Spine 2001; 26: 2504–2513

Komori H, Okawa A, Haro H et al. Factors predicting the prognosis of lumbar radiculopathy due to disc herniation. Journal of Orthopaedic Science 2002; 7: 56–61

Kongsted A, Kent P, Jensen TS et al. Prognostic implications of the Quebec Tasc Force classification of back-related leg pain: an analysis of longitudinal routine clinical data. BMC Musculoskeletal Disorders 2013; 14: 171

Kopp JR, Alexander H, Turocy H et al. The use of lumbar extension in the evaluation and treatment of patients with acute herniated nucleus pulposus. Clinical Orthopaedics and Related Research 1986; 202: 211–218

Kotilainen E, Alanen A, Erkintalo M et al. Association between decreased disc signal intensity in preoperative T2-weighted MRI and a 5-year outcome after lumbar minimally invasive discectomy. Minimal Invasive Neurosurgery 2001; 44: 31–36

Krappel FA, Harland U. Diskusdiagnostik im MRT. Orthopäde 2001; 30: 502–513

Krismer M, Van Tulder M. Low back pain (non-specific). Best Practice and Research Clinical Rheumatology 2007; 21: 77–91

Lasègue C. Considerations sur la sciatique. Arch Gen de Med Paris 1864; 2: 558–580

Laslett M, Öberg B, Aprill CN et al. Centralization as a predictor of provocation discography results in chronic low back pain, and the influence of disability and distress on diagnostic power. The Spine Journal 2005; 5: 370–380

Leboeuf-Yde C, Lauritsen JM. The prevalence of low back pain in the literature. Spine 1995; 20: 2112–2118

Leboeuf-Yde C, Kyvik KO. At what age does low back pain become a common problem? A study of 29 424 individuals aged 12–41 years. Spine 1998; 23: 228–234

Leboeuf-Yde C. Body weight and low back pain. A systematic literature review of 56 journal articles reporting on 65 epidemiologic studies. Spine 2000; 25: 226–237

Leino PL. Is back pain increasing? Results from national surveys in Finland. Scandinavian Journal of Rheumatology 1994; 23: 269–276

Levi N, Gjerris F, Dons K. Thoracic disc herniation. Unilateral transpedicular approach in 35 consecutive patients. Journal of Neurosurgical sciences 1999; 43: 37–42

Li Y, Fredickson V, Resnick DK. How should we grade lumbar disc herniation and nerve root compression? A systematic review. Clin Orthop Relat Res 2015; 473: 1896–902

Lluch E, Nijs J, De Kooning M et al. Prevalence, incidence, localization, and pathophysiology of myofascial trigger points in patients with spinal pain: a systematic literature review. J Manipulative Physiol Ther 2015; 38: 587–600

Loeser JD, Volinn E. Epidemiology of low back pain. Neurosurgery Clinics of North America 1991; 2: 713–718

Loeser JD. Pain and suffering. The Clinical Journal of Pain 2000; 16, Supplement: S2–S6

Loeser JD. Pain due to nerve injury. Spine 1985; 10: 232–235

Loeser JD. Pain: an overview. Lancet 1999; 353: 1607–1609

Loeser JD. What is chronic pain? Theoretical Medicine 1991; 12: 213–225

Long AL. The centralization phenomenon. Its usefulness as a predictor of outcome in conservative treatment of chronic low back pain (a pilot study). Spine 1995; 20: 2513–2520

Long A, Donelson R, Fung T. Does it matter wich exercise? A randomized controlled trial of exercise for low back pain. Spine 2004; 29: 2593–2602

Lonsdale C, Hall AM, Williams GC et al. Communication style and exercise compliance in physiotherapy (CONNECT). A cluster randomized controlled trial to test a theory-based intervention to increase chronic low back pain patients' adherence to physiotherapiests' recommendations: study rationale, design, and methods. BMC Musculoskeletal Disorders 2012; 13: 104 doi:10.1186/1471-2474-13-104

Luomajoki H, Kool J, de Bruin ED et al. Movement control testes of the low back; evaluation of the difference between patients with low back pain and healthy controls. BMC Musculoskeletal Disorders 2008; doi:10.1186/1471-2471-9-170

Lundborg G, Rydevik B. Effects of streching the tibial nerve of the rabbit: a preliminary study of the intraneural circulation and the barrier function of the perineurium.The Journal of Bone and Joint Surgery 1973; 55B: 390–401

Lundborg G. Structure and function of the intraneural microvessels as related to trauma, edema formation and nerve function. The Journal of Bone and Joint Surgery 1975; 57A: 938–948

Lutza U, Kohlmann T, Deck R et al. Influence of occupational factors on the relation between socioeconomic status and self-reported back pain in a population-based sample of German adults with back pain. Spine 2000; 25: 1390–1397

Maier-Riehle B, Harter M. The effects of back schools: a meta-analysis. International Journal of Rehabilitation Research 2001; 24: 199–206

Machado LA, de Souza MS, Ferreira PH et al. The McKenzie method for low back pain: a systematic review of the literature with a meta-analysis approach. Spine 2006; 20: E254–62

Machado GC, Maher CG, Ferreira PH et al. Efficacy and safety of paracetamol for spinal pain and osteorthritis: systematic review and meta-analysis of randomised placebo controlled trials. BMJ 2015 31: 350: h1225 doi:10.1136/bmj.h1225

Maigne JY, Deligne B. Computed tomographic follow-up study of twenty-one cases of nonoperatively treated cervical intervertebral disc herniation. Spine 1994; 19: 189–191

Maigne JY, Rime B, Deligne B. Computed tomographic follow-up study of forty-eight cases of nonoperatively treated lumbar intervertebral soft disc herniation. Spine 1992; 17: 1071–1074

Maitland G. Manipulation der peripheren Gelenke. Berlin: Springer; 2000

Maitland G. Manipulation der Wirbelsäule. Berlin: Springer; 1994

Malmivaara A, Häkkinen U, Aro T. The treatment of acute low back pain – bed rest, exercises, or ordinary activity? The New England Journal of Medicine 1995; 332: 351–355

Mannion AF, Müntener M, Taimela S et al. A randomized clinical trial of three active therapies for chronic low back pain. Spine 1999; 24: 2435–2448

Marco-Pallarés J, Müller SV, Münte TF. Learning by doing: an fMRI study of feedback-related brain activation. NeuroReport 2007; 18: 1423–1426

Marshall J. Nerve streching for the relief or cure of pain. British Medical Journal 1883; 2: 1173–1179

Matsui H, Kanamori M, Ishihara H et al. Familial predisposition for lumbar degenerative disc disease. A case-control study. Spine 1998; 23: 1029–1034

May S, Gardiner E, Young S et al. Predictor Variables for a Positive Long-Term Functional Outcome in Patients with Acute and Chronic Neck and Back Pain Treated with a McKenzie Approach: A Secondary Analysis. The Journal of Manual & Manipulative Therapy 2008; 16: 155–160

McCracken LM, Gross RT, Aikens J et al. The assessment of anxiety and fear in persons with chronic pain: a comparison of instruments. Behaviour Research and Therapy 1996; 34: 927–933

McKenzie R, May S. The Lumbar Spine: Mechanical Diagnosis And Therapy. Waikanae, New Zealand: Spinal Publications; 1981, 2003

McKenzie R. Cervical and thoracic spine. Mechanical Diagnosis and Therapy. Waikanae, New Zealand: Spinal Publications New Zealand; 1990, 2006

McKenzie R. Die lumbale Wirbelsäule. Mechanische Diagnose und Therapie. Zürich: Spinal Publications Switzerland; 1986

McKenzie R. Behandle Deinen Rücken selbst. Raumati Beach: Spinal Publications New Zealand; 2015

McMillan DW, Garbutt G, Adams MA. Effect of sustained loading on the water content of intervertebral discs: implications for disc metabolism. Annals of the Rheumatic Diseases 1996; 55: 880–887

Melzack R. The short form McGill questionnaire. Pain 1996; 30: 191–197

Milette PC, Fontaine S, Lepanto L et al. Differentiating lumbar disc protrusions, disc bulges, and disc with normal contur but abnormal signal intensity. Magnetic resonance imaging with discographic correlations. Spine 1999; 24: 44–53

Miyaguchi M, Nakamura H, Shakudo M et al. Idiopathic spinal cord herniation associated with intervertebral disc extrusion. A case report and review of the literature. Spine 2002; 26: 1090–1094

Moneta GB, Videman T, Kaivanto K et al. Reported pain during lumbar discography as a function of anular ruptures and disc degeneration. A re-analysis of 833 discograms. Spine 1994; 19: 1968–1974

Montgomery GH, Kirsch I. Classical conditioning and the placebo effect. Pain 1997; 72: 107–113

Morgan H, Abood C. Disc herniation at T 1–2. Report of four cases and literature review. Journal of Neurosurgery 1998; 88: 148–150

Moyad A. The placebo effect and randomized trials: analysis of conventional medicine. Urologic Clinics of North America 2002; 29: 125–133

Mundt DJ, Kelsey JL, Golden AL et al. An epidemiologic study of sports and weight lifting as possible risk factors for herniated lumbar and cervical discs. The American Journal Of Sports Medicine 1993; 21: 854–860

Nachemson A, Elfström G. Intravital dynamic pressure measurements in lumbar discs. Scandinavian Journal of Rehabilitation Medicine 1970; 1: 1–40

Nachemson A. Chronic pain: the end of the welfare state? Quality of Life Research 1994; 3 Suppl1: S 11–17

Nadler SF, Malanga GA, Stitik TP et al. The crossed femoral nerve stretch test to improve diagnostic sensitivity for the high lumbar radiculopathy. 2 case reports. Archives of Physical Medicine and Rehabilitation 2001; 82: 522–523

Nentwig CG, Krämer J, Ullrich CH. Die Rückenschule. Stuttgart: Enke; 1997

Nijs J, Apeldoorn A, Hallegraeff H et al. Low Back Pain: Guidelines for the Clinical Classification of Predominant Neuropathic, Nociceptive, or Central Sensitization Pain. Pain Physician 2015; 18: E333–E346

Nygaard OP, Kloster R, Solberg T. Duration of leg pain as a predictor of outcome after surgery for lumbar disc herniation: a prospective cohort study with 1-year follow up. Journal of Neurosurgery. 2000; 92: 131–134

OECD 2002: www.oecd.org; 2 rue Andre Pascal, F-75775 Paris Cedex 16, France

Olmarker K, Nordborg C, Larsson K et al. Ultrastructural changes in spinal nerve roots induced by autologous nucleus pulposus. Spine 1996; 21: 411–414

Oosterhuis T, Costa LO, Maher CG et al. Rehabilitation after lumbar disc surgery. Cochrane Database Syst Rev 2014; 14 CD003007

Ordway NR, Seymour RJ, Donelson RG et al. Cervical flexion, extension, protrusion, and retraktion. A radiographic segmental analysis. Spine 1999; 24: 240–247

Ostelo RWJG, de Vet HCW, Waddell G et al. Rehabilitation after lumbar disc surgery. Cochrane Database of Systematic Reviews 2, 2007

Oswestry Disability Index: http://www.eurospine.org

Pal B, Johnson A. Paraplegia due to thoracic disc herniation. Postgraduate Medical Journal 1997; 73: 423–425

Palmgren T, Grönblad M, Virri J et al. Immunohistochemical demonstration of sensory and autonomic nerve terminals in herniated lumbar disc tissue. Spine 1996; 21: 1301–1306

Pearce RH, Grimmer BJ, Adams M. Degeneration and the chemical composition of the human lumbar intervertebral disc. Journal of Orthopaedic Research 1987; 5: 198–205

Pearson ND, Walmsley RP. Trial into the effects of repeated neck retractions in normal subjects. Spine 1995; 20: 1245–1251

Pertsov VI. Blood circulation disorder in thoracic outlet compression syndrome. Klinichna khirurhiia-Ministerstvo-okhoronyzdorov'ia-Ukrainy 2000; 10: 11–12

Petersen T, Kryger P, Ekdal C et al. The effect of McKenzie Therapy as compared with that of intensive strengthening training for the treatment of patients with subacute or chronic low back pain. Spine 2002; 27: 1702–1709

Peul WC, van Houwelingen HC, van den Hout WB et al. Surgery versus prolonged conservative treatment for sciatica. New England Journal of Medicine 2007: 22: 2245–2256

Pfingsten M, Hildebrandt J, Leibing E et al. Effectiveness of a multimodal treatment program for chronic low back pain. Pain 1997; 73: 77–85

Pfingsten M, Kröner-Herwig B, Leibing E et al. Validation of the German version of the fear-avoidance beliefs questionnaire (FABQ). European Journal of Pain 2000; 4: 259–266

Plass D, Vos T, Hornberg C et al. Trends in disease burden in Germany. Deutsches Ärzteblatt international 2014; 111: 629–638

Pope MH, Magnusson M, Wilder DG. Kappa Delta Award. Low back pain and whole body vibration. Clinical Orthopaedics and Related Research 1998; 354: 241–248

Porter RW, Adams MA, Hutton WC. Physical activity and the strength of the lumbar spine. Spine 1989; 14: 201–203

Postacchini F, Giannicola G, Cinotti G. Recovery of motor deficits after microdiscectomy for lumbar disc herniation. The Journal of Bone and Joint Surgery 2002; 84: 1040–1045

Poquet N, Lin CW, Heymans MW et al. Back schools for acute and subacute non-specific low-back pain. Cochrane Database Syst Rev. 2016; 4: CD008325

Race A, Broom ND, Robertson P. Effect of loading rate and hydration on the mechanical properties of the disc. Spine 2000; 25: 662–669

Radcliff K, Freeman M, Hilibrand A et al. Does opioid pain medication use affect the outcome of patients with lumbar disk herniation? Spine 2013; 15: E849–E860

Ramond-Roquin A, Bouton C, Bègue C et al. Psychosocial risk factors, interventions, and comorbiditiy in patients with nonspecific low back pain in primary care: need for comprehensive and patent-centered care. Front Med (Lausanne) 2015; 8: 73 doi: 10.3389/fmed.2015

Rankine JJ, Gill KP, Hutchinson CE et al. The therapeutic impact of lumbar spine MRI on patients with low back and leg pain. Clinical Radiology 1998; 53: 688–693

Rao R. Neck pain, cervical radiculopathy, and cervical myelopathy. Pathophysiology, natural history, and clinical evaluation. The Journal of Bone and Joint Surgery 2002; 84A: 1872–1881

Rasmussen C, Rechter L, Schmidt I et al. The association of involvement of financial compensation with the outcome of cervicobrachial pain that is treated conservatively. Rheumatology (Oxford) 2001; 40: 552–554

Razmjou H, Kramer JF, Yamada R. Intertester reliability of the McKenzie evaluation in assessing patients with mechanical lowback pain. Journal of Orthopaedic and Sports Physical Therapy 2000; 30: 368–383

Reinhardt B. Die große Rückenschule. Nürnberg: PERIMED-Spitta; 1992

Respizzi S, Covelli E. The emotional coaching model: quantitative and qualitative research into relationship, communication and decision in physical and sports rehabilitation. Joints 2016; 31: 191–200 doi: 10.11138/jts2015

Reyentovich A, Abdu WA. Multiple independent, sequential, and spontaneously resolving lumbar intervertebral disc herniations. Spine 2002; 27: 549–553

Reynolds JM, Belvadi YS, Kane AG et al. Thoracic disc herniation leads to anterior spinal artery syndrome demonstrated by diffusion-weighted magnetic resonance imaging (DWI): a case report and literature review. Spine J. 2014; doi: 10.1016/j.spineee.2013.10.050

Richardson C, Hodges P, Hides J. Therapeutic exercise for lumbopelvic stabilization. London: Churchill Livingstone; 2004

Rittner HL, Brack A, Stein C. Schmerz und Immunsystem: Freund oder Feind? Anaesthesist 2002; 51: 351–358

Roelz R, Scholz C, Klingler JH et al. Giant central thoracic disc herniations: surgical outcome in 17 consecutive patients treated by mini-thoracotomy. Eur Spine J. 2016; 25: 1443–51

Roland M, Morris R. A study of the natural history of back pain. Spine 1983; 8: 141–144

Ross JS. MR imaging of the postoperative lumbar spine. Magnetic Resonance Imaging 1999; 7: 513–524

Rotter JB. Generalized expectancies for internal versus external contol of reinforcement. Psychological Monography 1966; 33: 300–303

Ryan RM, Deci EL. Overview of self-determination theory: an organismic dialectical perspective. In: Handbook of Self-Determination Research. Rochester: Rochester University Press; 2002: 3–33

Saal JA, Saal JS, Herzog RJ. The natural history of lumbar intervertebral disc extrusions treated nonoperatively. Spine 1990; 15: 683–686

Saal JA, Saal JS. Nonoperative treatment of herniated lumbar intervertebral disc with radiculopathy. An outcome study. Spine 1989; 14: 431–437

Sachse J. Manuelle Medizin: eine Einführung in Theorie, Diagnostik und Therapie. Heidelberg: Springer; 1995

Sambrook PN, MacGregor AJ, Spector TD. Genetic influences on cervical and lumbar disc degereration: a magnetic resonance imaging study in twins. Arthritis and Rheumatism 1999; 42: 366–372

Sato T, Kokubun S, Tanaka Y et al. Thoracic myelopathy in the Japanese: epidemiological and clinical observations on the cases in Miyagi Prefecture. Tohoku Journal of Experimental Medicine 1998; 184: 1–11

Satoh K, Konno S, Nishiyama K et al. Presence and distribution of antigen-antibody complexes in the herniated nucleus pulposus. Spine 1999; 24: 1980–1984

Sauer SK, Bove GM, Averbeck B et al. Rat peripheral nerve components release calcitonin gene-related peptide and prostaglandin E2 in response to noxious stimuli: evidence that nervi nervorum are nociceptors. Neuroscience 1999; 92: 319–325

Schedlowski M, Enck P, Rief W et al. Neuro-bio-behavioral mechanisms of placebo and nocebo responses: implications for clinical trials and clinical practice. Phamacol Rev 2015; 67: 697–730

Schneider M, Erhard R, Brach J et al. Spinal palpation for lumbar segmental mobility and pain provocation: an interexaminer reliability study. J Manipulative Physiol Ther. 2008; 31: 465–473

Schünke M. Funktionelle Anatomie. Topographie und Funktion des Bewegungsapparates. Stuttgart: Thieme; 2000: 95–99

Schünke M, Schulte E, Schumacher U et al. Prometheus, Allgemeine Anatomie und Bewegungssystem, LernAtlas Anatomie. Stuttgart: Thieme; 2014

Schwarzer AC, Aprill CN, Derby R et al. The prevalence and clinical features of internal disc disruption in patients with chronic low back pain. Spine 1995; 20: 1878–1883

Scott SC, Goldberg MS, Mayo NE et al. The association between cigarette smoking and back pain in adults. Spine 1999; 24: 1090–1098

Seferlis T, Nemeth G, Carlsson AM et al. Conservative treatment in patients sick-listed for acute low-back pain: a prospective randomised study with 12 month's follow-up. European Spine Journal 1998; 7: 461–470

Selim AJ, Ren XS, Fincke G et al. The importance of radiating leg pain in assessing health outcomes among patients with low back pain. Results from the Veterans Health Study. Spine 1998; 23: 470–474

Shah SG, Kage V. Effect of seven sessions of posterior-to-anterior spinal mobilisation versus prone press-ups in non specific low back pain – a randomized clinical trial. Journal of Clinical and Diagnstic Research 2016; 10: YC10–YC13

Shmagel A, Foley R, Ibrahim H. Epidemiology of chronic low back pain in US adults: National Health and Nutrition Examination Survey 2009–2010. Arthritis Care Res (Hoboken) 2016; 18 doi 10.1002/acr.22890

Siivola SM, Levoska S, Tervonen O et al. MRI changes of cervical spine in asymptomatic and symptomatic young adults. European Spine Journal 2002; 11: 358–363

Silver JK, Leadbetter WB. Piriformis syndrome: assessment of current practice and literature review. Orthopedics 1998; 21: 1133–1135

Slavin KV, Raja A, Thornton J et al. Spontaneous regression of a large lumbar disc herniation: report of an illustrative case. Surgican-Neurology 2001; 56: 333–336

Snook SH, Webster B S, McGorry R W et al. The reduction of chronic nonspecific low back pain through the control of early morning lumbar flexion. Spine 1998; 23: 2601–2607

Sölle A, Worm M, Flor H et al. Placebo response – mechanisms and clinical applications. Schmerz 2016; 11 Doi:10.1007/s00482-016-0138-1

Sondell M, Lundborg G, Kanje M. Vascular endothelial growth factor has neurotrophic activity and stimulates axonal outgrowth, enhancing cell survival and Schwann cell proliferation in the peripheral nervous system. The Journal of Neurosciences 1999; 19: 5731–5740

Specchina N, Pagnotta A, Towsca A et al. Cytokines and growth factors in the protruded intervertebral disc of the lumbar spine. European Spine Journal 2002; 11: 145–141

Spencer D. The anatomical basis of sciatica secondary to herniated lumbar disc: a review. Neurological Research 1999; 21 Suppl 1: 33–36

Stankovic R, Johnell O. Conservative treatment of acute low back pain. A 5-year follow-up study of two methods of treatment. Spine 1995; 20: 469–472

Stoate I, Wulf G, Lewthwaite R. Enhanced expectancies improve movement efficiency in runners. Journal of Sports Sciences 2013; 30: 815–23

Strauss-Blasche G, Ekmekcioglu C, Klammer N et al. The change of well-being associated with spa therapy. Forschende Komplementärmedizin und klassische Naturheilkunde 2000; 7: 269–274

von Strempel A. Die Wirbelsäule. Stuttgart: Thieme; 2001

Strupp M, Dietrich M, Brandt T. The treatment and natural course of peripheral and central vertigo. Dtsch Ärztebl Int. 2013; 110: 505–15

Sufka A, Hauger H, Trenary M et al. Centralization of low back pain and perceived functional outcome. Journal of Orthopaedic and Sports Physical Therapy 1998; 27: 205–2012

Sugar O, Horlsley V, Marshall J. Nerve streching, and the nervi nervorum. Surgican-Neurology 1990; 34: 184–187

Sunderland S. Advances in Neurology; 22. New York: Raven Press; 1979

Sunderland S. The anatomy and physiology of nerve injury. Muscle and Nerve 1990; 13: 771–784

Sunderland S. The nerve lesion in carpal tunnel syndrome. Journal of Neurology, Neurosurgery and Psychiatry 1976; 39: 615–626

Symington J. The physics of nerve streching. British Medical Journal 1882; 1: 770

Szulc P, Wenth M, Waszak M et al. Impact of McKenzie Method Therapy enriched by Muscular Energy Techniques on subjective and objective parameters related to spine function in patients with chronic low back pain. Med Sci Monit 2015; 21: 2918–2932

Takasaki H, May S, Fazey PJ et al. Nucleus pulposus deformation following application of mechanical diagnosis and therapy: a single case report with magnetic resonance imaging. Journal of Manual and Manipulative Therapy 2010; 18: 153–158

Tanou M, Yamaga M, Die J et al. Acute stretching of peripheral nerves inhibits retrograde axonal transport. Journal of Hand Surgery 1996; 21: 358–363

Teixeira PJ, Carraca EV, Markland D et al. Exercise, physical activity, and self-determination theory: a systematic review. Int J Behav-NutrPhys Act 2012; 22: 9, 78 doi:10.1186/1479-9-78

Ten-Brinke A, van-der-Aa HE, van-der-Palen J et al. Is leg length discrepancy associated with the side of radiating pain in patients with a lumbar herniated disc? Spine 1999; 24: 684–686

Thomas E, Silman AJ, Croft PR et al. Predicting who develops chronic low back pain in primary care: a prospective study. BMJ Clinical Research-ed 1999; 318: 1662–1667

Toepfer M, Rieger J, Pfluger T et al. Primäre hypertrophische Osteoarthopathie (Touraine-Solente-Gole-Syndrom). Deutsche Medizinische Wochenschrift 2002; 127: 1013–1016

Tokuhashi Y, Matsuzaki H, Uematsu Y et al. Symptoms of thoracolumbar junction disc herniation. Spine 2001; 26: E512–518

Tölle TR, Berthele A. Das Schmerzgedächtnis. In: Zenz M, Jurna I. Lehrbuch der Schmerztherapie. Stuttgart: Wissenschaftliche Verlagsgesellschaft mbH; 2001: 89ff

Trepel M. Neuroanatomie, Struktur und Funktion. München: Urban und Schwarzenberg; 1995

Troup JDG. Straight-leg-raising (SLR) and the qualifying tests for increased root tension. Spine 1981; 6: 526–527

Turgut M. Spinal cord compression due to multiple thoracic disc herniation: surgical decompression using a „combined" approach. A case report and review of the literature. Journal of Neurosurgical Sciences 2000; 44: 53–59

Urban JPG, McMullin JF. Swelling pressure of the lumbar intervertebral discs. Influence of age, spinal level, compression, and degeneration. Spine 1988; 13: 179–187

Van Alfen N, van Engelen BG. Lumbosacral plexus neuropathy: a case report and review of the literature. Clin Neurol Neurosurg 1997; 99: 138–141

Van den Berg F. Angewandte Physiologie. Stuttgart: Thieme; 1999

Van Tulder MW, Becker A, Bekkering T et al. European guidelines for the management of acute non-specific low back pain in primary care. Spine 2006; 15: 169–191

Van Tulder MW, Esmail R, Bombardier C et al. Back schools for nonspecific low back pain. Cochrane-Database-Syst-Rev. 2000; 2: CD000261

Van Tulder MW, Koes BW, Bouter LM. Conservative treatment of acute and chronic nonspecific low back pain. A systematic review of randomized controlled trials of the most common interventions. Spine 1997; 22: 2128–2156

Vogelsang JP, Finkenstaedt M, Vogelsang M et al: Recurrent pain after lumbar discectomy: the diagnosis value of peridural scar on MRI. European Spine Journal 1999; 8: 475–479

Volinn E. The epidemiology of low back pain in the rest of the world. A review of surveys in low- and middle-income countries. Spine 1997; 22: 1747–1754

Vos T, Flaxman AD, Naghavi M et al. Years lived with disability (YLDs) for 1160 sequelae of 289 diseases and injuries 1990–2010: a systematic analysis for the Global Burden of Disease Study 2010. Lancet. 2012 Dec 15; 380 (9859): 2163–96. doi: 10.1016/S0140-6736(12)61729-2

Vroomen P, de Krom M, Knottnerus JA. When does the patient with a disc herniation undergo lumbosacral discectomy? Journal of Neurology, Neurosurgery and Psychiatry 2000; 68: 75–79

Vucetic N, Määttänen H, Svensson O. Pain and pathology in lumbar disc herniation. Clinical Orthopaedics and Related Research 1995; 320: 65–72

Waddell G, Feder G, Lewis M. Systematic reviews of bed rest and advice to stay active for acute low back pain. British Journal of General Practice 1997; 47: 647–652

Waddell G, McCulloch JA, Kummel E et al. Nonorganic physical signs in low-back-pain. Spine 1980; 5: 117–125

Waddell G, Newton M, Henderson I et al. A fear-avoidance beliefs questionnaire (FABQ) and the role of fear-avoidance beliefs in chronic low back pain and disability. Pain 1993; 52: 157–168

Waddell G. A new clinical model for the treatment of low back pain. Spine 1987; 12: 632–641

Waddell G. Keynote address for primary care forum. Low back pain: A twentieth century health care enigma. Spine 1996; 21: 2820–2825

Waddell G. The Back Pain Revolution. London: Churchill Livingstone Press; 1998

Walach H, Sadaghiani C. Plazebo und Plazeboeffekte – eine Bestandsaufnahme. Psychotherapie, Psychosomatik, medizinische Psychologie 2002; 52: 332–342

Weber H, Holme I, Amlie E. The natural course of acute sciatica, with nerve root symptoms in a double blind placebo-controlled trial evaluating the effect of piroxicam (NSAID). Spine 1993; 18: 1433–1438

Weber H. Lumbar disc herniation. A controlled, prospective study with ten years of observation. Spine 1983; 8: 131–141

Weber H. The natural history of disc herniation and the influence of intervention. Spine 1994; 19: 2234–2238

Weber A, Schiltenwolf M. Treatment of lower back pain – the gap between guideline-based treatment and medical care reality. Helthcare 2016; 44 doi 10.3390/healthcare4030044

Weinstein JN, Tosteson TD, Lurie JD et al. Surgical vs. nonoperative treatment for lumbar disk herniation. The spine patient outcome research trial (SPORT): a randomized trial. The Journal of the American Medical Association 2006; 296: 2441–2450

Weinstein JN, Tosteson TD, Lurie JD et al. Surgical vs. nonoperative treatment for lumbar disk herniation. The spine patient outcome research trial (SPORT): observational group. The Journal of the American Medical Association 2006; 296: 2451–2459

Weishaupt D, Zanetti M, Hodler J et al. MR imaging of the lumbar spine: prevalence of intervertebral disk extrusion and sequestration, nerve root compression, end plate abnormalities, and osteoarthritis of the facet joints in asymptomatic volunteers. Radiology 1998; 209: 661–666

Werneke M, Hart DL, Cook D. A descriptive study of the centralization phenomenon. A prospective analysis. Spine 1999; 24: 676–683

Whitcomb DC, Martin SP, Schoen RE et al. Chronic abdominal pain caused by thoracic disc herniation. The American Journal of gastroenterology 1995; 90: 835–837

WHO Technical Report Series, No 850, 1995, Annex 3

Wiesinger G, Nuhr M, Quittan M et al. Cross-cultural adaptation of the Roland-Morris questionnaire for german-speaking patients with low back pain. Spine 1999; 24: 1099–1103

Wilke A, Wolf U, Lageard P et al. Thoracic disc herniation: a diagnostic challenge. Manual Therapy 2000; 5: 181–184

Wilke HJ, Neef P, Caimi M et al. New in vivo measurements of pressures in the intervertebral disc in daily life. Spine 1999; 24: 755–762

Williams DA, Feuerstein M, Durbin D et al. Health care and indemnity costs across the natural history of disability in occupational low back pain. Spine 1998; 23: 2329–2336

Winter SCA, Maartens NF, Anslow P et al. Spontaneous intracranial hypotension due to thoracic disc herniation. Case report. Journal of Neurosurgery 2002; 96: 342–345

Witt TN, Mayr-Pfister L. Radikuläre Syndrome. In: Brandt T, Dichgans J, Diener HC. Therapie und Verlauf neurologischer Erkrankungen. Stuttgart: Kohlhammer; 1998: 1052ff

Woodhall B, Hayes GJ. The well-leg-raising test of Fajersztajn in the diagnosis of ruptured intervertebral disc. The Journal of Bone and Joint Surgery 1950; 32A: 786–792

Wulf G, Shea C, Lewthwaite R. Motor skill learning and performance: a review of influential factors. Med Educ 2010; 44: 75–8

Yang HS, Oh YM, Eun JP. Cervical intradural disc herniation causing progressive quadriparesis after spinal manipulation therapy. Medicine 2016; 95: e2797

Yorimitsu E, Chiba K, Toyama Y et al. Long-term outcomes of standard discectomy for lumbar disc herniation: a follow-up study of more than 10 years. Spine 2001; 26: 652–657

Yoshihara K, Shirai Y, Nakayama Y et al. Histochemical changes in the multifidus muscle in patients with lumbar intervertebral disc herniation. Spine 2002; 26: 622–625

Yuen EC, So YT. Sciatic neuropathy. Neurol Clin 1999; 17: 617–631

Zentner J, Schneider B, Schramm J. Efficacy of conservative treatment of lumbar disc herniation. Journal of Neurosurgical Sciences 1997; 41: 263–268

Zenz M, Jurna I. Lehrbuch der Schmerztherapie. Stuttgart: Wissenschaftliche Verlagsgesellschaft mbH; 2001

Zieglgänsberger W. Schmerzwahrnehmung: ein dynamischer Prozess. Anaesthesist 2002; 51: 349–350

Zilles K, Rehkrämper G. Funktionelle Neuroanatomie: Lehrbuch und Atlas. Berlin: Springer; 1998

Zitting P, Rantakallio P, Vanharanta H. Cumulative incidence of lumbar disc diseases leading to hospialization up to the age of 28 Years. Spine 1998; 23: 2337–2343

Zochodne DW. Epineurial peptides: a role in neuropathic pain? Canadian Journal of Neurological Sciences 1993; 20: 69–72

Zung WWK, Wonnacott TH. Treatment prediction in depression using a self-rating scale. Biological Psychiatry 1970; 2: 321–329

Zung WWK. A self-rating pain and distress scale. Psychosomatics 1983; 24: 887–894

Zwart JA, Sand T, Unsgaard G. Warm and cold sensory thresholds in patients with unilateral sciatica: C fibers are more severely affected than A-delta fibers. Acta Neurologica Scand. 1998; 97: 41–45

Sachverzeichnis

A

Ableitung, fraktionierte 60
Adduktorenparese 108
Afferenz 23
Allodynie 58
Alltag, Verhalten 132, 157, 183
Alltagsbelastung 33
An- und Ausziehen 99, 126
Analogskala
- numerische 42
- visuelle 42
Anästhesie 58
Angst 230–231
annular tear, *siehe* Bandscheibe, Protrusion
Anulus fibrosus 17, 19, 235
Arachnoidea 24
Arbeitsfähigkeit 45
Ästhesie 58
Aufstehen und Hinlegen 126, 154, 178, 203
Axon 23

B

Balneotherapie 85
Bandscheibe
- degenerative Prozesse 30
- Fissur 33
- Fraktur der Endplatte 30
- Innervation 18
- physiologische Druckbelastung 17
- Prolaps 33
- Protrusion 33
- Sequester 33
- Stoffwechsel 18
Bandscheibenbeschwerden
- mechanisch nicht reduzierbare 80
- mechanisch reduzierbare 80
Bandscheibenschaden
- LWS, typische Befunde 119
- akute Phase 89
- Alter 50
- Beinlängendifferenz 51
- Beruf, Hobbys 50
- BWS, typische Befunde 149
- Entzündungsphase 90
- Geschlecht 50
- Häufigkeit 49
- HWS, typische Befunde 173
- Körpergewicht 51
- körperliche Fitness 51
- Rauchen 51
- soziale Zusammenhänge 50
- Stabilisierung 89–90
- Verdachtsdiagnose 80
- Vererbung, familiäre Häufung 51
- Wiederherstellung 89–90
- zeitlicher Verlauf der Heilung 90
Bandscheibenvorfall
- auslösende Faktoren 69
- Dauer der aktuellen Episode 69
- Entwicklung der Beschwerden 70
- intraforaminaler 96
- Prognose 69
- thorakaler, *siehe* Bandscheibenvorfall der BWS
- Vorgeschichte 70
BASE PT 13, 53–54, 88
Bauchlage 203
Bauchmuskulatur 16
Beckenbodenmuskeln 203
Beeinflussbarkeit, mechanische, *siehe* Irritierbarkeit
Beeinträchtigung des Blutflusses 56
Behinderung, Definition 45
Berentung 57
Berührungsempfindlichkeit, *siehe* Ästhesie
Bettruhe 85–86, 125
Bewältigungsverhalten, fehlgesteuertes 230
Beweglichkeit, freie 127, 179
Bewegungsrichtung, bevorzugte 87
Bewegungssinn, *siehe* Lagesinn
Blasen- und Mastdarmfunktion 59
Blasen- und Mastdarmstörungen 101
Brachialgie 163
Brachiozervikalgie, *siehe* Zervikobrachialgie
Brustkyphose 142
Brustwirbelsäule, *siehe* BWS
bulging disc, *siehe* Bandscheibe, Protrusion
BWS 17
- Bewegungen 29
- Extension 29
- Flexion 29
- Lateralflexion 29
- obere 141
- Rotation 29
- untere 141

C

Cauda equina 19
Computertomografie 55, 95
CONNECT 52
CT, *siehe* Computertomografie

D

Dendriten 23
Denervierung 39
Depression 227, 230
Dermatom 19
Differenzialdiagnose 56–57
disc herniation, *siehe* Bandscheibe, Prolaps
Drehen 98
Duchenne-Hinken 107
Dura mater 24
Dysästhesie 58

E

Efferenz 23
Elektromyografie 59
EMG, *siehe* Elektromyografie
Engesyndrom 222, 224
Entlordosierung 71
Entzündung 37, 43
Entzündungsreaktion, *siehe* Wundheilungsprozess: Entzündungsphase
Ependymzellen 23
Essen 126
Extension 95
Extremitäten, Bewegung 99

F

Faszikel, *siehe* Nervenfaser
Fersengang 107
Fibrosierung 39
Finger-Boden-Abstand 57, 112
Fraktur 56
freie Beweglichkeit 155
Fuß- und Großzehenheber, Kräftigung 128
Fußheberparese 107
Fußsenker, Kräftigung 128
Fußsenkerparese 106

G

Gewichtsverlust, ungewollter 71
Gleitwirbelbildung 56
Gliazellen 23

H

Halsmuskulatur 14
Halswirbelkörper 17
Halswirbelsäule, *siehe* HWS
Halteapparat
- aktiver 14
- passiver 14
Haltungskontrolle 126, 154, 178
Hamburger-Effekt 32–33
Hantelübungen 127, 180
Harnverhalt 59
Hebelwirkung 196
Heben, Tragen und Abstellen von Lasten 215
Hexenschuss 104
Hinken 72, 104
Hinweise auf andere Erkrankungen, *siehe* Differenzialdiagnose
Hirnnervenstatus 57
hochstützen in Bauchlage 232
Hüftarthrose 119
Hüftbeugerparese 109
Hüftbeugung, endgradige 108
Husten 70, 99, 126, 154, 178
HWK, *siehe* Halswirbelkörper
HWS 17
- Bewegungen 29
- Extension 29
- Flexion 29
- Lateralflexion 29
- Protraktion 29
- Retraktion 29
- Rotation 29
Hypästhesie 58

I

ICF, *siehe* International Classification of Functioning, Disability, and Health
Iliosakralgelenk
- Reizung 119
- schmerzhaftes 57
International Classification of Functioning, Disability, and Health 13
Irritierbarkeit 70, 75, 152
Ischialgie 104
Ischias, *siehe* Ischialgie

K

Kennmuskel 20
Kernspintomografie, *siehe* Magnetresonanztomografie
Knieflexion in Bauchlage, passive, *siehe* Prone-Knee-Bend-Test
Kniestrecker, Kräftigung 129
Kniestreckerparese 108
Konditionierung, operante 230

Kontrollüberzeugung 54
Kraftgrade der Kennmuskeln 57
Kräftigung paretischer Muskeln 180
Krankengymnastik 85
Krankheitsgewinn, primärer und sekundärer 57
Kreislauftraining 134

L

Lagesinn 58
Lagewechsel, zwischen Rückenlage und Sitzen 98
Lasègue-Zeichen, *siehe* Straight-Leg-raise-Test
- umgekehrtes, *siehe* Prone-Knee-Bend-Test

Lauftraining 218
Lendenlordose 104
Lendenwirbelkörper 17
Lendenwirbelsäule, *siehe* LWS
Lesekeil 99
Liegen 98, 126, 178
Lig. flava 17
Lig. longitudinale anterius 17
Lig. longitudinale posterius 17
Ligg. denticulata 28
Lumbago 104
Lumbalgie 104
Lumboischialgie 104
LWK, *siehe* Lendenwirbelkörper
LWS 17
- Bewegungen 29
- Extension 29
- Flexion 29
- Lateralflexion 29
- Rotation 29

M

M. adductor brevis 108
M. adductor magnus 108
M. biceps brachii 165
M. brachioradialis 165
M. deltoideus 166
M. extensor hallucis longus 106
M. iliopsoas 108
M. latissimus dorsi 202
M. levator scapulae 202
M. quadriceps femoris 107, 129
M. serrati inferior 205
M. serrati posterior 205
M. serrati superior 205
M. tibialis anterior 107
M. triceps brachii 165
M. triceps surae 106, 128
Magnetresonanztomografie 55, 95
Manipulation 123
Manuelle Therapie 85, 122
Massage 85
Matratzen 203
McGill-Schmerzfragebogen 42
McKenzie 85, 87, 235, 237
McKenzie-Konzept 87
McKenzie-Übungen 232
MEP, *siehe* Potenziale, motorisch evozierte
Mm. interossei dorsales und palmares 163
Mm. longus capitis 205
Mm. longus colli 205
Mm. multifidi 203
Mm. pectorales 205
Mm. rectus capitis anterior 205
Mm. sternocleidomastoideus 205
Mm. transversi 203
Mobilisation 123
Mobilisation des Nervensystems
- Gleittechniken 97
- Quermassage im Nervenverlauf 97
- Spannungstechniken 97

Model-Gang 107
Motivation
- extrinsische (fremdbestimmte) 52
- intrinsische (selbstbestimmte) 52

Motoneuronen 23
MRT, *siehe* Magnetresonanztomografie
Muskelaktivität, stabilisierende 127
Muskeltonus, erhöhter 34

N

Nackenschmerzen 11, 232
Narbenbildung, *siehe* Fibrosierung
- postoperative 68

NAS, *siehe* Analogskala, numerische
Nerven- bzw. Wurzelläsionen, periphere 44
Nervendehnung 96
Nervendehnungstest 28, 72
- Beurteilung der Befunde 73

Nervenfaser 23
Nervengewebe 23
- Regeneration 39

Nervengleitfähigkeit, freie 157
Nervenleitgeschwindigkeit 59
Nervenreizung, chemische 37
Nervenschädigung 36
- durch Dehnung 37
- durch Kompression 37

Nervenstimulation, transkutane elektrische 87
Nervensystem
- Bewegungen 26
- Blutversorgung 25
- Innervation 26
- peripheres 19

Nervenwurzel 19
- entzündete oder fibrosierte 225
- Spannung der 234

Nervenwurzelkompression 32, 35
Nervenwurzelsyndrom 22
Nervenzellen, strukturelle Veränderungen 44
Neuriten 23
Neuroforamina 17
Neuronen 23
Neuropathie, demyelinisierende 59
Niesen 70, 99, 126, 154, 178
Noceboeffekt 88
North American Spine Society 33
Nozizeptoren 43
Nucleus pulposus 17

O

Oligodendrozyten 23
Operationsindikation 65
Osteochondrosen 222
Osteophyten 222
Oswestry-Fragebogen 45

P

Pallästhesie 58
Parese 22, 58, 101
Parkinson-Syndrom, idiopathisches 225
Patient
- Adherence 94
- Compliance 94
- Information 94
- Mitverantwortung 94

Peripheralisierung 78, 236
Pia mater 24
Pilates 85
PKB, *siehe* Prone-Knee-Bend-Test
Plazeboeffekt 88
Plegie 101
Plexus 19
Pneumonieprophylaxe 134
Potenziale
- motorisch evozierte 60
- sensibel evozierte 60

Pressen 70
Prone-Knee-Bend-Test 57, 110
prone-nee-bend-Test 72
Protraktion 163, 172

Q

Querschnittlähmung 34
Querschnittsymptomatik 58
Querschnittsyndrom 33

R

Red Flags 69, 73
Reinnervation 39
Reithosenanästhesie 58, 101
Reizleitung 25
Rentenbegehren 230
Retraktion 171
Richtlinien zur Behandlung von Rückenschmerzen 84
Roland-Morris-Fragebogen 45
Romberg-Versuch 57
Rücken- und Bauchmuskulatur, Kräftigung 211
Rücken- und Nackenbeschwerden, mechanische Einflüsse 69
Rückenmark 19
Rückenmuskulatur 15
Rückenschmerzen 11
Rückenschule 194, 211

S

Sakralwirbel 17
Scherkräfte 197
Schmerz
- ausstrahlender 40
- chronifizierter 230
- therapieresistenter 101
- unspezifischer 80

Schmerzgedächtnis 44, 227, 229
Schmerzsyndrome, postoperative 68
Schmerzverhalten 40
Schonhaltung des Arms 163
Schwann-Zellen 23
Seiltänzergang 57
Selbstbestimmungstheorie 52
Self-Determination Theory, *siehe* Selbstbestimmungstheorie
Sensibilisierung, zentrale, *siehe* Schmerzgedächtnis
SEP, *siehe* Potenziale, sensibel evozierte
Shift 34, 71, 104, 142, 163
- bei Erkrankungen der HWS 163

Simulationstests 228
Sitzen 99, 126, 154, 178
Sitzgelegenheit 200
Sitzpositionen 200
SLR, *siehe* Straight-Leg-raise-Test
slump-Test 72, 145
Spinalkanal 24

Spinalkanalstenose 56
Spinalnerven 19
Spine Outcome Research Trial 239, 241
Spondylolisthese, *siehe* Gleitwirbelbildung
Spontanverlauf 84
SPORT, *siehe* Spine Outcome Research Trial
stabilisierende Muskulatur, Aktivierung 205
Stand und Gang, Analyse 57
Steroid-Injektionen 86
Störungen im Bereich der Beine 101
Straight-Leg-raise-Test 57, 109–110, 233–234
straight-Leg-raise-Test, 72
Streckung, *siehe* Wirbelsäulenextension

T

TENS, *siehe* Nervenstimulation, transkutane elektrische
Therapie
- Erfolgskontrolle 69
- konservative 65, 86, 239
- medikamentöse 66
- nicht operative, *siehe* Therapie, konservative
- operative 65, 86, 239
- postoperative 68
Thromboseprophylaxe 133–134, 158
Toilette 99, 126
Top-3-Guten-Morgen-Übungen 203
Top-5-Übungen 127, 179, 207, 220
Training, im Alltag 90
Trendelenburg-Gang 107
Tumor 56

U

Überforderung 230
Überreaktion 228
Übungen, Dosierung 91
Übungsprogramme 195
ULTT, *siehe* Upper Limb Tension Test
upper-limb-tension-Test 72, 166

V

VAS, *siehe* Analogskala, visuelle
Vasa nervorum 25
Veränderungen des Gangbilds 142
Verhalten der ständigen Überlastung 231
Vermeidungsverhalten 231
Verschlusskrankheit, arterielle 56
Vibrationsempfinden, *siehe* Pallästhesie

W

Wirbelbögen 17
Wirbelgelenke 17
Wirbelkörper 17
Wirbelsäule
- Aufbau 16
- Beugung 98
- Bewegungen 28
- Extension 30, 86, 103
- Facettenschmerz 222
- Flexion 29
- Instabilität 222
- Lateralflexion 30
- Rotation 30
- seitliche Verschiebung, *siehe* Shift
Wirbelsäulenbeweglichkeit 57
Wundheilung, Phasen 103
Wundheilungsprozess
- Besonderheiten beim Bandscheibengewebe 38
- Besonderheiten beim Nervengewebe 39
- Entzündungsphase 38
- Stabilisierungsphase 38
- Übergangsphase 38
Wurzelkompressionssyndrom, zervikales 234

Y

Yellow Flags 73

Z

Zähneputzen 99, 126, 154, 178
Zehengang 106
Zehenheberparese 107
Zentralisierung 74, 78, 92, 235, 237–238
Zentralnervensystem 19
Zervikalgie 163
Zervikobrachialgie 163